"十四五"时期国家重点出版物出版专项规划项目

中国民族药用植物图典

水族卷

第二册

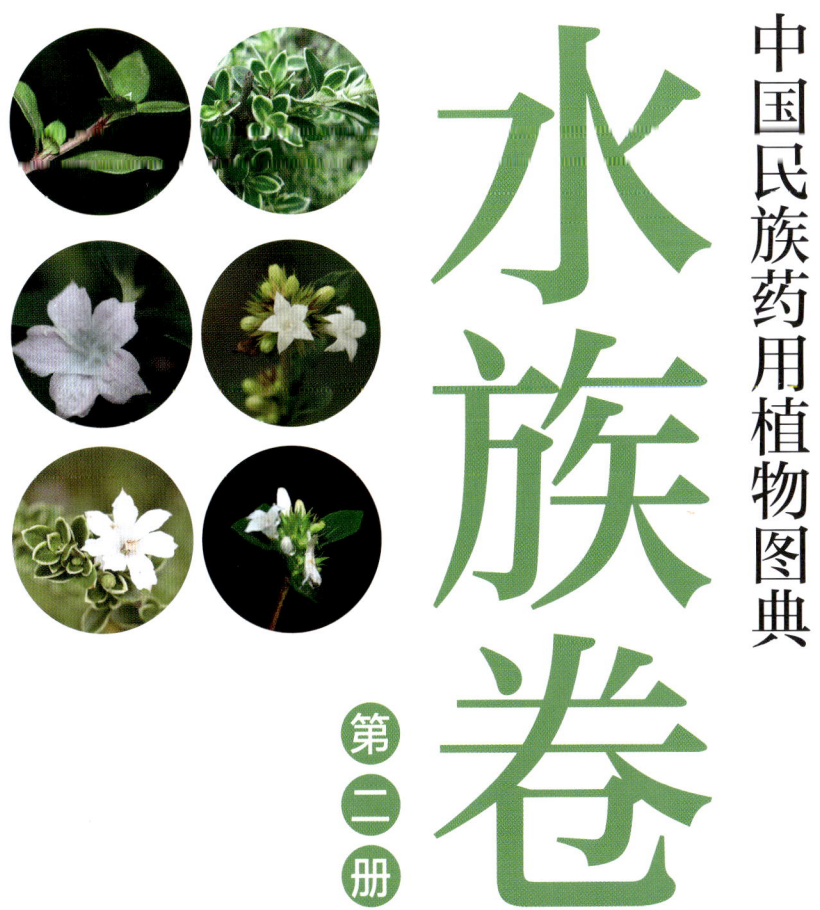

总 主 编：肖培根　诸国本

主　　编：司有奇

副 主 编：司岚清　司勤国

编　　委：姜　雷　司高飞　马永春　司勤元　杨光海　杜　蓉　袁树华

图片摄影：周重建　谢　宇　裴　华　邬坤乾　袁井泉　孙骏威　谢　言　钟炳平　司有奇　夏云海

CTS K 湖南科学技术出版社·长沙

国家一级出版社　全国百佳图书出版单位

"十四五"时期国家重点出版物出版专项规划项目

《中国民族药用植物图典》
丛书编委会

总主编： 肖培根　诸国本

编　委： 马光宇　王　庆　叶　红　田华敏　宁迪敏

朱　进　朱　宏　任智标　全继红　刘士勋

刘卫华　刘立文　刘建新　齐　菲　孙　真

孙瑗琨　严　洁　芦　军　李建军　杨　帆

肖　卫　吴　晋　吴卫华　何清湖　汪　冶

汪　昕　张在其　陈艳蕊　罗建锋　周　芳

周重建　赵志远　赵来喜　赵梅红　莫　愚

徐　娜　郭　号　程宜康　谢　宇　谢　言

路　臻　蔡　伟　裴　华　翟文慧　曾朝辉

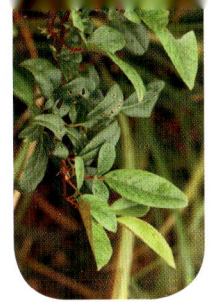

目 录

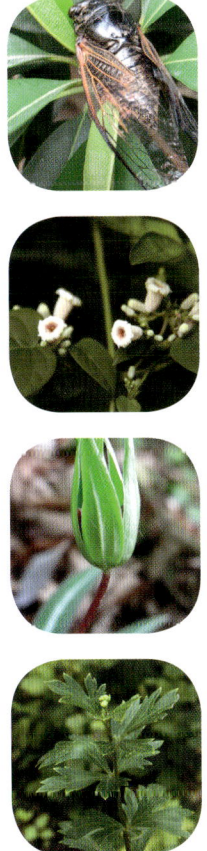

1

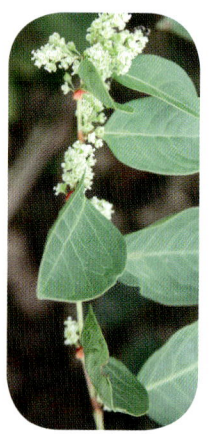

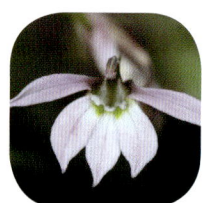

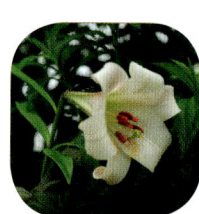

中国民族药用植物图典（第一辑）

水族卷（第二册）

中国民族药用植物图典·苗族卷

中国民族药用植物图典·壮族卷

中国民族药用植物图典·藏族卷

中国民族药用植物图典·蒙古族卷

中国民族药用植物图典·水族卷

中国民族药用植物图典·维吾尔族卷

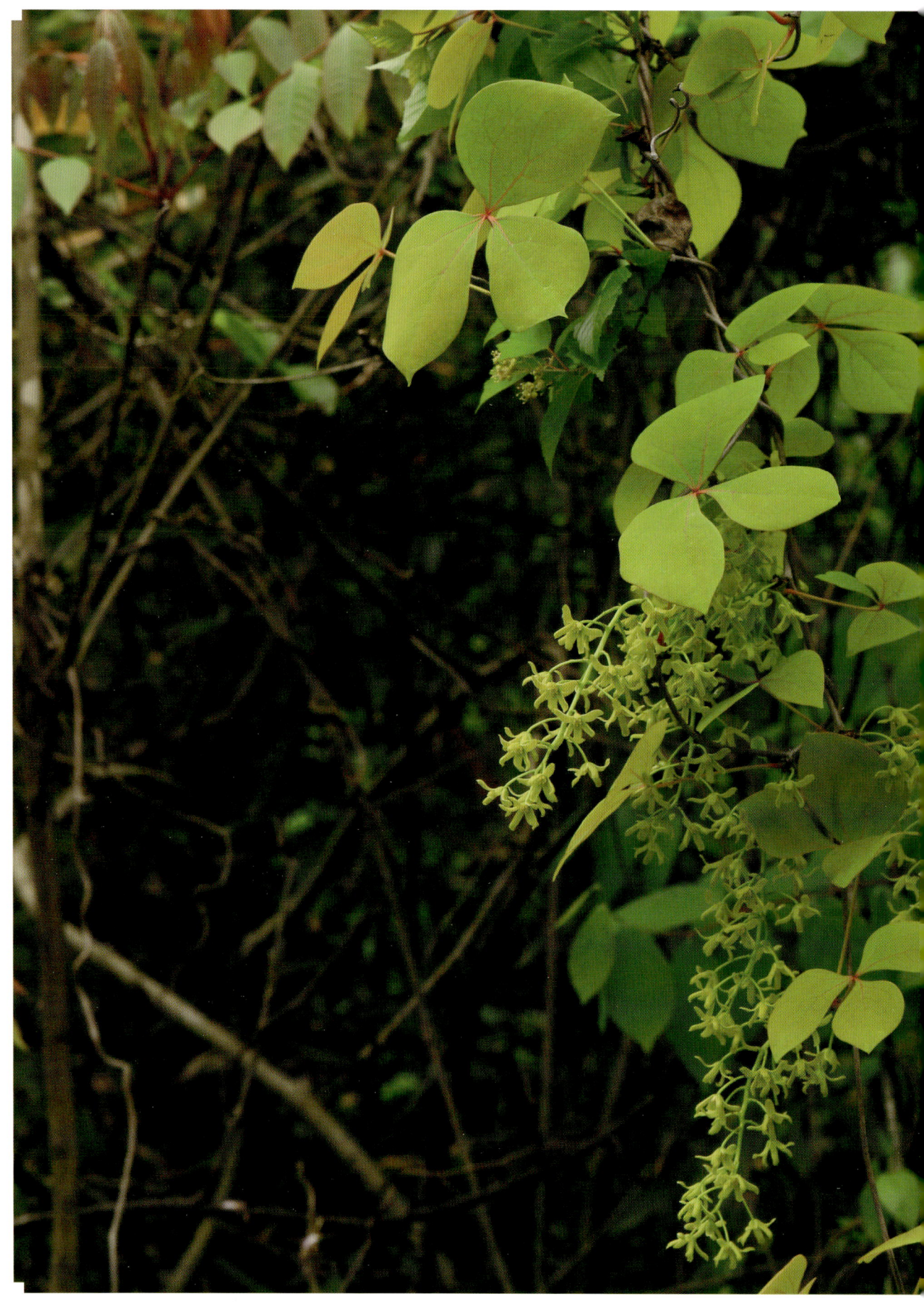

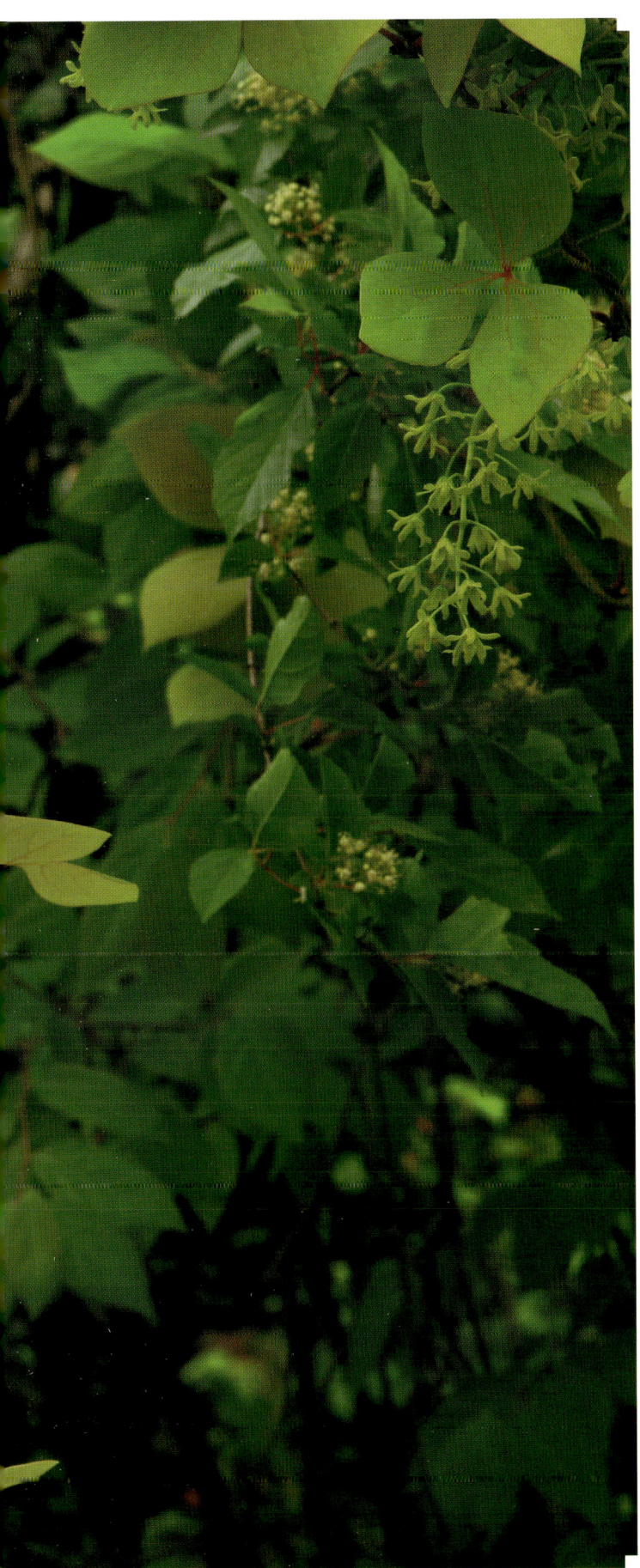

大血藤

【水 药 名】要俄农。

【别　　名】血藤、五花血藤、红藤、血木通。

【来　　源】本品为木通科植物大血藤 Sargentodoxa cuneata (Oliv.) Rehd. et. Wils 的藤茎。

【性味归经】味苦，性凉。归大肠、肝经。

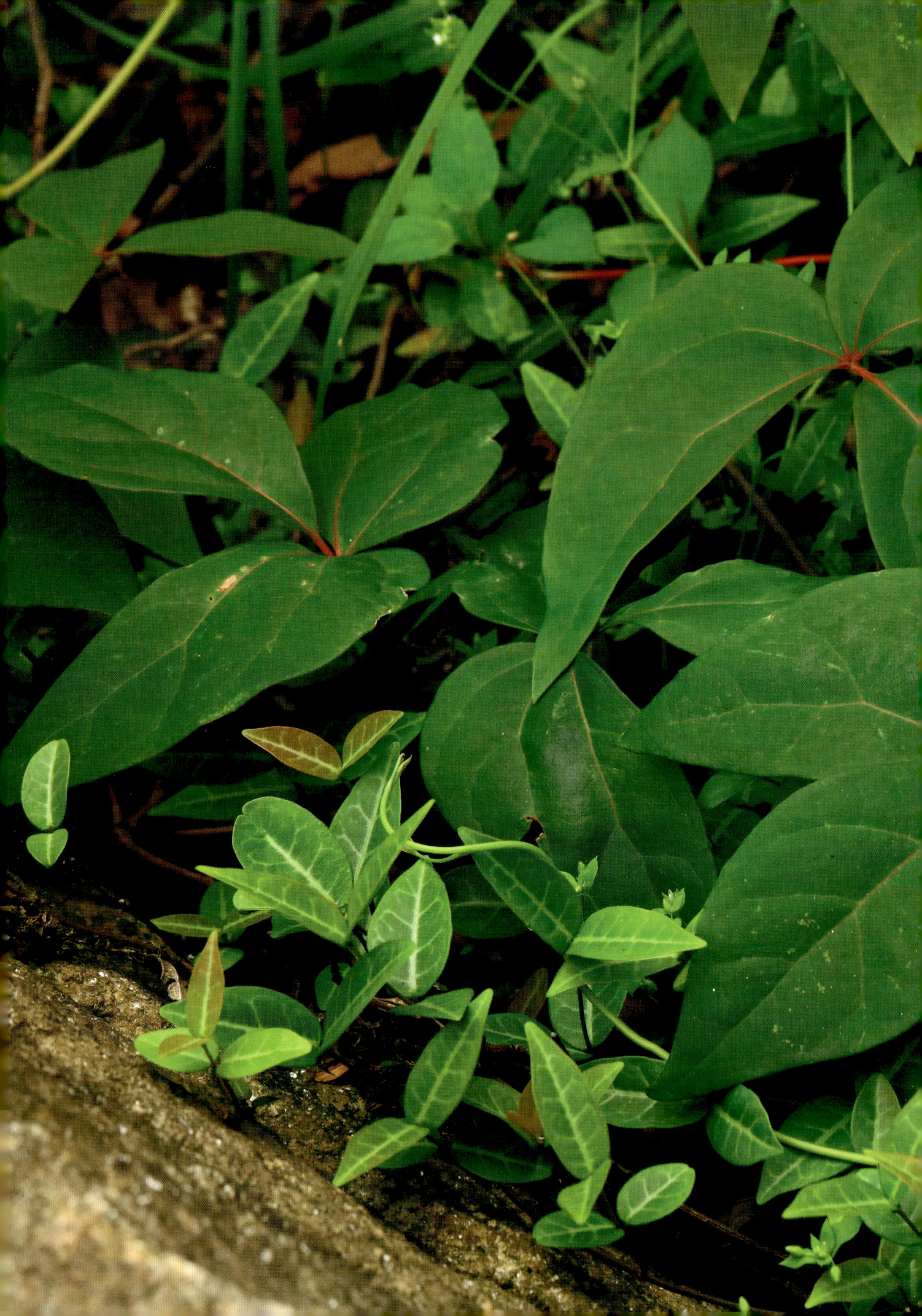

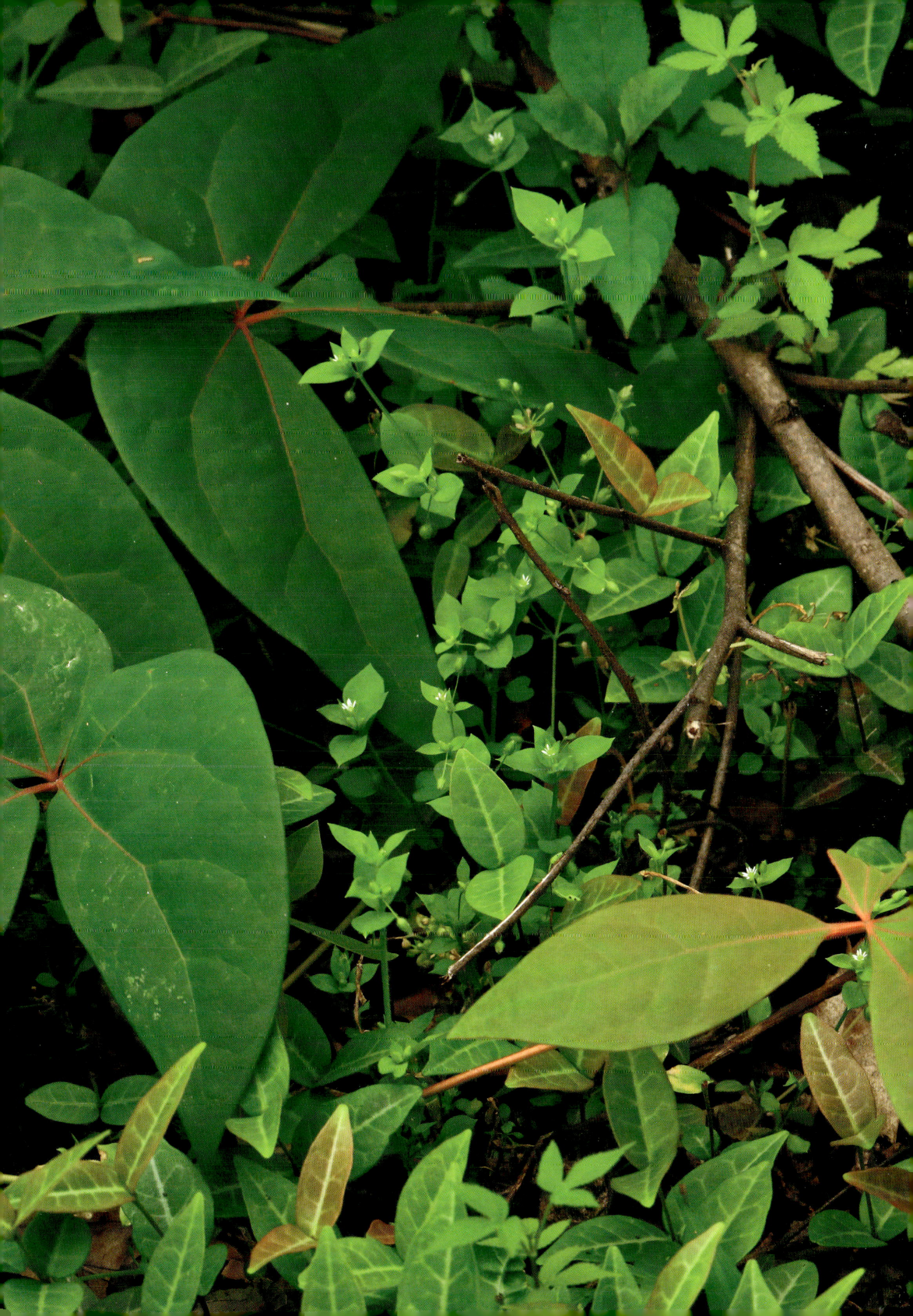

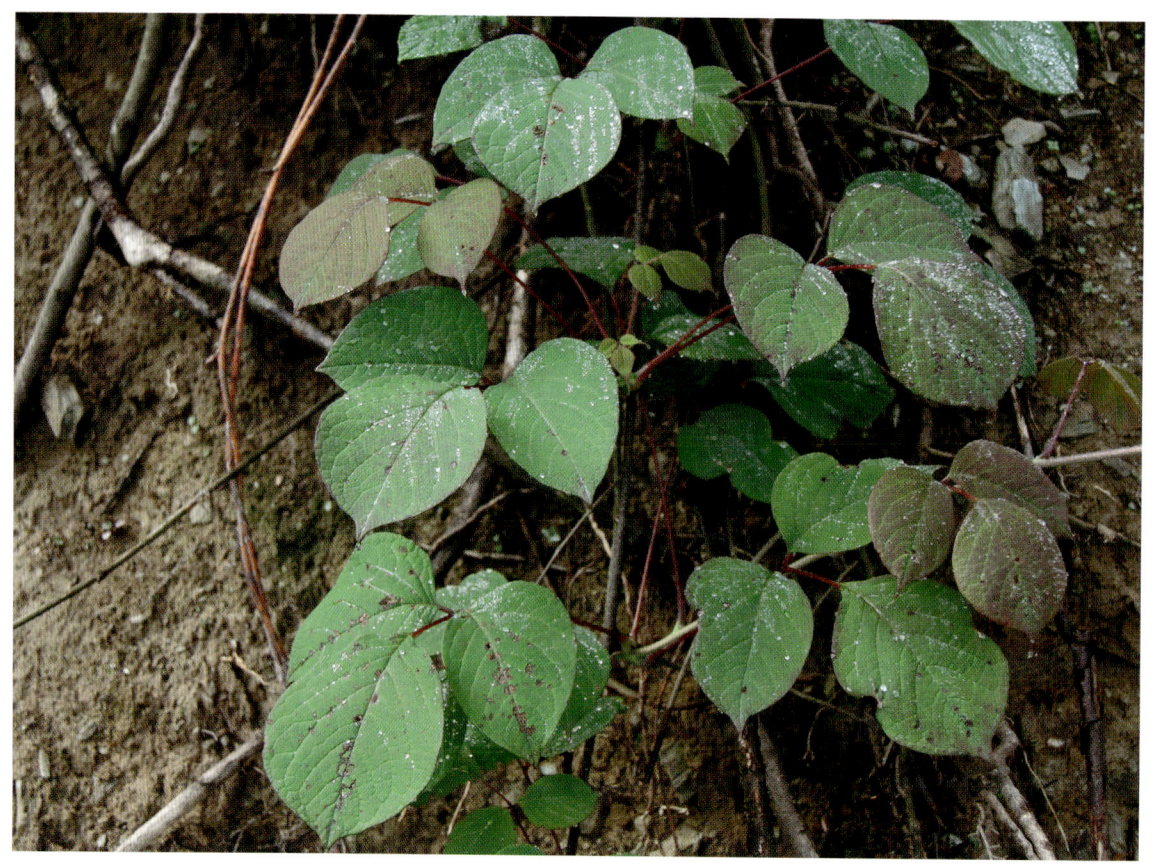

大血藤

识别特征

落叶攀缘灌木，高达 10 m。茎褐色，圆形，有条纹，光滑无毛。3 出复叶，互生，叶柄长，小叶长 10 ~ 15 cm，宽 3.5 ~ 7 cm，上面有槽，中间小叶菱状卵形，先端尖，基部楔形，全缘，有柄，两侧楔形，外侧截形或圆形，几无柄。花单性，雌雄异株，总状花序腋生，下垂，花多数。浆果卵圆形，种子卵形，黑色，有光泽。花期 3—5 月，果期 8—10 月。

生境分布

生长于林下、溪边。分布河南、安徽、江苏，浙江、江西、福建、广东，广西、湖南、湖北、四川、贵州、陕西等省区。

采收加工

8—9 月采收，除去枝叶，洗净，切段长 30 ~ 60 cm，或切片，晒干。

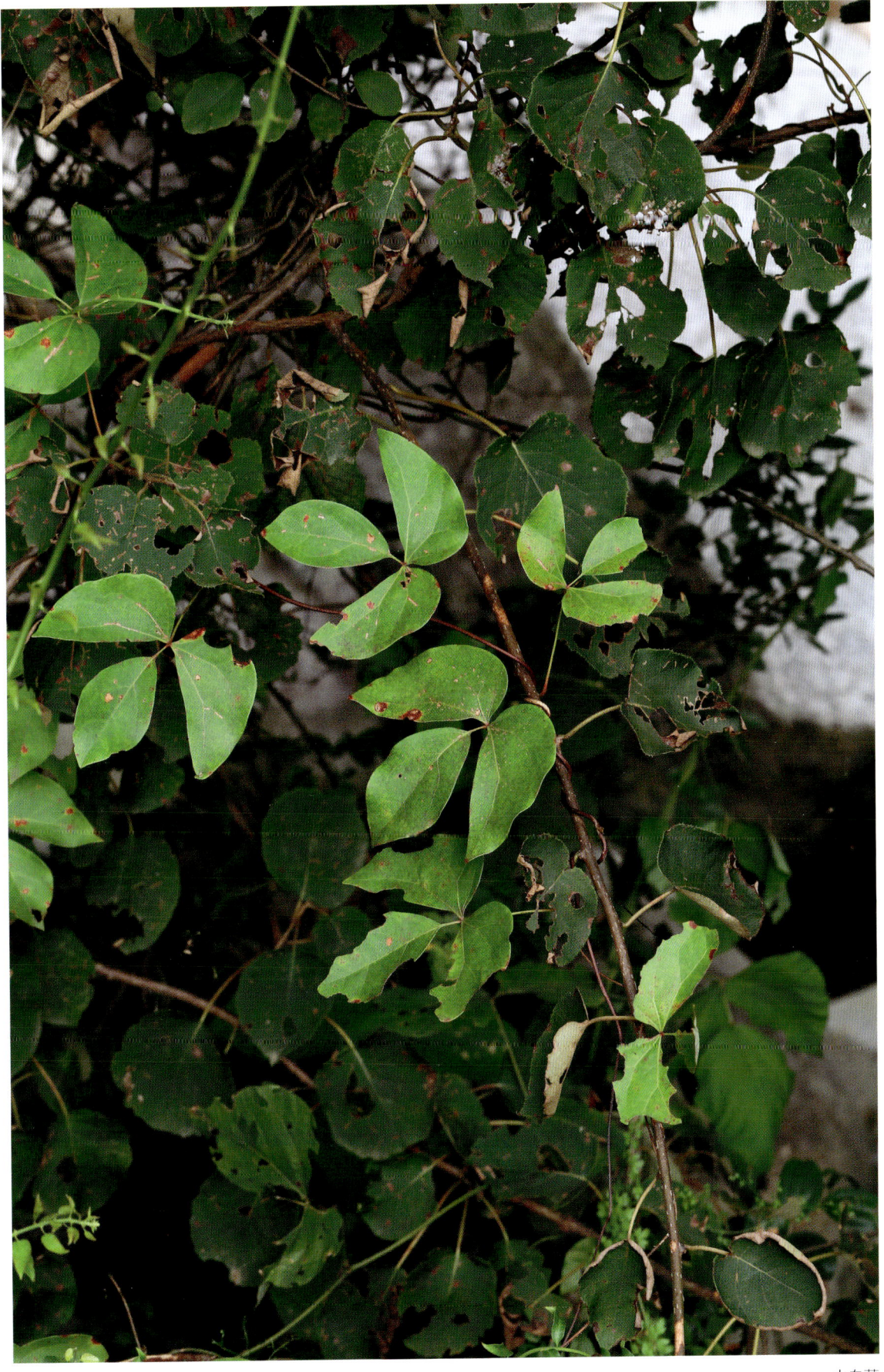

大血藤

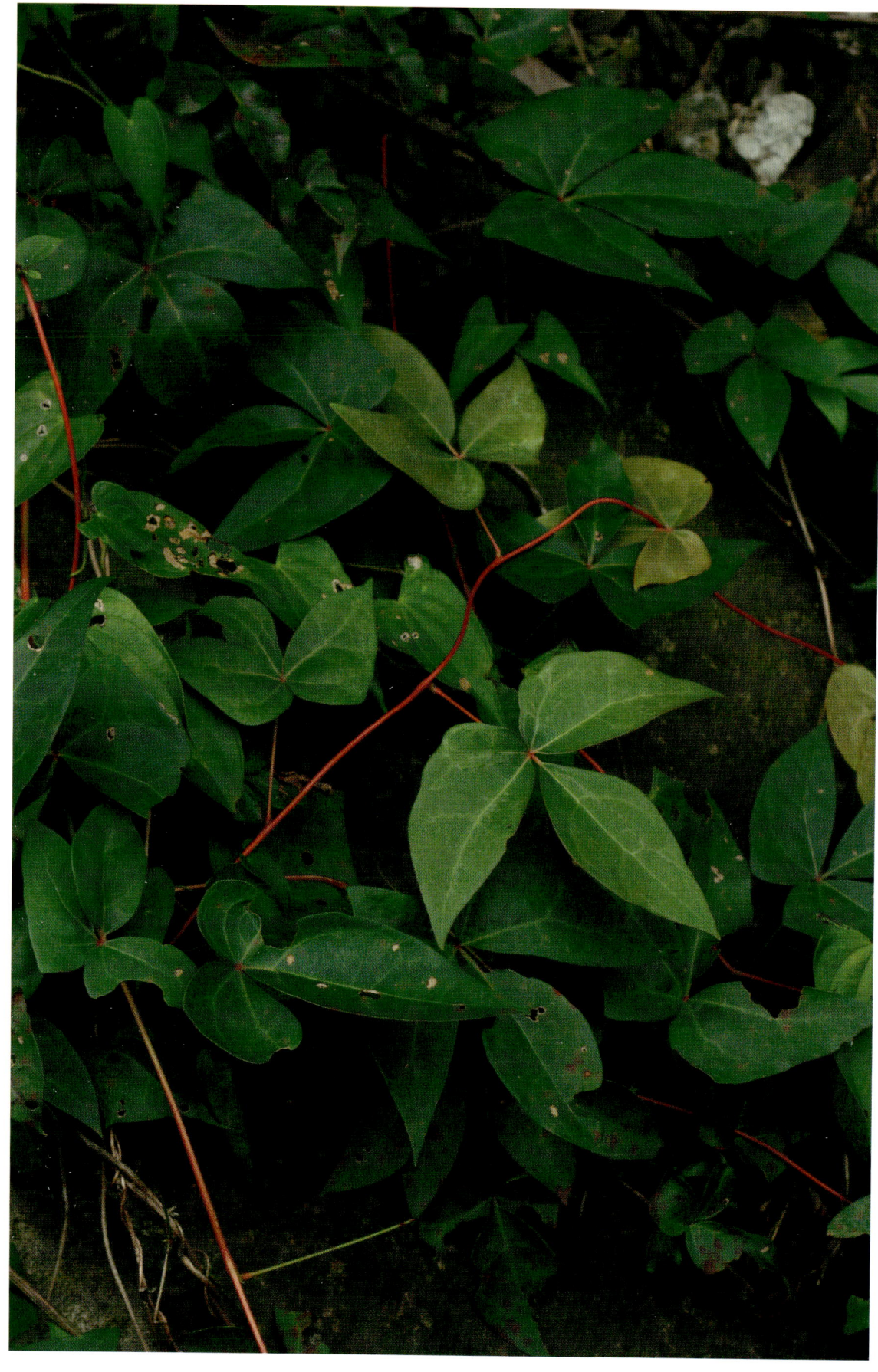

大血藤

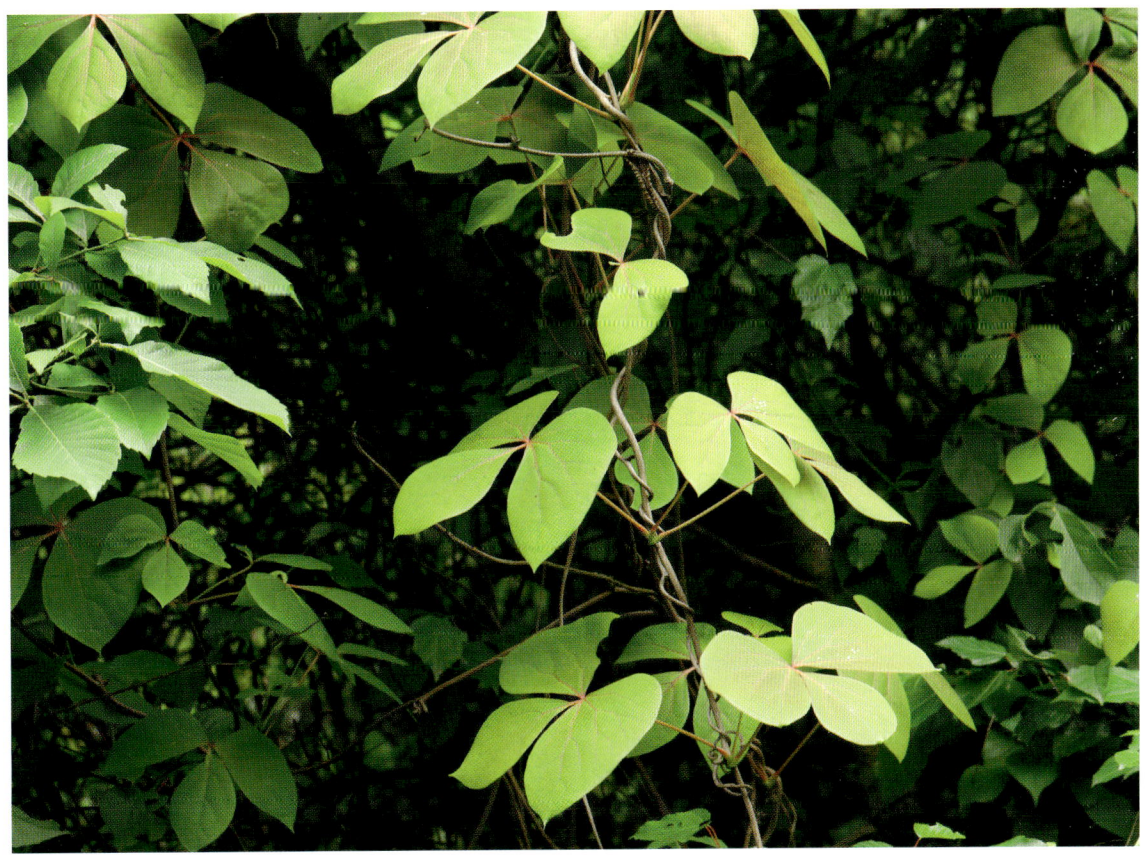

大血藤

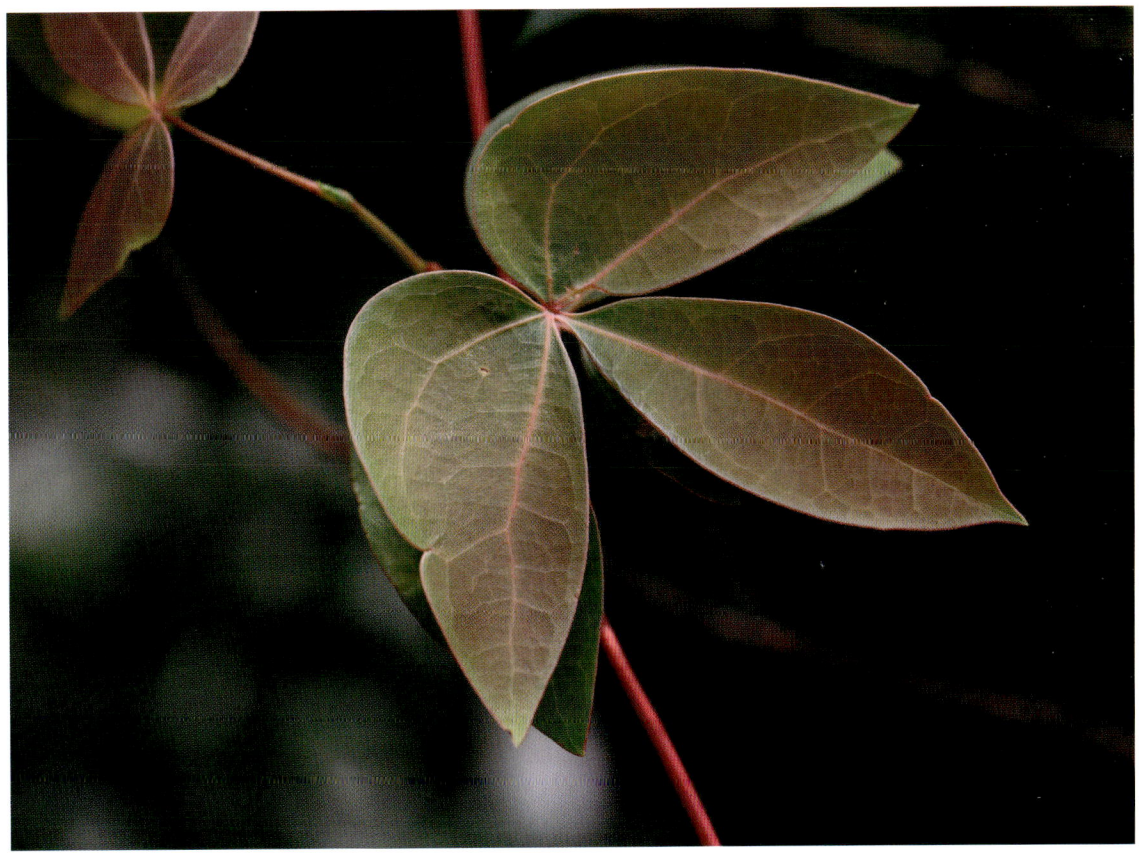

大血藤

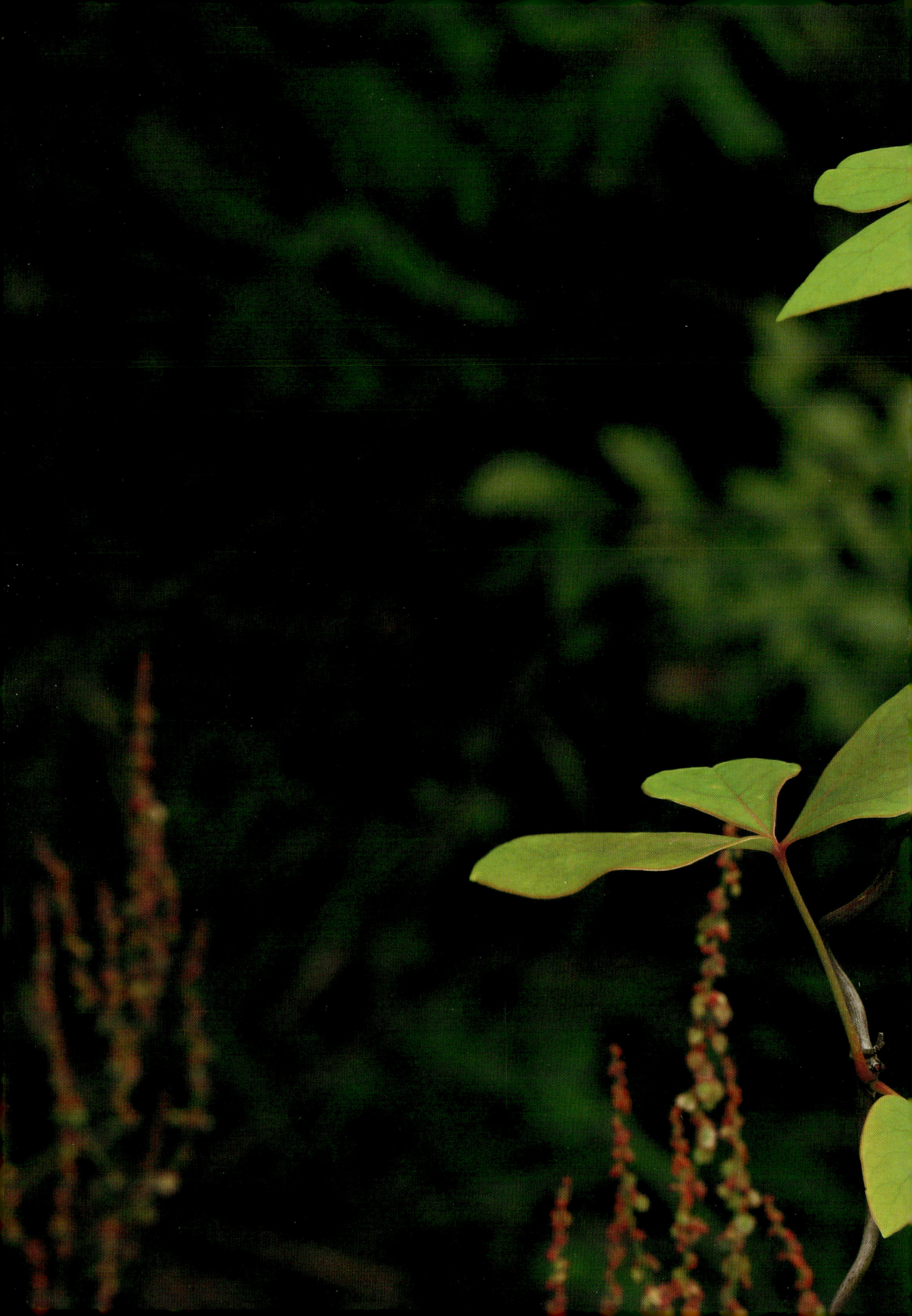

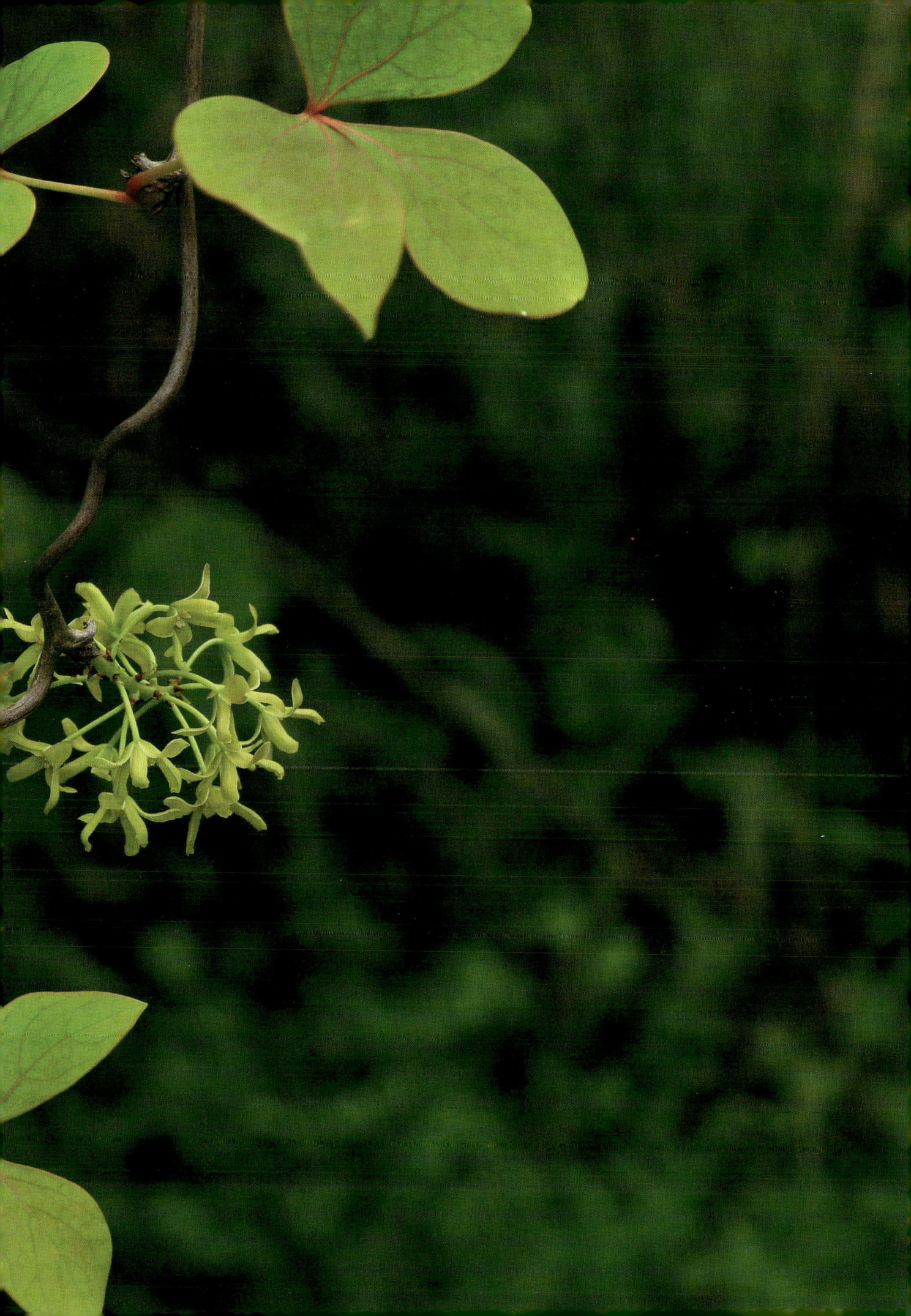

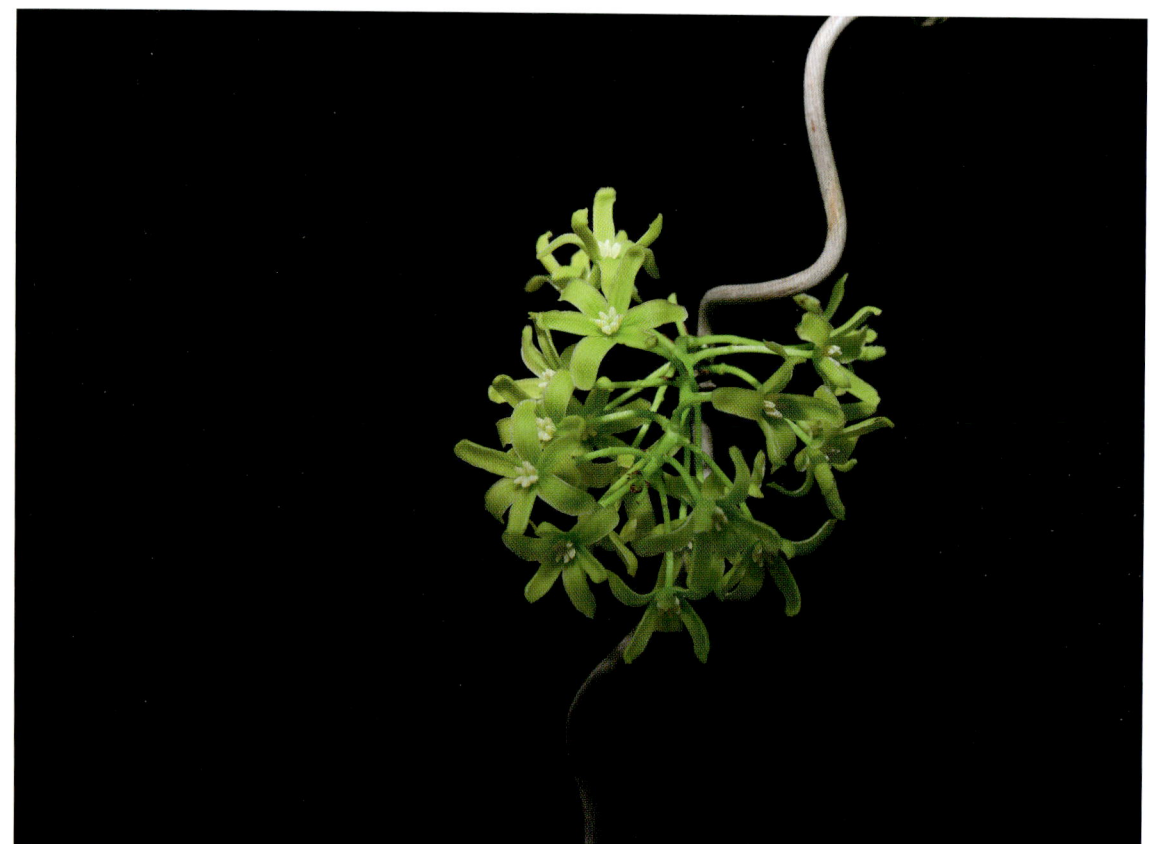

大血藤花

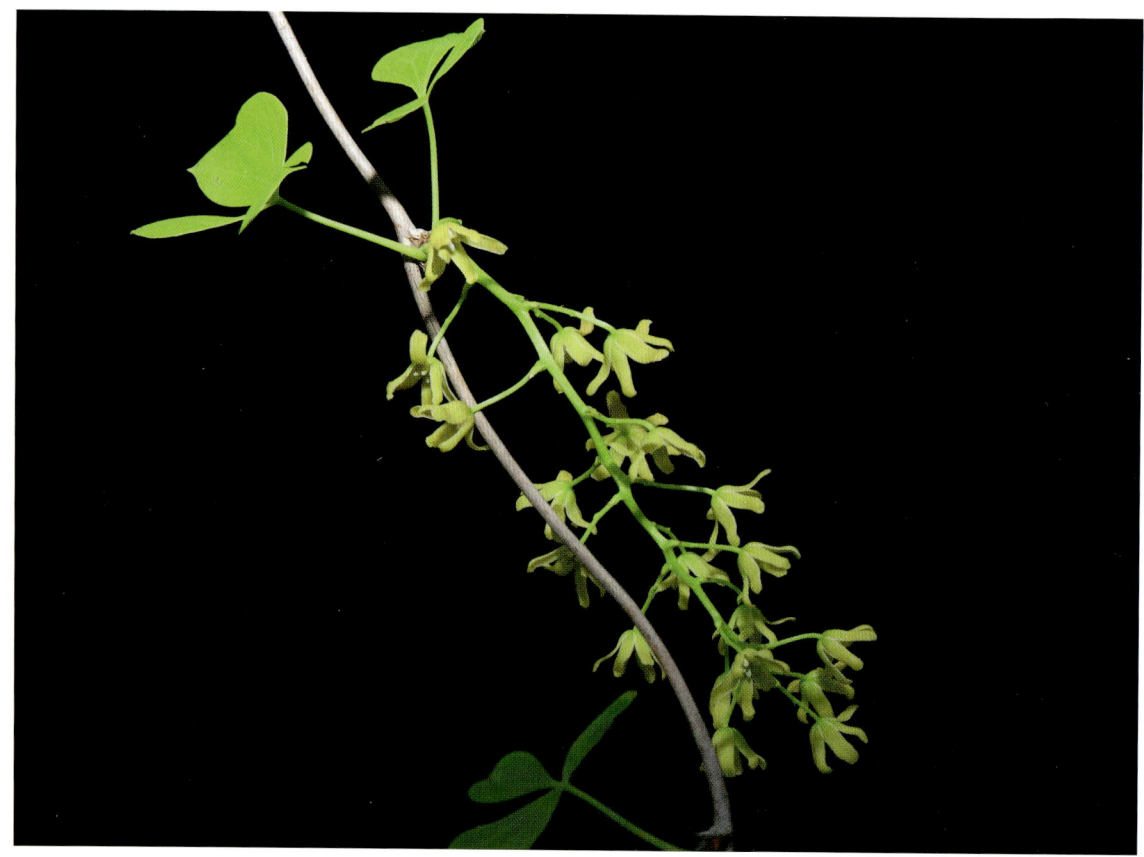

大血藤花

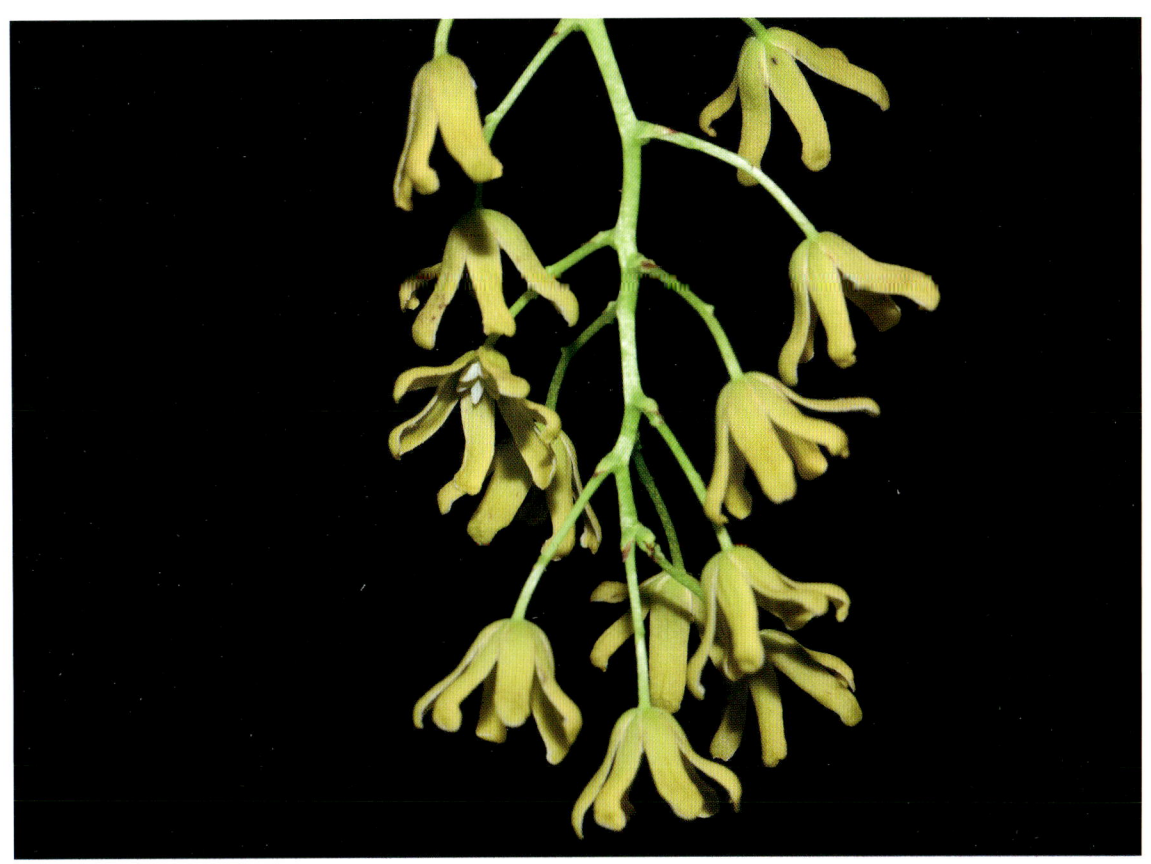

大血藤花

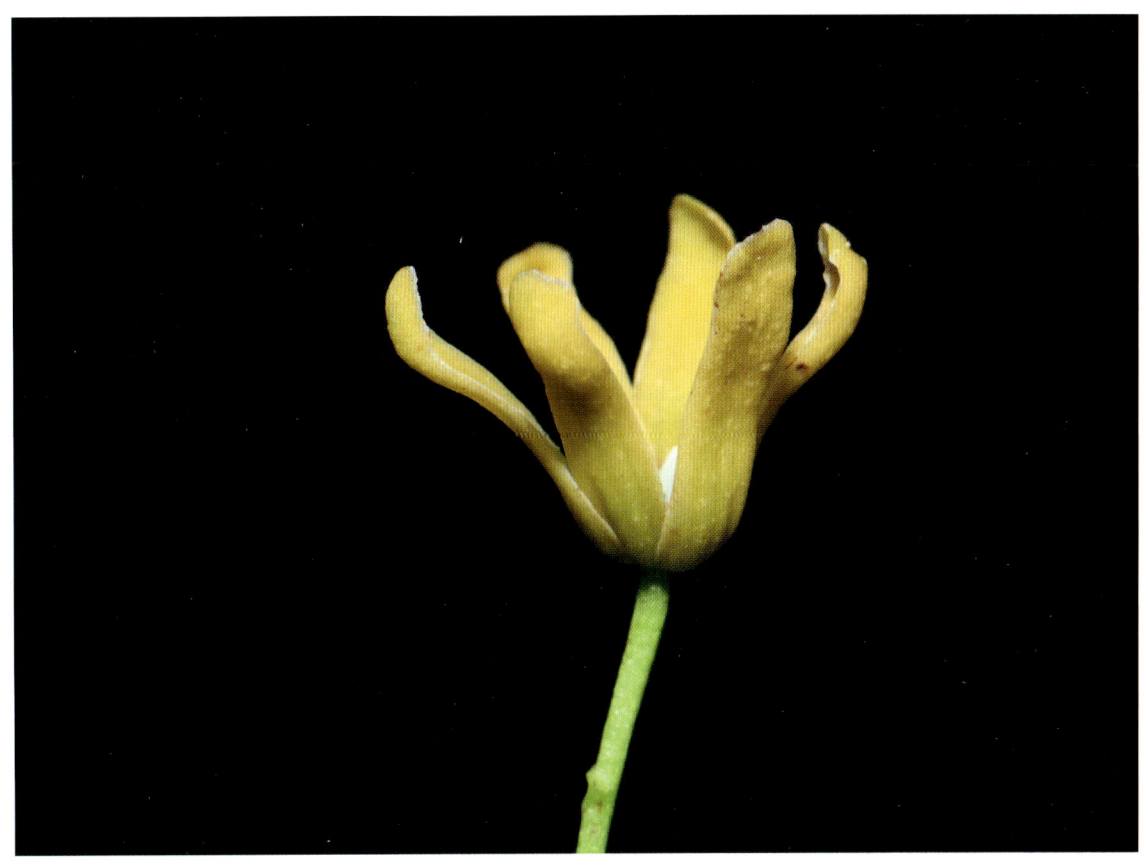

大血藤花

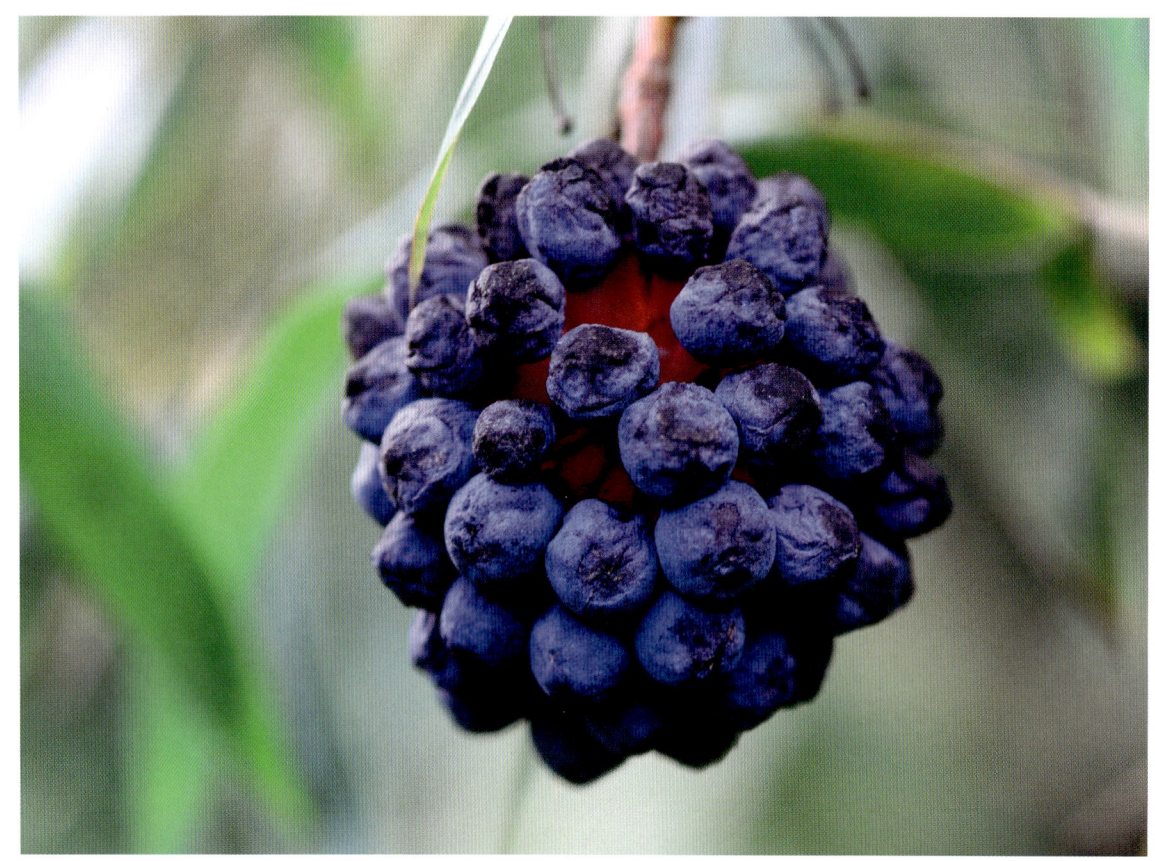

大血藤果实

药材鉴别

本品呈圆柱形，略弯曲，长 30 ~ 60 cm，直径 1 ~ 3 cm。表面灰棕色，粗糙，外皮常呈鳞片状剥落，剥落处显暗红棕色，有的可见膨大的节及略凹陷的枝痕或叶痕。质硬，断面皮部红棕色，有数处向内嵌入木部，木部黄白色，有多数细孔状导管，射线呈放射状排列。气微，味微涩。

功效主治

败毒消痈，活血通络，祛风杀虫。主治急、慢性阑尾炎，风湿痹痛，赤痢，血淋，月经不调，疳积，虫病，跌打损伤。

药理作用

平碟法试验表明，25% 本品煎汤对金黄色葡萄球菌、乙型链球菌有极敏感抑菌作用，对大肠埃希菌、铜绿假单胞菌、甲型链球菌、卡他球菌、白色葡萄球菌均有高敏感抑菌作用。将小鼠或豚鼠离体肠段，置于 20 mL 不断通空气的洛氏液中，1% 及 5% 本品对小鼠肠段有明显的抑制作用，而对豚鼠只需 0.5% 及 2.5% 即表现先兴奋后抑制作用，大剂量时还能减弱乙酰胆碱的作用。小鼠肠蠕动实验表明 5 ~ 10 g/kg 的本品水提取液均能显著抑制小鼠肠蠕动速度。

▍用法用量

内服：30～60 g，煎汤；或研末，作丸、散服；或浸酒服。外用：捣敷。

▍民族药方

1. 急、慢性阑尾炎　大血藤 30 g，蒲公英根 15 g，草珊瑚 30 g。水煎服。

2. 月经不调，经闭　大血藤 30 g，茜草根 15 g，红花 10 g，元宝草 10 g，香附 6 g。水煎服。

3. 风湿筋骨疼痛，经闭腰痛　大血藤 30～50 g。水煎服。

4. 风湿腰腿痛　大血藤 15 g，牛膝 15 g，青皮 10 g，长春七 10 g，朱砂七 10 g。水煎服。

5. 胃肠炎腹痛　大血藤 15～25 g。水煎服。

6. 钩虫病　大血藤 15 g，钩藤 15 g，喇叭花 15 g，凤叉蕨 15 g。水煎服。

7. 小儿疳积，蛔虫病，蛲虫病　大血藤 25 g，红石耳 25 g。共研细末，拌白糖食。

8. 小儿蛔虫病腹痛　大血藤根适量。研细粉，每次吞服 7.5 g。

9. 跌打损伤　大血藤、骨碎补各适量。共捣烂，敷伤处。

10. 血虚经闭　大血藤 25 g，益母草 15 g，叶下红 20 g，香附 10 g。水煎服，配红砂糖调服。

▍使用注意

孕妇慎服。

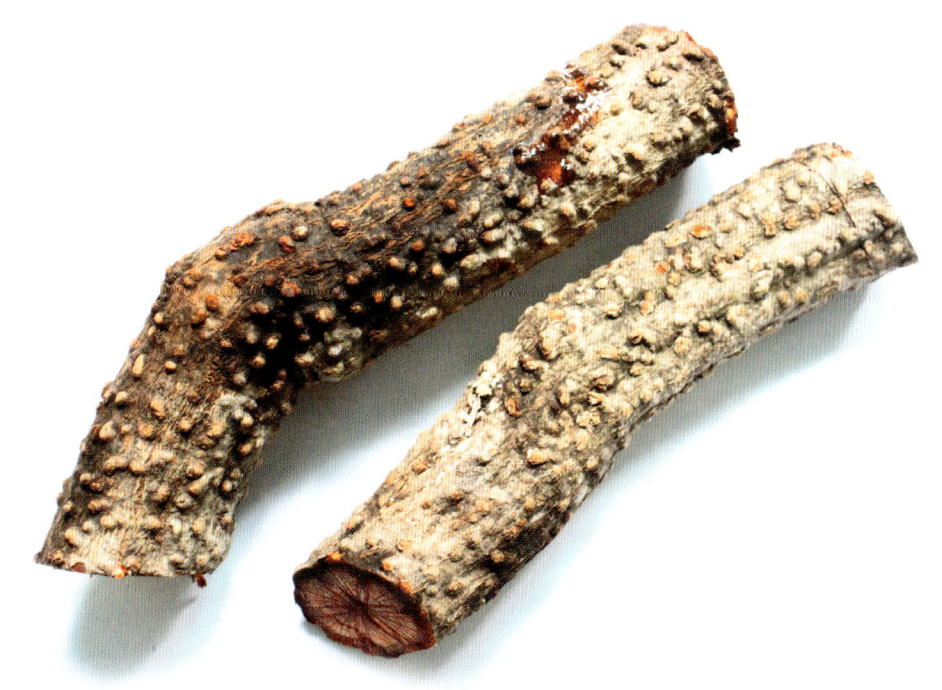

大血藤药材

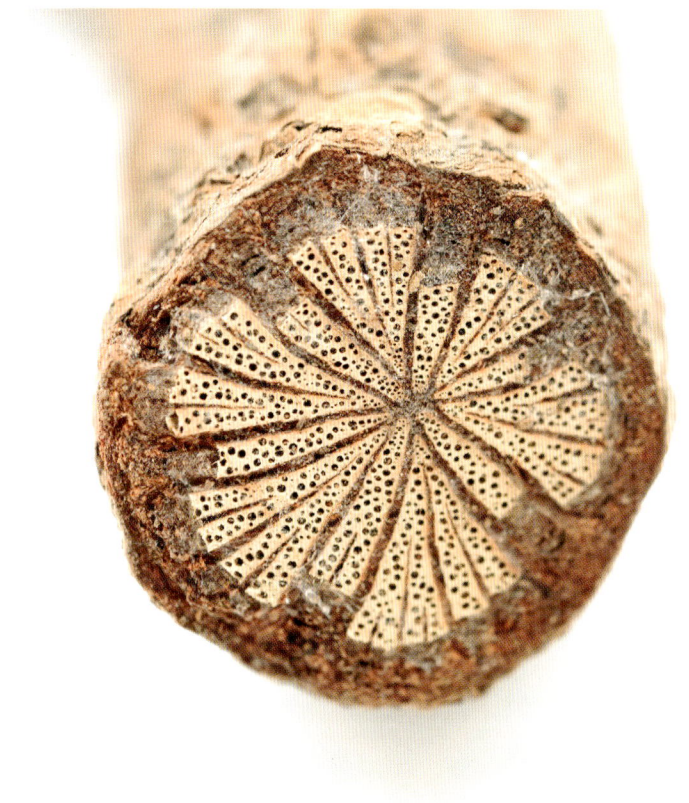

大血藤药材

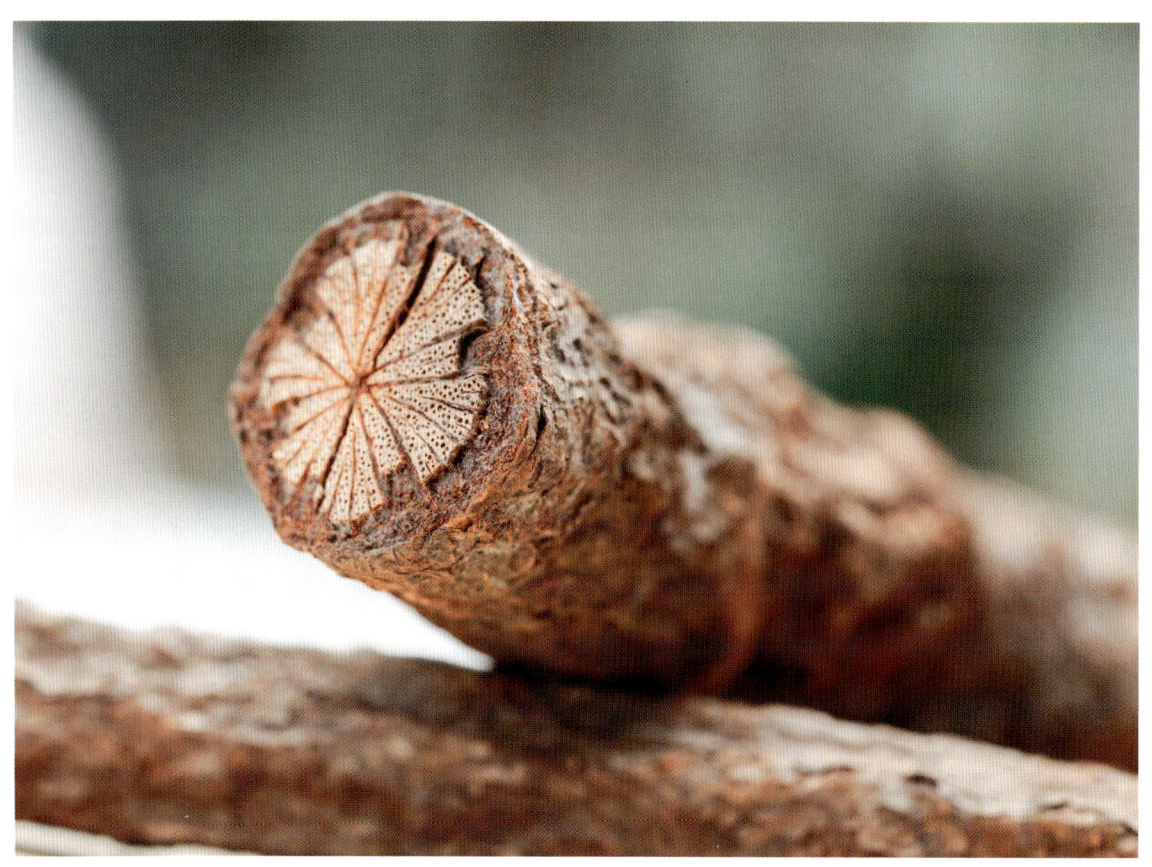

大血藤药材

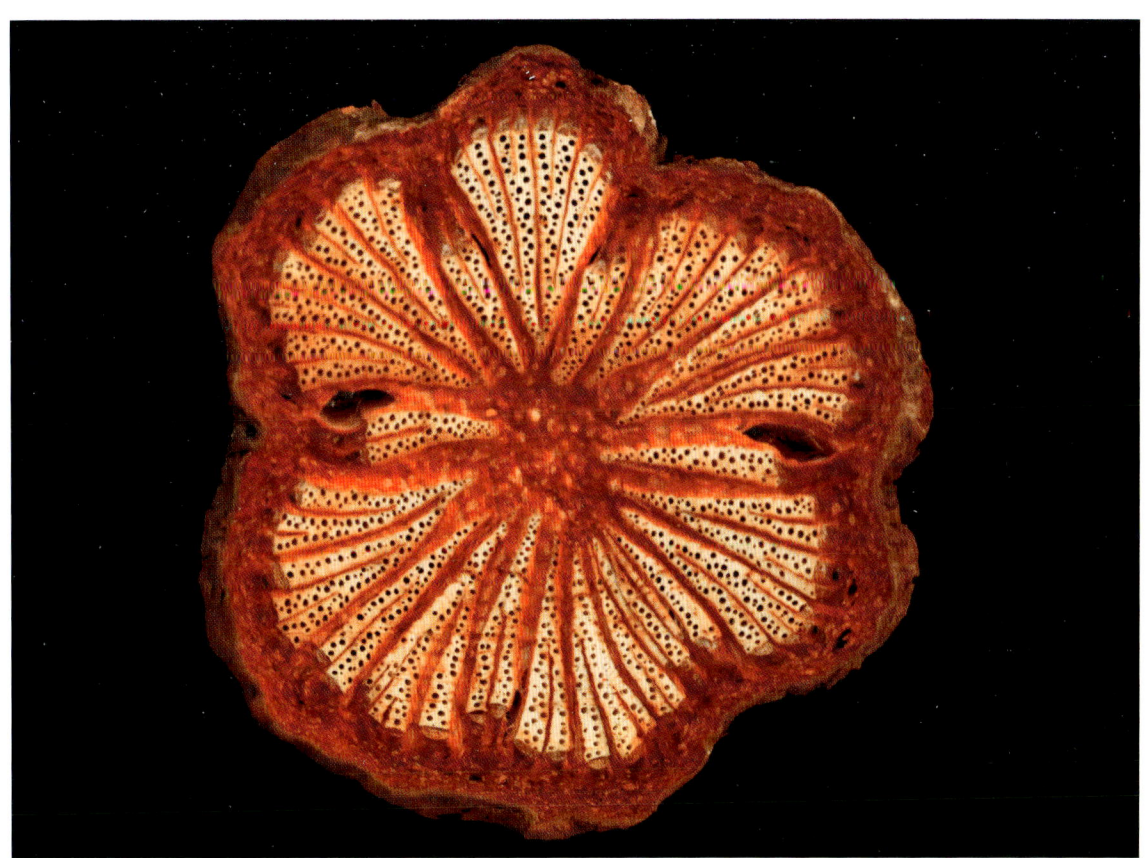

大血藤药材

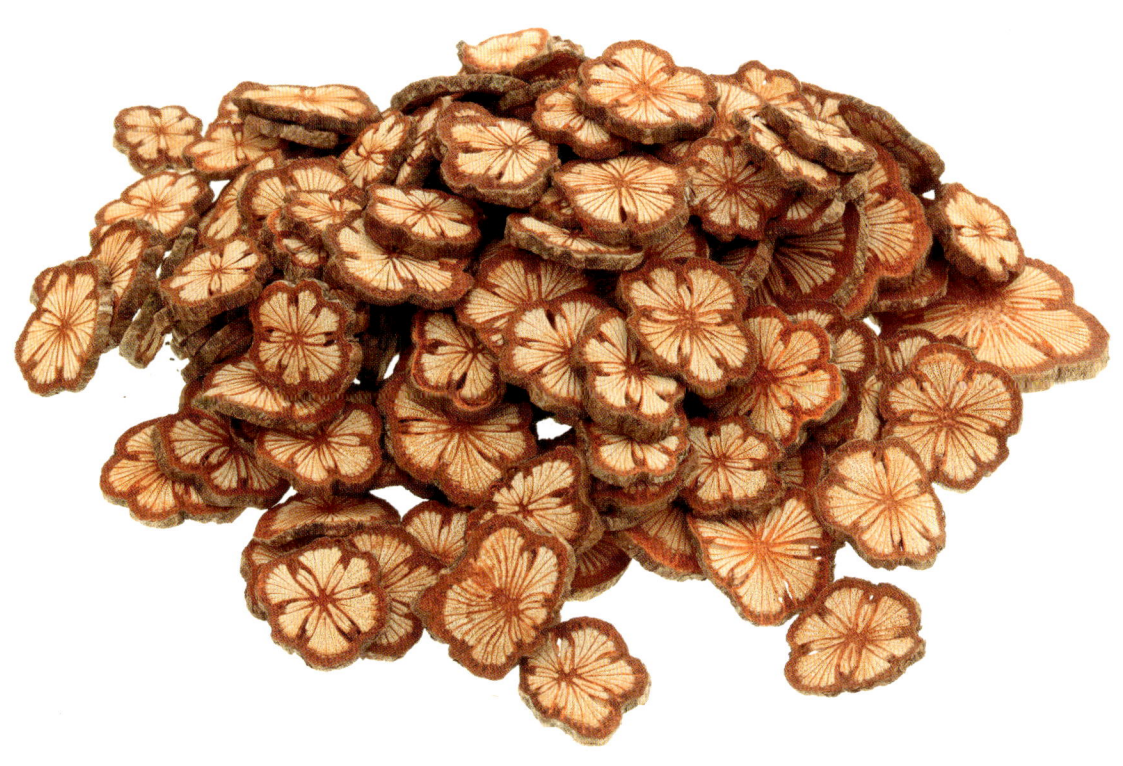

大血藤饮片

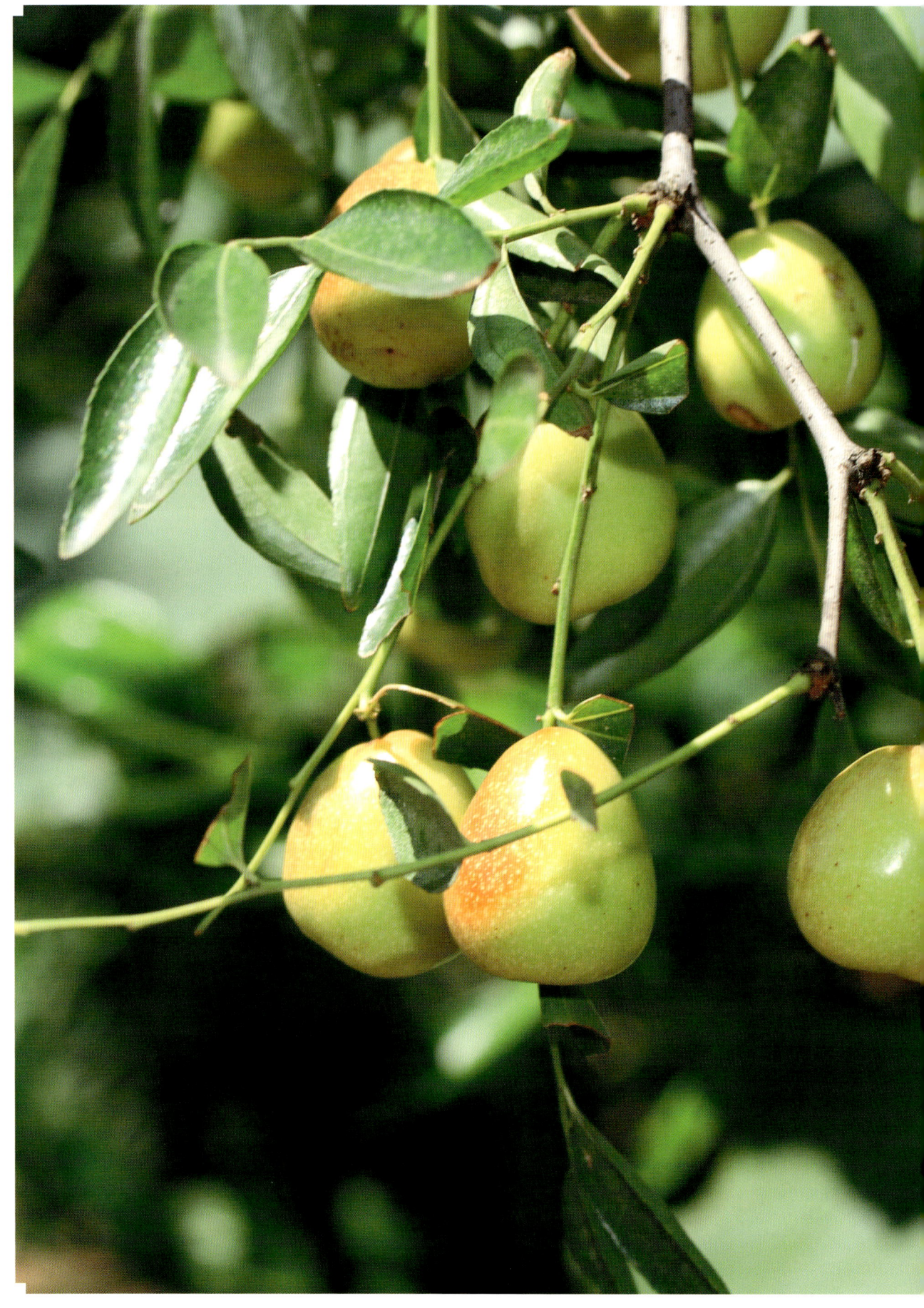

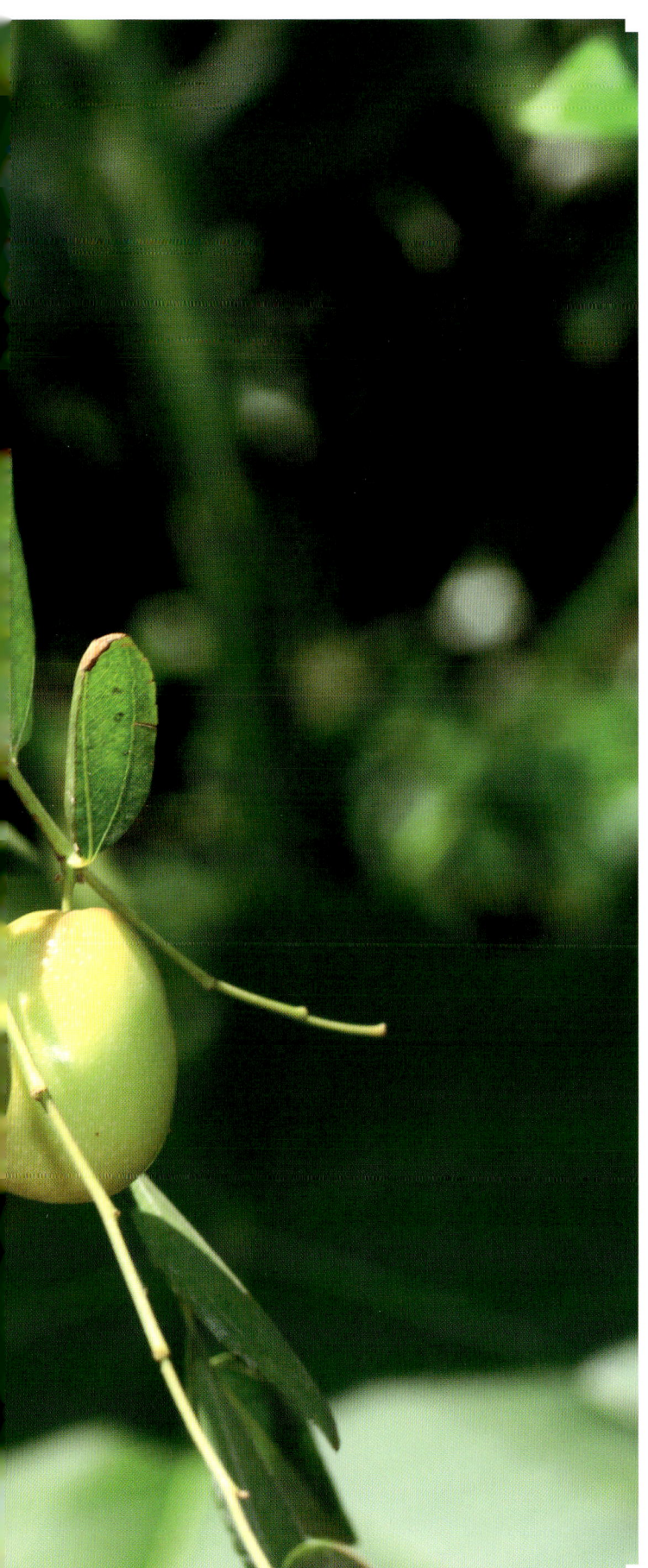

大枣

【水药名】菊晒。

【别　名】刺枣、干枣、美枣、良枣、红枣。

【来　源】本品为鼠李科植物枣 *Ziziphus jujuba* Miil.var.*inermis* (Bge.).Rehd. 的果实。根、树皮亦供药用。

【性味归经】味甘，性温。归脾、胃经。

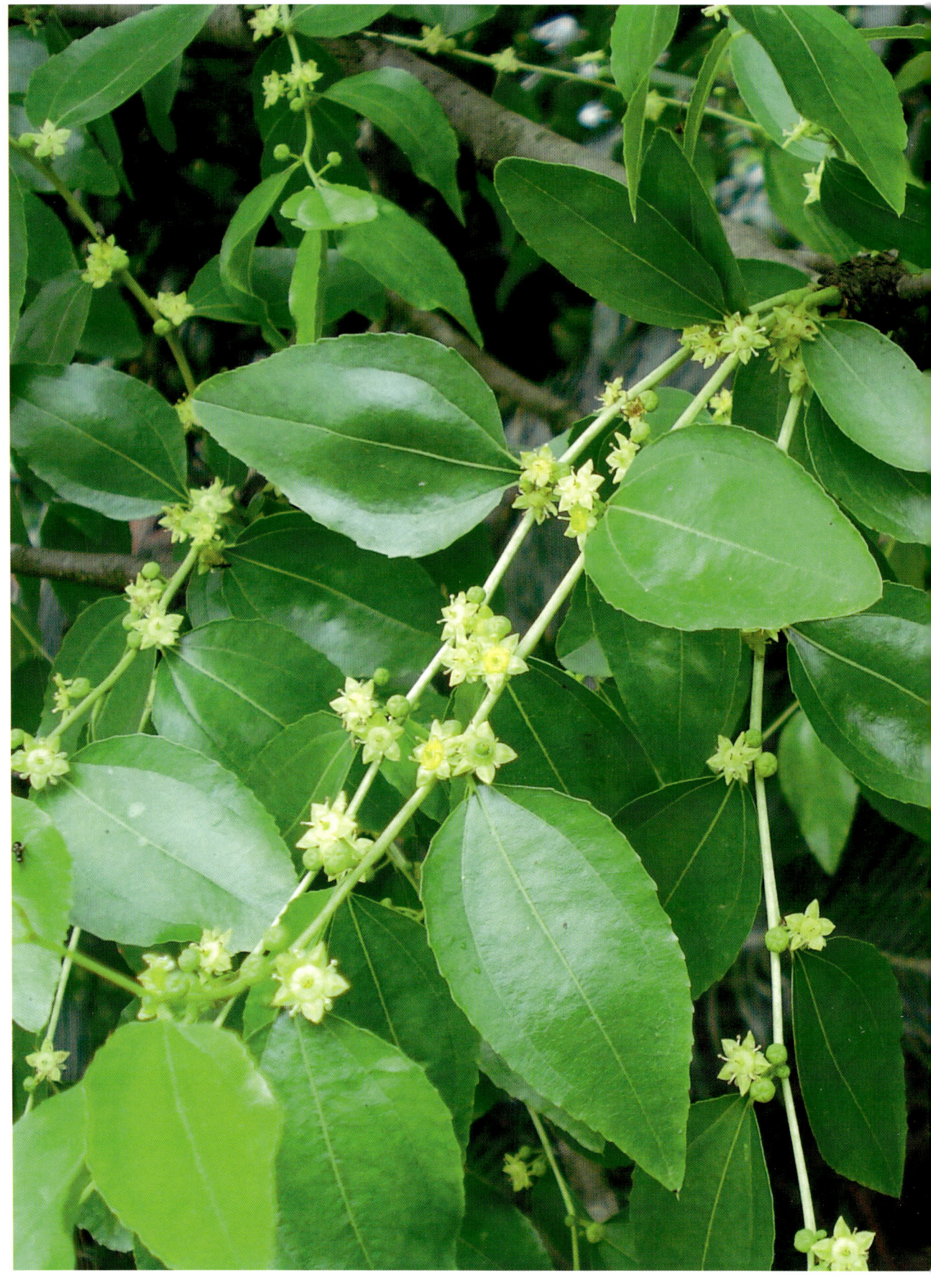

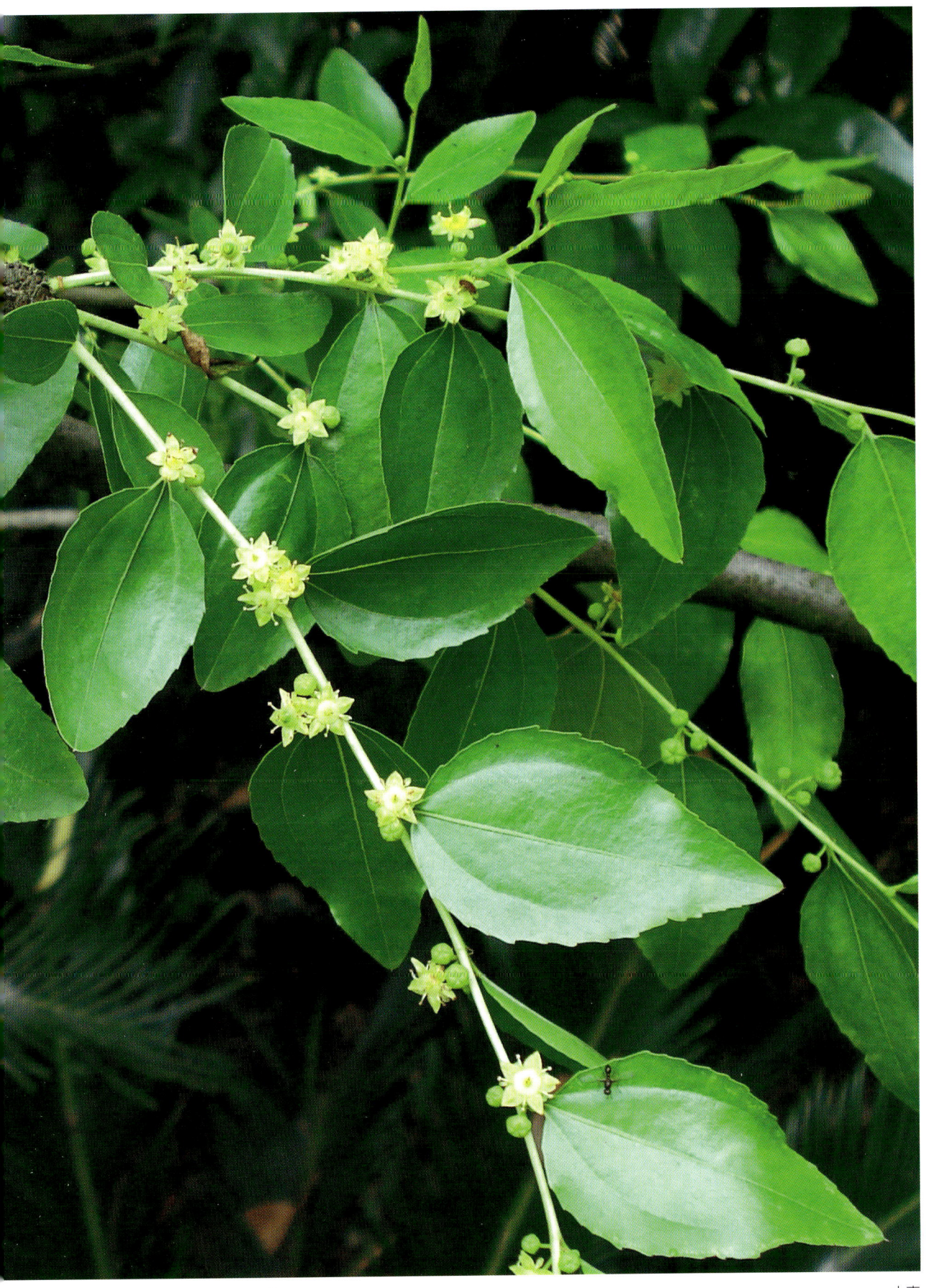

大枣

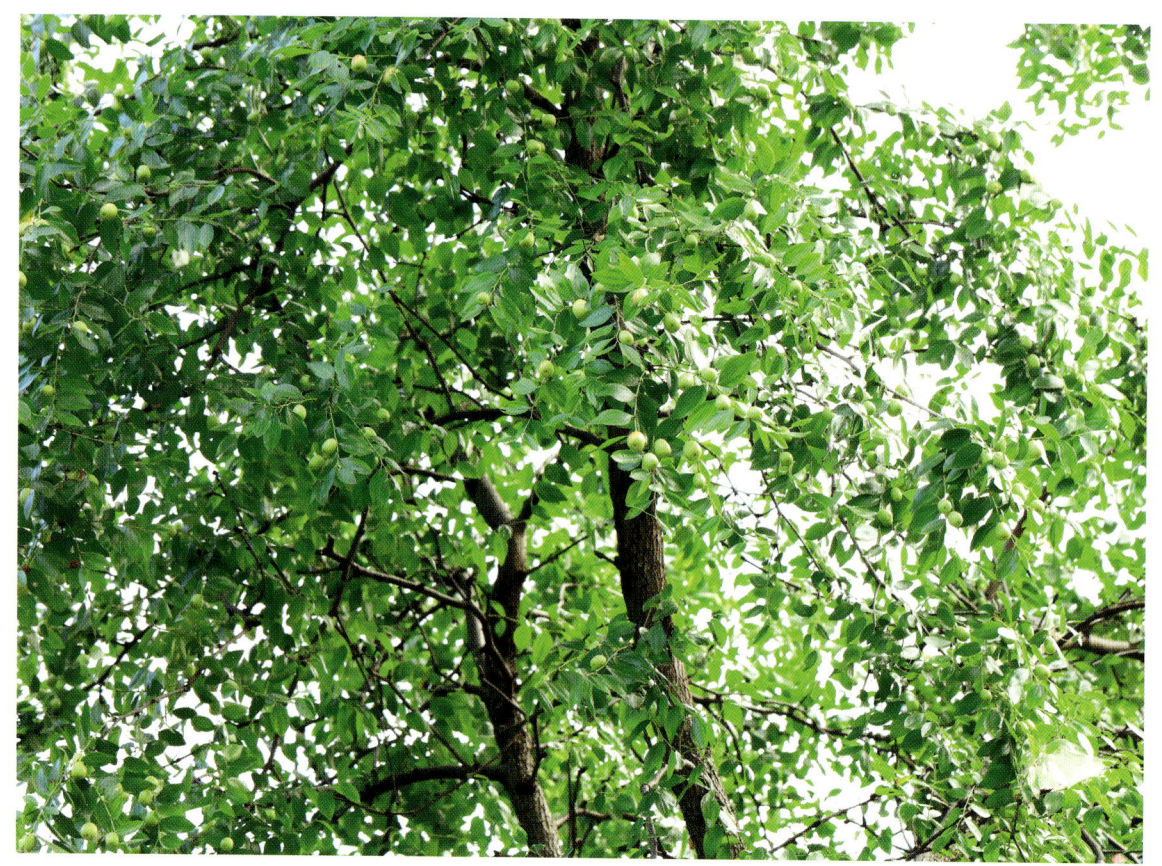

大枣

识别特征

　　落叶灌木或小乔木，高可达 10 m。枝平滑无毛，具成对的针刺，直伸或钩曲，幼枝纤弱而簇生，颇似羽状复叶，呈"之"字形曲折。单叶互生；卵圆形至卵状披针形，少有卵形，长 4 ~ 6 cm，宽 2 ~ 3.5 cm，先端短尖而钝，基部歪斜，边缘具细锯齿，3 主脉自基部发出，侧脉明显。花小形，成短聚伞花序，丛生长于叶腋，黄绿色。核果卵形至长圆形，熟时深红色，果肉味甜，核两端锐尖。花期 4—5 月，果期 7—9 月。

生境分布

　　一般多为栽培。全国大部分地区有分布，主产于河北、河南、山东、四川、贵州等省。

采收加工

　　秋季果实成熟时采收，晒干。其根、树皮亦入药，随时可采。

药材鉴别

　　本品呈椭圆形或类球形，长 2 ~ 3.5cm，直径 1.5 ~ 2.5cm。表面暗红色，略带光泽，有不规则皱纹。基部凹陷，有短果梗。外果皮薄，中果皮棕黄色或淡褐色，肉质，柔软，富糖性而油润。果核纺锤形，两端锐尖，质坚硬。气微香，味甜。

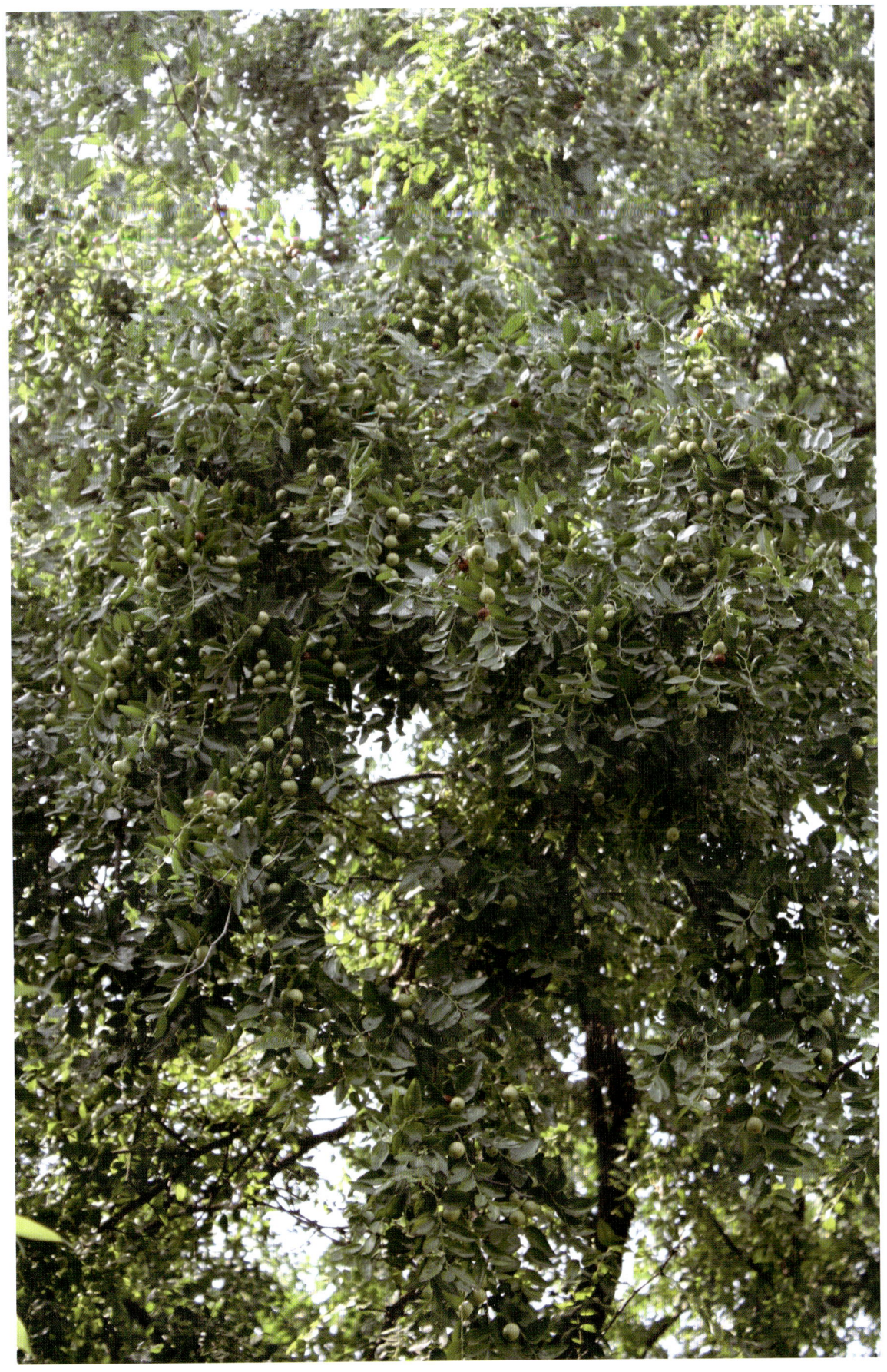

大枣

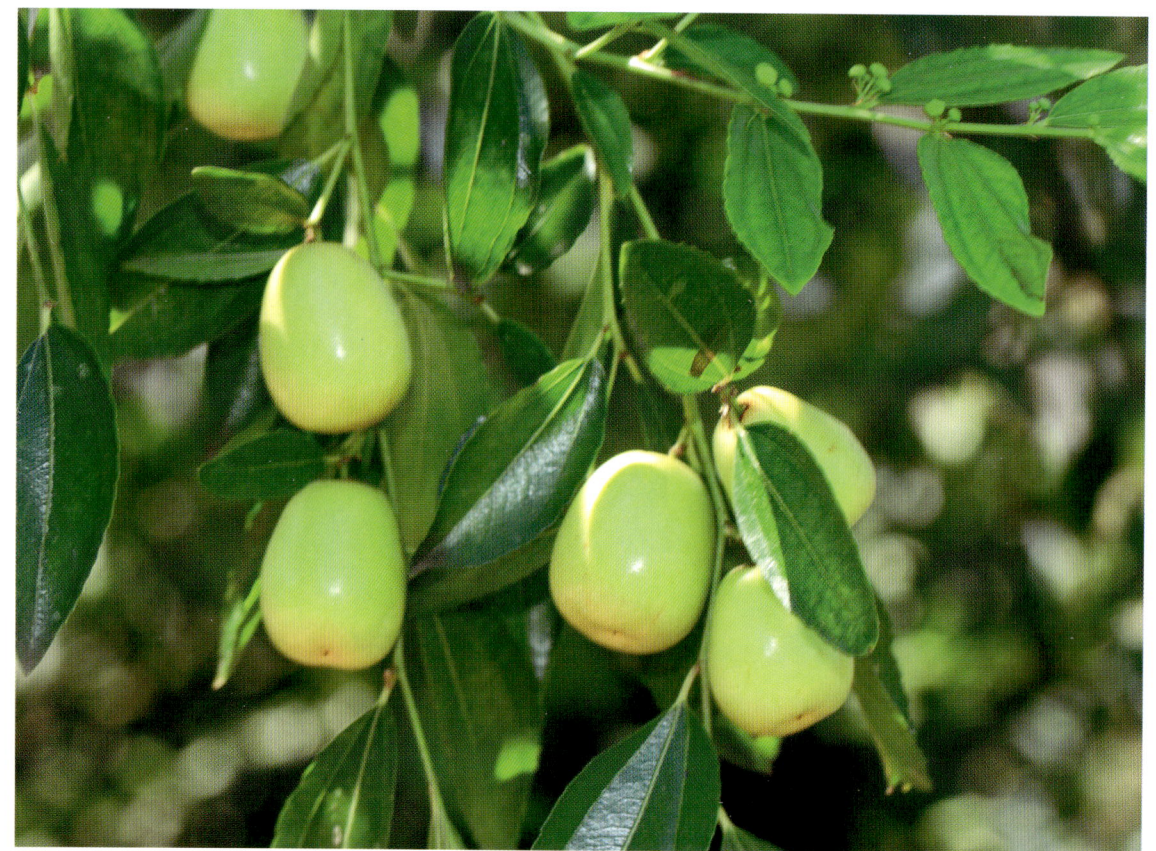

大枣

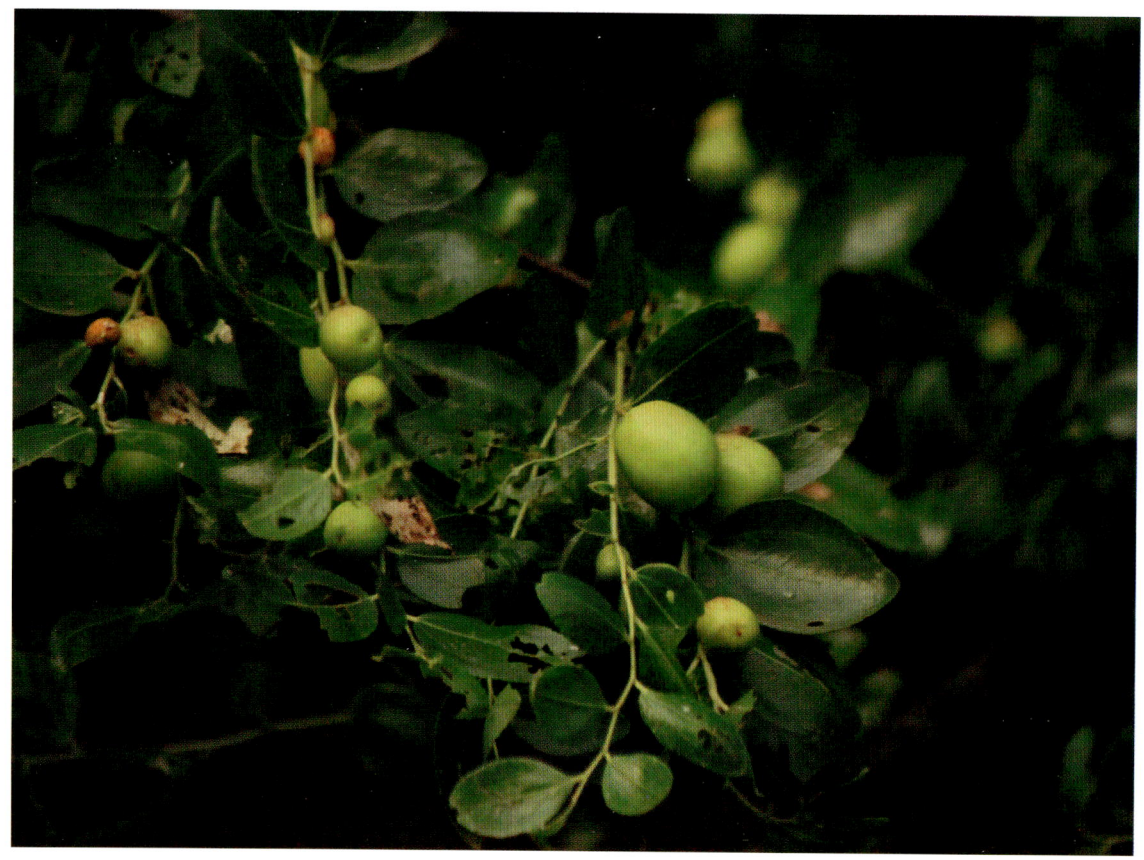

大枣

功效主治

补脾和胃，益气生津，调营卫，解药毒。主治胃虚食少，脾弱便溏，气血津液不足，营卫不和，心悸怔忡，妇人脏躁。

药理作用

本品增加体重和肌力，保肝。口服后，曰细胞内及血浆中 cAMP 含量均明显上升，cAMP/cGMP 比值上升。这是其抗过敏作用的药理机制。大枣的热水提取物，体外试验中对 JTC-26 细胞生长的抑制率达 90% 以上，且与剂量大小有关，小剂量无效。三萜类化合物是抗肿瘤活性成分。有镇静作用。

用法用量

内服：30 ~ 60 g，煎汤，或捣烂作丸。外用：煎水洗或烧存性研末调敷。

民族药方

1. 妇女脏躁，喜悲伤，欲哭数欠伸　大枣 10 枚，小麦 50 g，甘草 15 g。水煎服。

2. 非血小板减少性紫癜　大枣适量。每日吃 3 次，每次 10 枚，至紫癜全部消退为止。一般每人需红枣 500 ~ 1000 g。

3. 腹泻　大枣 10 枚，薏苡仁 20 g，干姜 3 片，山药、糯米各 30 g，红糖 15 g。共煮粥服食。

4. 贫血　大枣、绿豆各 50 g。同煮，加红糖适量服用，每日 1 次。

5. 中老年人低血压　大枣 20 枚，太子参、莲子各 10 g，山药 30 g，薏苡仁 20 g，大米 50 g。煮粥食用。

6. 自汗、盗汗　大枣、乌梅各 10 个，桑叶 10 g，浮小麦 15 g。水煎服。

7. 小儿过敏性紫癜　大枣 500 g。每日加适量水煮，分 5 次食完。

8. 金黄色葡萄球菌肺炎　大枣、甘草、生姜各 6 g，枳实、竹茹、半夏、茯苓各 10 g，陈皮 12 g。水煎取药汁，每日 2 剂，分 4 次服用。

9. 消化不良　大枣 10 枚，橘皮 10 g（可换干品 3 g）。先将人枣放锅内炒焦，然后与橘皮同放入杯中，加沸水冲泡 10 分钟即成。饭后代茶饮。

使用注意

凡有湿痰、积滞、齿病、虫病者，均不宜用。

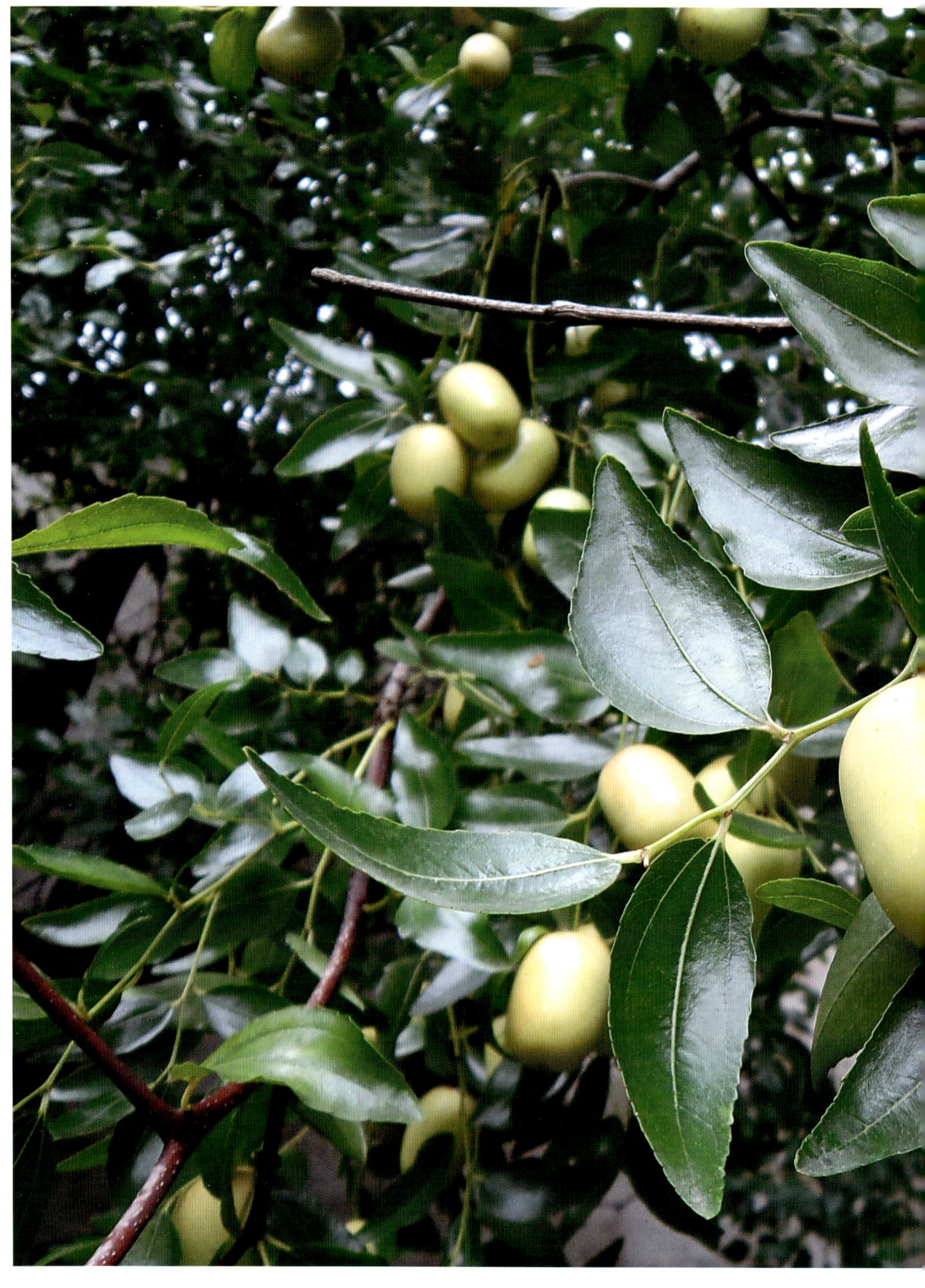

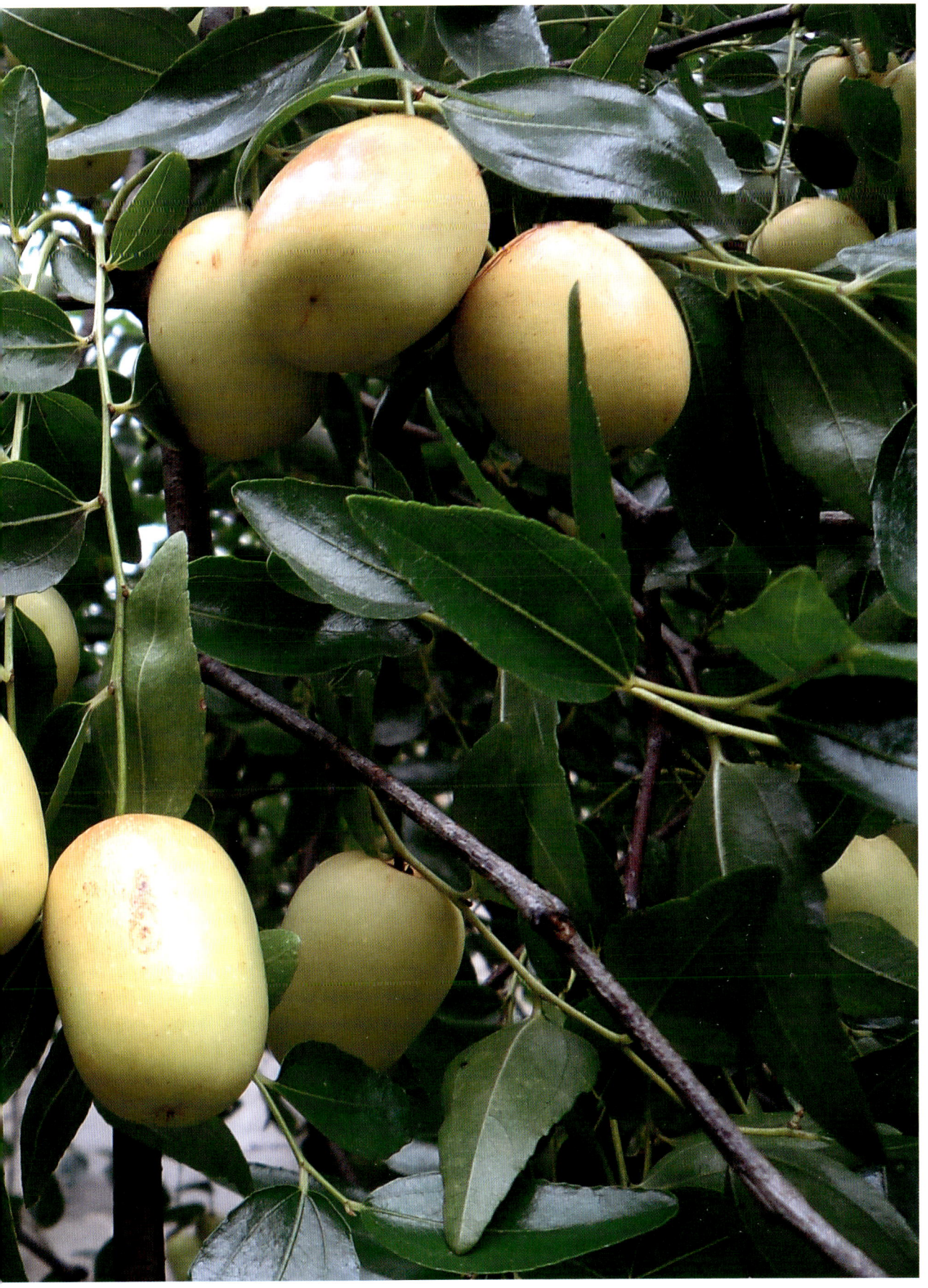

大枣

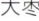

大枣

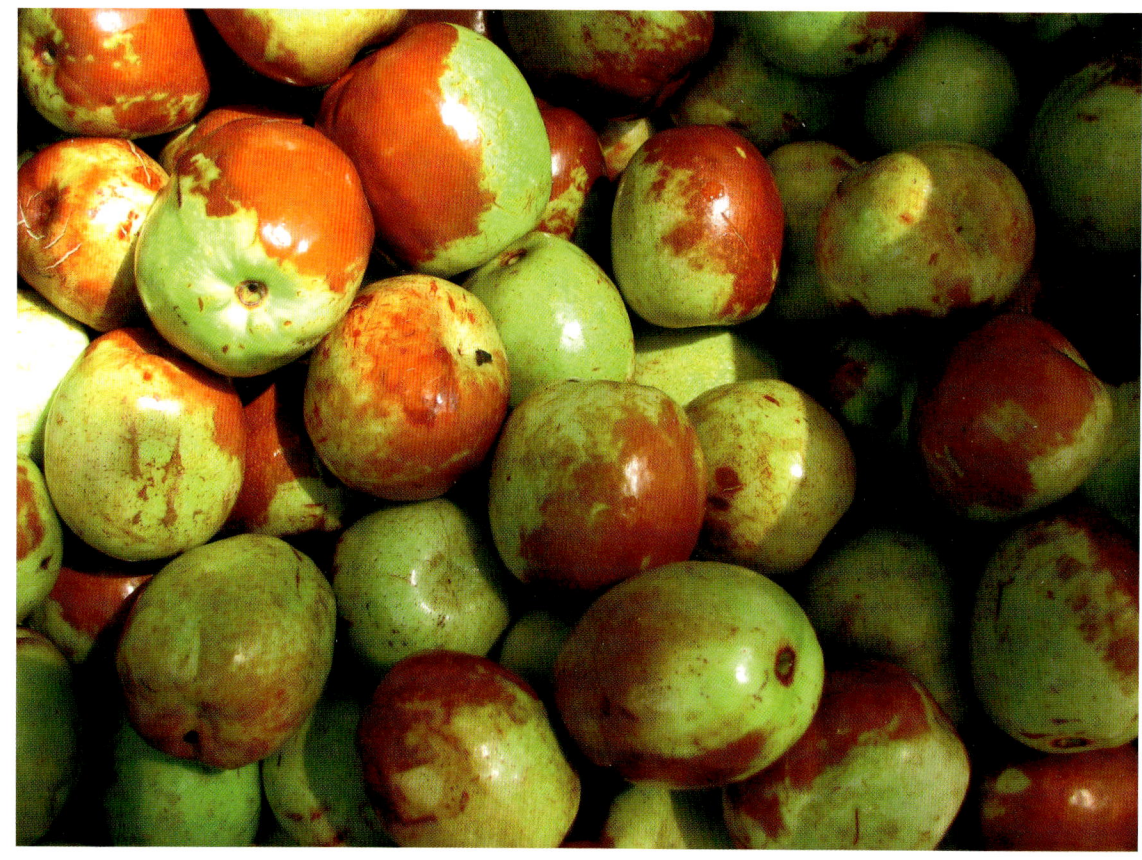

大枣

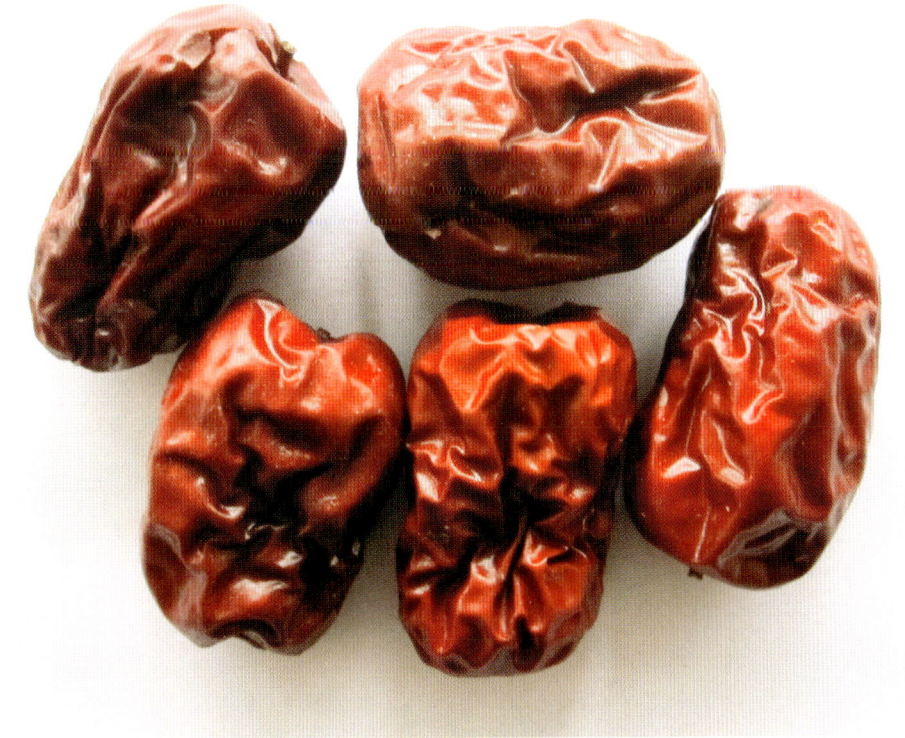

大枣

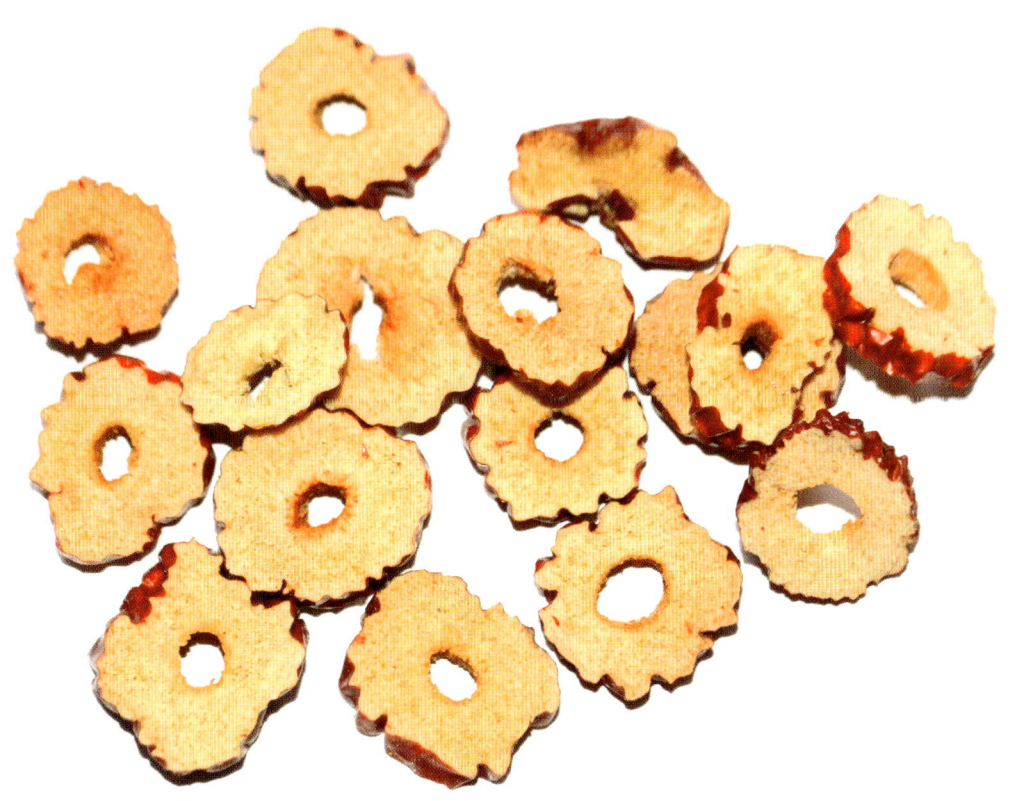

大枣饮片

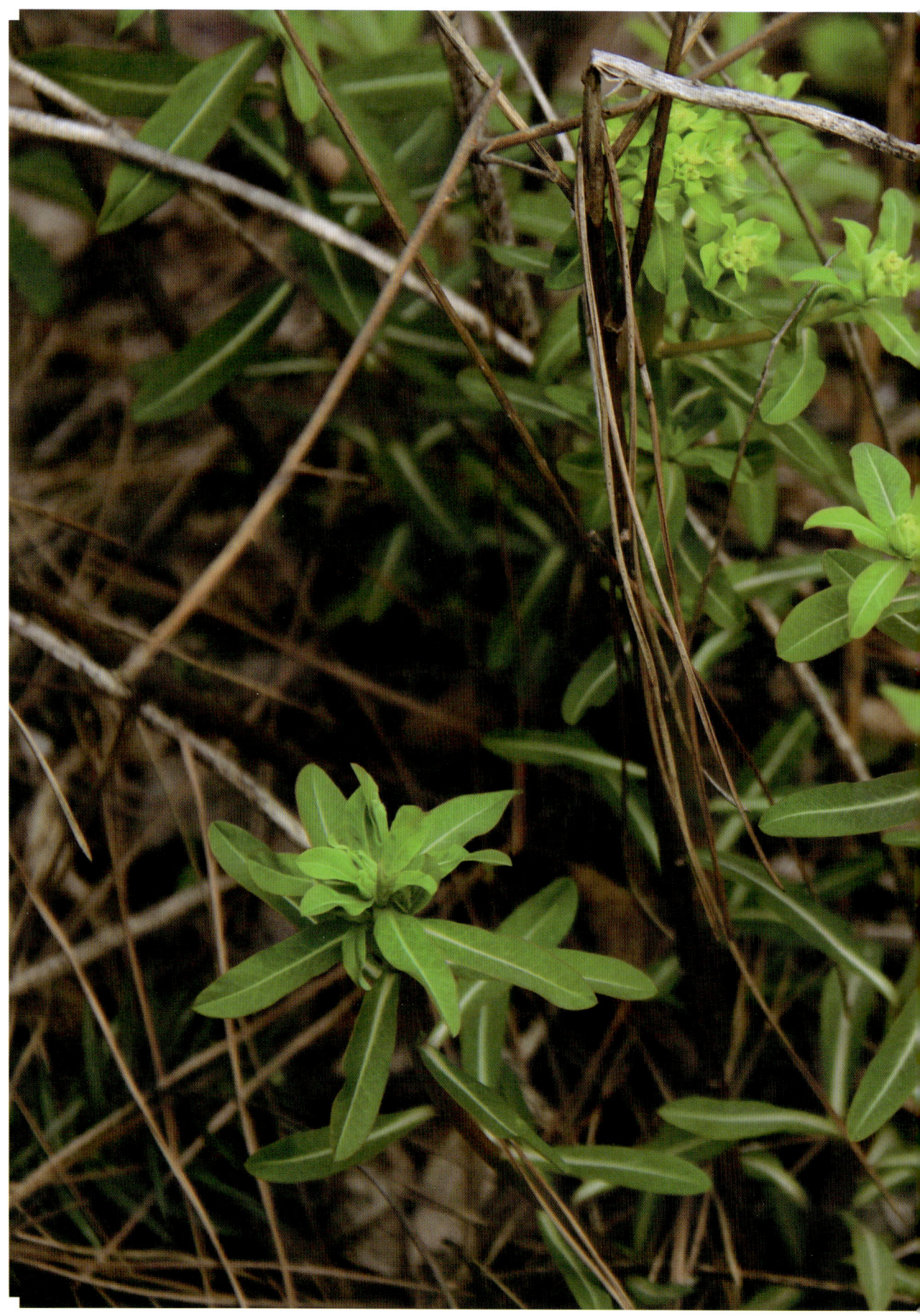

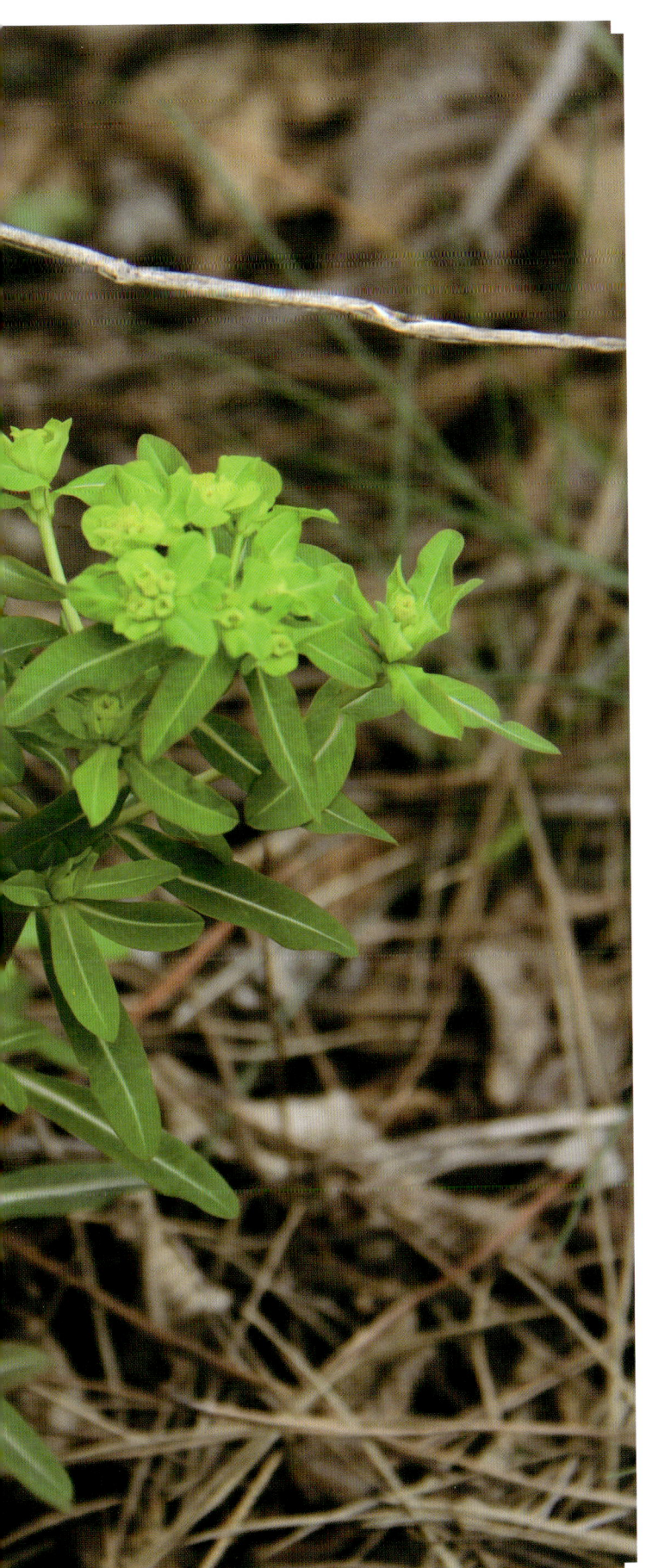

大戟

【水药名】骂容抹。

【别　名】旱水杨柳、土大戟、红芽大戟、搜山虎、奶浆菜、水杨柳、黄花大戟、猫眼睛。

【来　源】本品为大戟科植物大戟 *Euphorbia pekinensis.RuPr* 的根。

【性味归经】味苦，性寒，有毒。归肺、脾、肾经。

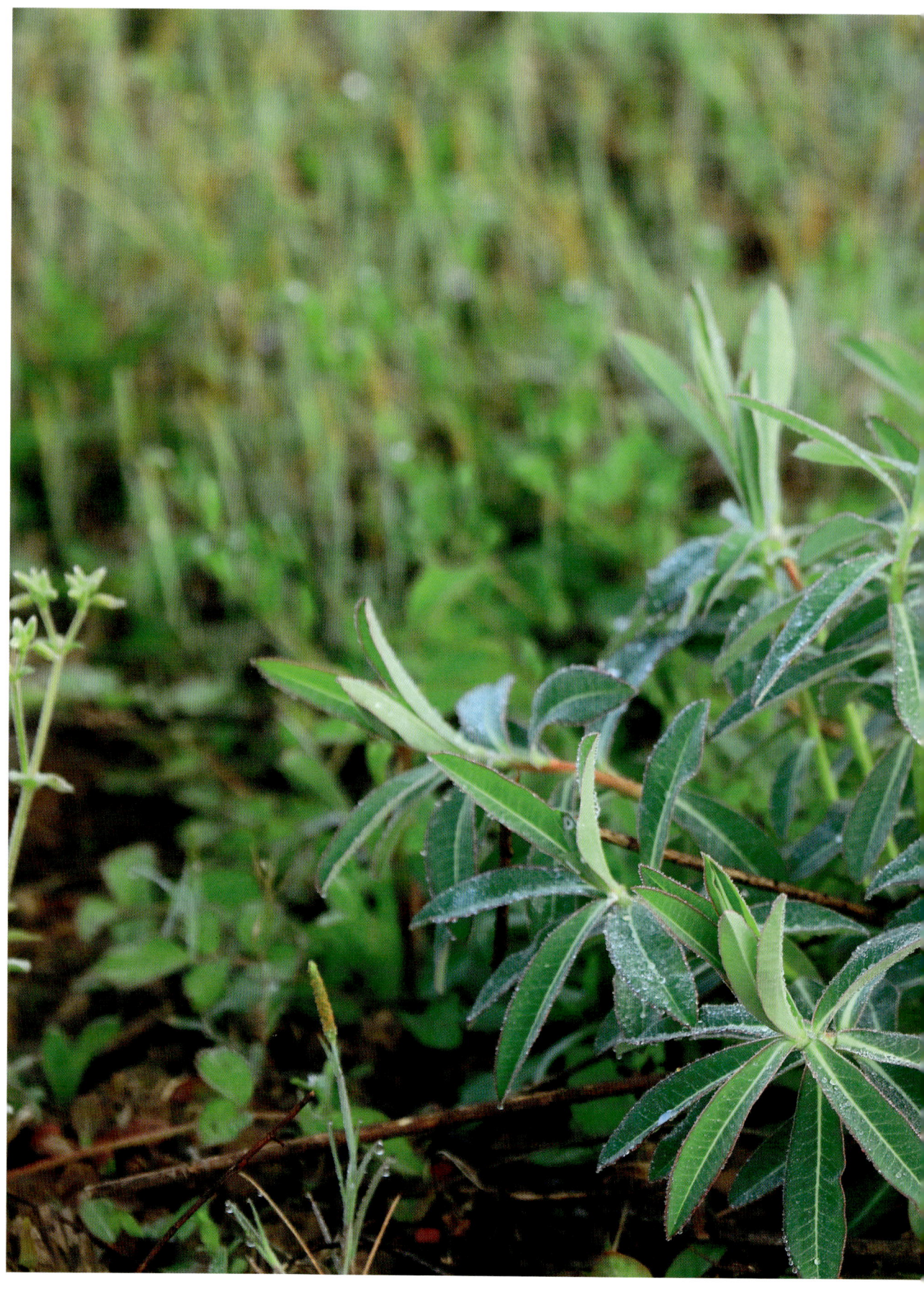

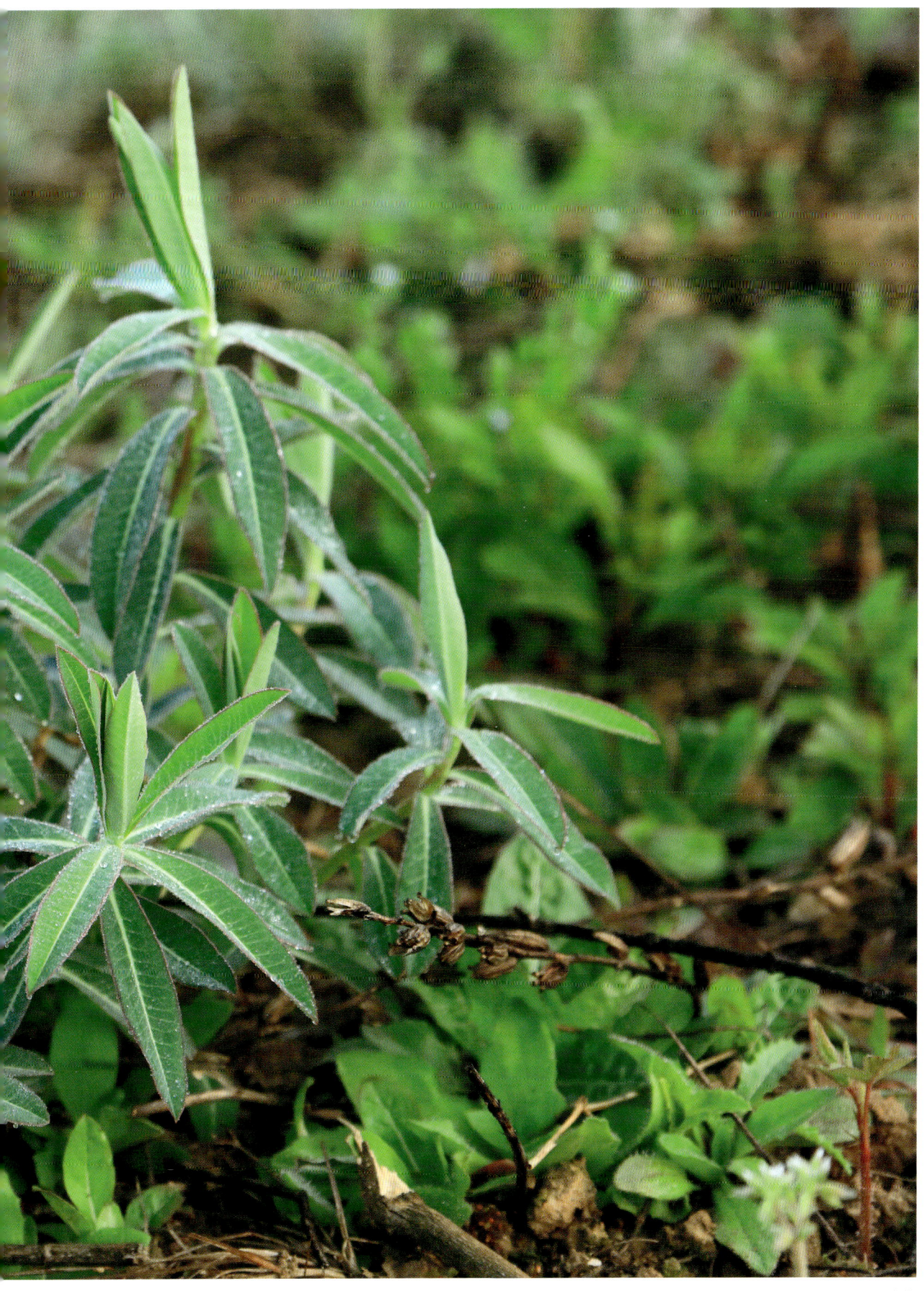

大戟

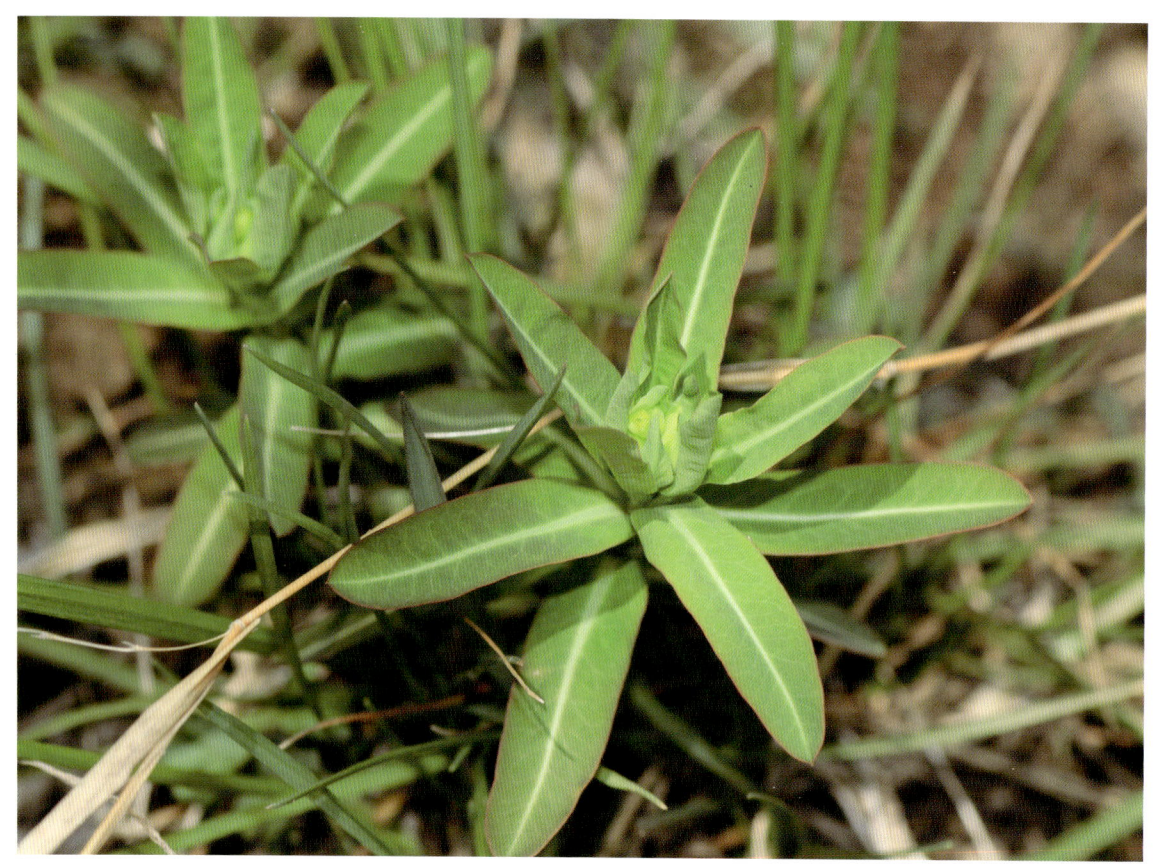

大戟

识别特征

多年生草本，高30～80 cm，全株含有白色乳汁。根细长，圆锥状。茎直立，上部分枝，表面被白色短柔毛。单叶互生；几无柄；长圆形或披针形，长3～6 cm，宽6～15 mm，全缘，下面稍被白粉。杯状聚伞花序，通常5枝，排列成复伞形；基部有叶状苞片5；每枝再作二至数回分枝，分枝处着生近圆形的苞叶4或2，对生；雌、雄花均无花被，花序基部苞叶近肾形；萼状总苞内有雄花多数，每花仅有雄蕊1，花丝细柱形；花序中央有雌花1，仅有雌蕊1，子房圆形，花柱3，顶端分支，伸出总苞外并常下垂。蒴果三棱状球形，表面具疣状凸起物。种子卵圆形，表面光滑，灰褐色。花期4—5月，果期6—7月。

生境分布

生长于路旁、山坡、荒地及较阴湿的树林下。分布于河北、河南、湖南、湖北、四川、贵州、广东、广西等省区。

采收加工

春季未发芽前，或秋季茎叶枯萎时采挖，除去残茎及须根，洗净晒干。

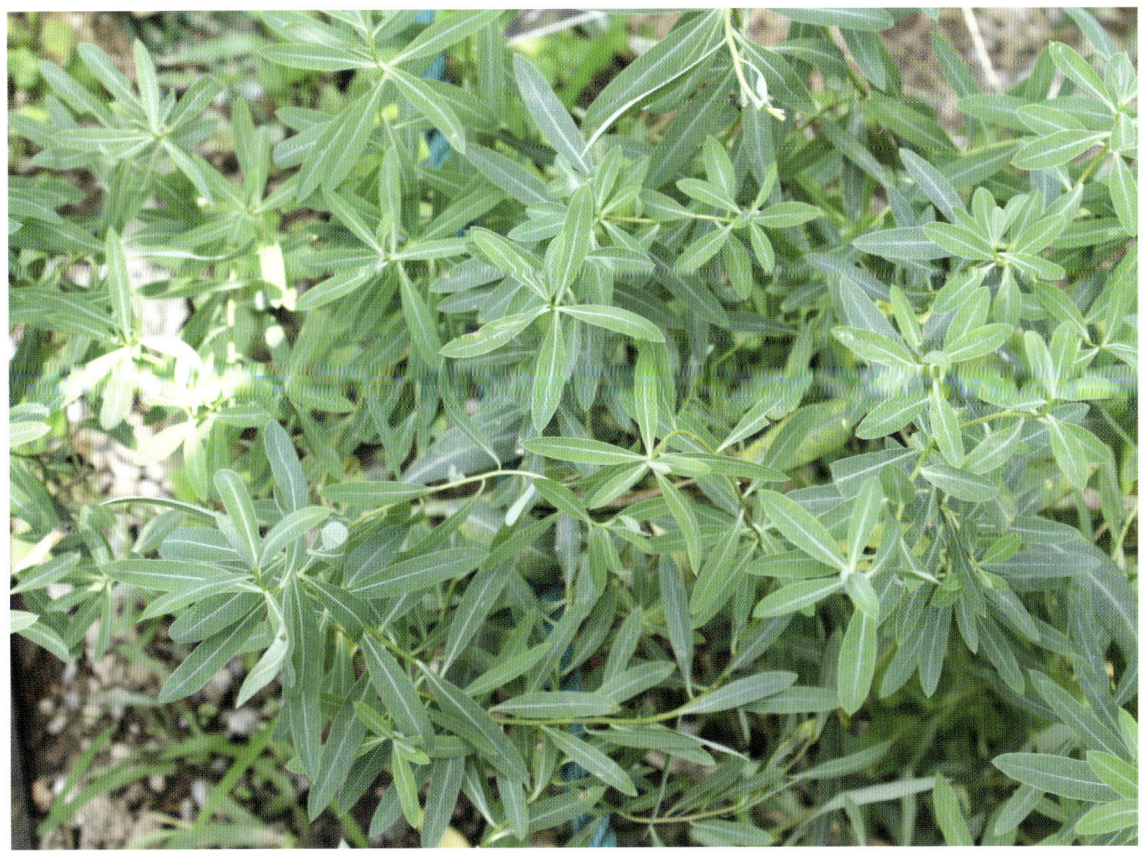

大戟

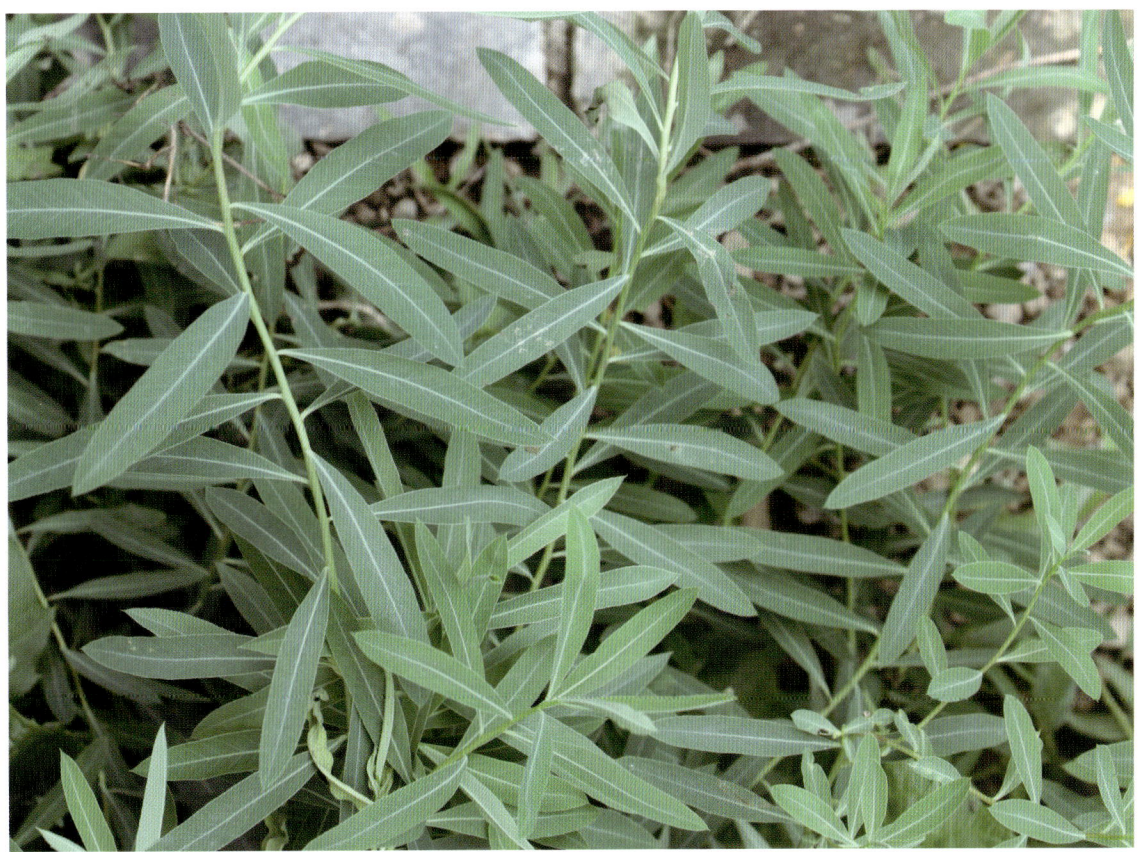

大戟

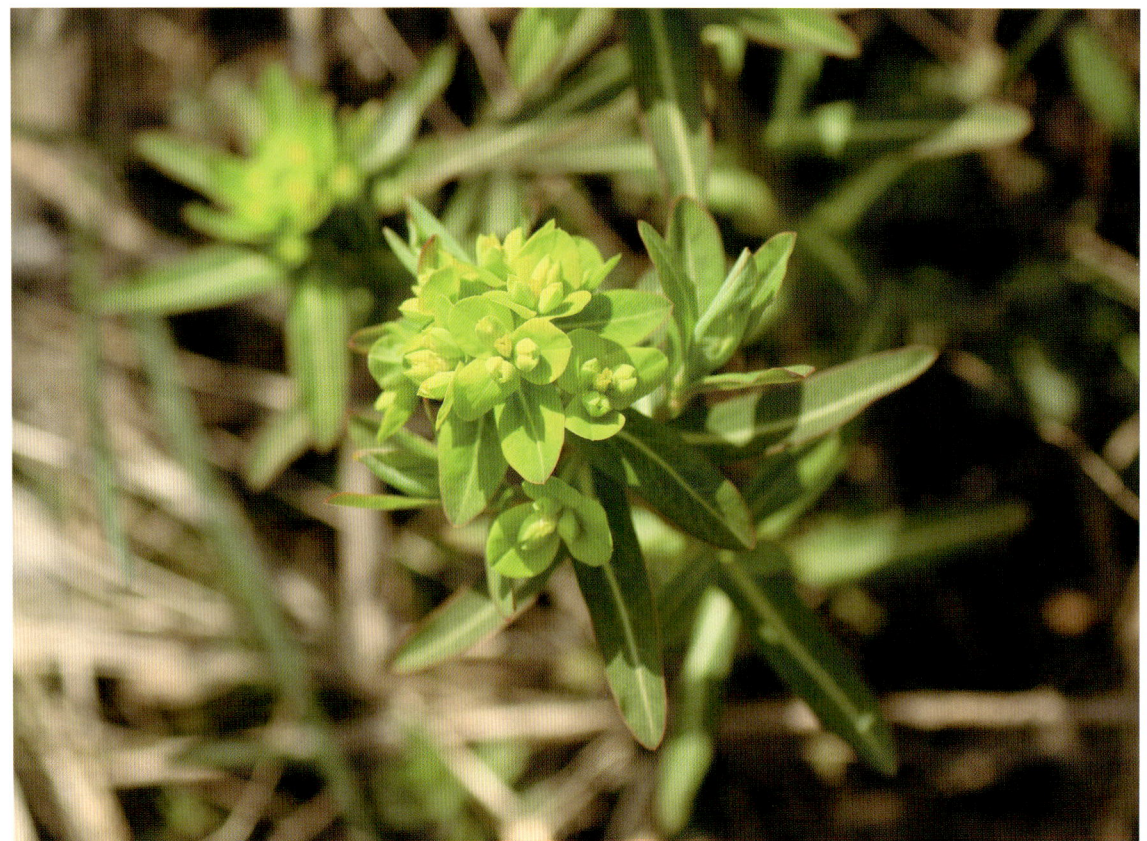

大戟

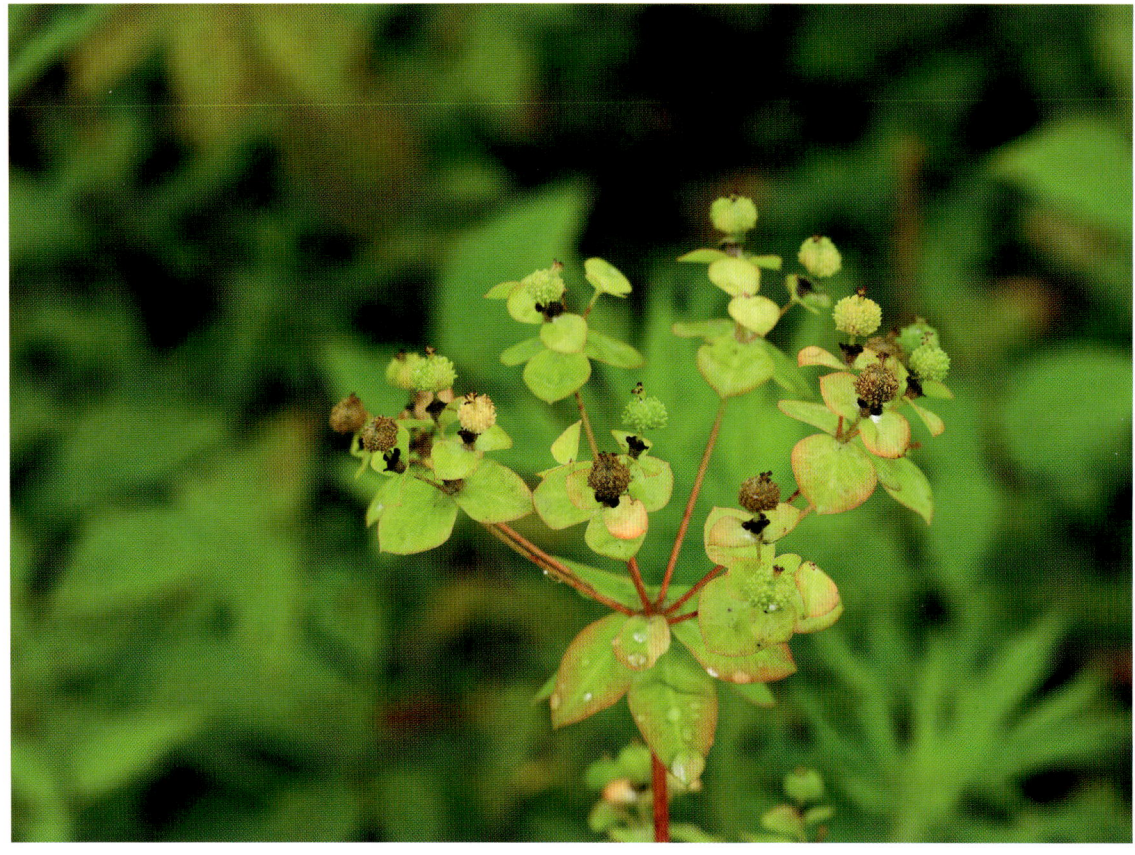

大戟

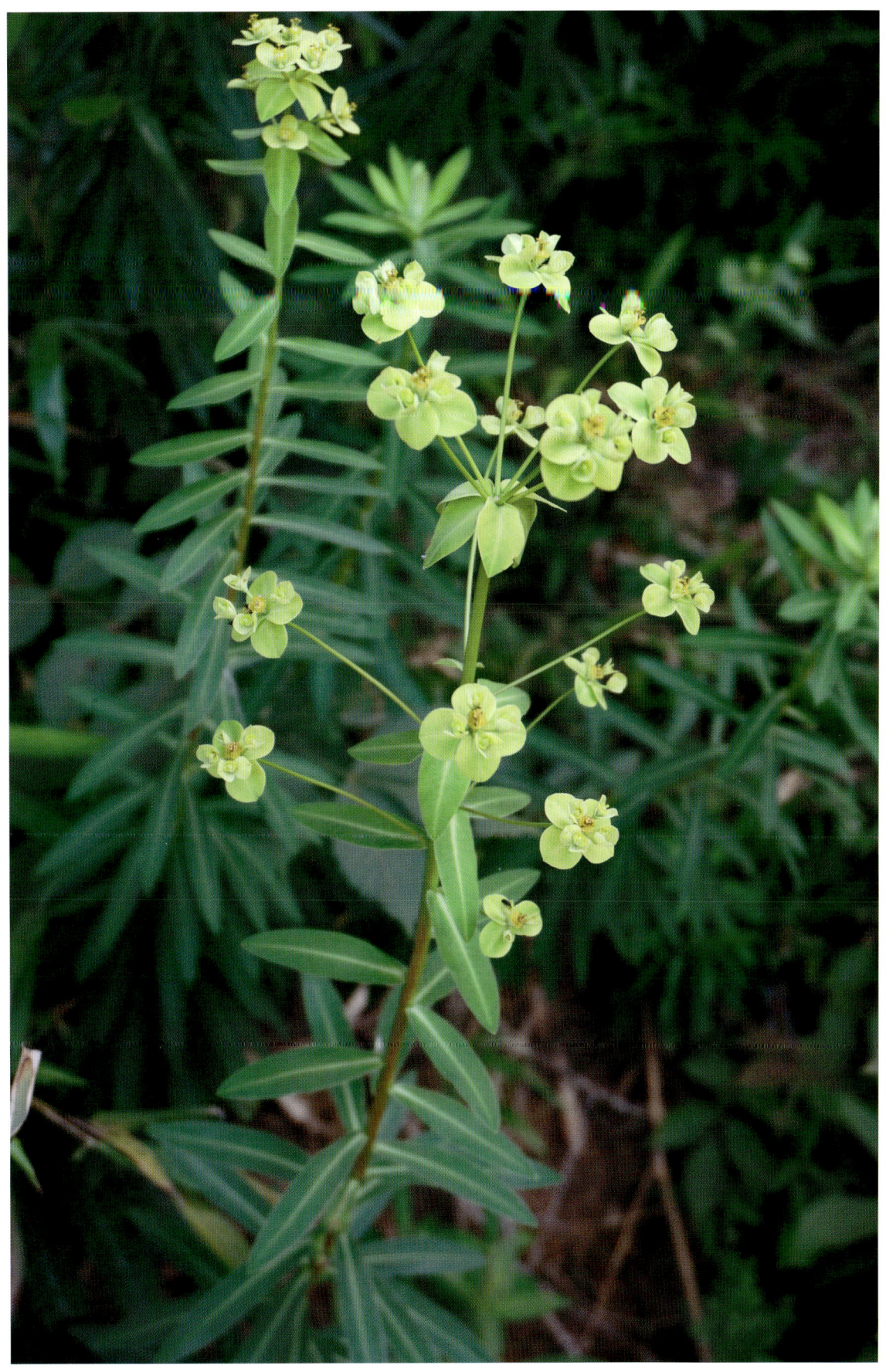

大戟

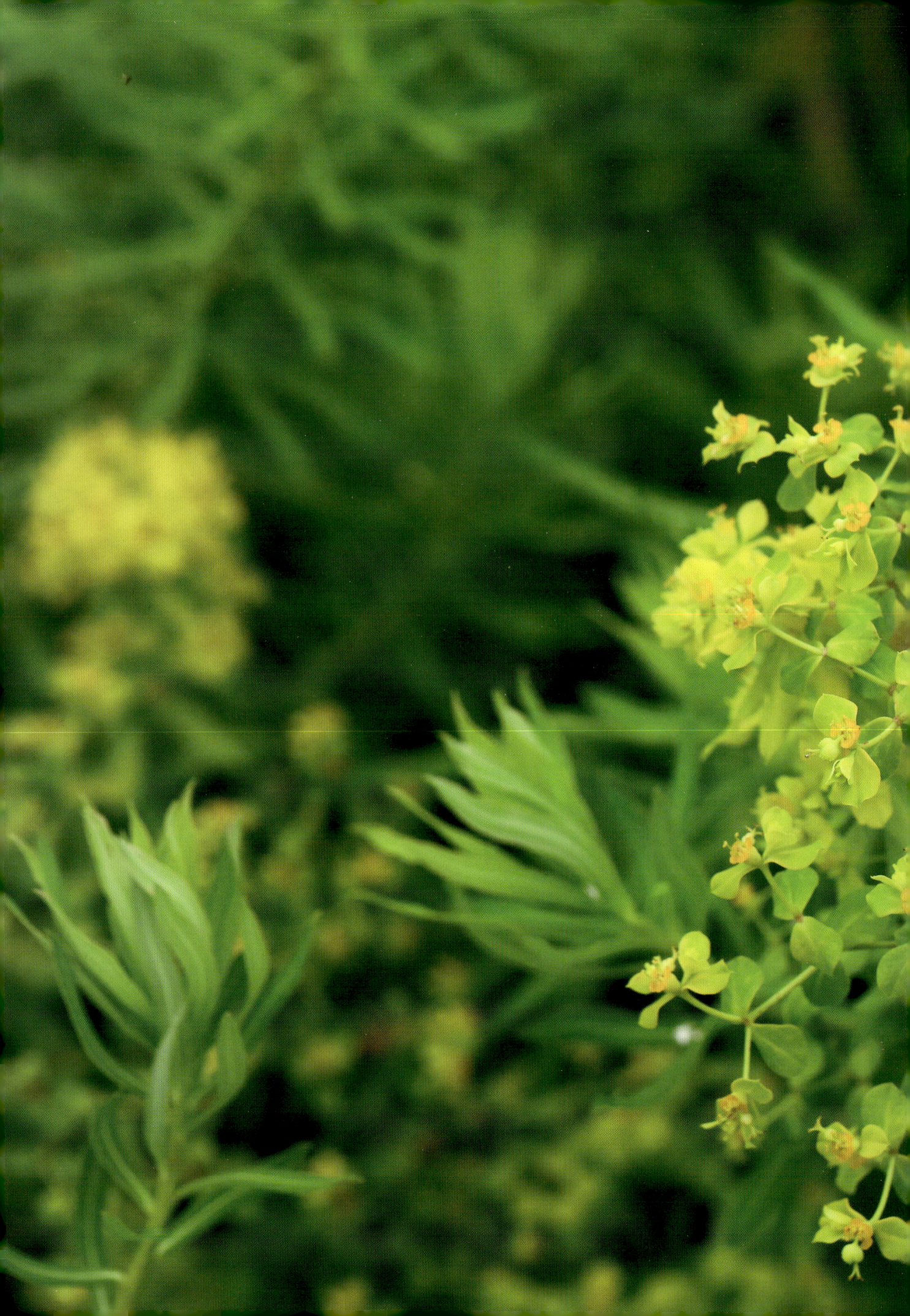

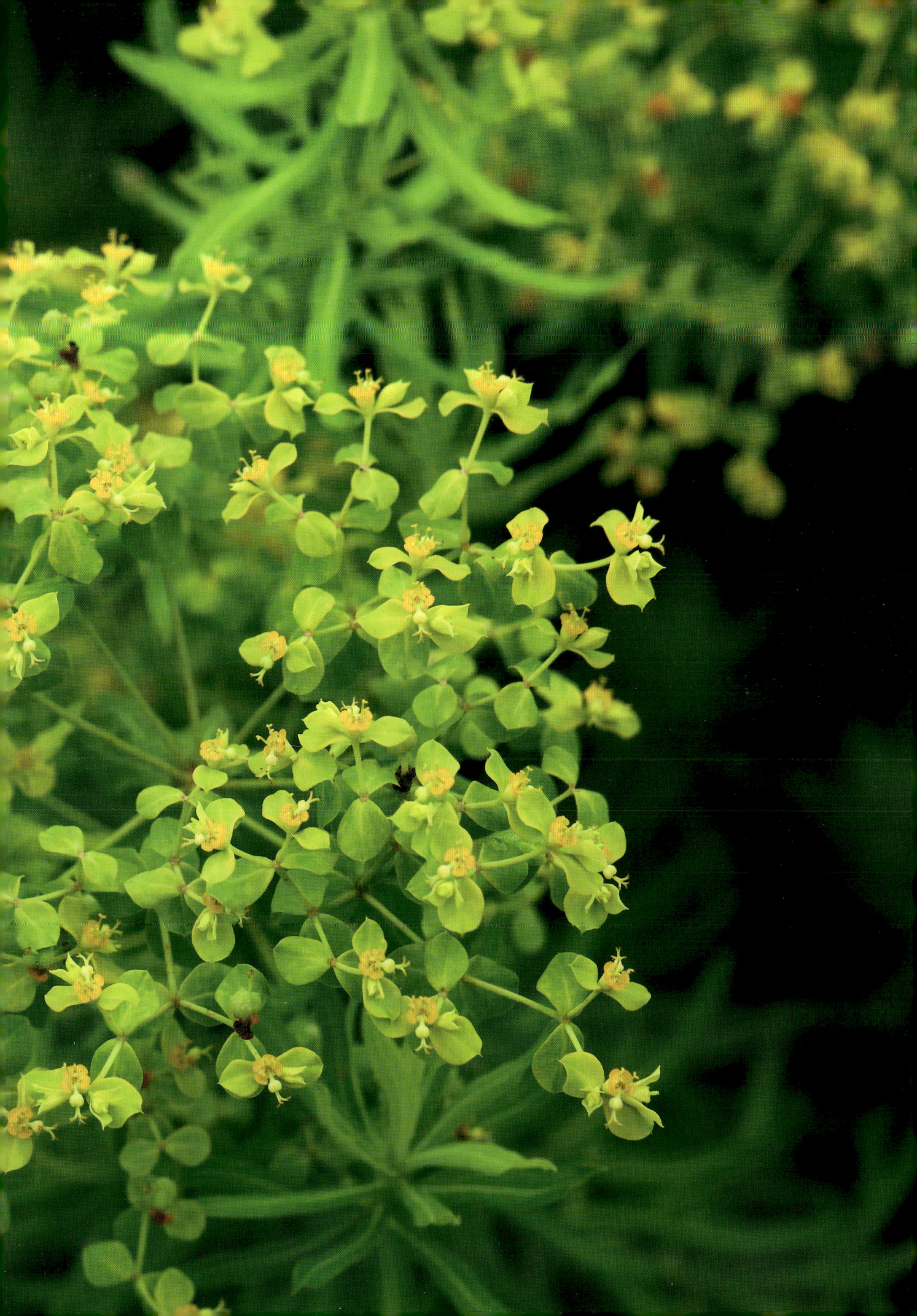

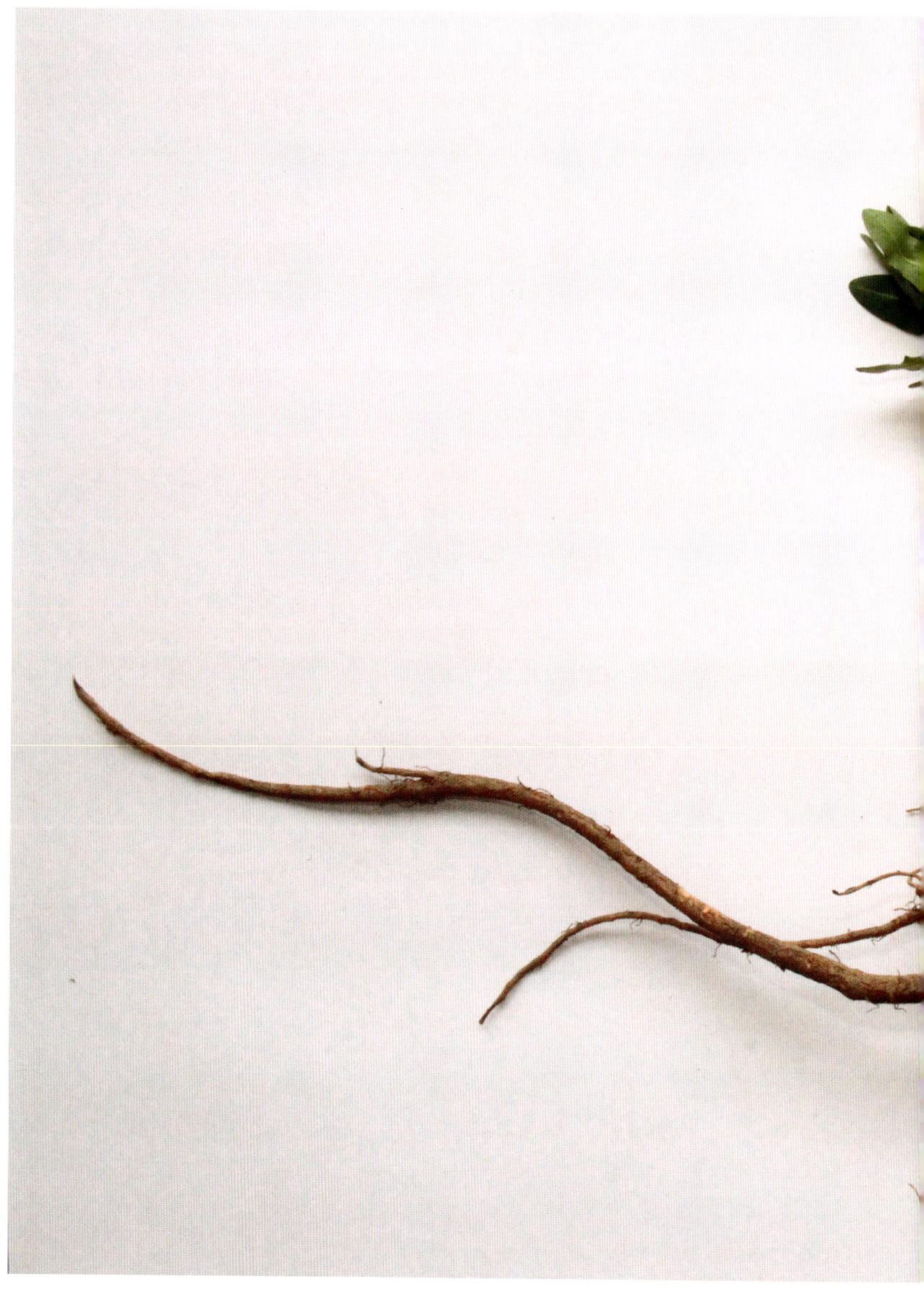

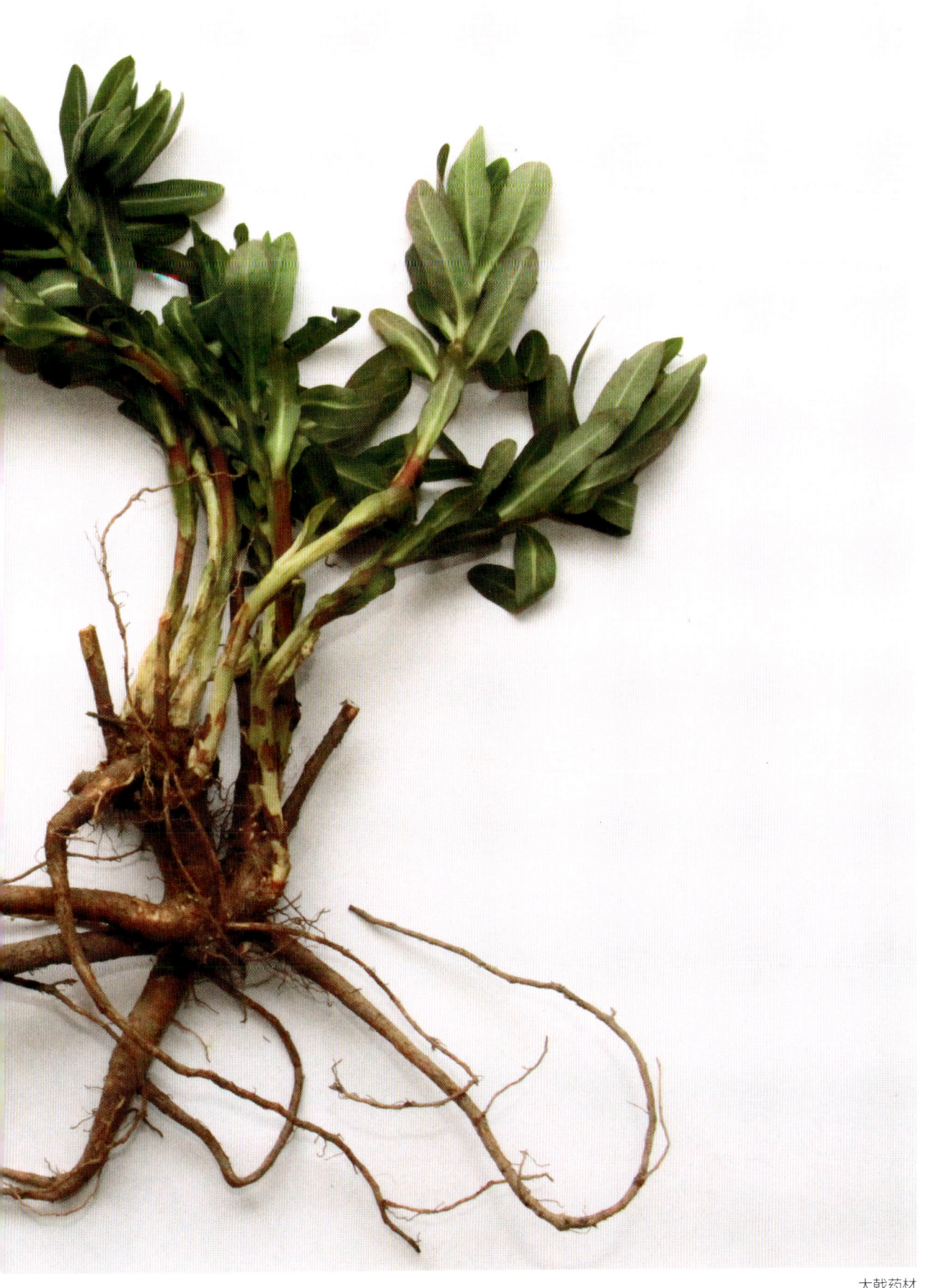

大戟药材

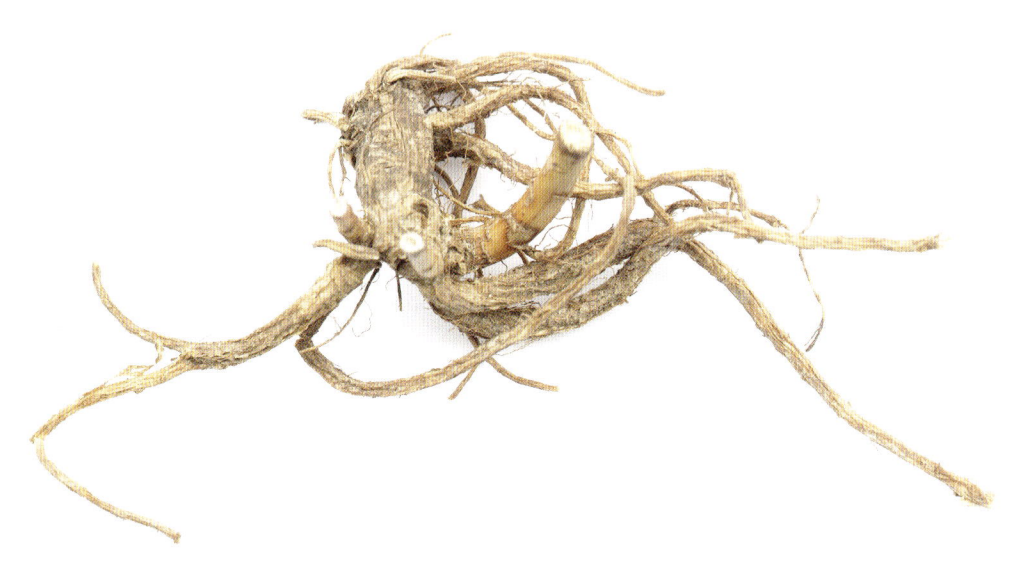

大戟药材

药材鉴别

本品根呈不规则长圆锥形，略弯曲，常有分枝，长 10～20 cm，直径 0.5～2 cm，近根头部偶有膨大至 4 cm；根头常见茎的残基及芽痕。表面灰棕色或棕褐色，粗糙，具纵直沟纹及横向皮孔，支根少而扭曲。质坚硬，不易折断，断面类棕黄色或类白色，纤维性。气微，味微苦、涩。以条粗、断面色白者为佳。

功效主治

泻水逐饮，消肿散结。主治水肿胀满，二便不通，形证俱实者；痰饮积聚，胸膈胀满，胁肋隐痛。

药理作用

1. 致泻（对离体回肠的作用） 各种大戟生、制品煎汤对离体回肠均有兴奋作用，肠蠕动增加，肠平滑肌张力提高。并随着炮制醋液浓度的提高，收缩强度似有加强趋势，其中 50%、70% 浓度兴奋作用特别明显。本品能刺激肠管，引起肠蠕动增加，产生泻下作用。

2. 对平滑肌作用 提取物能扩张末梢血管，兴奋妊娠离体子宫。

3. 利尿作用 以生大戟水煎浓缩液（80 g/kg），喂饲小白鼠，2～3 h 后，其尿量明显增加。

用法用量

内服：1.5～5 g，煎汤；或入丸、散服。外用：煎水熏洗。

▌民族药方

1. 扁桃体炎 大戟 2.5 ~ 5 g。含服。

2. 牙齿摇痛 大戟适量。咬于痛处。

3. 淋巴结核 京大戟 60 g，鸡蛋 7 个。将药和鸡蛋共放砂锅内、水煮 3 小时，将蛋取出，每日早上食鸡蛋 1 个，7 日为 1 个疗程。

4. 急、慢性肾小球肾炎水肿 大戟根适量。洗净，刮去粗皮，切片，每 500 g 以食盐 9 g 加水适量拌匀，吸入后晒干或烘干使呈淡黄色，研成细末后，装入空心胶囊内。每次 0.45 ~ 0.6 g，每日 2 次，隔日 1 次，空腹以温开水送下，6 ~ 9 次为 1 个疗程。

5. 晚期血吸虫病腹水或其他肝硬化腹水 大戟鲜根适量。洗净，晒干，磨粉，以小火焙成咖啡色，装入胶囊内。成年人每次 0.6 ~ 0.9 g，隔日或隔 2 日服药 1 次，7 ~ 8 次后停药 1 周，以后视病情再服。若腹水已退，可选取人参养荣丸等中成药调理。

6. 急性扁桃体炎 大戟 1 ~ 3 g。水煎，含服，一般用药 2 ~ 3 次。

7. 男性乳房异常发育症 消核膏（含大戟、制甘遂各 60 g，白芥子 24 g，麻黄 12 g，生南星 45 g，生半夏 45 g，朴硝 45 g，僵蚕 30 g，藤黄 30 g，山慈菇 30 g，土贝母 30 g，加清油 1000 g，制成膏药。）厚贴患处，3—5 日换药 1 次，一般用药 2—4 个月。

8. 胸胁停饮，干呕短气，头痛目眩 大戟、甘遂、芫花各等份，大枣 10 枚。将前 3 味中药研成细末，装入胶囊，每服 0.5 ~ 1 g，每日 1 次，大枣煎汤送服，清晨空腹服用。

▌使用注意

患虚寒阴水及孕妇忌服，体弱者慎用。

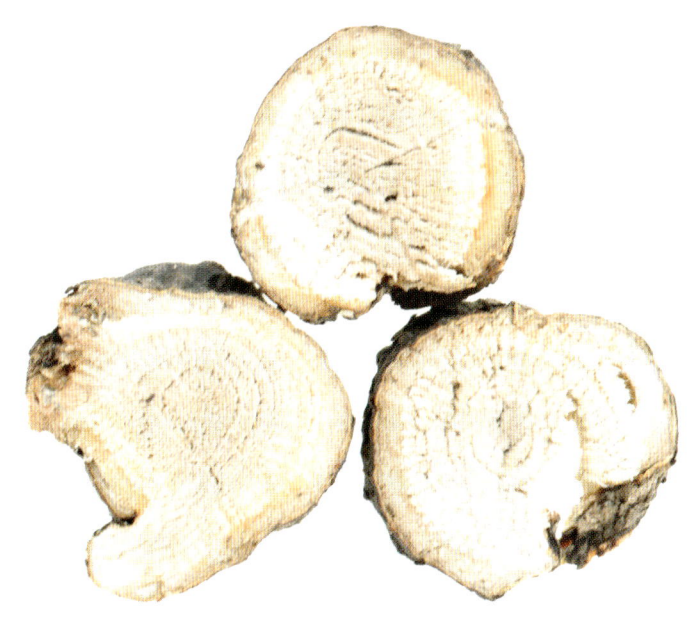

大戟饮片

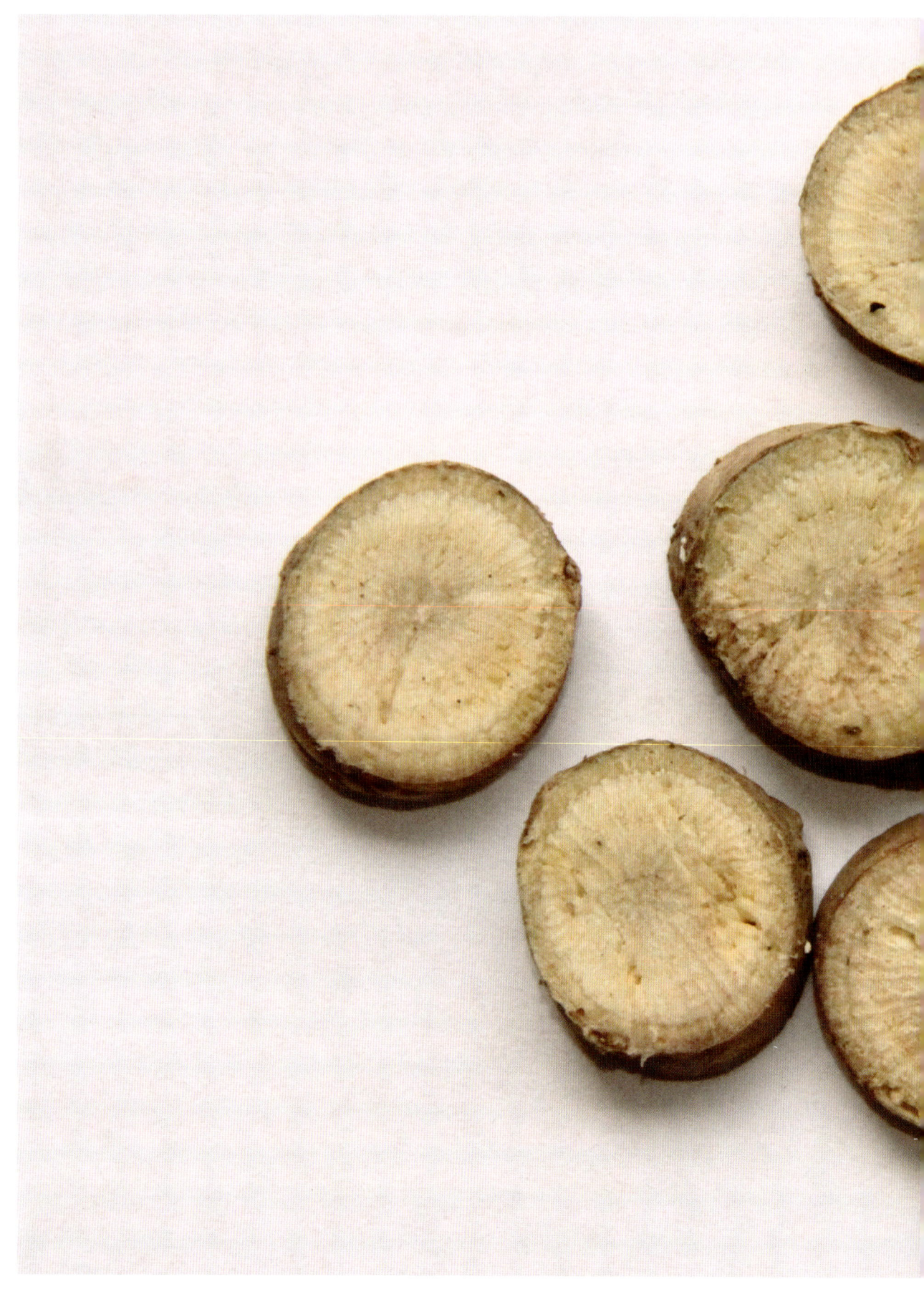

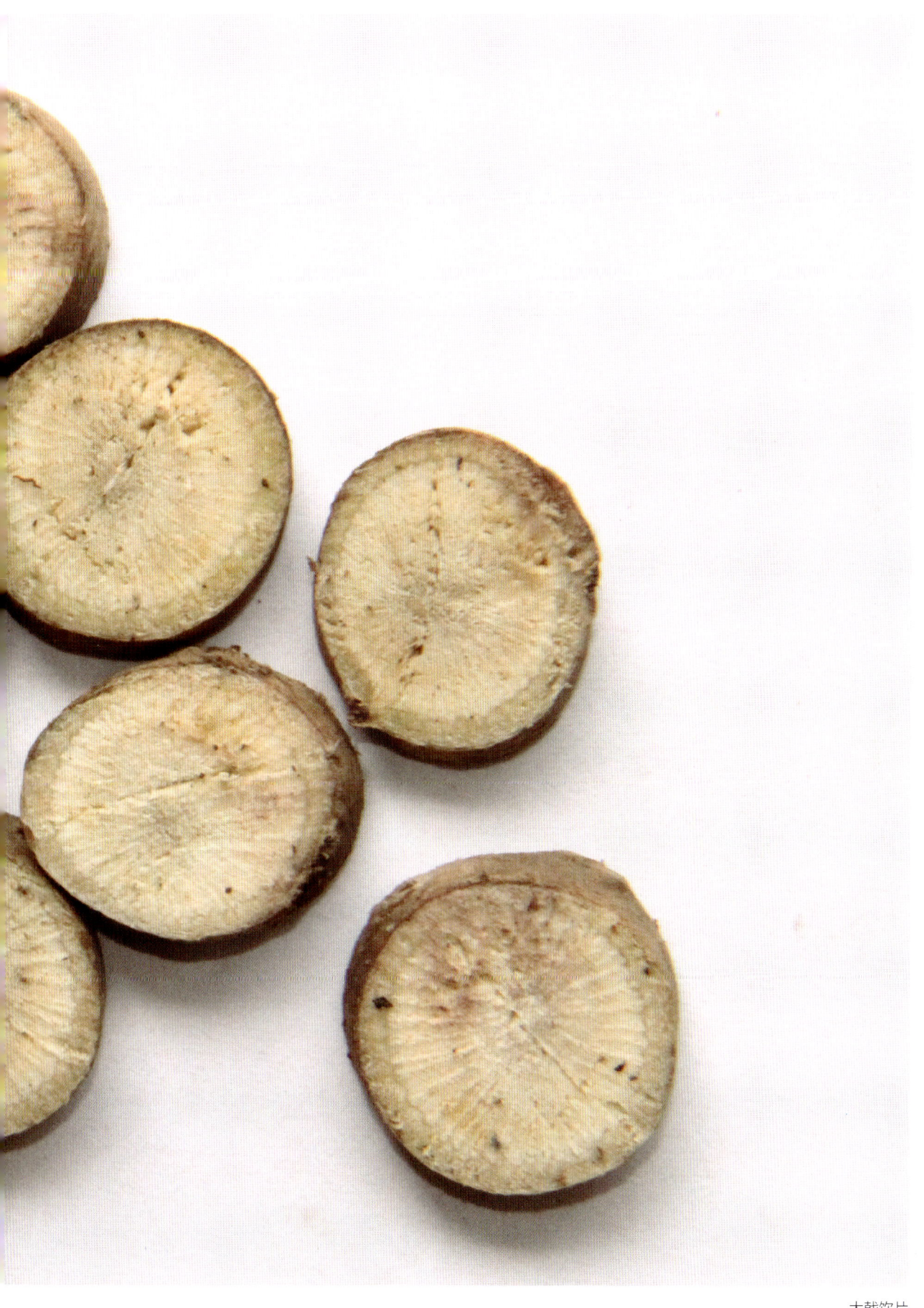

大戟饮片

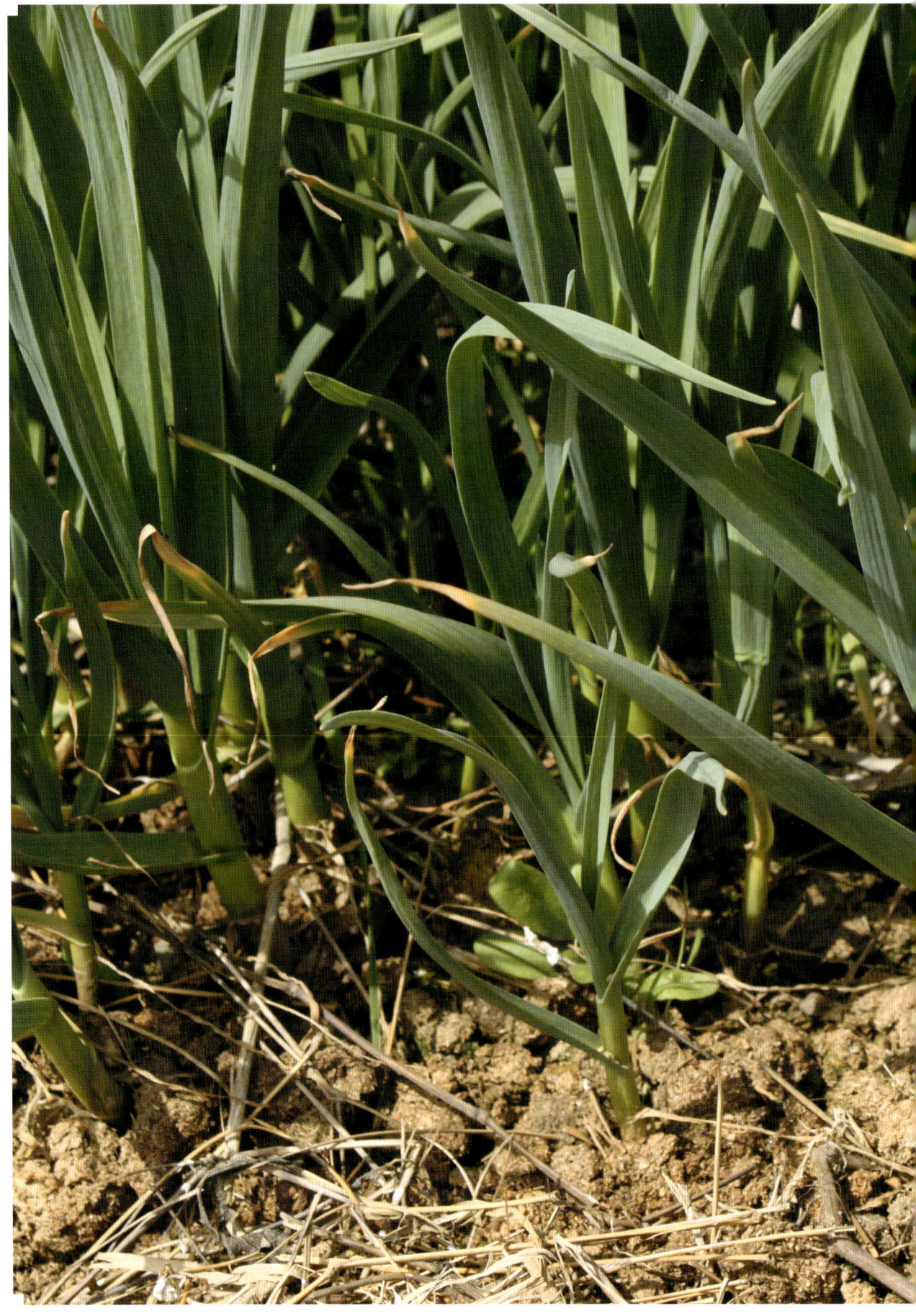

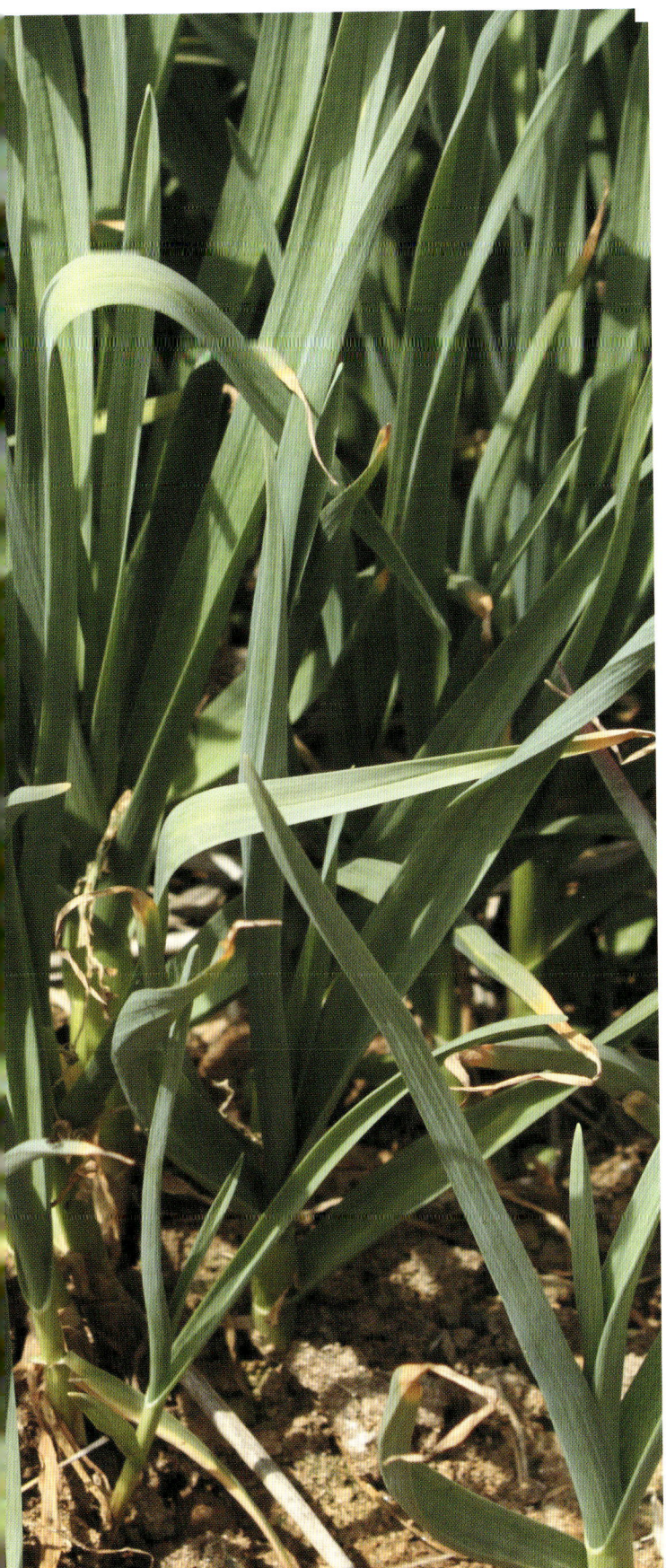

大蒜

【水约名】夺。

【别　名】胡蒜、葫、独蒜、独头蒜。

【来　源】本品为百合科植物大蒜 *Allium sativum.L.* 的鳞茎，叶（青蒜）亦供药用。

【性味归经】味辛，性温。归脾、胃、肺经。

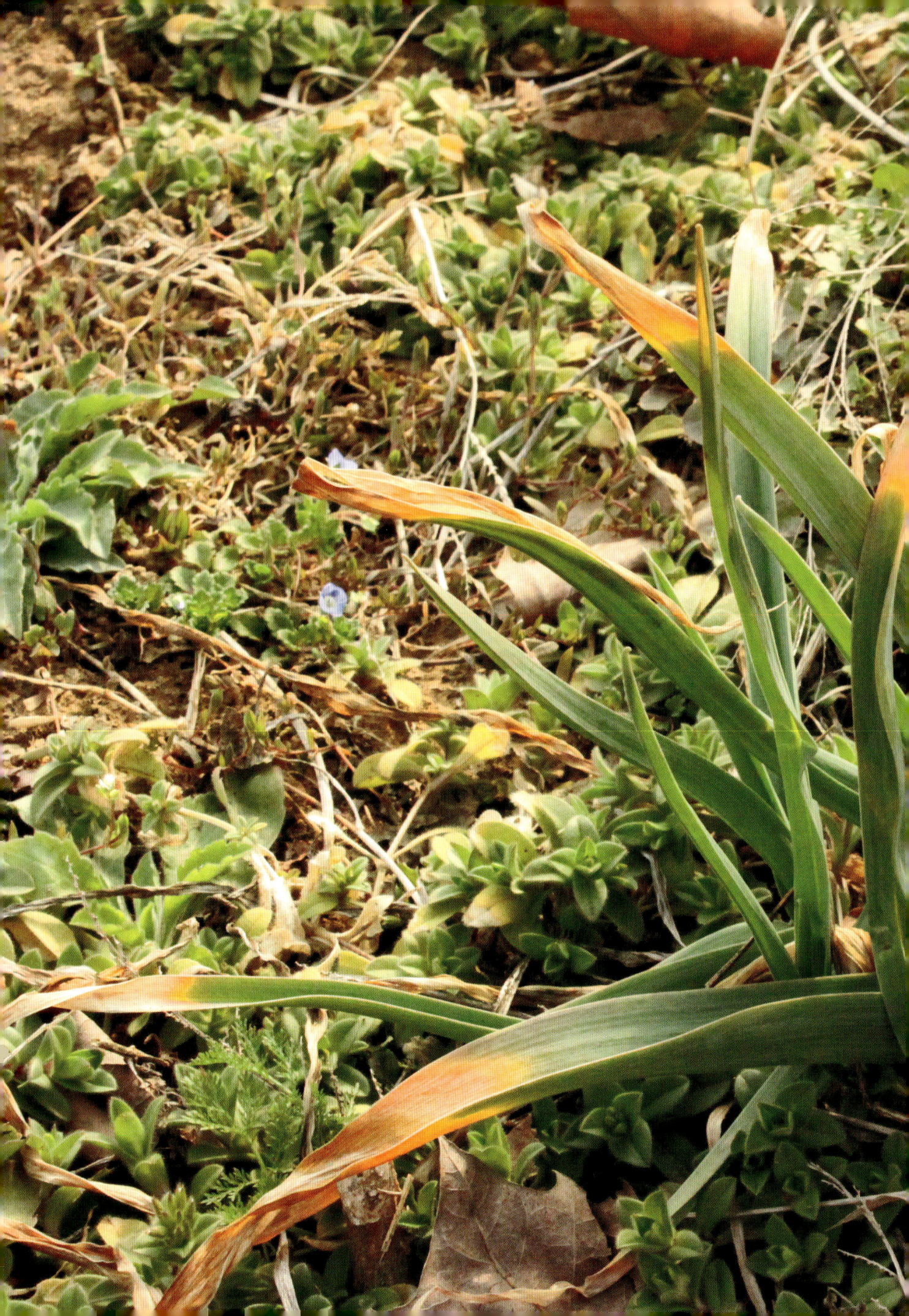

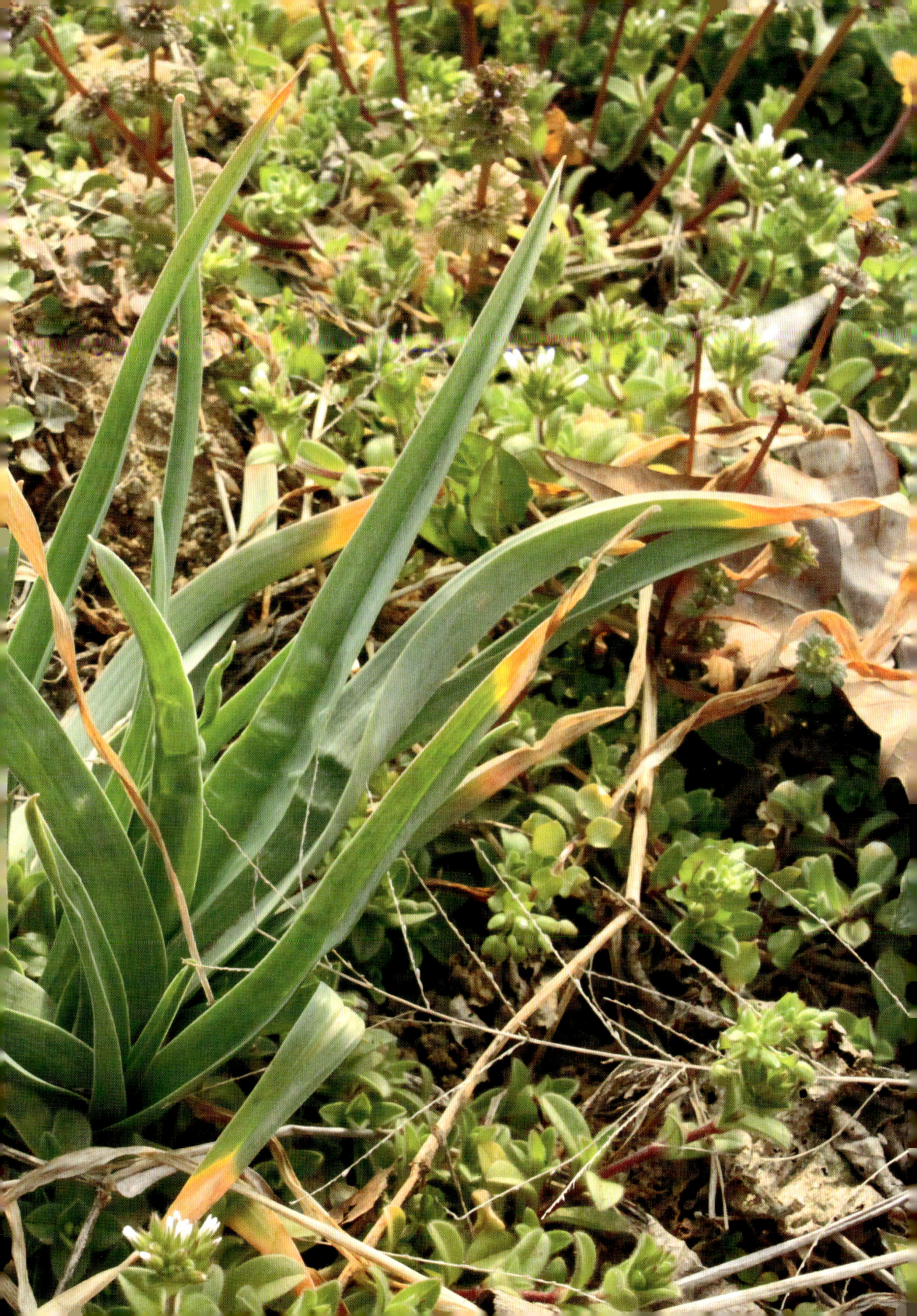

大蒜

识别特征

多年生草本，具强烈蒜臭气。鳞茎大形，具 6 ~ 10 瓣，外包灰白色或淡棕色干膜质鳞被。叶基生，实心，扁平、线状披针形，基部呈鞘状。花茎直立，佛焰苞有长喙；伞形花序，小而稠密；苞片膜质，浅绿色；花小形，花间多杂以淡红色珠芽，或完全无珠芽。蒴果，1 室开裂。种子黑色。花期夏季。

生境分布

均为栽培；全国各地有分布。

采收加工

春、夏二季采收，扎把，悬挂通风处，阴干备用。

药材鉴别

本品鳞茎呈扁球形或短圆锥形，外有灰白色或淡棕色膜质鳞被；剥去鳞叶，内有 6 ~ 10 个蒜瓣，轮生于花茎的周围；茎基部盘状，生有多数须根。每一蒜瓣外包薄膜，剥去薄膜，即见白色，肥厚多汁的鳞片。有浓烈的蒜臭，味辛辣。以个大、肥厚、味辛辣者为佳。

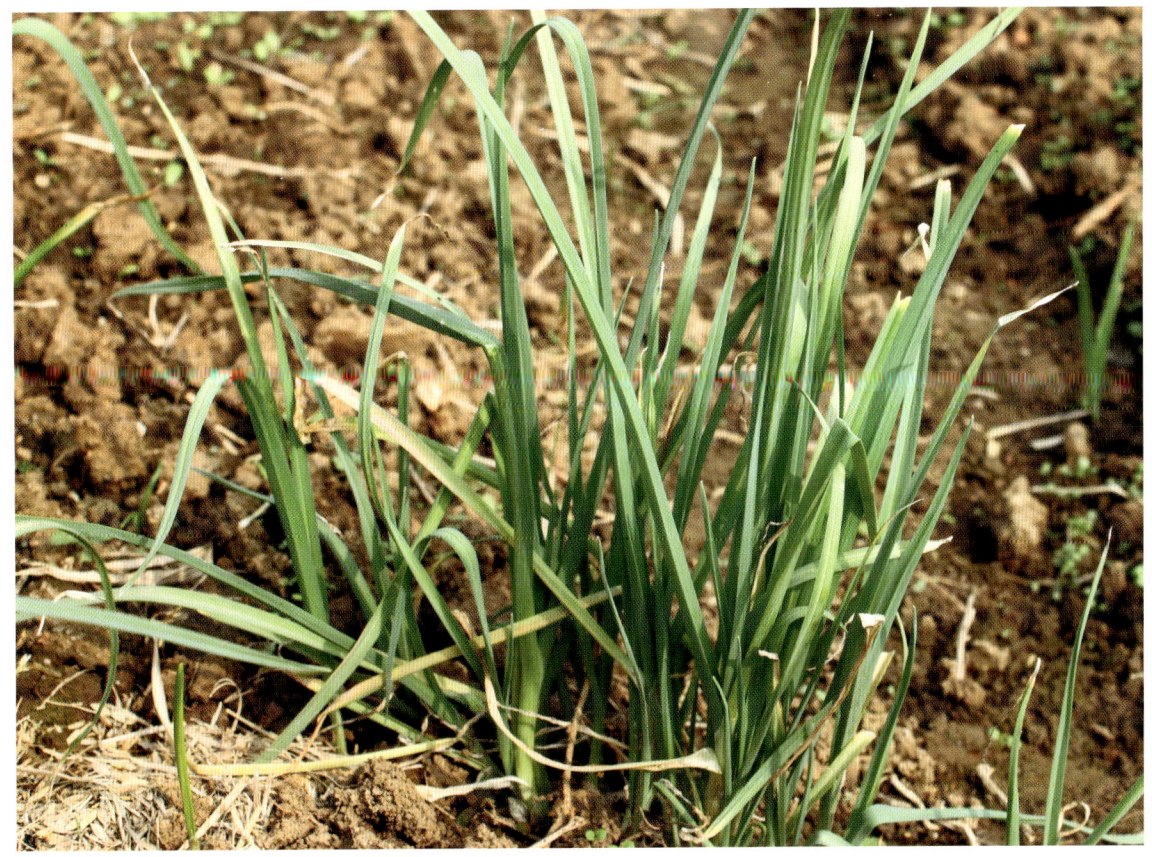

大蒜

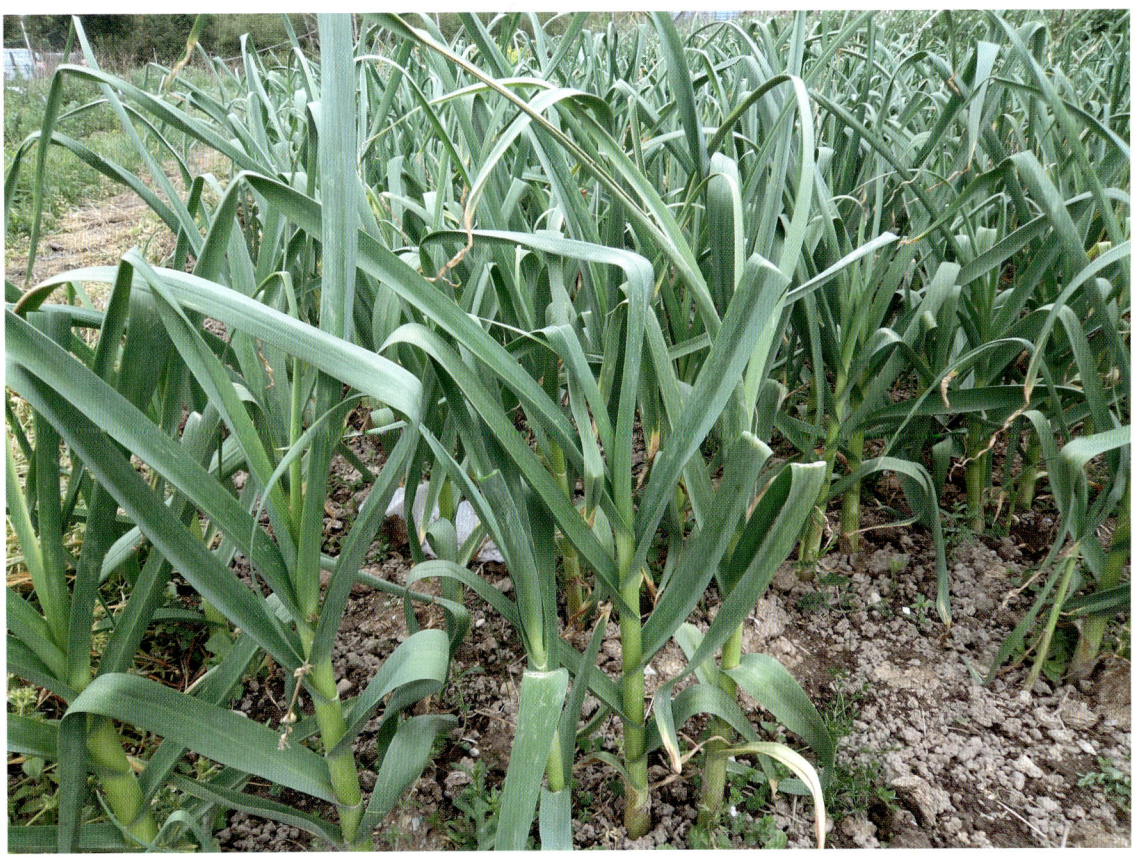

大蒜

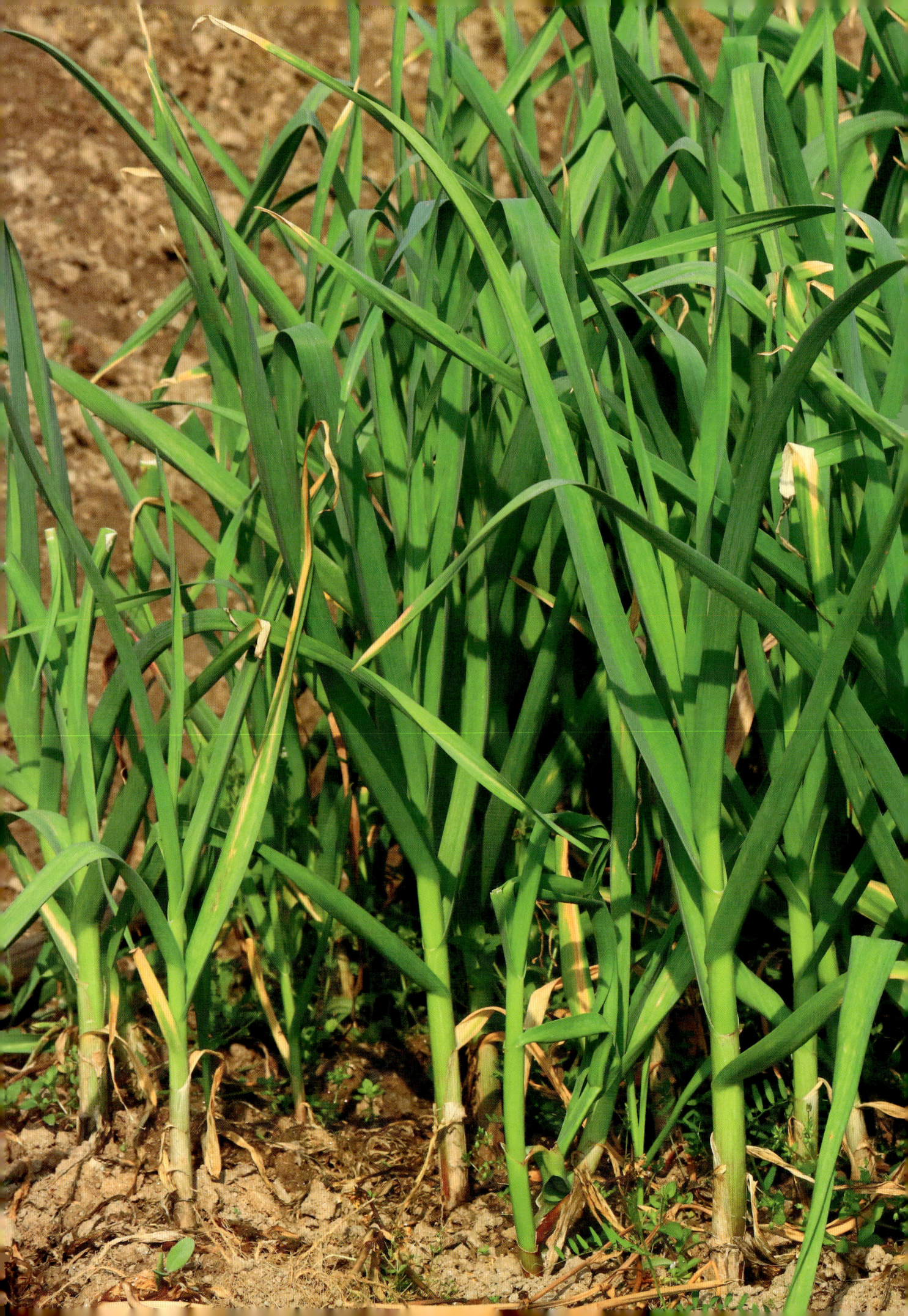

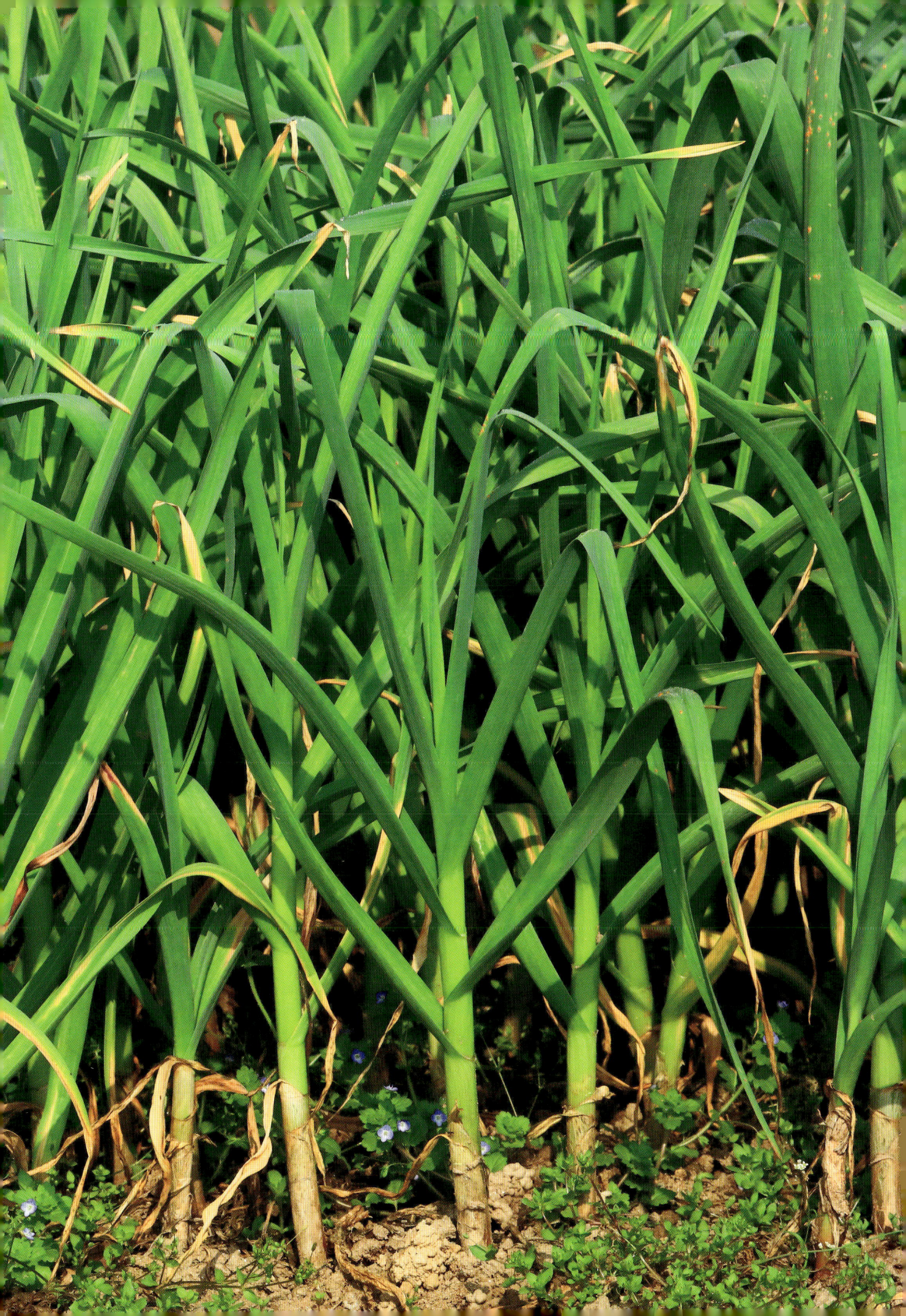

大蒜

功效主治

行滞气，暖脾胃，消癥，解毒，杀虫。主治饮食积滞，脘腹冷痛，水肿胀痛，泄泻，痢疾，疟疾，百日咳，痈疽肿毒，白秃癣疮，蛇虫咬伤。

药理作用

具有广谱抗菌灭菌和消炎作用，有很强的抗病毒能力，其中活性成分大蒜素在医药上已用于临床；能提高免疫功能，抗肿瘤。大蒜中的含硫有机物等功能成分不仅能抑制致癌物质亚硝胺类在体内的合成，而且对肿瘤细胞有直接杀伤作用；保护心血管系统：抗高血脂和动脉硬化、抗血小板聚集、增强纤维蛋白溶能活性和扩张血管产生降压作用；活化细胞，促进能量产生，加快新陈代谢，扩张血管，改善血液循环，缓解疲劳等作用；保护肝脏调节血糖水平，降低血黏度、预防血栓。

用法用量

内服：10～30 g，煎汤；生食，煨食或捣泥为丸。外用：捣敷或切片炙。

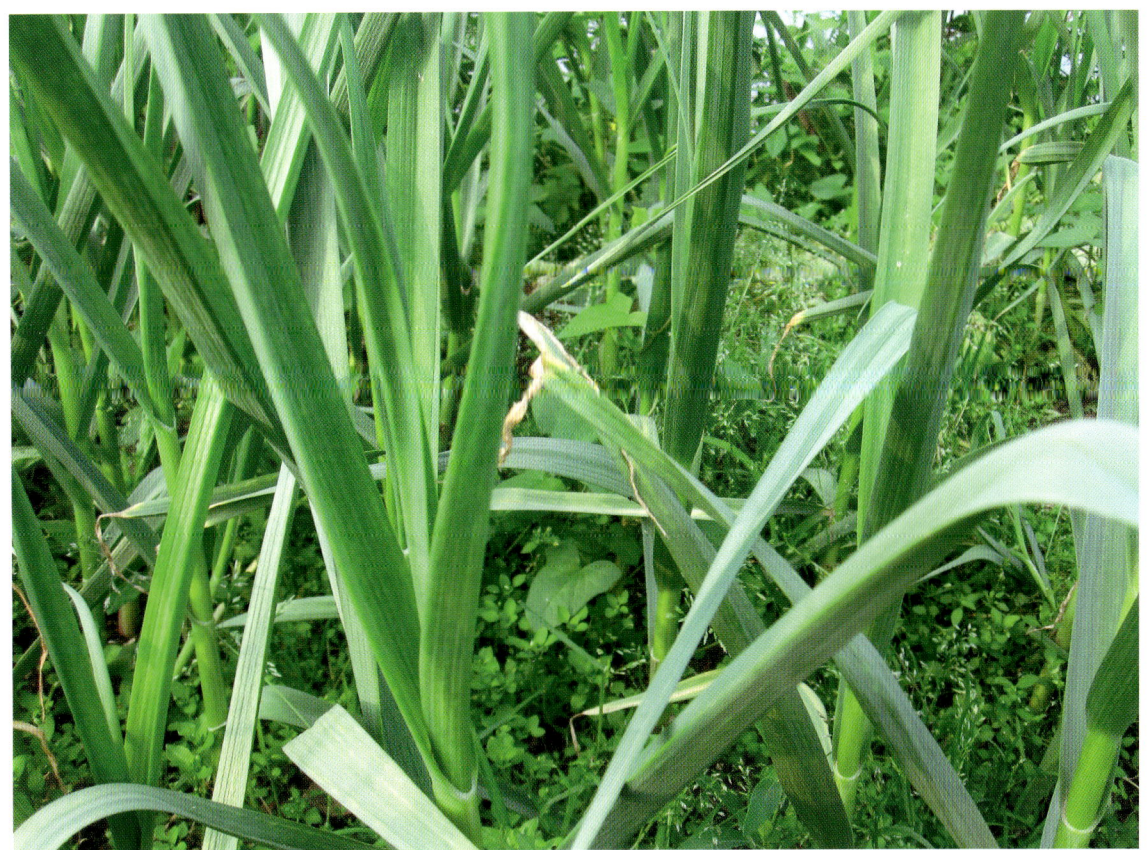

大蒜

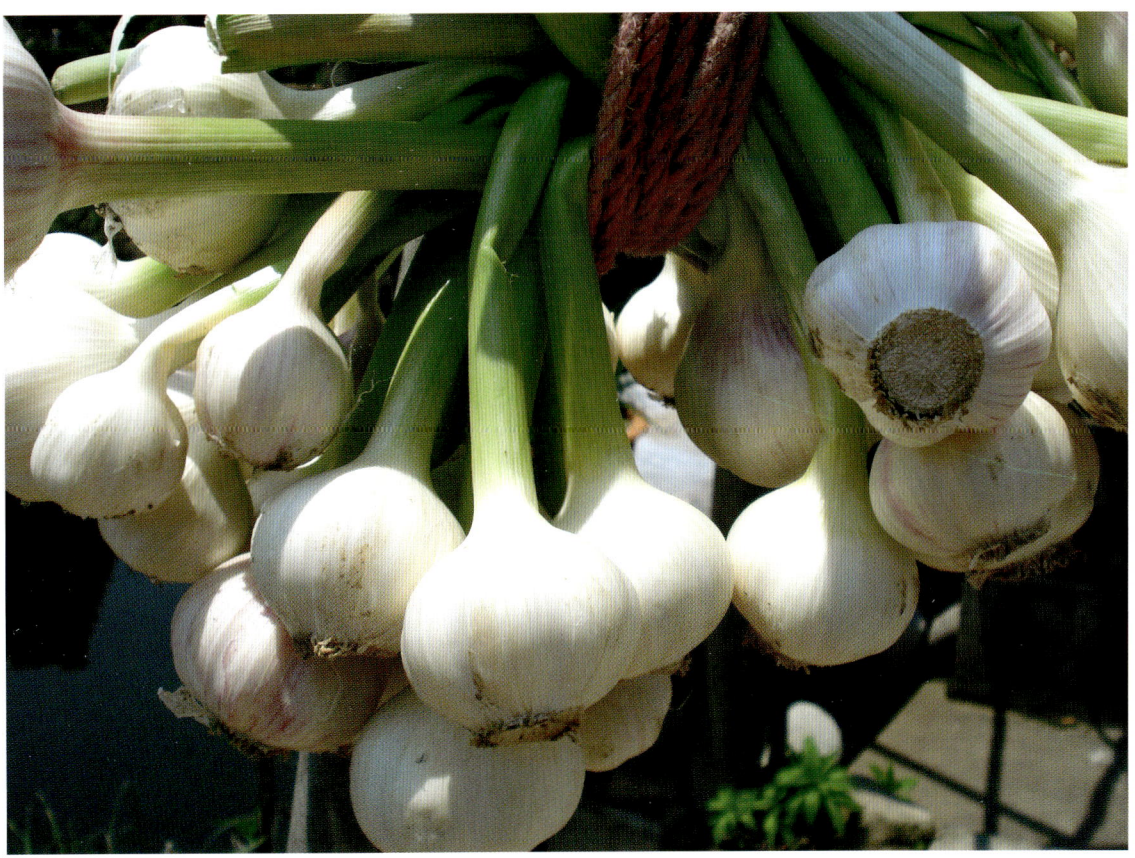

大蒜

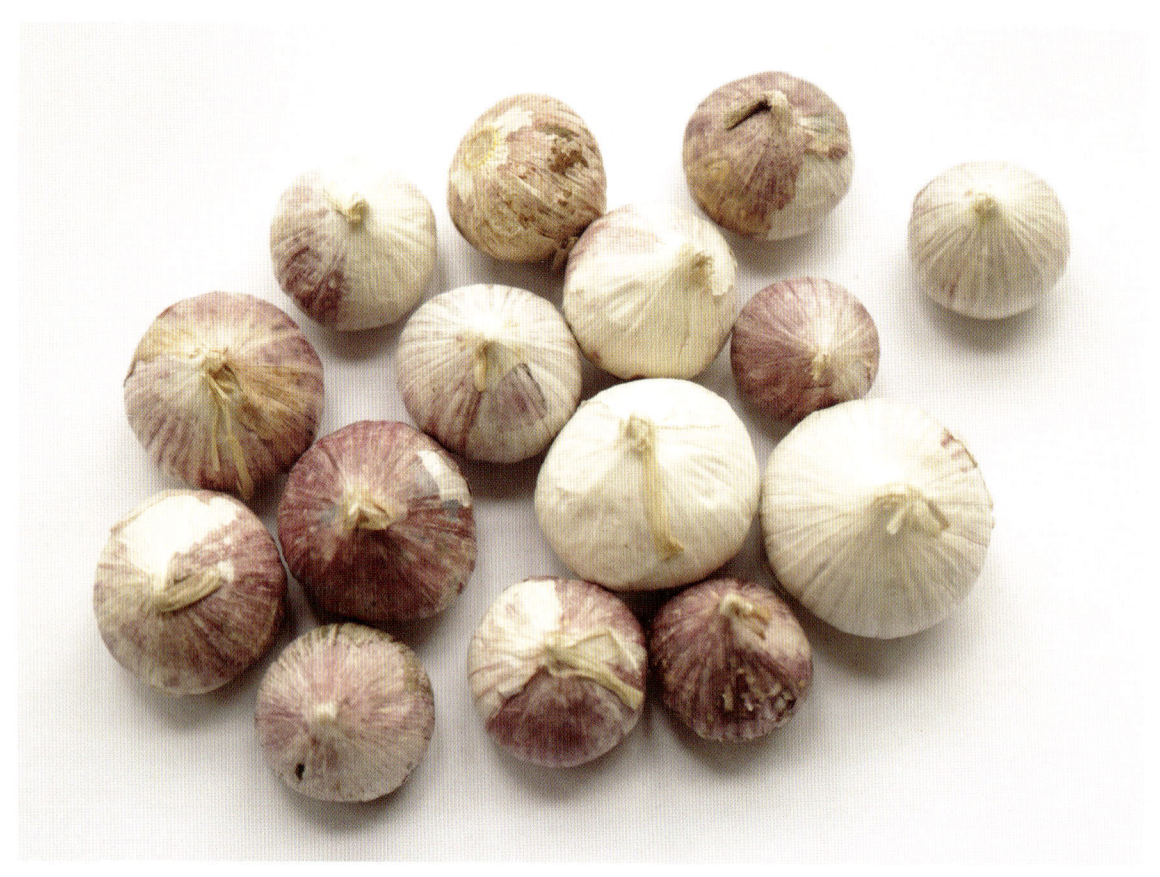

大蒜

民族药方

1. 水气肿满　大蒜、田螺、车前子各等份。熬膏，摊贴脐中，水从便旋而下。

2. 小儿百日咳　大蒜 15 g，红糖 10 g，生姜 5 片。水煎服；或紫皮大蒜 50 g。捣烂，加冷开水 1 小碗浸泡 5 ~ 6 h，取出浸出液，加糖适量。3 岁以下每服半匙，3 ~ 5 岁每服 1 匙，每日 3 次。

3. 一切肿毒　独蒜 3 ~ 4 个。入麻油和研，厚贴肿处，干了再换。

4. 预防流行性脑脊髓膜炎　①大蒜（去皮）5 g。15 岁以下儿童减半，每日 1 次，在进餐时同服，连服 3 日。②大蒜 25 g。捣烂加水 40 mL，泡后取液，加入 10% 的白糖，分 2 次服，连服 5 日。

5. 肺结核（蒜气疗法）　①每次用紫皮大蒜 100 g。放于玻璃瓶中（高 10 ~ 75 cm，底直径 3 ~ 5 cm），用木棒捣成泥状，使之分布于瓶壁及瓶底上，以增加大蒜气的挥发面积。在均匀呼吸及深呼吸交替进行中用口吸其挥发气。每日上、下午各 1 次，每次 2 h。②紫皮大蒜 30 g，白及粉 5 g。将紫皮大蒜去皮放入沸水中煮 1 ~ 1.5 min 后捞出（以蒜表面熟，里面生为合适，过熟，则蒜有效成分被破坏；过生，则对胃肠有刺激，往往不能坚持下去），然后取粘米 50 g，放入煮蒜水中煮成稀粥，待粥已成，又将蒜重新放入稀粥内搅匀即可食用。白及粉与大蒜粥同吃，或食粥后再服。以上为 1 次量，每日 2

次，各在早、晚饭后服用。

6. 细菌性痢疾，阿米巴痢疾 大蒜 15 ~ 25 g。捣烂用白糖水冲服或制成大蒜糖浆，每次服 5 ~ 20 mL；亦可用 5% 的大蒜液保留灌肠。

7. 急性阑尾炎 大蒜 12 头，芒硝 100 g，大黄末 100 g，醋适量。将大蒜去皮洗净，同芒硝捣成糊状，先用醋在压痛处涂搽，再将药敷上，周围以纱布围成圈，以防药液外流，2 h 后去掉，以温水洗净，再用醋调大黄末敷 12 h。

8. 蛲虫病 大蒜 150 g。捣碎用冷开水浸 24 h 过滤取汁，每晚睡前用 20 ~ 30 mL 作保留灌肠，7 日为 1 个疗程。

9. 食积停滞 大蒜 3 g，砂仁 3 g，木香 6 g，陈皮 6 g，白豆蔻仁 6 g，桂心 6 g，白术 10 g。水煎服。

10. 鸡眼 大蒜 1 头，葱白 10 cm，花椒 3 ~ 5 粒。共捣烂如泥，视鸡眼大小取不同量的药泥敷于鸡眼上，用卫生纸搓一细条围绕药泥，以便药泥集中于病变部位，上用胶布包扎密封，勿使漏气，24 h 后除去。

▍使用注意

阴虚火旺者，以及目疾、口齿、喉、舌诸患和时行病后均忌食。

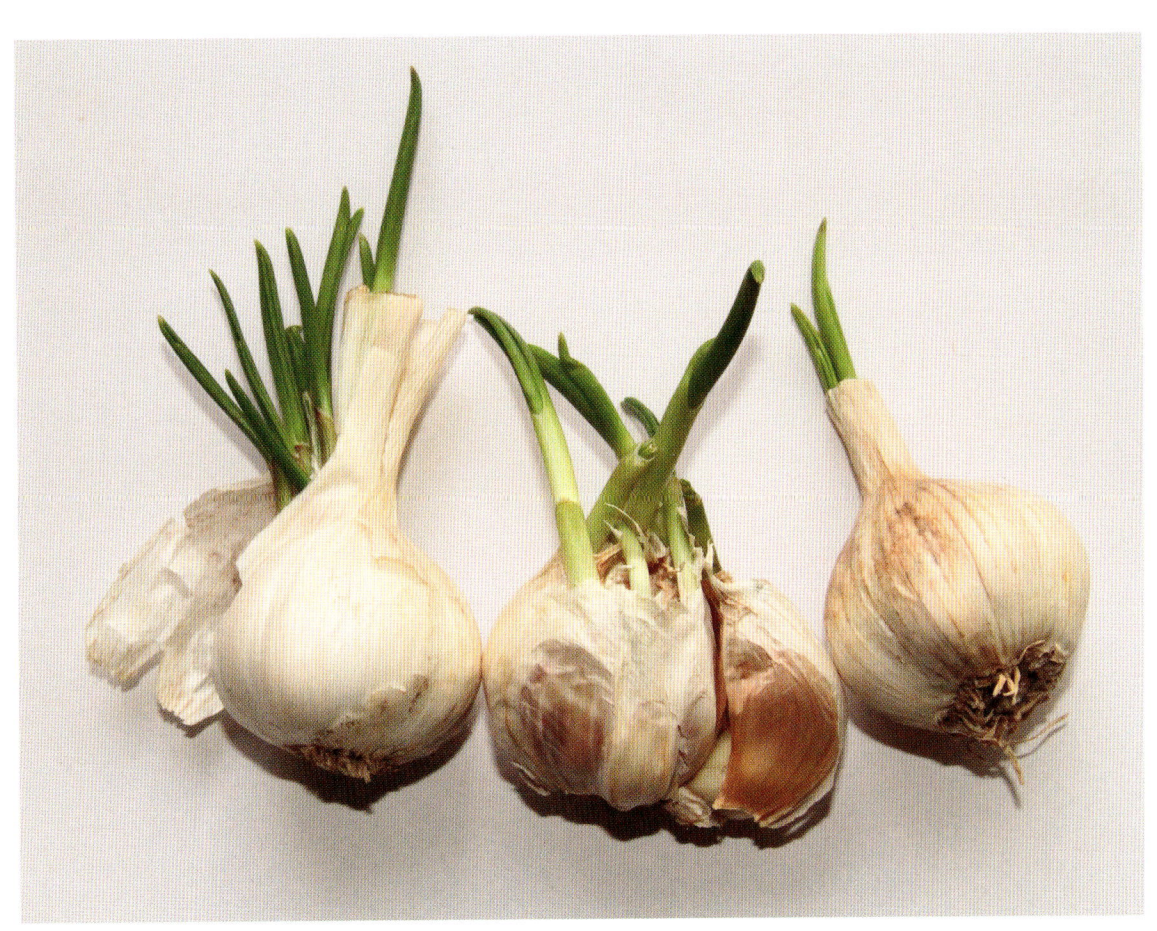

大蒜

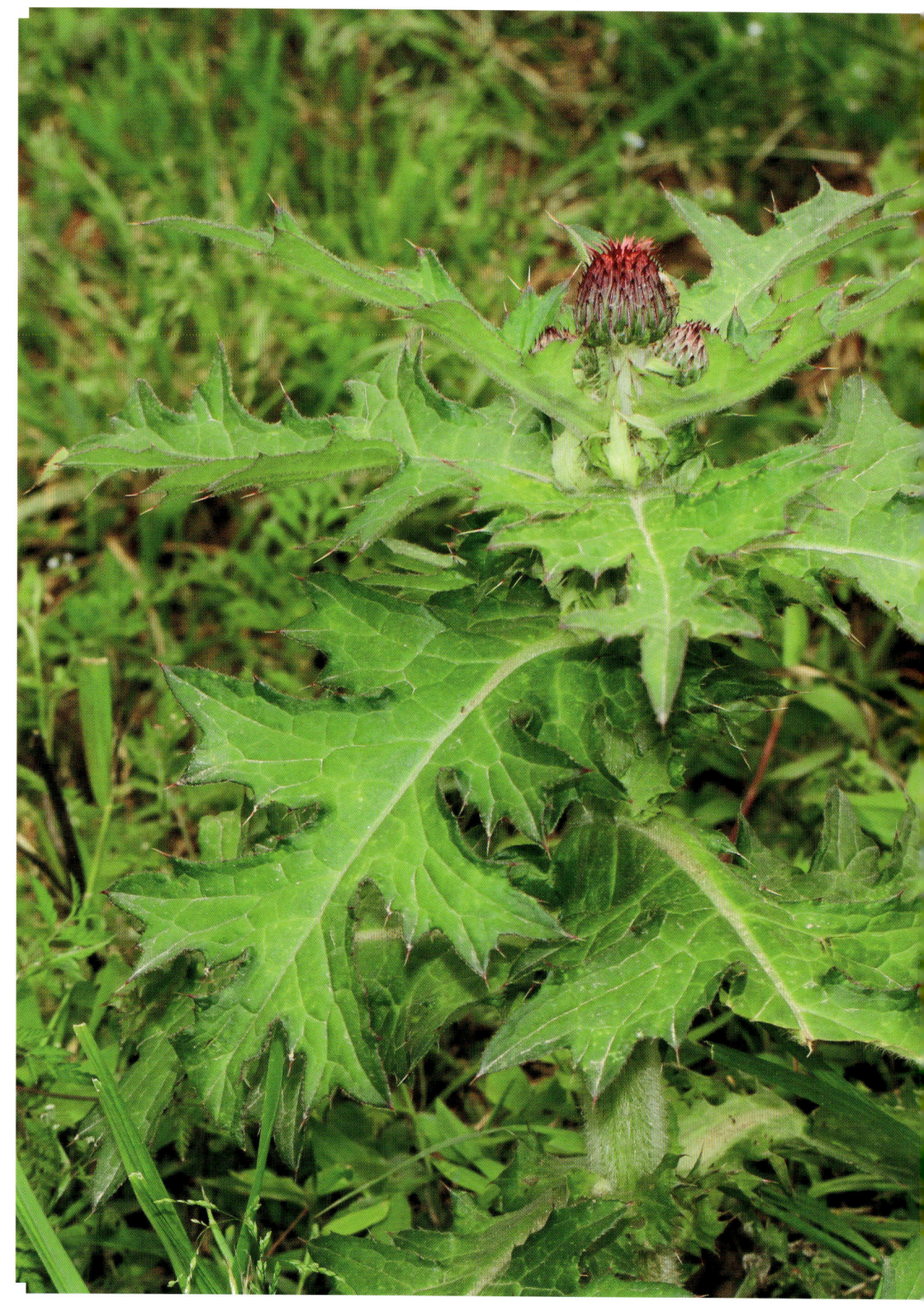

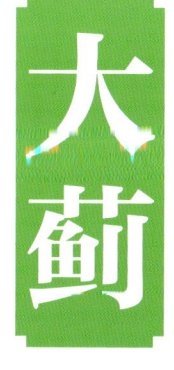

大蓟

【水药名】骂载。

【别　名】刺蓟、刺萝卜、野刺菜。

【来　源】本品为菊科植物大蓟 *Cirsium japonicum* Fisch.ex DC. 的全草或根。

【性味归经】味甘，性凉。归肝、脾经。

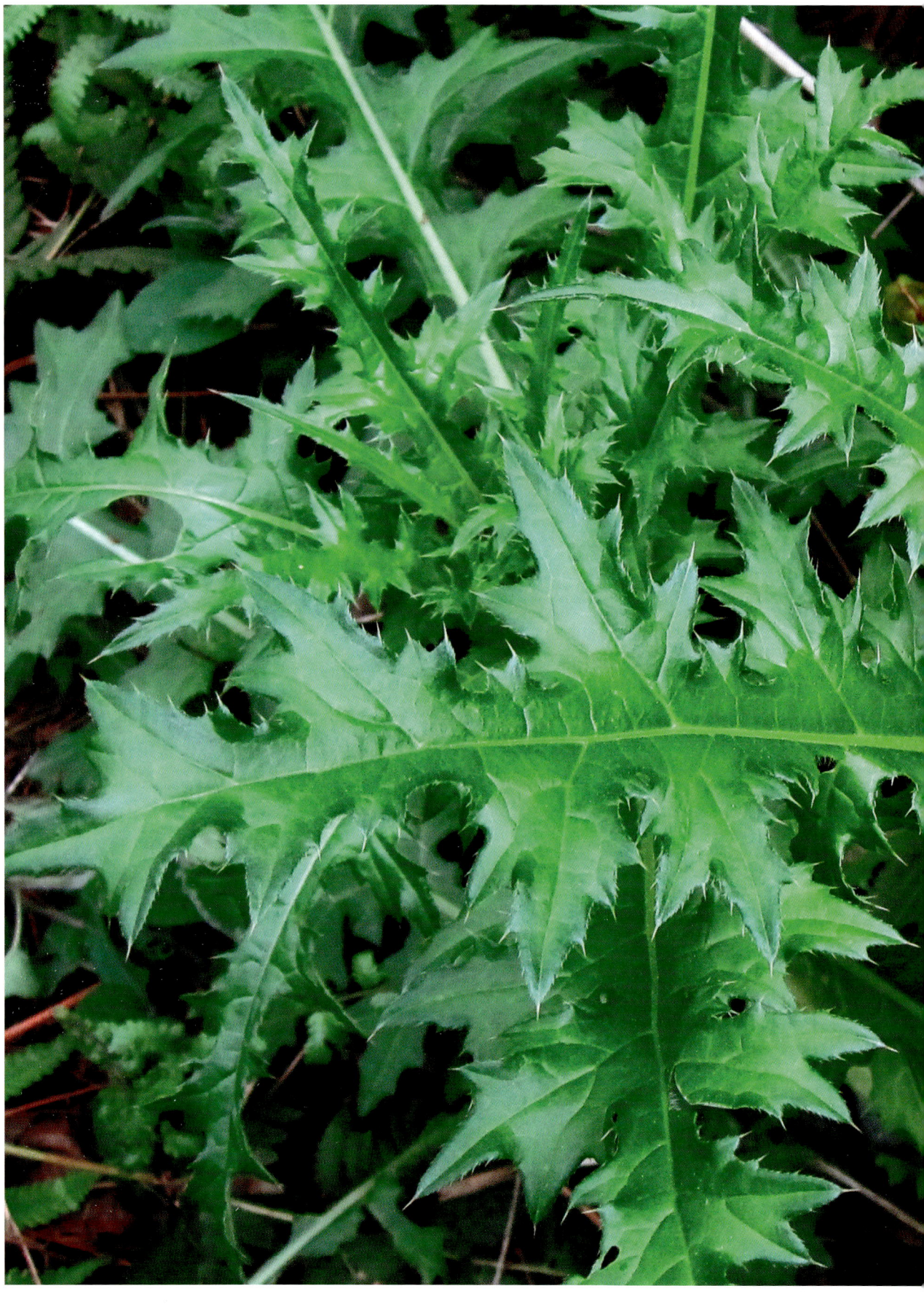

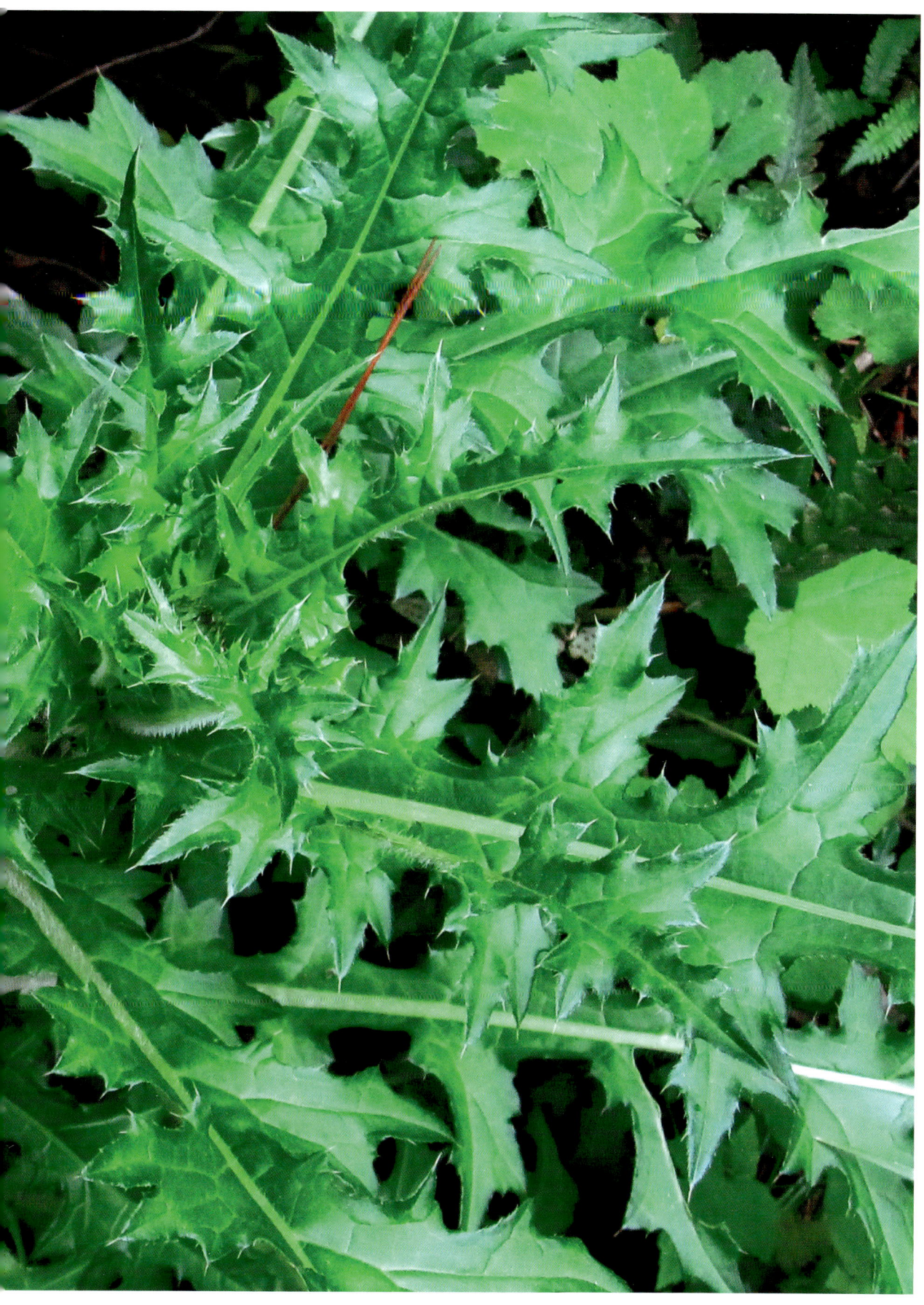

大薊

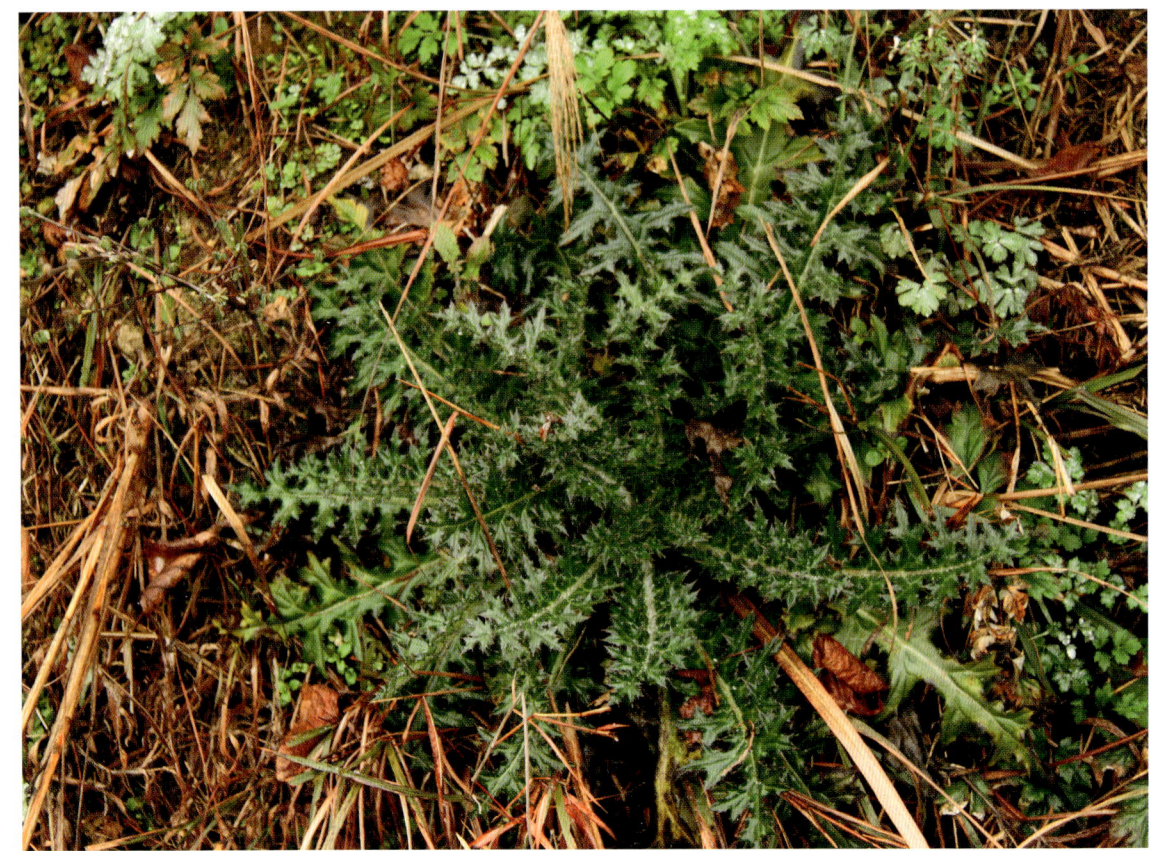

大蓟

识别特征

多年生宿根草本。茎直立，有纵条纹，密被白软毛。叶互生，根生叶倒卵状长椭圆形，长 10 ~ 25 cm，宽 5 ~ 7 cm，羽状分裂，先端尖，边缘具不等长浅裂和斜刺。茎生叶向上逐渐变小，基部抱茎。头状花序，单生在枝端；总苞球形，锐头，有刺；全部为管状花，紫红色。瘦果扁椭圆形。

生境分布

生长于山野、路旁。分布于河北、陕西、山东、江苏、浙江、江西、福建、台湾、湖北、湖南、广东、广西、四川、贵州、云南等省区。

采收加工

野生品春、夏二季开花前连根挖出洗净晒干。栽培品在栽后第二年采收。

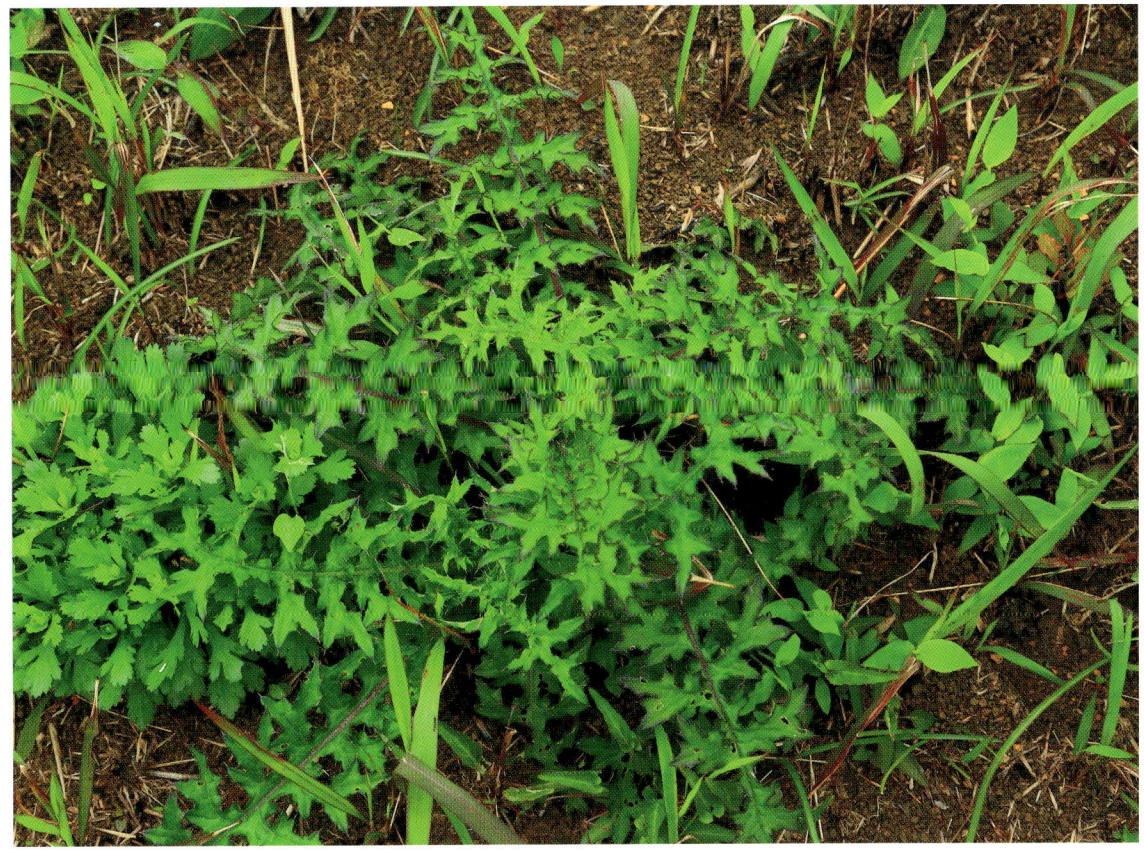

大薊

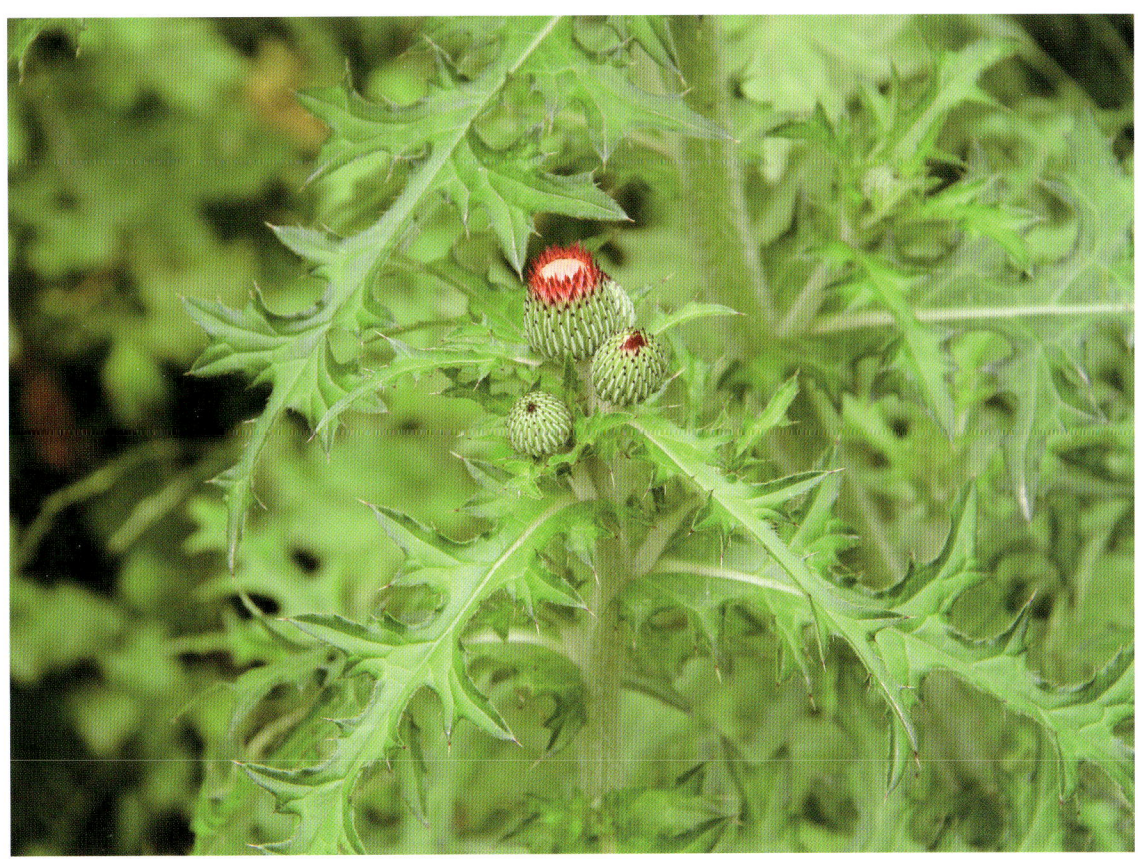

大薊

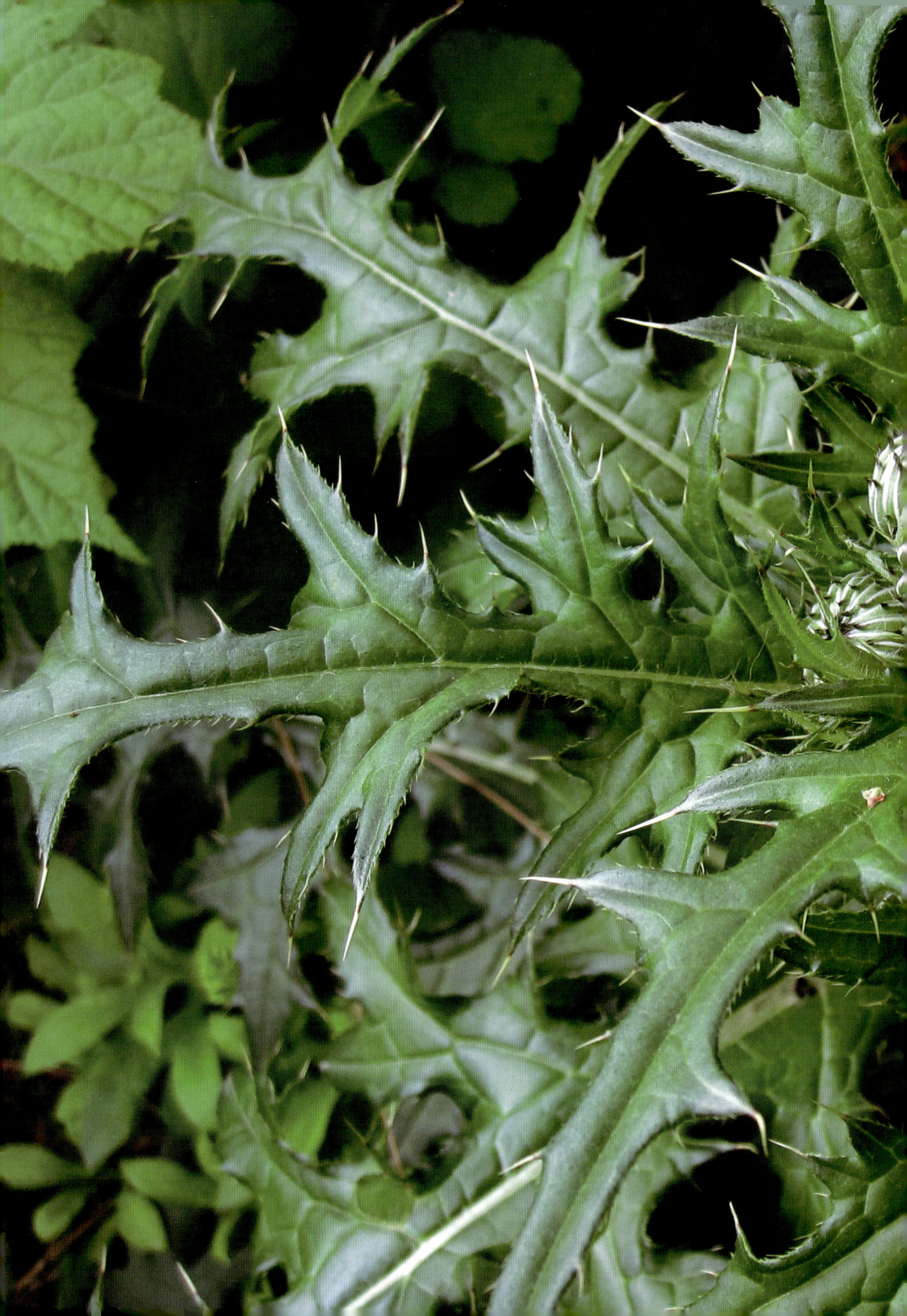

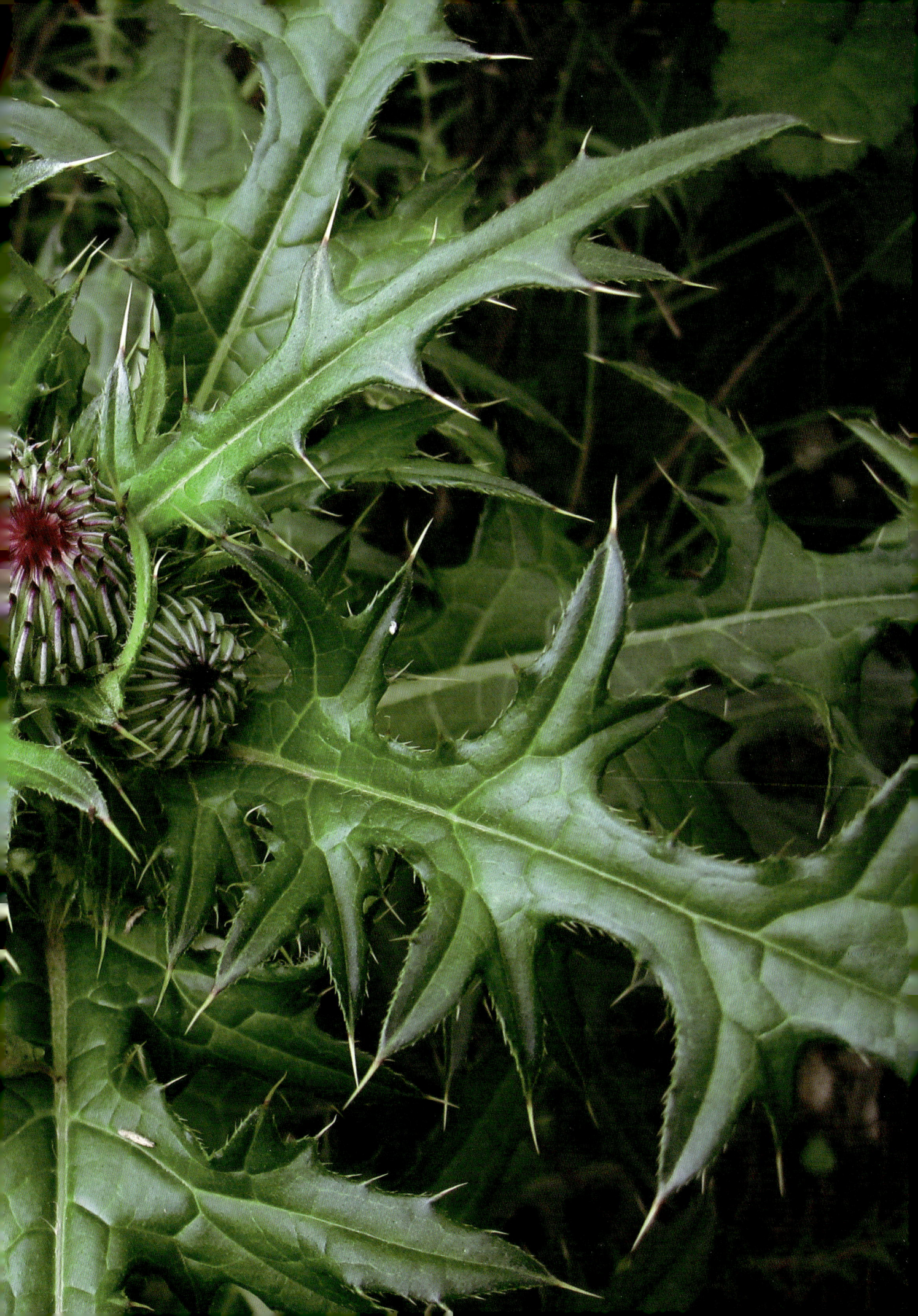

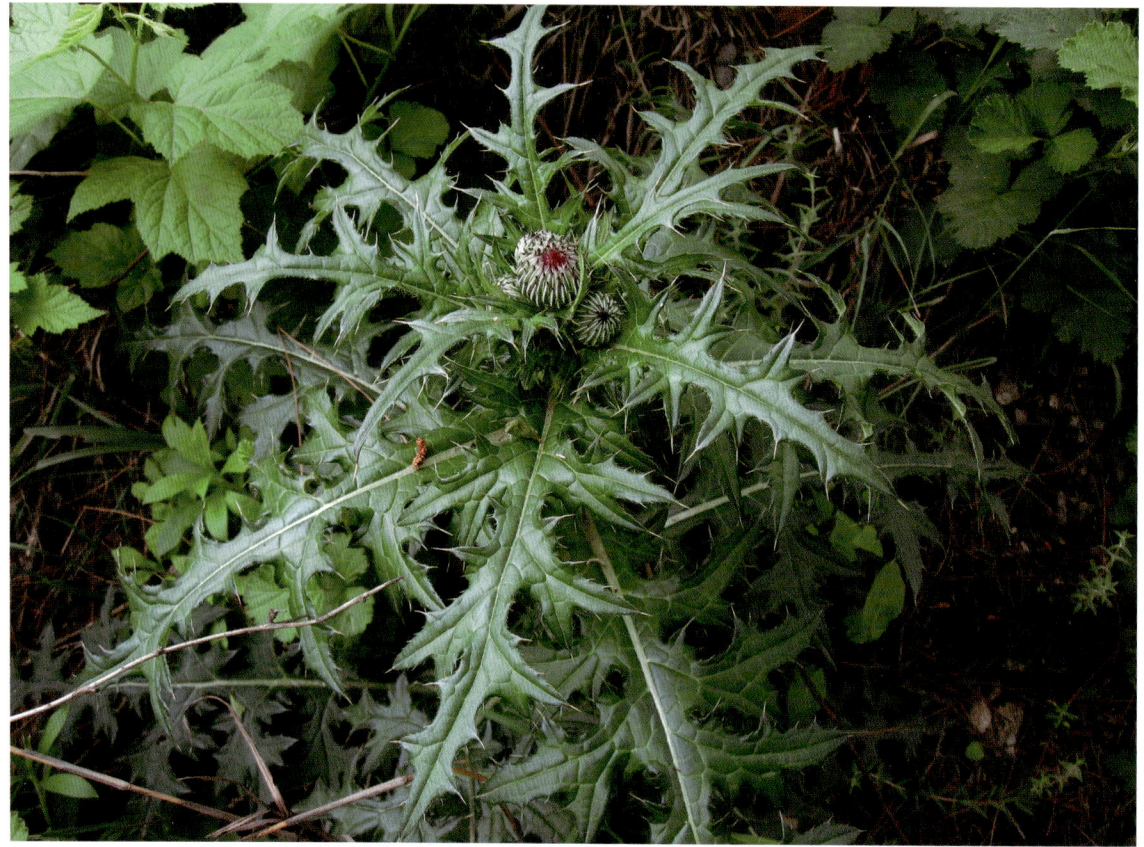

大蓟

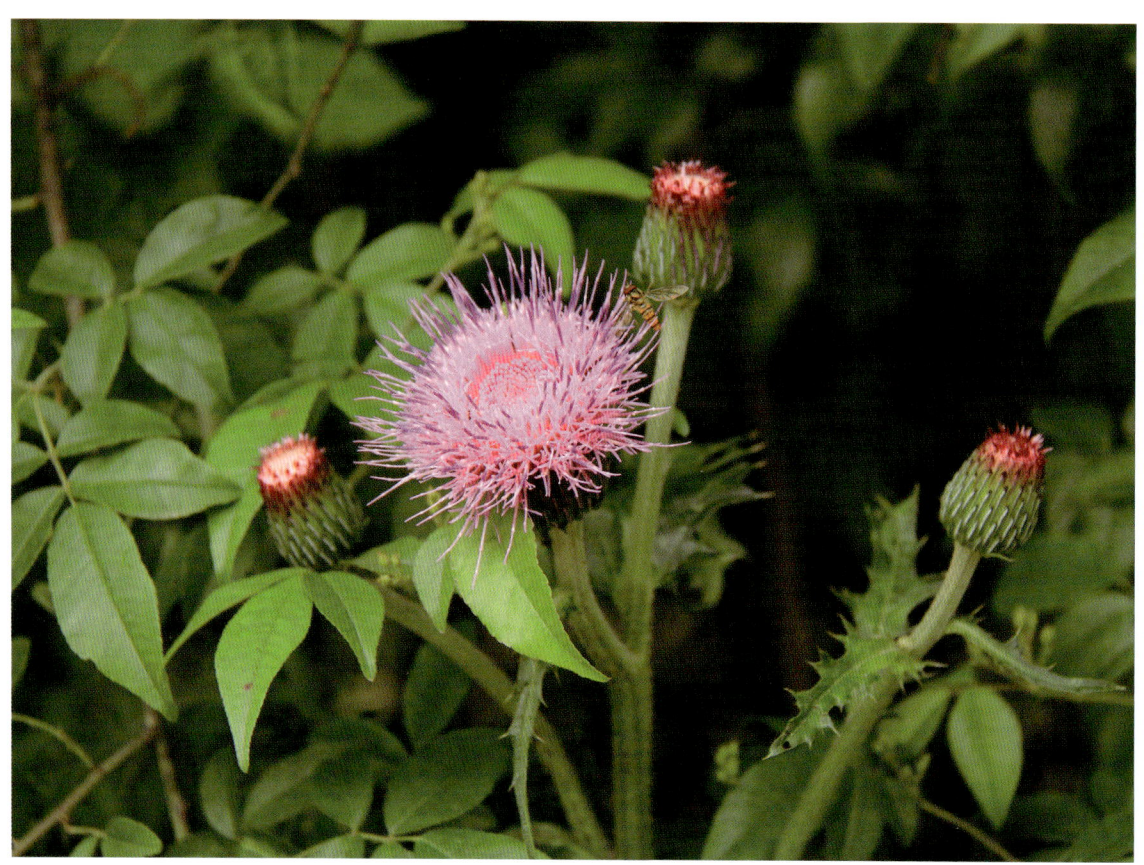

大蓟

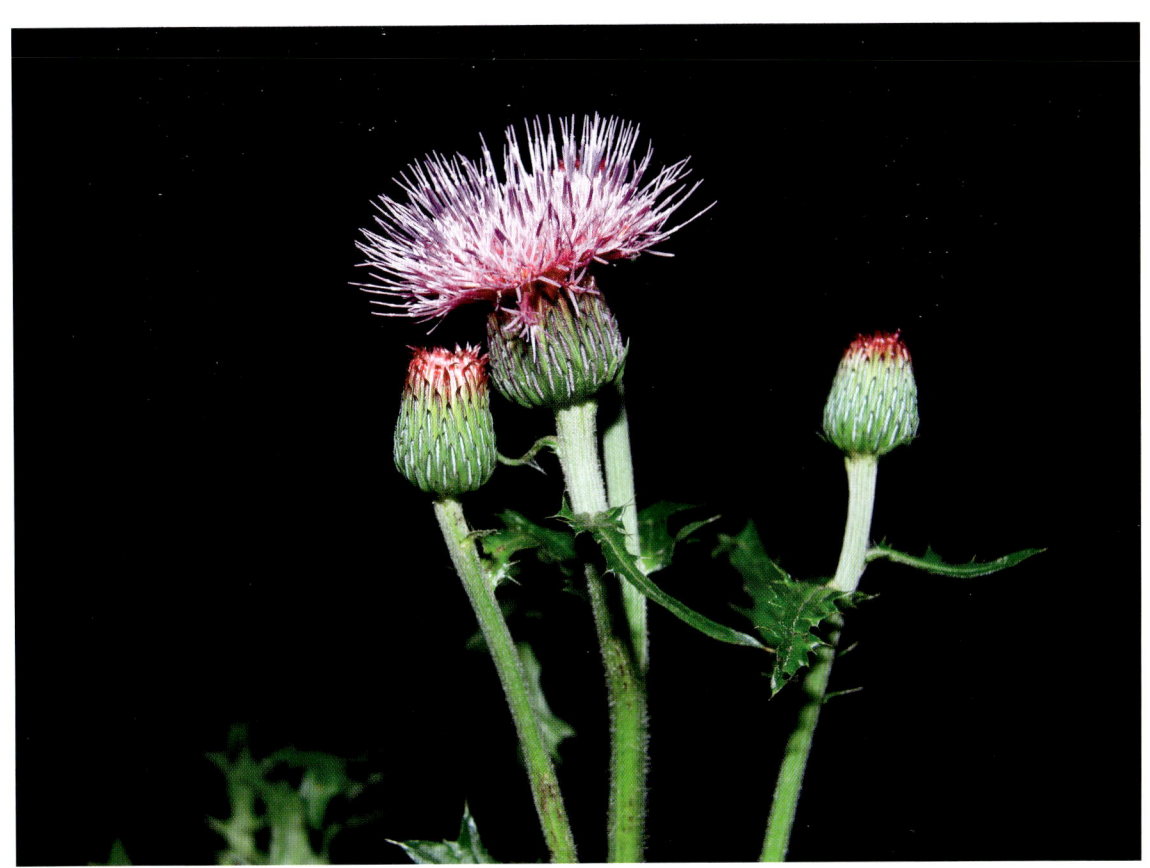

大蓟

药材鉴别

本品为干燥全草，茎圆柱形，粗 4 ~ 10 mm，表面紫褐色或褐色，有纵皱纹，密被灰白色丝状络毛；质松而脆，折断面黄白色，中央有白色疏松的髓。叶片多数脱落，残留的叶绿褐色或焦褐色，多破碎皱缩，边缘具不等长的针刺，质脆而易脱落。头状花序存留于枝端，管状花多萎落不存，总苞枯黄色，表面微带紫黑色，白色羽毛状冠毛外露。气微弱，味淡。以色灰绿、无杂质者为佳。干燥块根呈长圆锥形，或微弯曲，表面黑褐色，具细密的纵纹，有时有屈曲的纵槽；顶端和根茎相连部分带纤维性，末端细瘦部分通常切除，长 6 ~ 10 cm，直径 5 ~ 15 mm。质稍硬而脆，折断面较整齐，黄白色，略带颗粒状。以粗壮、无须根、芦头者为佳。

功效主治

凉血，止血，祛瘀，消痈肿。主治吐血，衄血，尿血，血淋，血崩，带下。

药理作用

大蓟的水浸液、乙醇—水浸液和乙醇浸出液，试验于狗、猫及兔等麻醉动物，证明有降血压作用。大蓟有清热解毒，消炎，止血以及恢复肝功能、促进肝细胞再生的作用，适用于急性热病炎症性出血，黄疸，肝炎，热淋，尿血等。

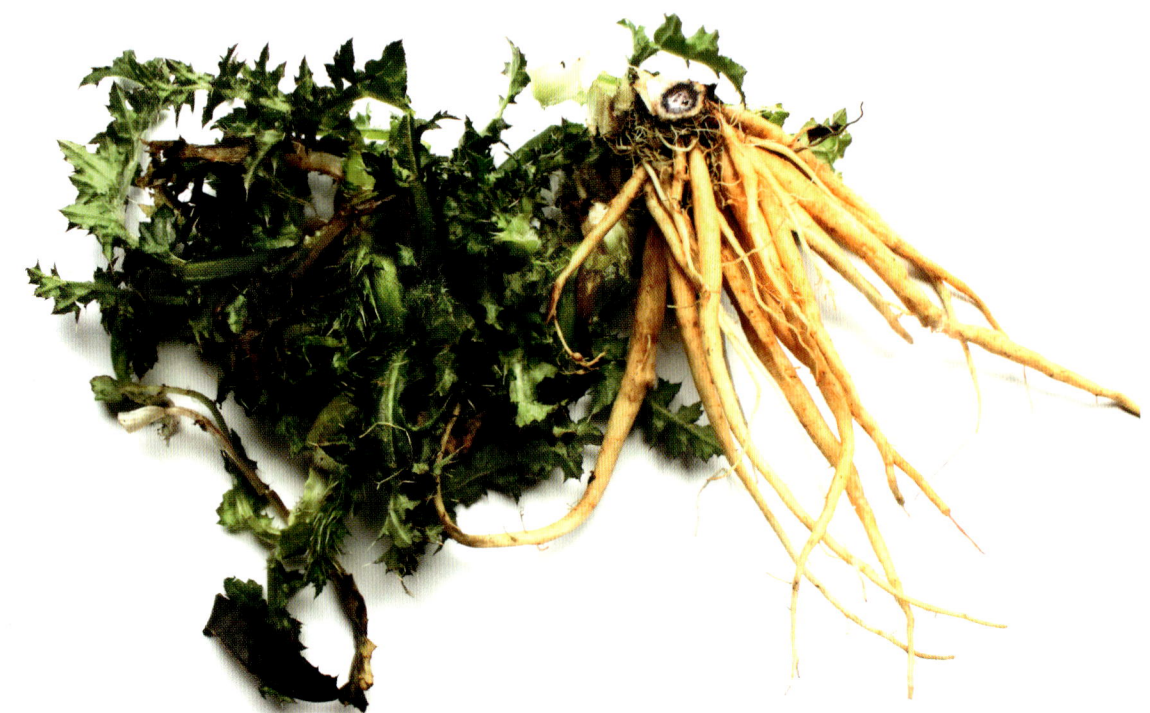

大蓟药材

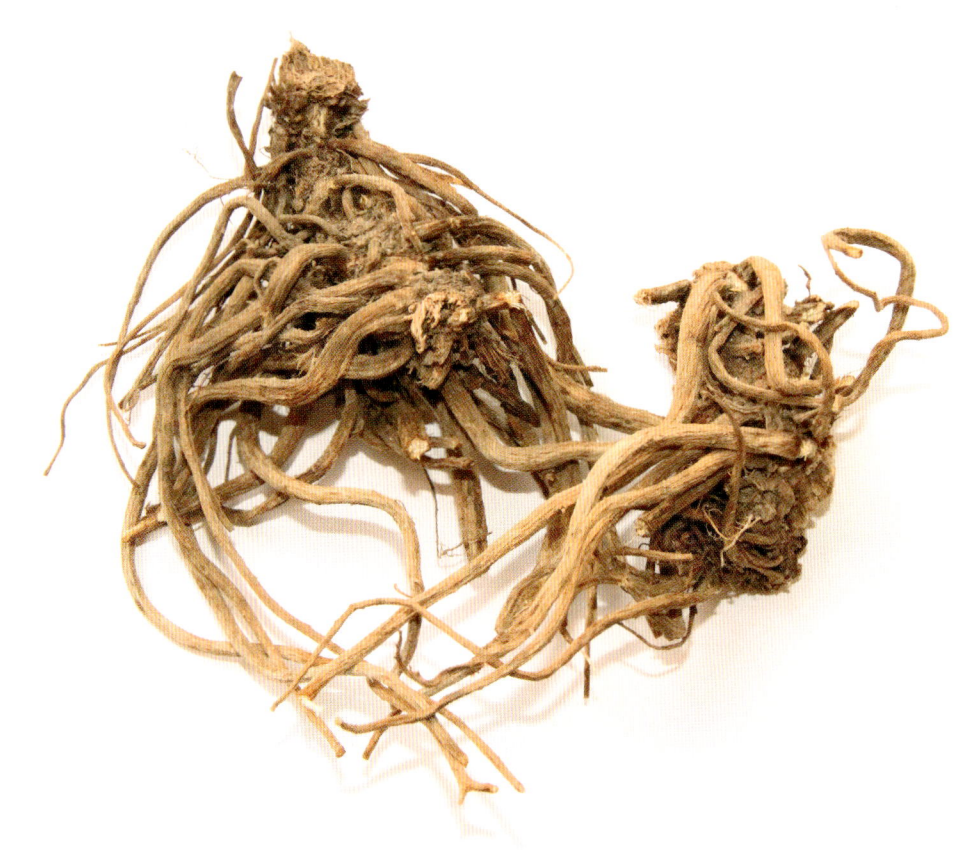

大蓟根药材

█ 用法用量

内服：10～30 g，煎汤；或研末入丸、散服。

█ 民族药方

1. 肺热咳血 鲜大蓟50 g。捣烂绞汁，冰糖25 g，兑水冲服。

2. 原发性高血压病 大蓟25 g。水煎服。

3. 上消化道出血 大蓟根（研细粉）250 g，白糖50 g，香菜适量。混匀，每服3 g，每日3次。

4. 肺结核咯血 大蓟、小蓟、荷叶、侧柏叶、白茅根、茜草、栀子、大黄、牡丹皮、棕榈各等量。共炒炭存性，研细粉，用白藕捣汁或生萝卜汁调药粉15～25 g，饭后服。

5. 功能性子宫出血，月经过多 大蓟15 g，小蓟15 g，茜草15 g，炒蒲黄15 g，女贞子20 g，墨旱莲20 g。水煎服。

6. 产后流血不止 大蓟25 g，杉木炭25 g，百草霜15 g。水煎2次分服，每日1剂。

7. 慢性肾小球肾炎 大蓟根50 g，中华石荠苧20 g，积雪草25 g，兖州卷柏25 g，车前草25 g，猪瘦肉适量。加水炖服，早晚分服。

8. 热结血淋 大蓟鲜根50～150 g。洗净捣碎，酌冲开水炖1 h，饭前服，每日3次。

9. 肺痈 鲜大蓟200 g。煎汤，早晚饭后服。

10. 疔疖疮疡，灼热赤肿 大蓟鲜根、冬蜜各适量。共同捣匀贴患处，每日2次。

11. 跌扑损伤，瘀血作痛 大蓟适量。捣汁，和热酒饮。

12. 烧烫伤 大蓟新鲜根适量。以冷开水洗净后捣烂，包麻布炖热绞汁涂抹，每日2～3次。

13. 漆疮 大蓟鲜根1握。洗净，加适量桐油捣烂，用麻布包炖热绞汁涂抹，每日3～4次。

14. 副鼻窦炎 鲜大蓟根150 g，鸡蛋2～3枚。同煮熟，吃蛋喝汤，忌吃辛辣等刺激性食物。

15. 带状疱疹 大蓟、小蓟、鲜牛奶各适量。将大蓟、小蓟放在鲜牛奶中泡软后，捣成膏，外敷。

█ 使用注意

脾胃虚寒而无瘀滞者忌服。

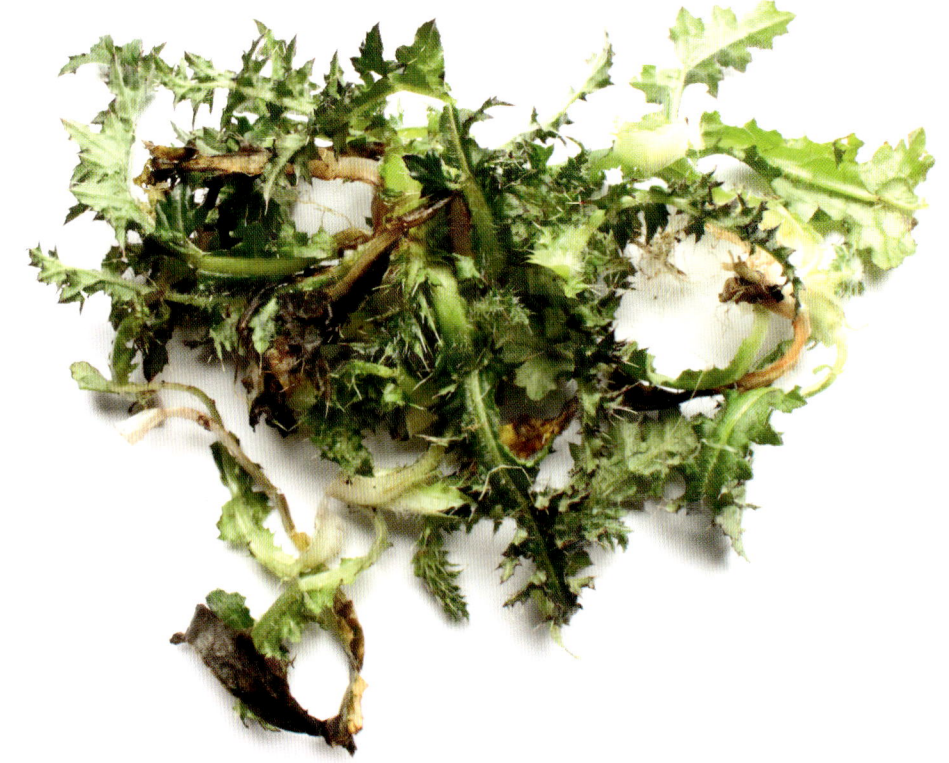

大蓟药材

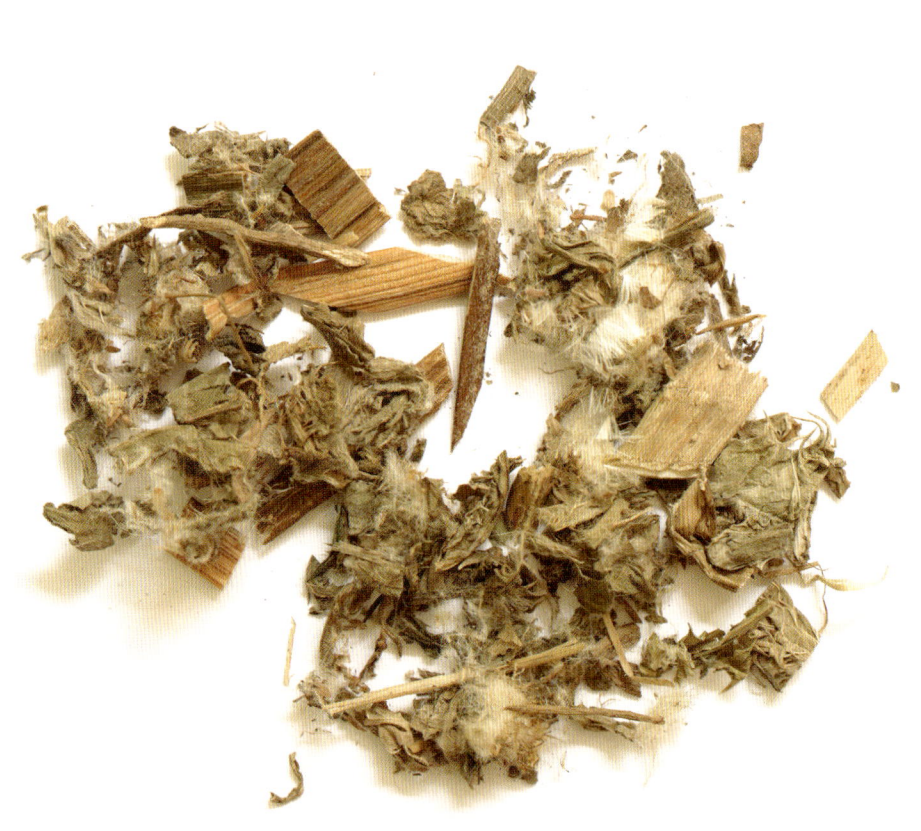

大蓟饮片

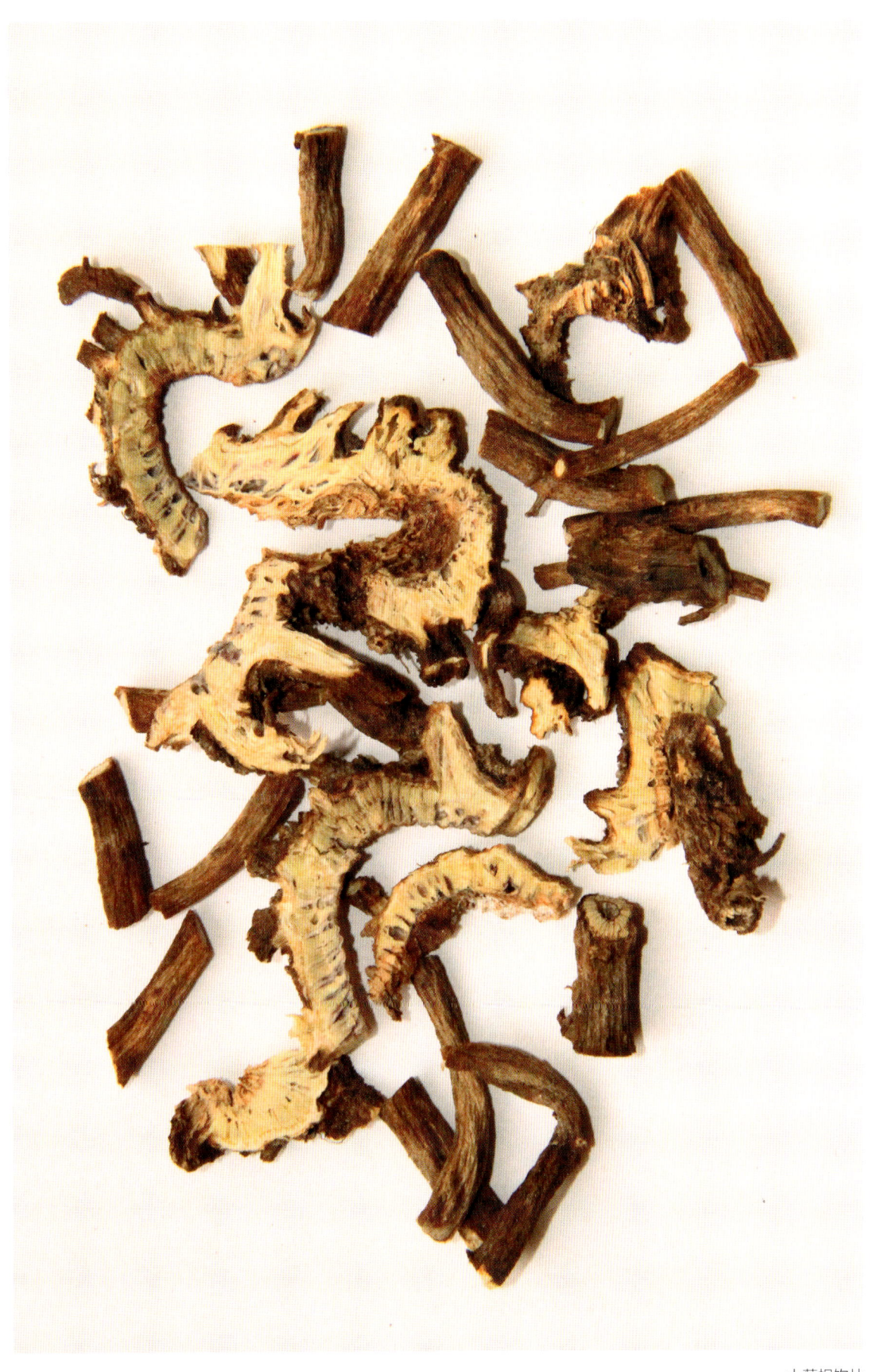

大蓟根饮片

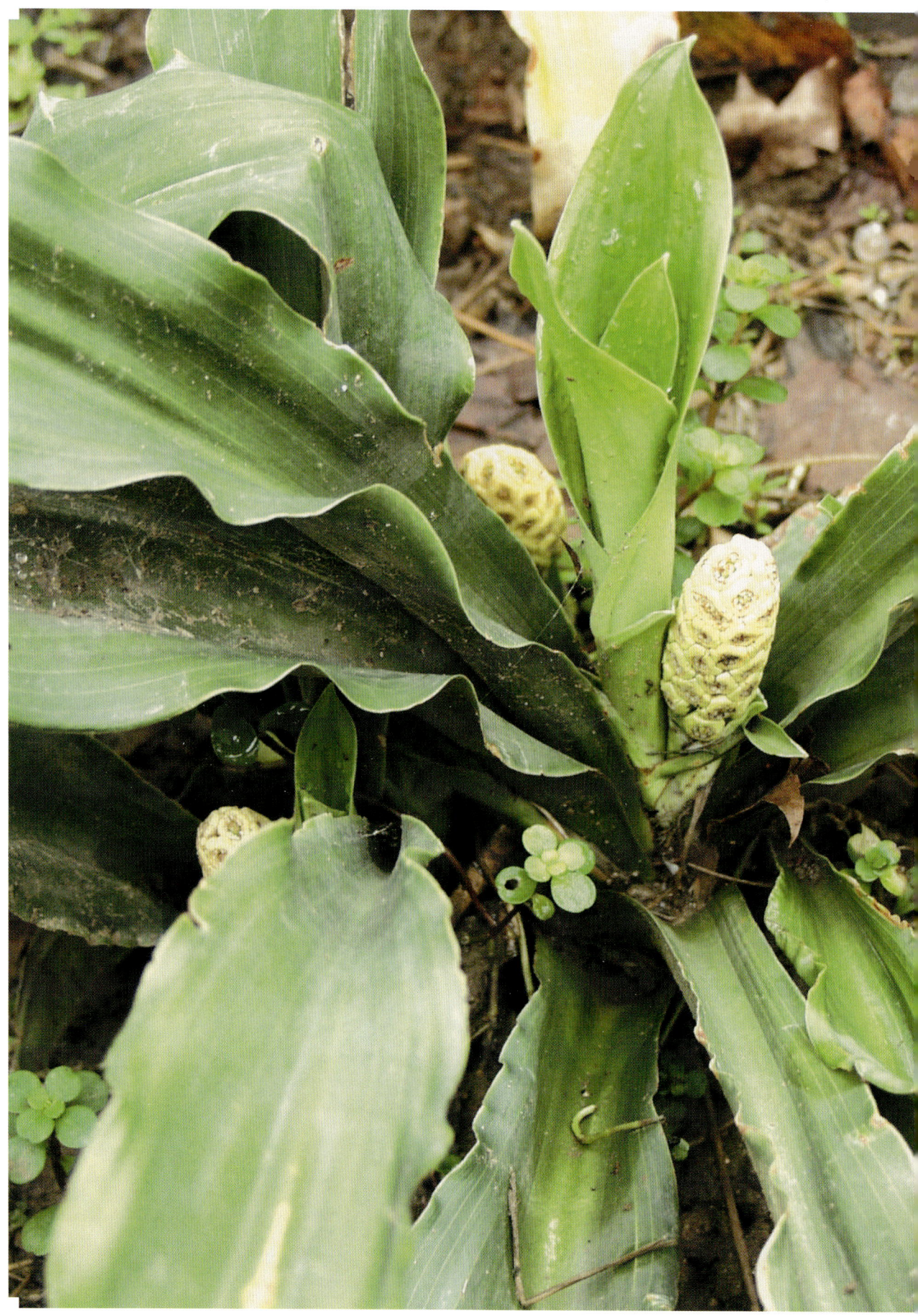

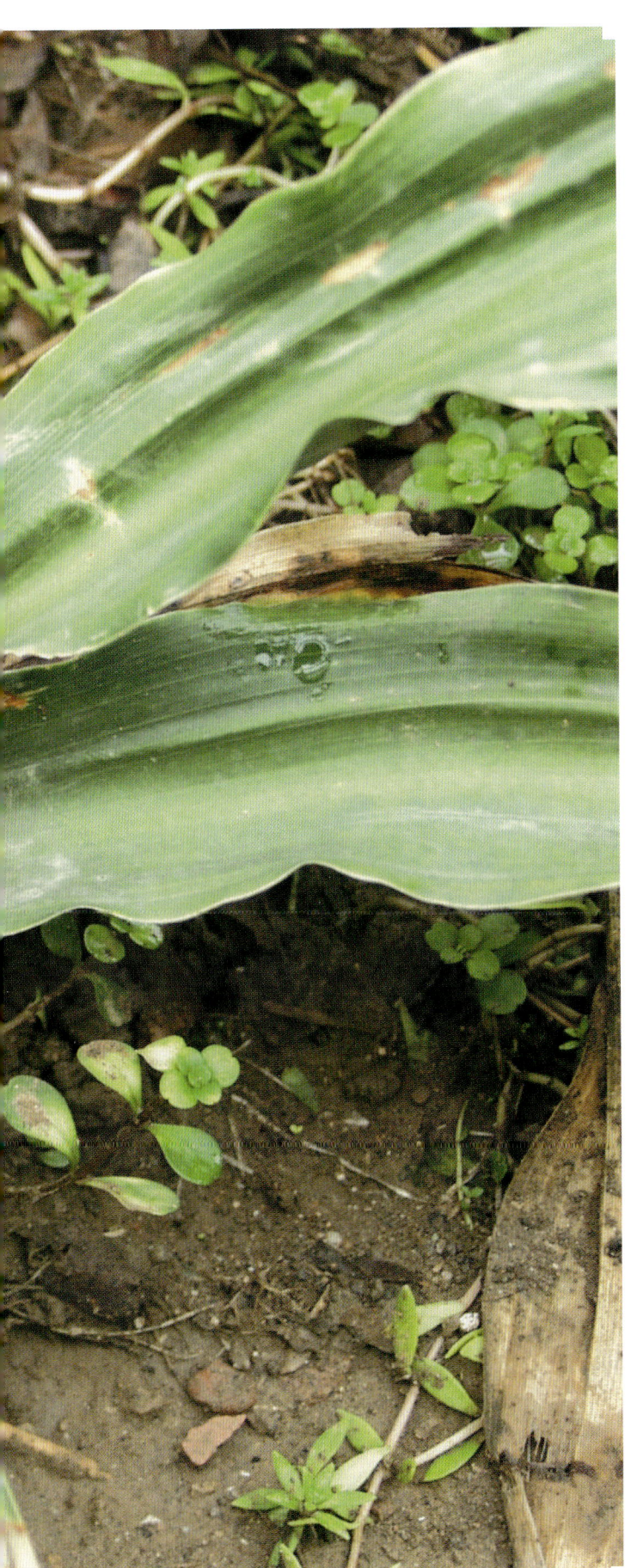

万年青

【水药名】杠熬灭。

【别　名】斩蛇剑、冬不凋草、铁扁担、九节莲、包谷叶、癀药。

【来　源】本品为百合科植物万年青 *Rohdea japonica* (Thunb.) Roth. 的根和叶。

【性味归经】味苦，性寒，有小毒。归肺、心经。

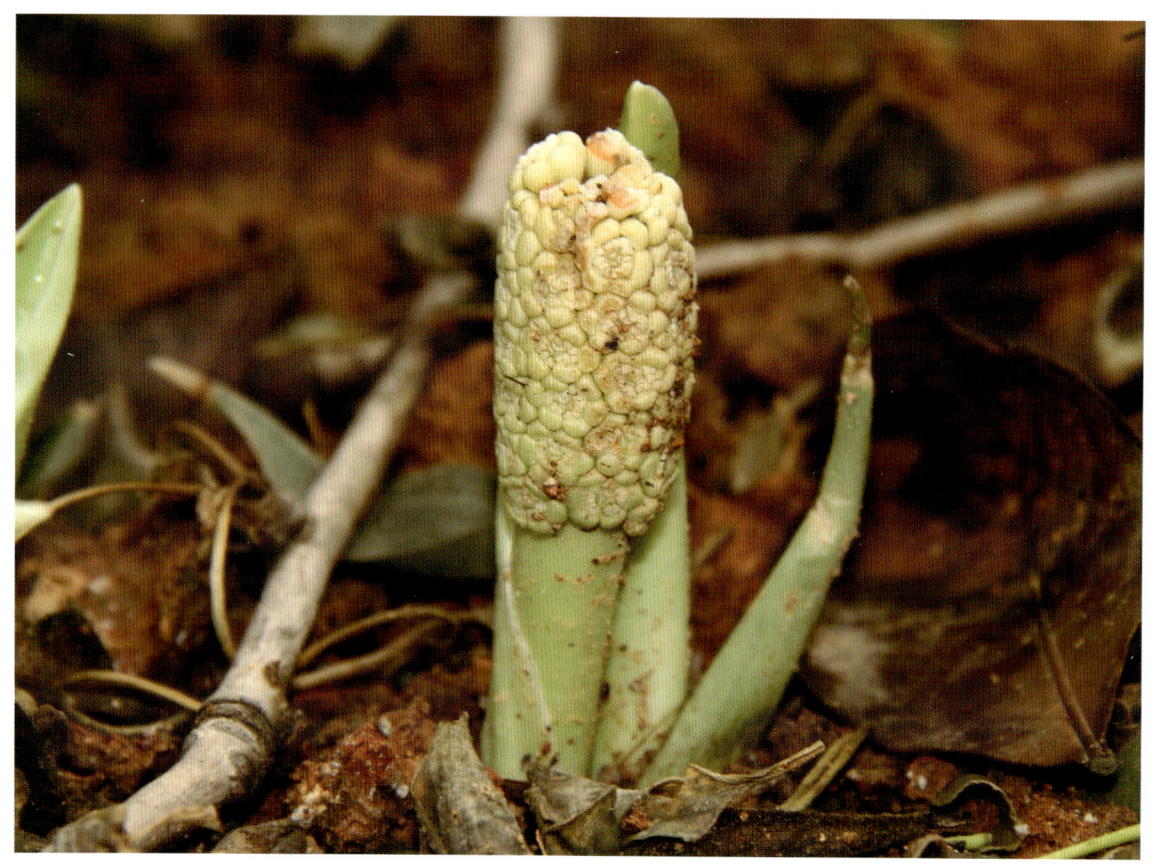

万年青

识别特征

多年生常绿草本，无地上茎。根状茎粗短，黄白色，有节，节上生多数须根。叶自根状茎丛生，质厚，带形或披针形，长10～25 cm，宽2.5～5.5 cm，边缘略向内褶，基部渐窄呈叶柄状，叶绿色，叶脉直出，平行多条，主脉明显。夏季从叶丛中生出花葶，长10～20 cm，花多数，丛生长于顶端排列成短穗花序，淡绿白色。浆果球形，橘红色，种子1粒。

生境分布

多为栽培。南方各省均有分布。

采收加工

秋季采挖根状茎，洗净，去须根，鲜用或切片晒干。全草鲜用，四季可采。

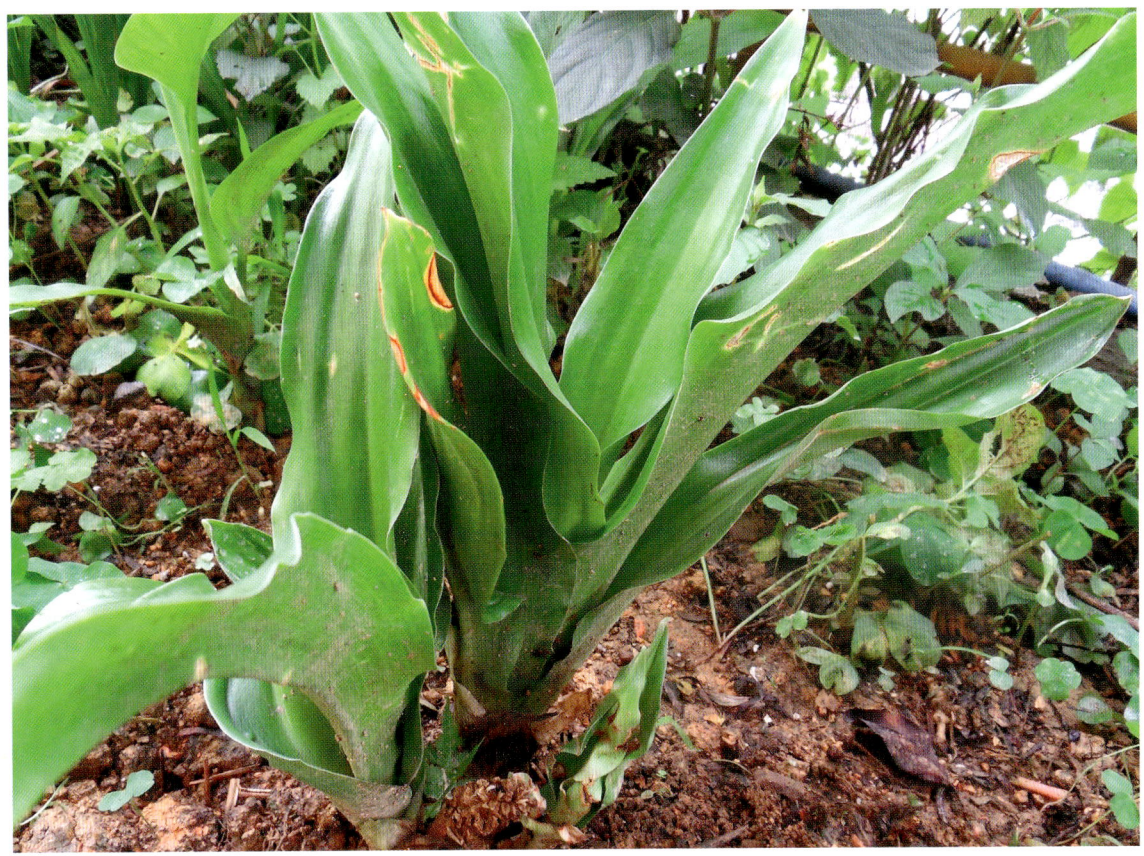

万年青

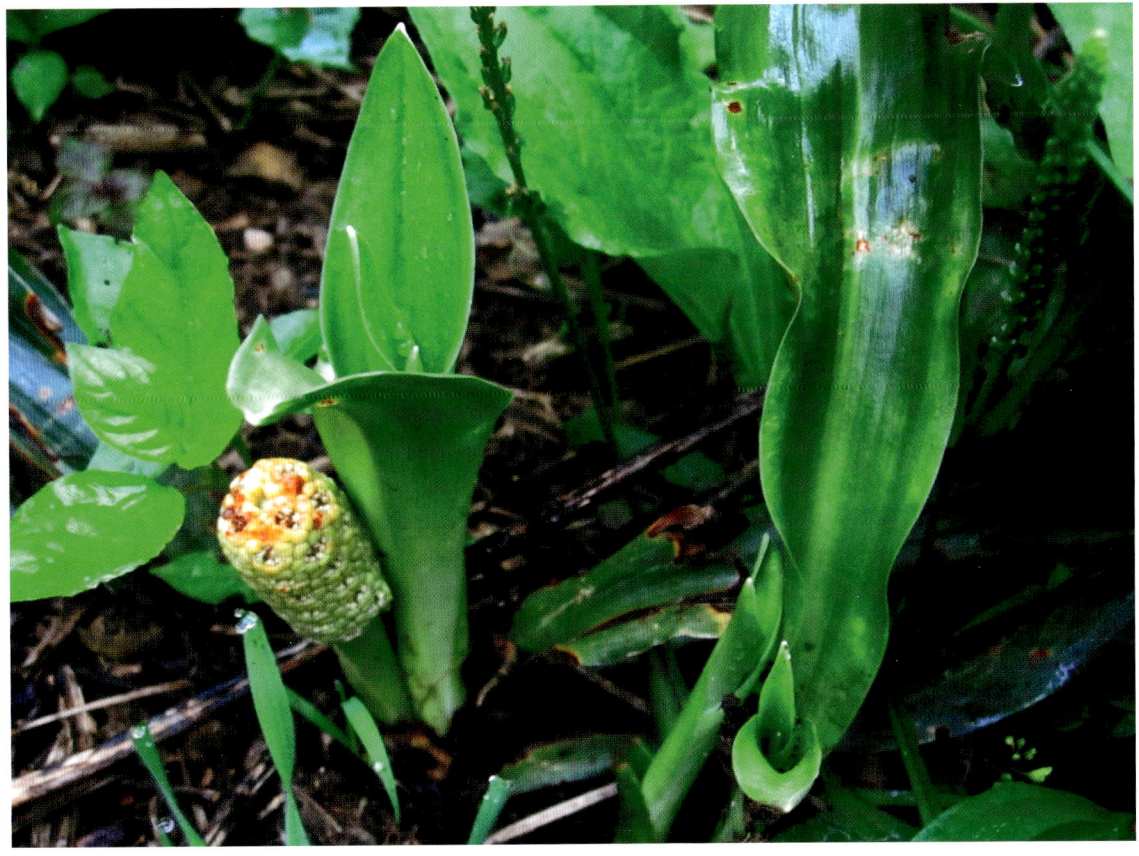

万年青

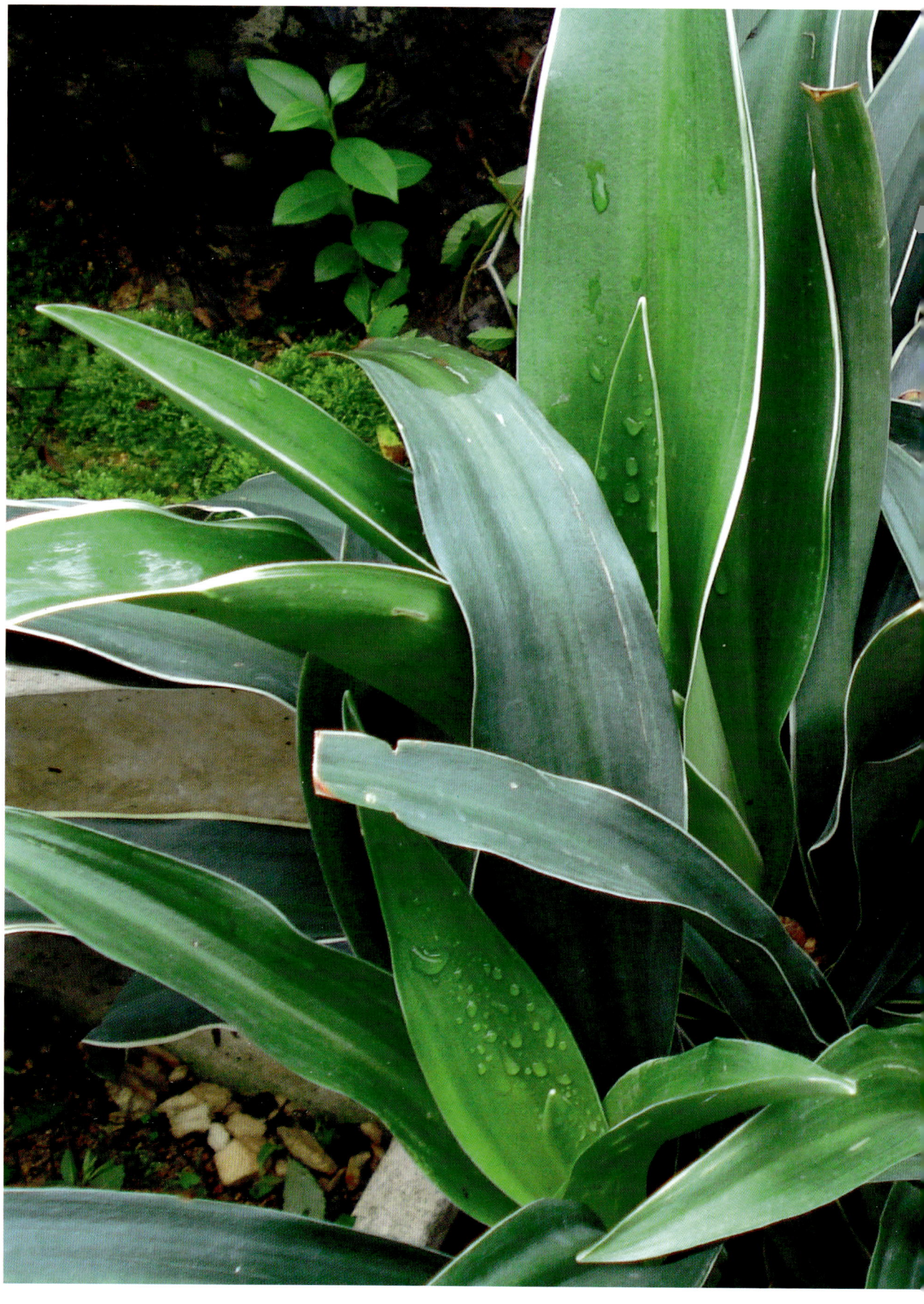

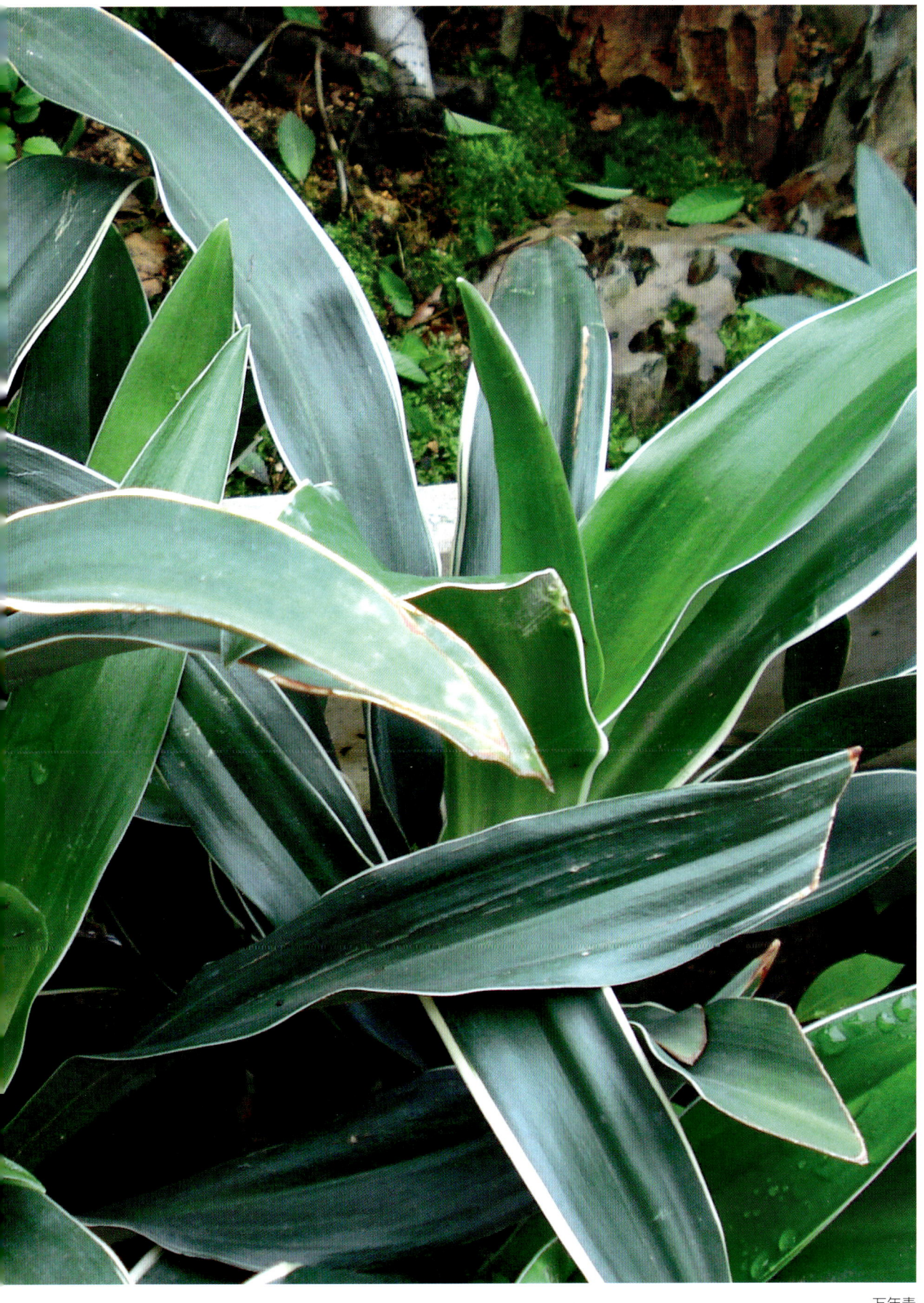

万年青

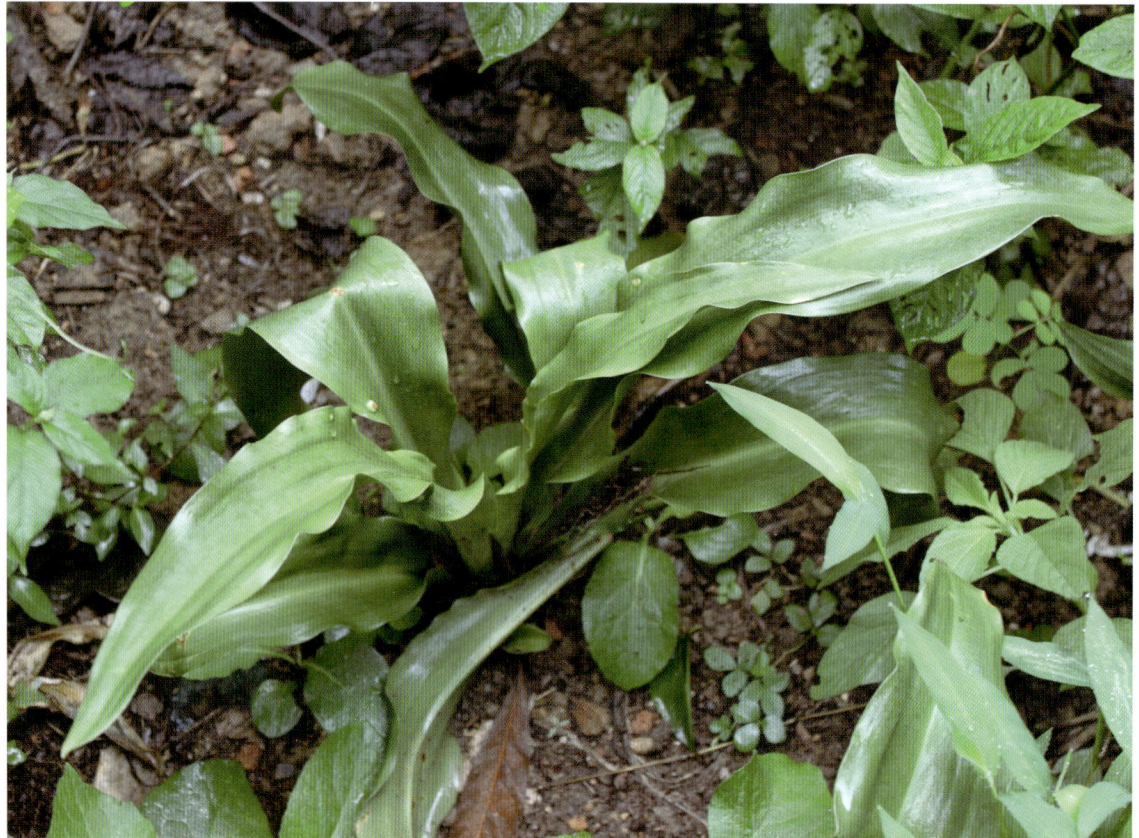

万年青

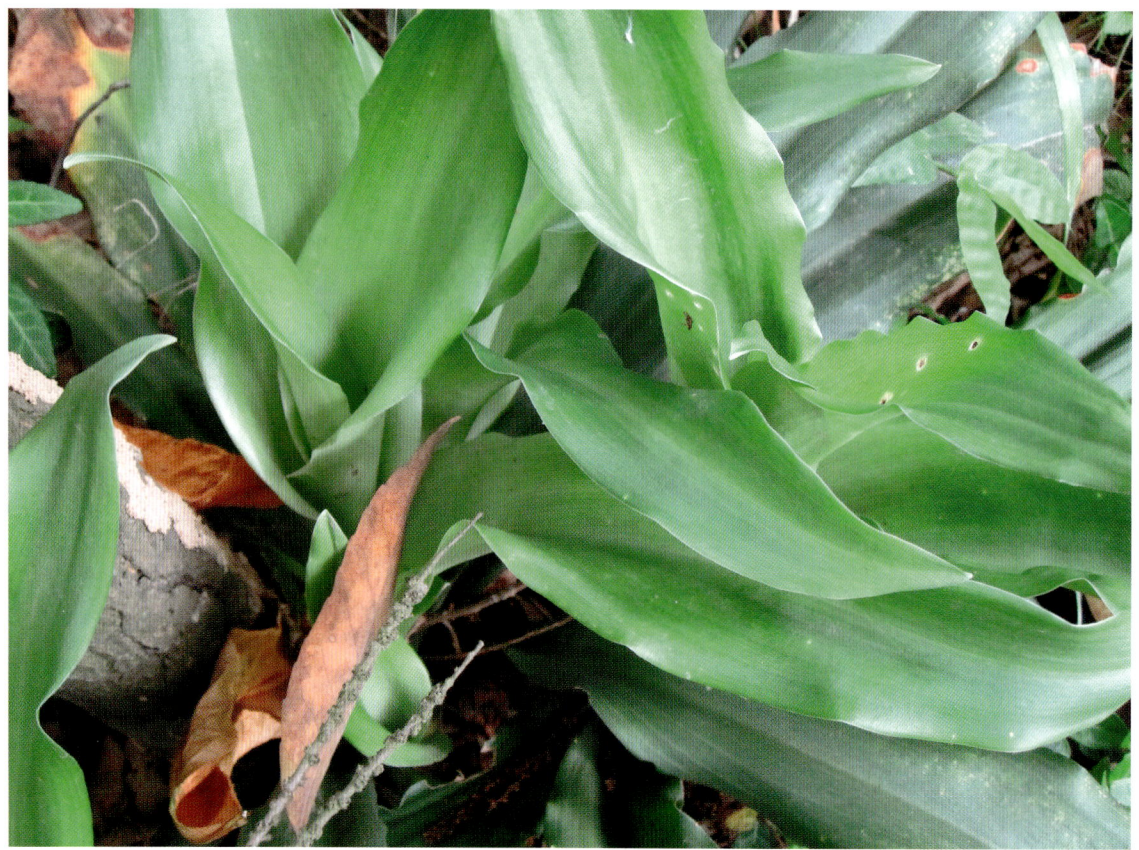

万年青

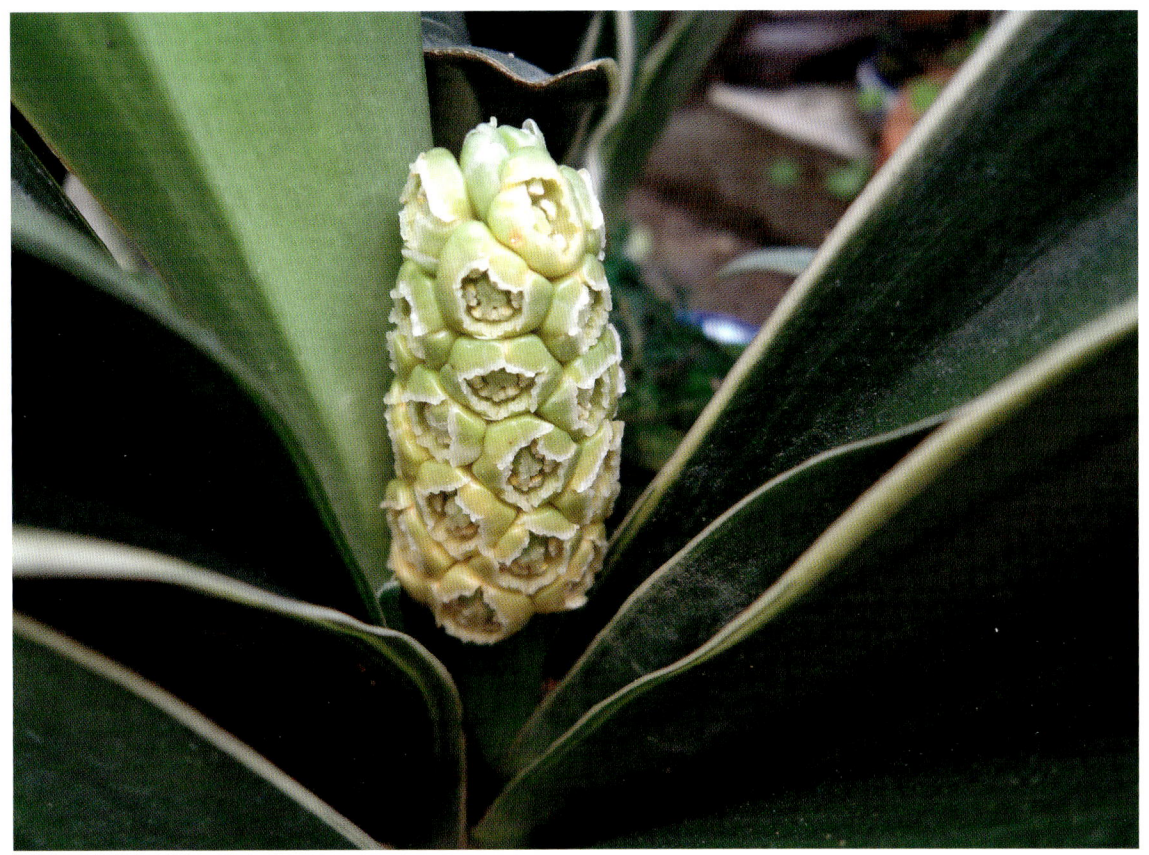

万年青

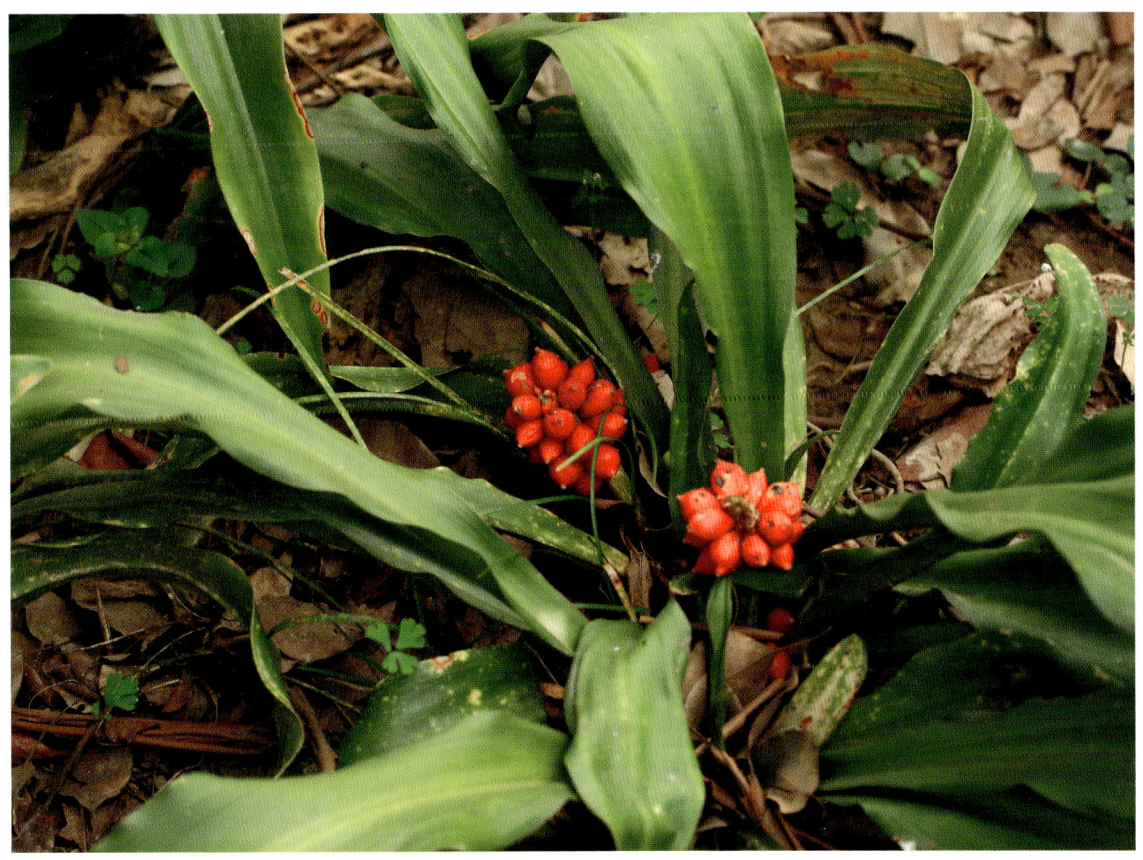

万年青

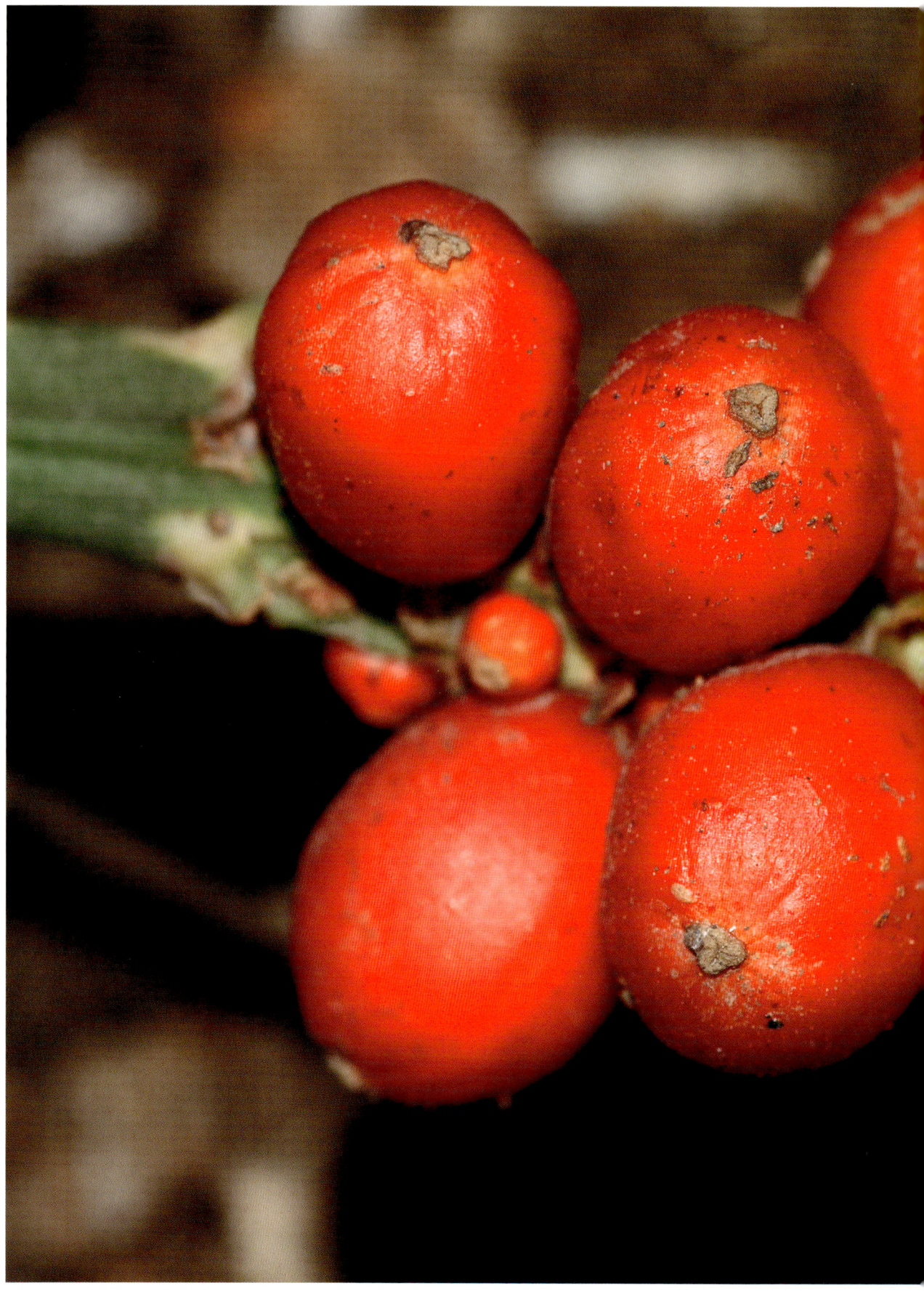

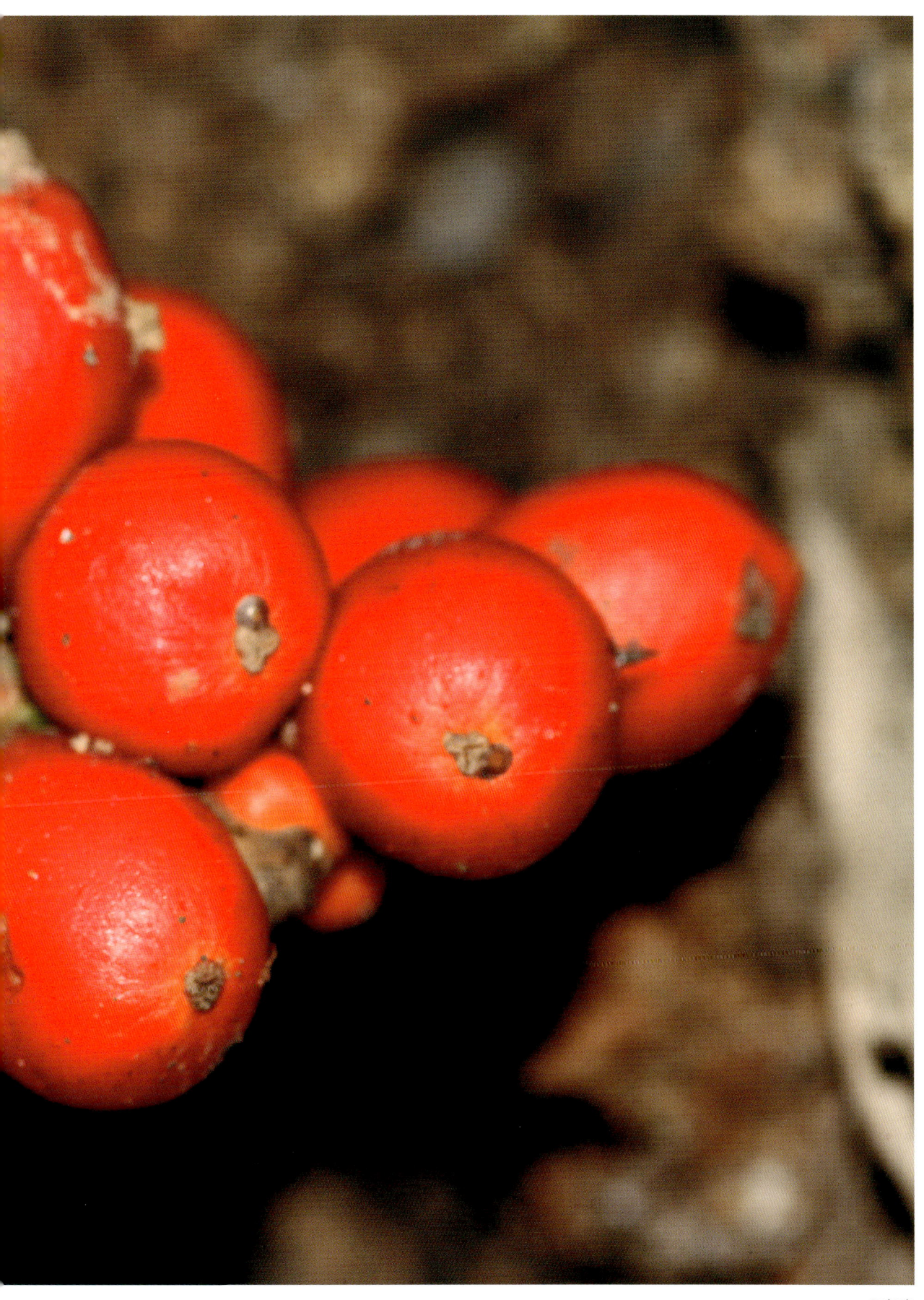

万年青

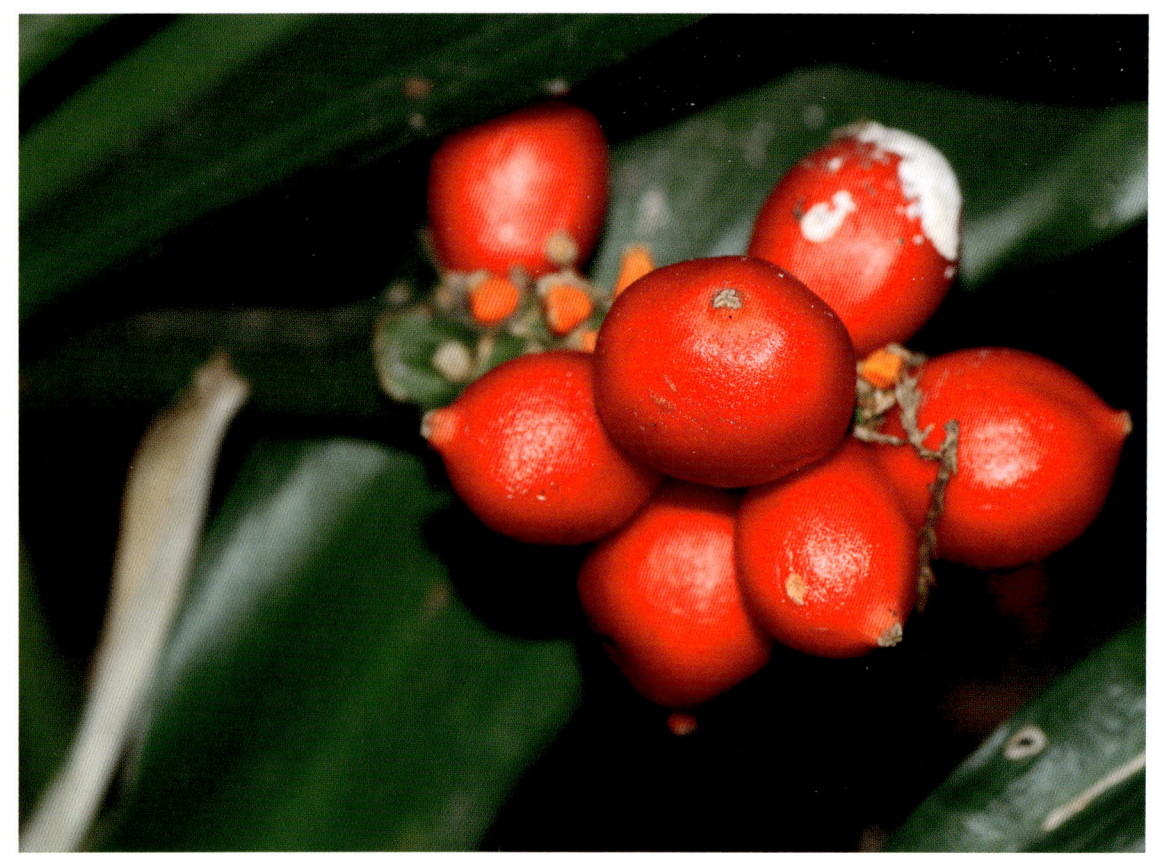

万年青

药材鉴别

本品根茎呈圆柱形，长5～18 cm，直径1.5～2.5 cm。表面灰黄色，皱缩，具密集的波状环节，并散有圆点状根痕，有时留有长短不等的须根；顶端有时可见地上茎痕和叶痕。质带韧性，折断面不平坦，黄白色（晒干品）或浅棕至棕红色（烘干品），略带海绵性，有黄色维管束小点散布。气微，味苦、辛。以大小均匀、色白者为佳。

功效主治

强心利尿，清热解毒。主治白喉，咽喉肿痛，狂犬咬伤，毒蛇咬伤，细菌性痢疾，风湿性心脏病，心力衰竭。

药理作用

万年青苷能增强心肌的收缩力，并能兴奋迷走神经和抑制心肌的传导，使心率减慢，并有利尿作用。其强心效力以万年青苷甲最大，万年青苷乙次之，万年青苷丙最小。对震颤心脏的不规则搏动亦有调整作用，其副作用是兴奋呕吐中枢，引起呕吐。万年青稀溶液仅使肠血管收缩，对冠状血管、肾脏血管、脑血管及四肢血管等则使之扩张；较浓的溶液因直接作用于血管壁，可使各种组织、器官的血管均收缩。对胃肠及子宫平滑肌有兴奋作用，可增强其收缩。

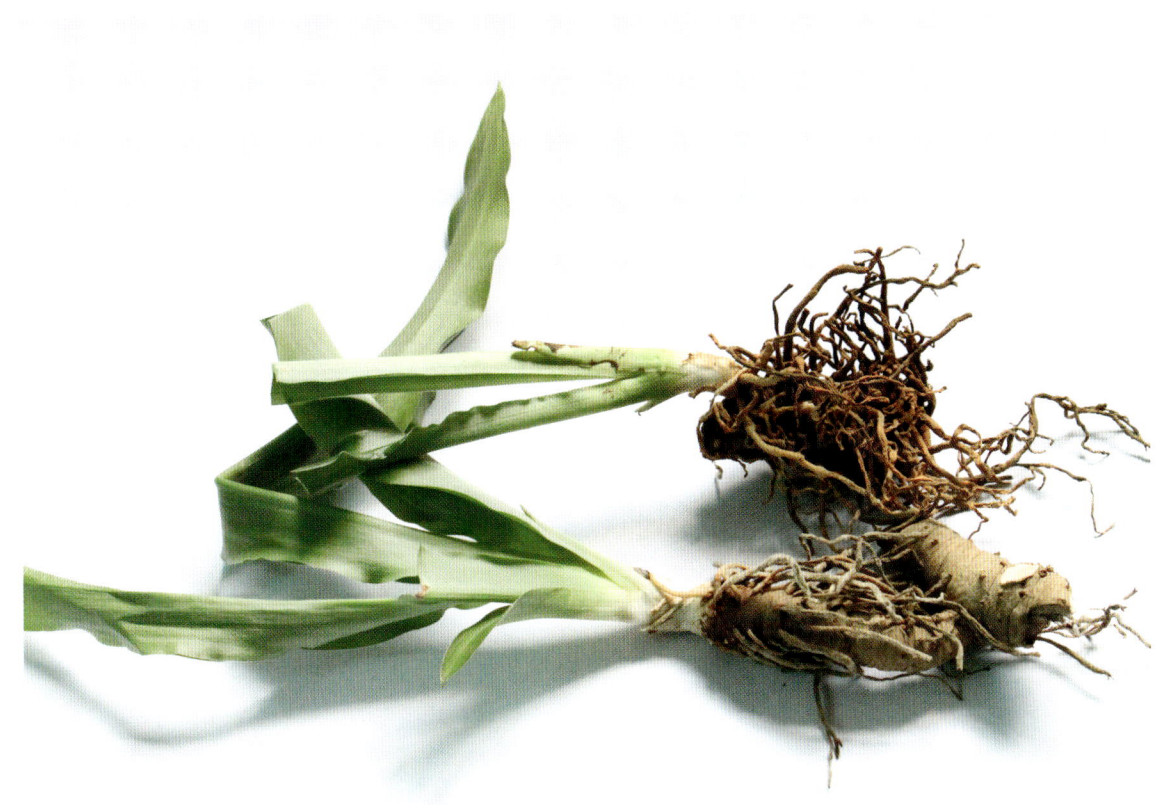

万年青

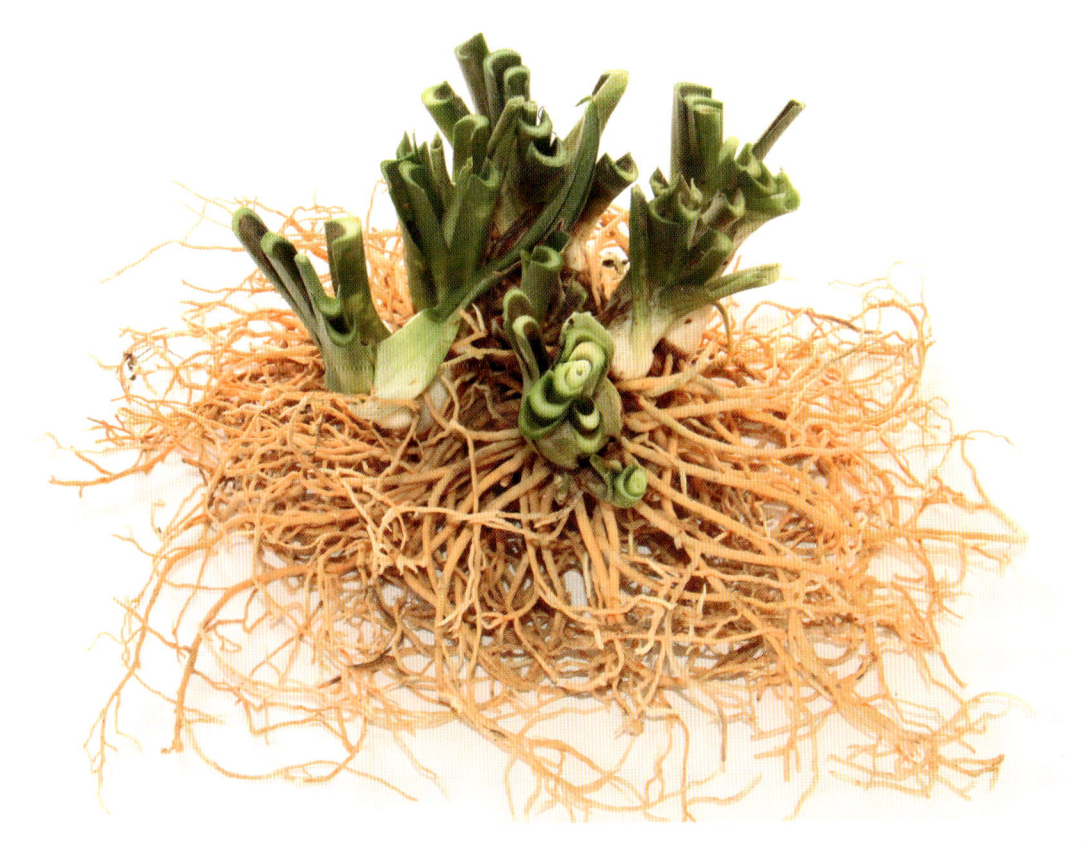

万年青

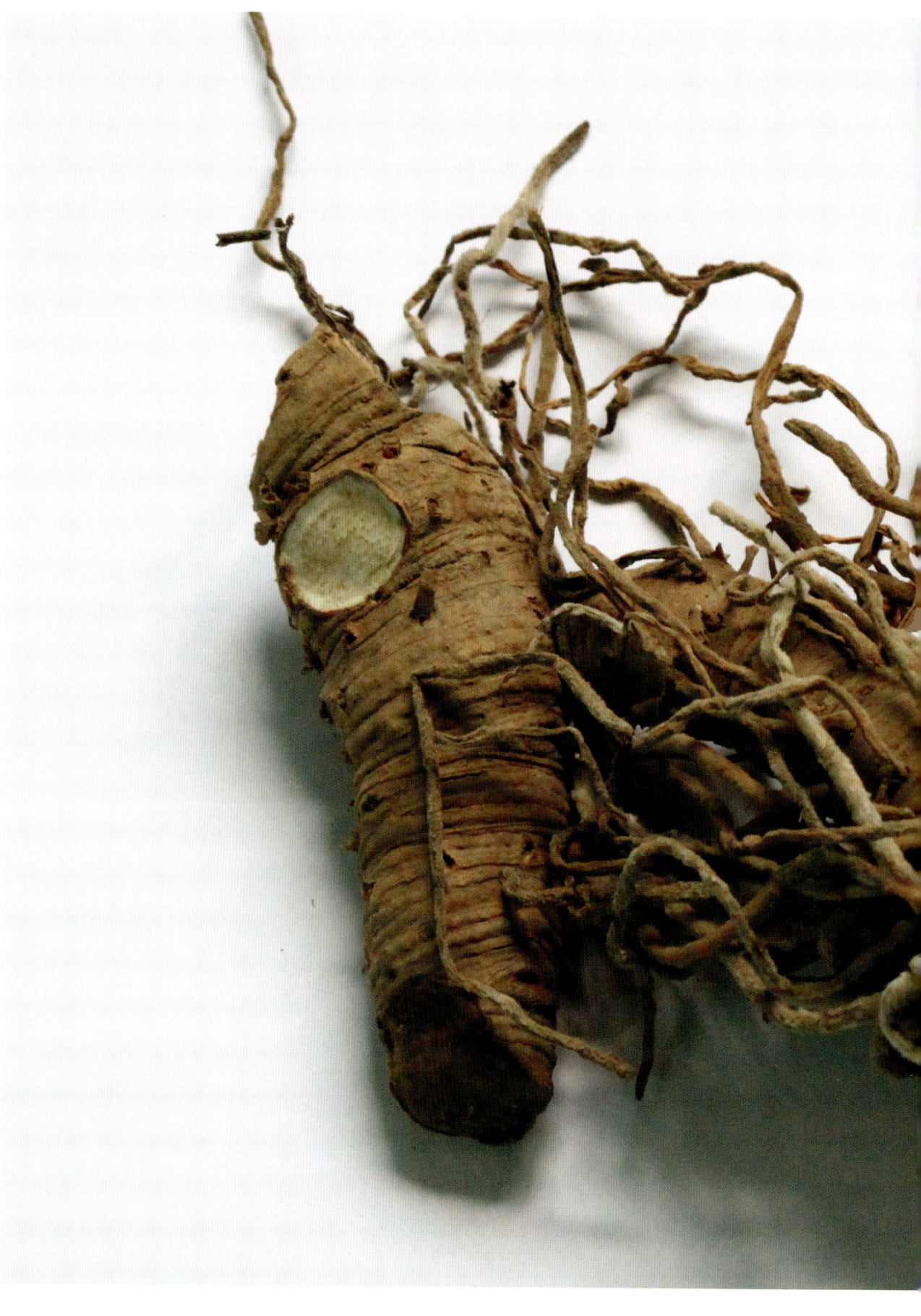

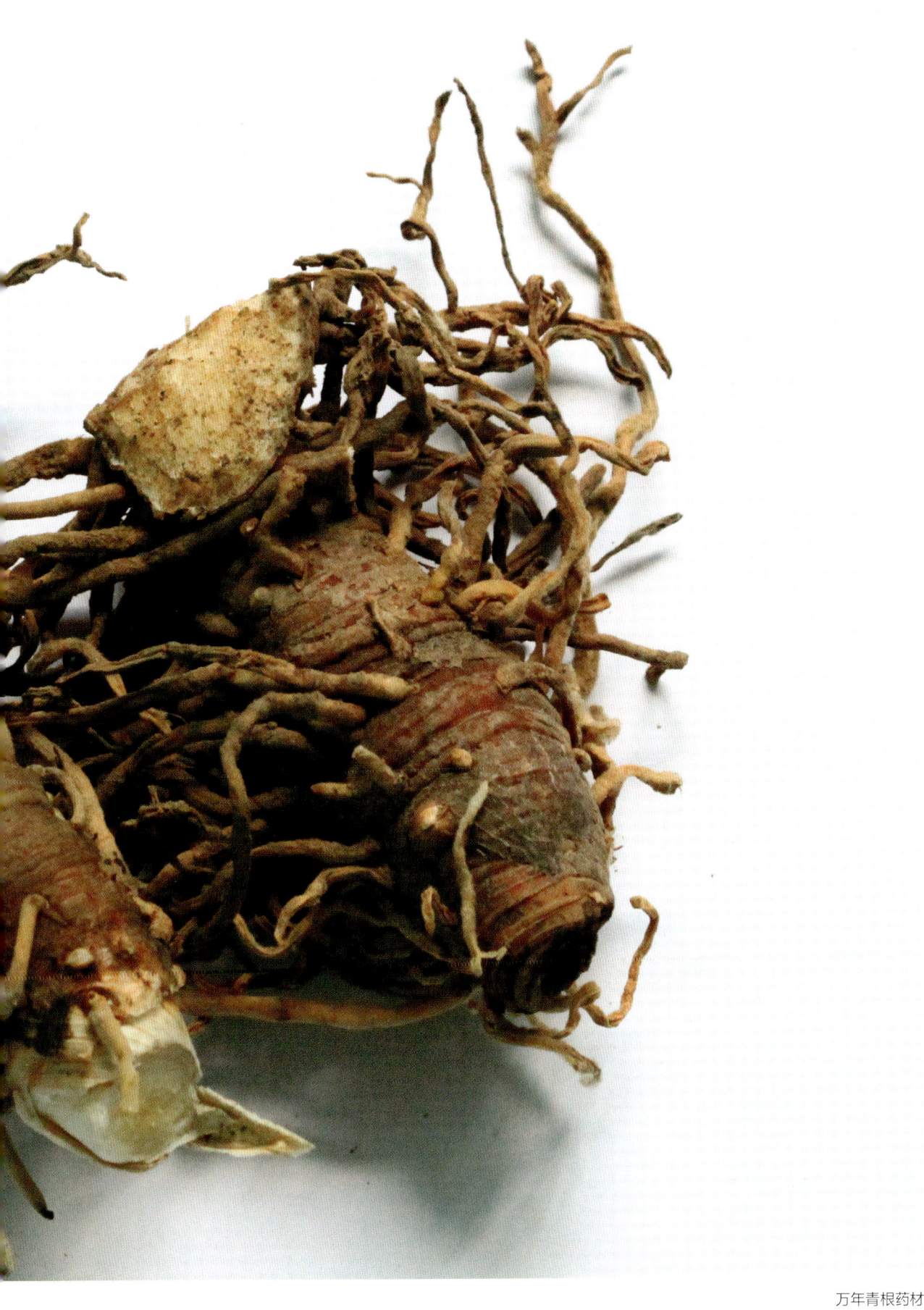

万年青根药材

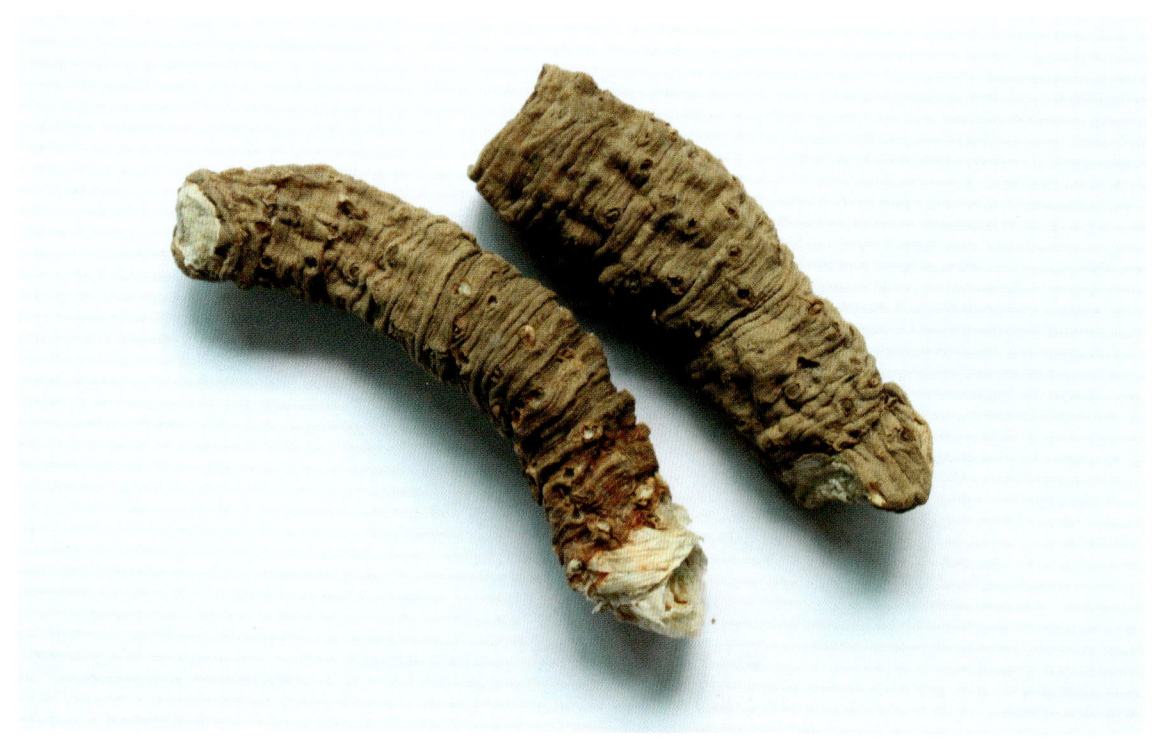

万年青药材

用法用量

内服：10～15 g，煎汤。外用：捣敷。

民族药方

1.中毒性咽喉痹痛，吞咽困难，呼吸急促（如银环蛇咬伤） 鲜万年青叶 50 g，鹅不食草 30 g。捣烂绞汁，频服。

2.咽喉壅闭，发声不出 万年青叶适量，薄荷 20 g。晒干研末，每服 5 g，煎水送服。

3.白喉引起的喉梗阻 万年青根状茎 15 g。捣汁内服，取汁频频吞服，1 次服完。

4.乳腺炎 鲜万年青根状茎、鲜佛甲草、鲜半边莲各等份。捣烂外敷局部。

5.流行性腮腺炎 鲜万年青根状茎适量。捣烂，外敷于患侧耳垂下，每日早晚各 1 次。

6.痔疮 鲜万年青根 15 g，猪瘦肉 250 g。水炖至肉烂，食肉喝汤，每日 1 剂，5 日为 1 个疗程。

7.毒蛇咬伤 鲜万年青根状茎 15～30 g。捣汁服；另用鲜万年青根状茎、天南星块茎各适量。捣烂外敷。

8.跌打损伤 万年青根 6 g。水煎，酒兑服；或万年青根状茎 1.5 g，棕树根须 6 g。水煎，冲红糖、黄酒服，另用万年青鲜叶捣汁涂患处。

使用注意

孕妇禁服。

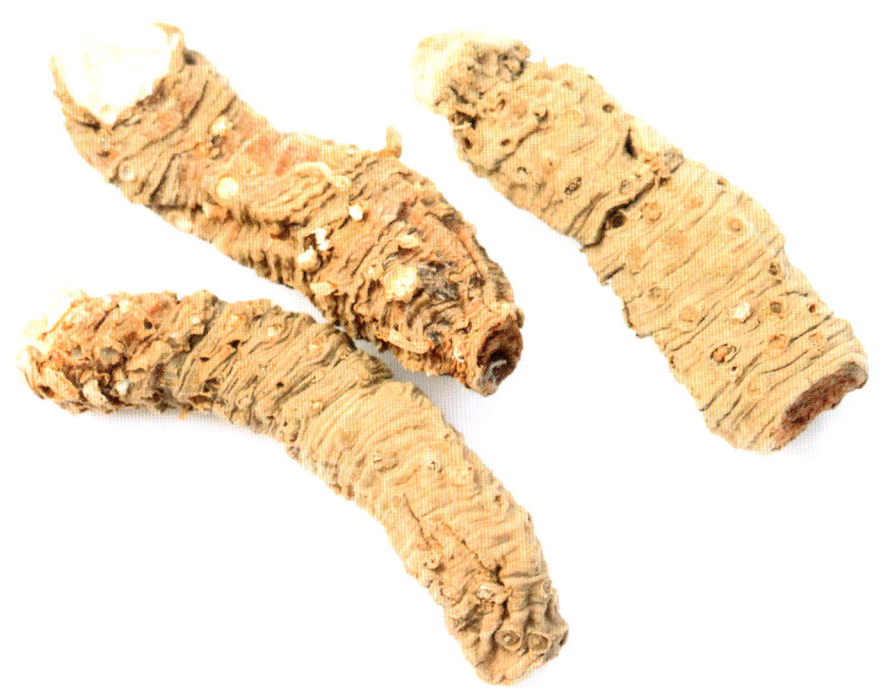

万年青药材

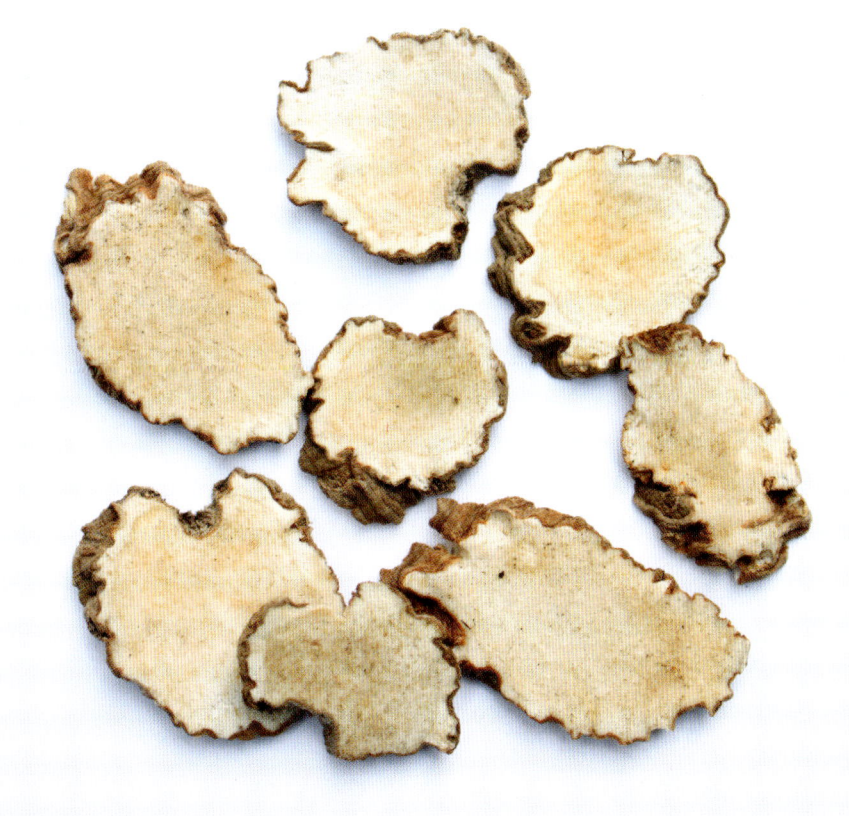

万年青饮片

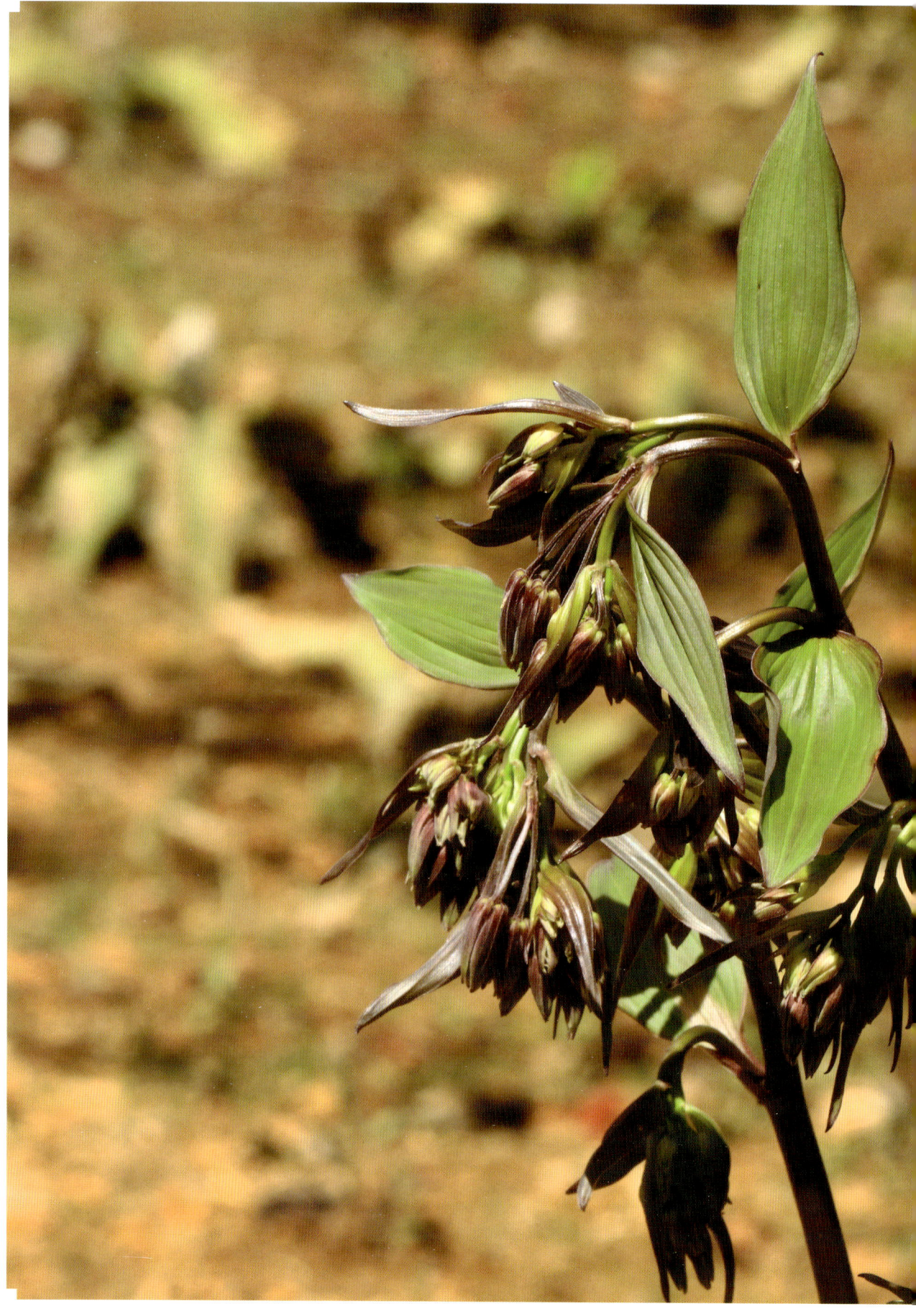

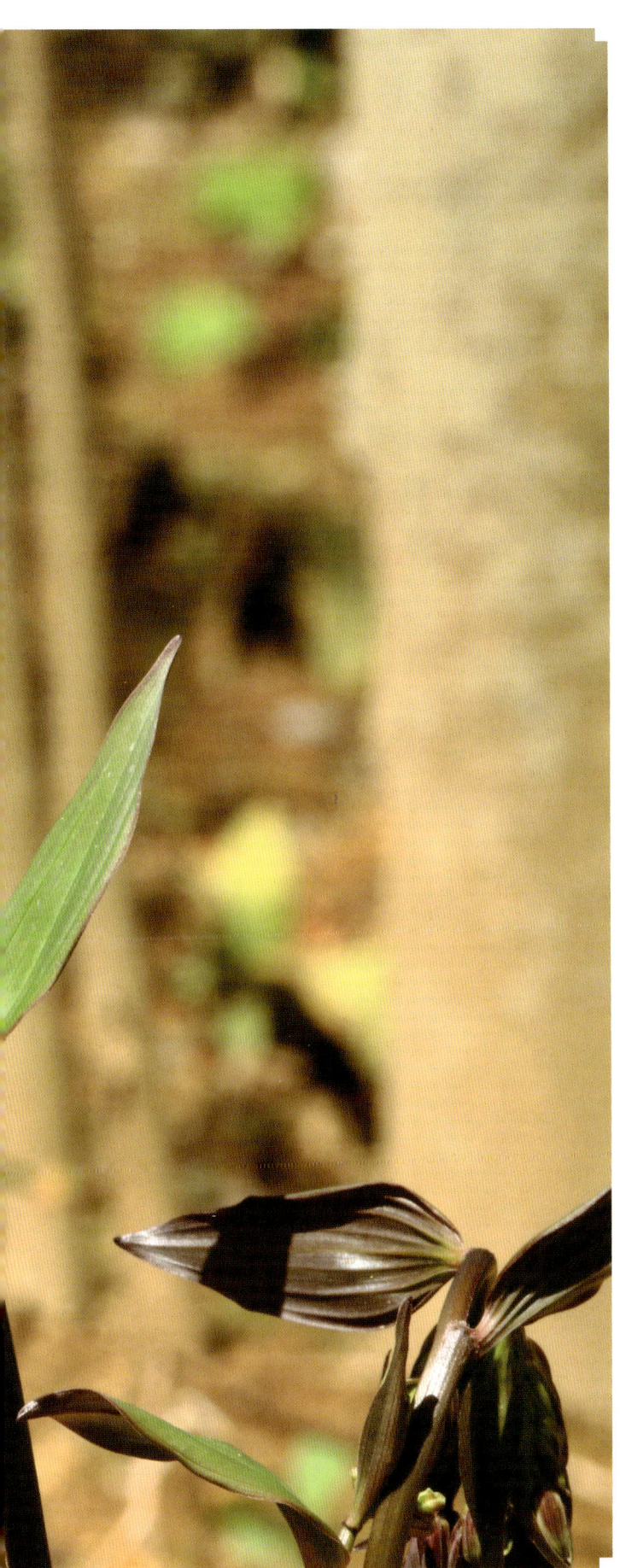

万寿竹

【水药名】骂恒波。

【别　名】百尾笋、宝铎草、石竹根、竹林消、黄牛尾巴。

【来　源】本品为百合科植物万寿竹 *Disporum cantoniense* (Lour.) Merr. 的根茎。

【性味归经】味甘，性凉。归肺、脾、肝经。

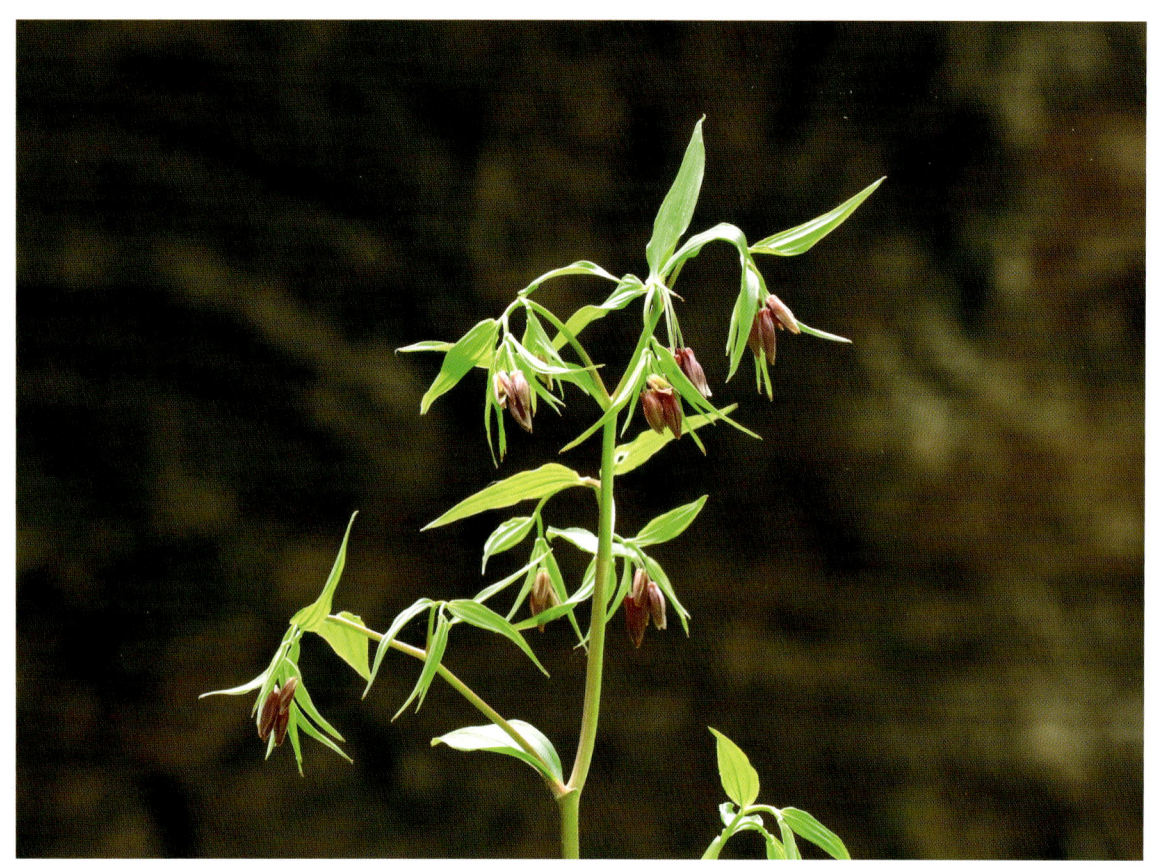

万寿竹

识别特征

多年生草本，根茎长而肥白，有时匍匐。茎直立，上方稍斜倾。叶长椭圆形至披针形，先端渐尖，基部圆形或稍尖，叶柄很短。伞形花序，花顶生，下垂，花白色，上方绿色。浆果黑色，球形。花期3月。

生境分布

生长于山区疏林下阴处。分布于台湾、福建、安徽、湖北、湖南、广东、广西、贵州、云南、四川、陕西和西藏等省区。

采收加工

夏、秋二季采挖，洗净，鲜用或晒干。

药材鉴别

本品为干燥根茎，分支，上有残茎痕，须状根较粗，稀疏，外表棕黄色，弯曲，长15～30 cm，直径约3 mm。质硬脆，易断，断面平整，中间有黄色柔韧的木心，周围浅黄白色。气微，味淡，嚼之发黏。

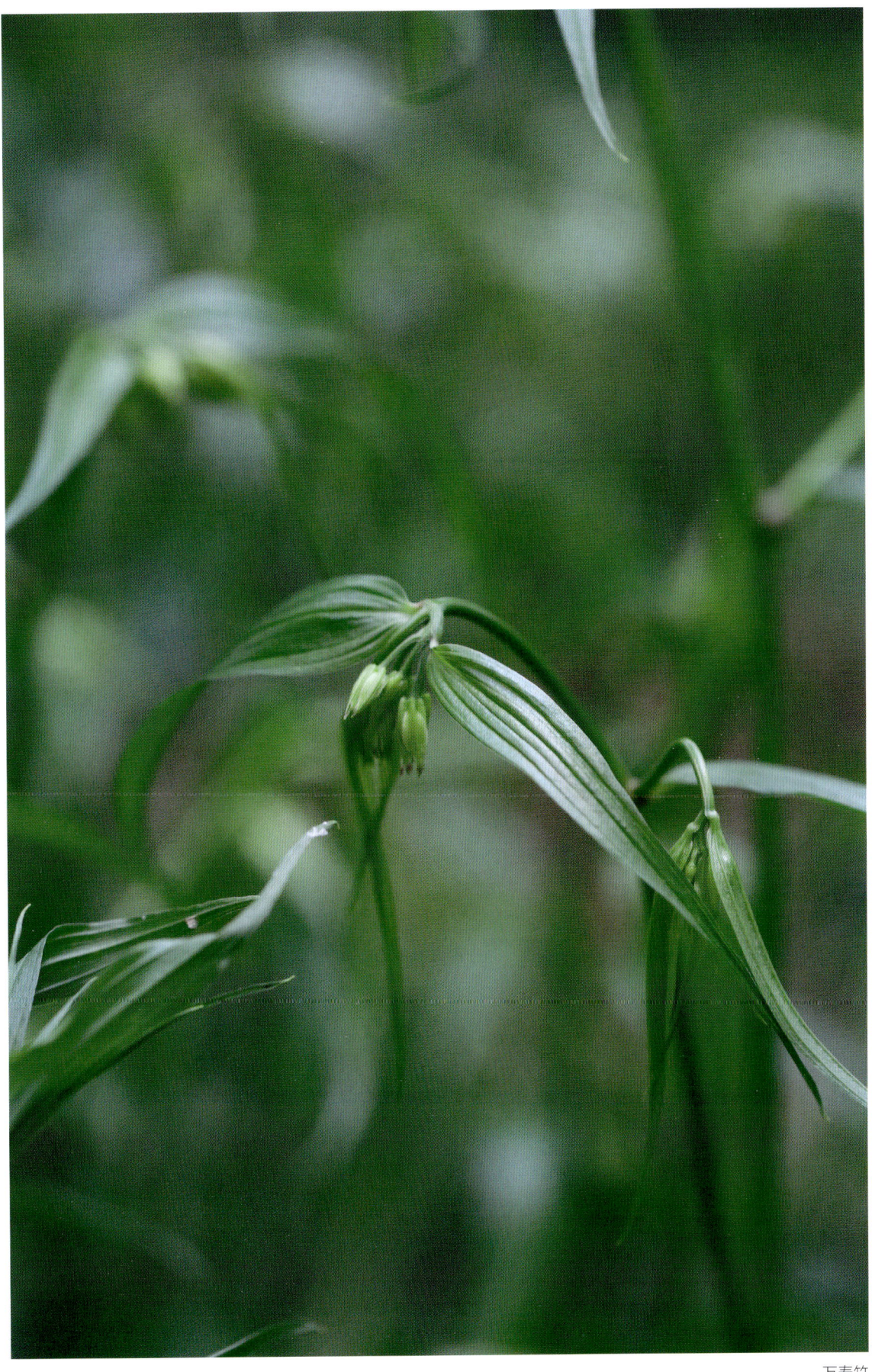

万寿竹

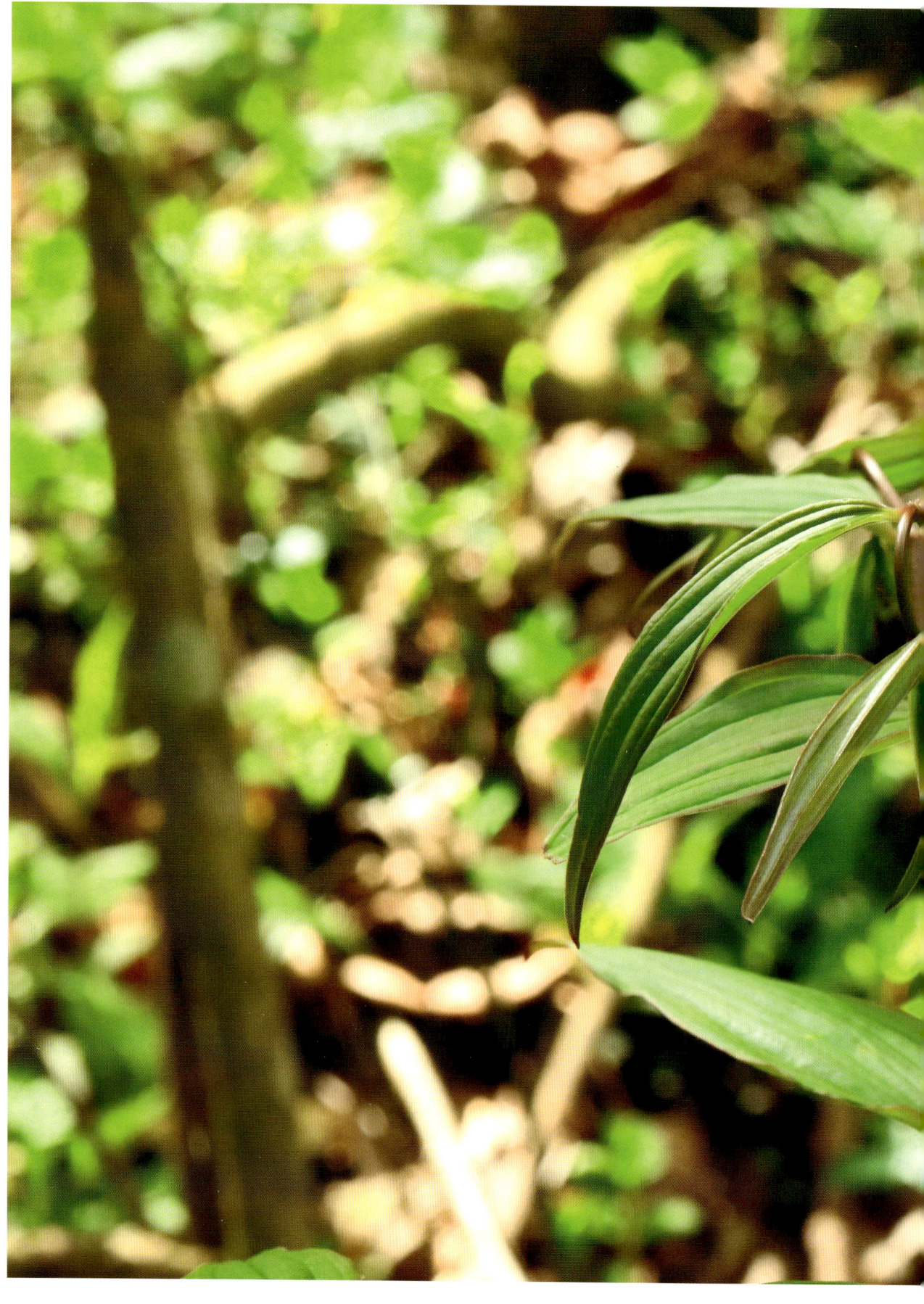

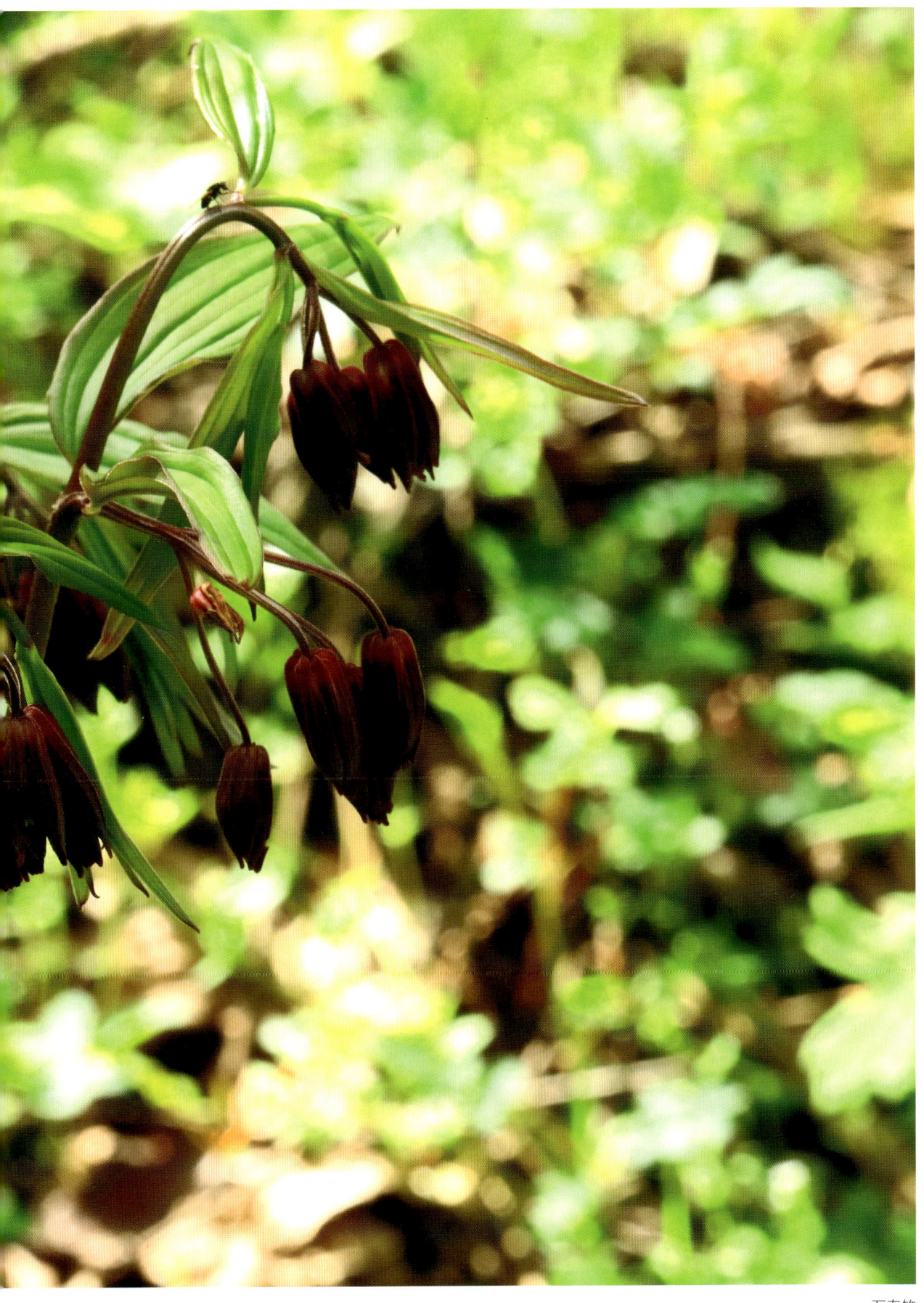

万寿竹

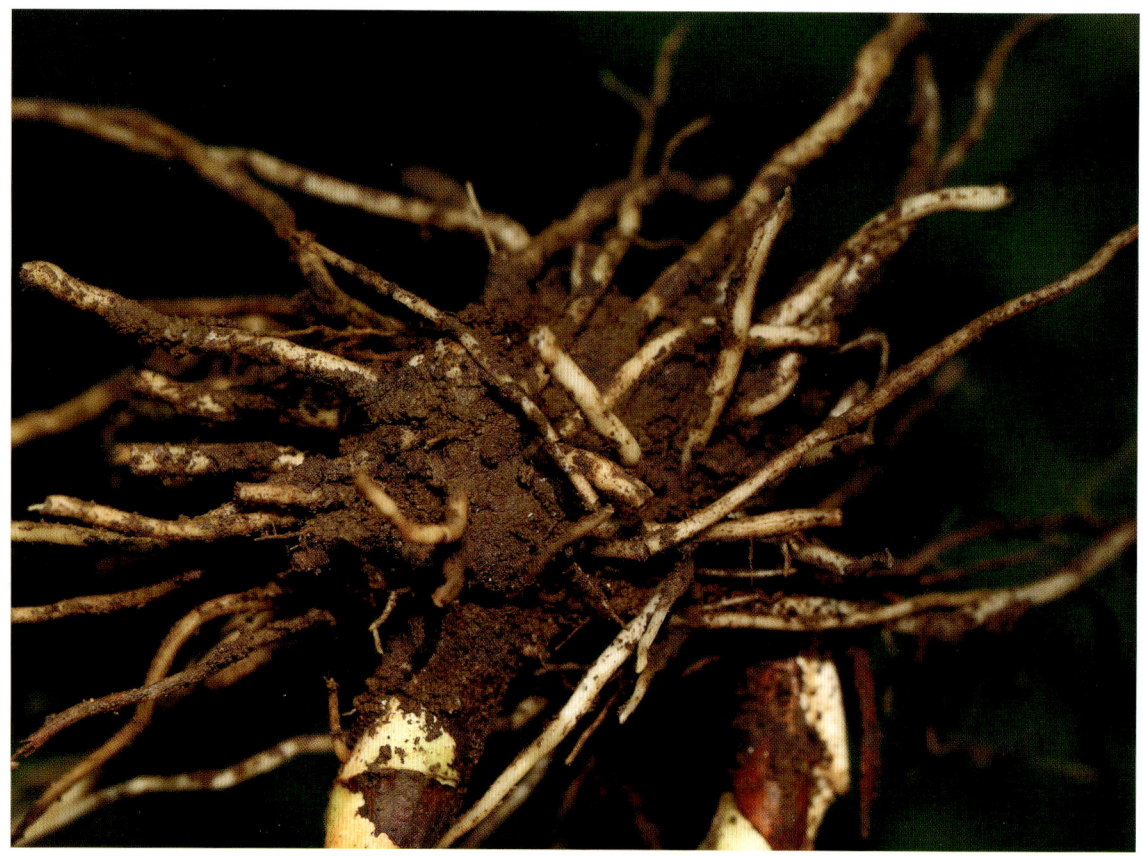

万寿竹

万寿竹

功效主治

润肺止咳，健脾消积。主治虚损咳嗽，痰中带血，肠风下血，食积胀满，接骨。

药理作用

万寿竹制剂对蛙、兔和狗均有明显的强心作用，与西地兰、毒毛旋花子苷比较，其减慢心率的作用更为明显。用 4 种不同方法提取的制剂Ⅰ、Ⅱ、Ⅲ、Ⅳ给麻醉蛙皮下注射 37.5 g/kg 有明显的强心作用。Ⅱ、Ⅲ、Ⅳ给麻醉兔静脉注射 4.69 g/kg 和 9.38 g/kg，也有同样效果；不麻醉犬用Ⅲ、Ⅳ静脉注射，能使心音增强，心率减慢；Ⅲ大剂量静脉注射时，出现期前收缩、呕吐和排便，给药 7 ~ 12 日内有食欲减退，反应迟钝，轻度共济失调等。

用法用量

内服：15 ~ 30 g，煎汤。外用：捣敷。

民族药方

1. 咳嗽痰中带血　万寿竹 15 g，冰糖 30 g。水煎服。

2. 肺气肿　万寿竹、白鲜皮、鹿含草各等份。炖鸡服。

3. 病后体虚遗尿　万寿竹 50 g，岩白菜 50 g，大苋菜 50 g。炖肉吃。

4. 接骨　万寿竹、水冬瓜、野葡萄根、泽兰各等份。加酒共捣烂包伤处。

5. 肺热咳嗽、肺结核咯血　万寿竹 15 g，天冬 15 g，百部 15 g，枇杷叶 15 g，鱼腥草 6 g，三白草根 6 g。水煎服。

6. 烧、烫伤　万寿竹根适量。熬膏外搽患处。

7. 小儿高热　万寿竹根适量。研细末，每次 3 g，每日 2 次，冷开水送服。

8. 手足麻痹　万寿竹根 60 g，鸡蛋 1 枚。水炖，服汤食蛋。

9. 风湿痛　万寿竹根 18 g，红孩儿根 15 g，茜草根 9 g，大血藤根 9 g，虎刺根 9 g。用白酒 500 mL 浸泡 7 日，每次服 15 ~ 60 mL，早、晚各 1 次。

10. 腰痛　万寿竹根适量。研细末，每次 6 g，水酒冲服，早、晚各 1 次。

11. 风湿性关节痛，痛经，月经过多，肺结核　万寿竹 9 ~ 15 g。水煎服或炖鸡服。

12. 跌打损伤，骨折，枪伤，疮疖，蜂窝组织炎　万寿竹（鲜）适量。捣烂敷患处。

13. 毒蛇咬伤，引起昏迷　万寿竹根 6 g，万年青根 9 g。研细末，煎水冲服。

14. 支气管炎　万寿竹 50 g，紫菀 6 g，洋金花 6 g。水煎服。

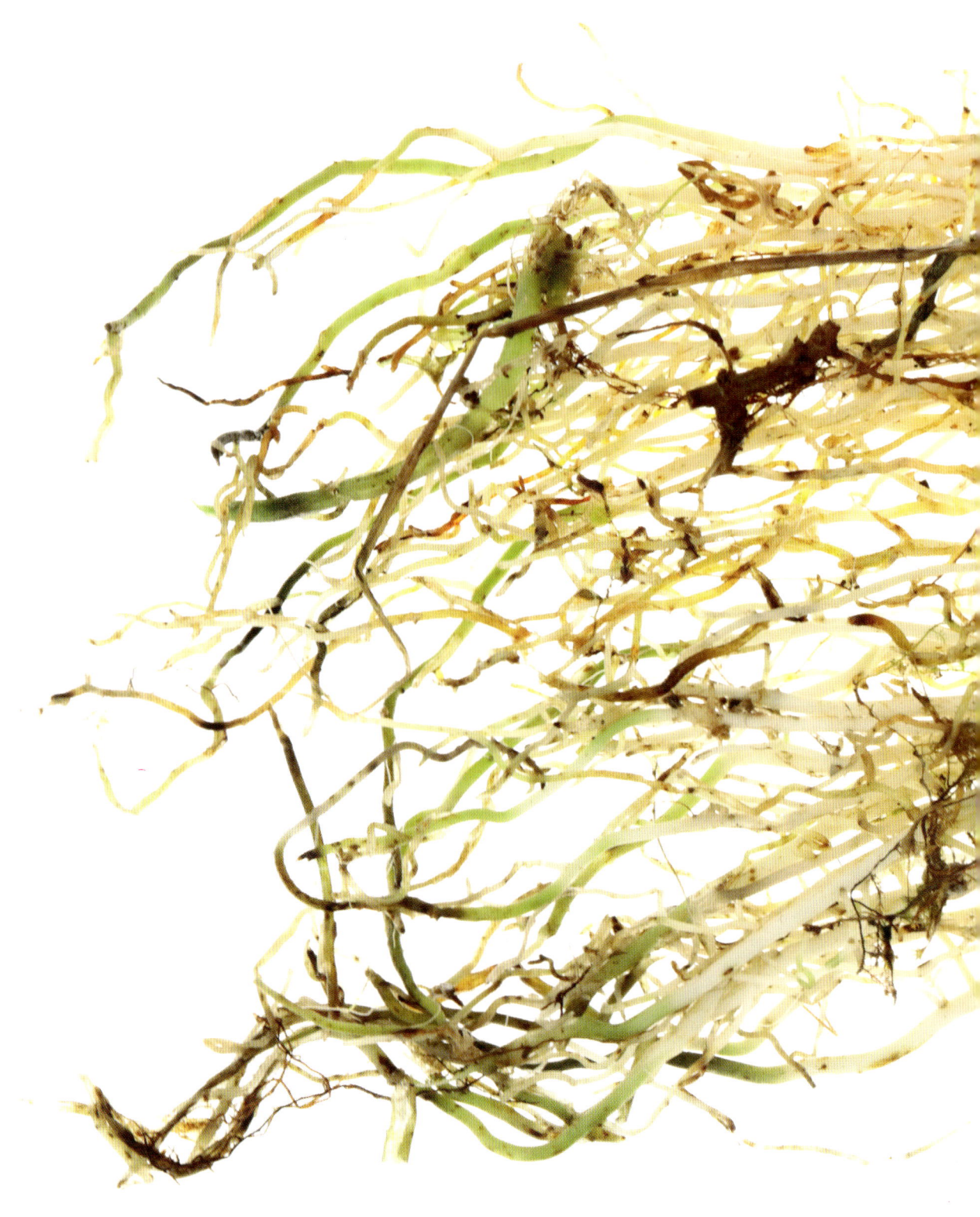

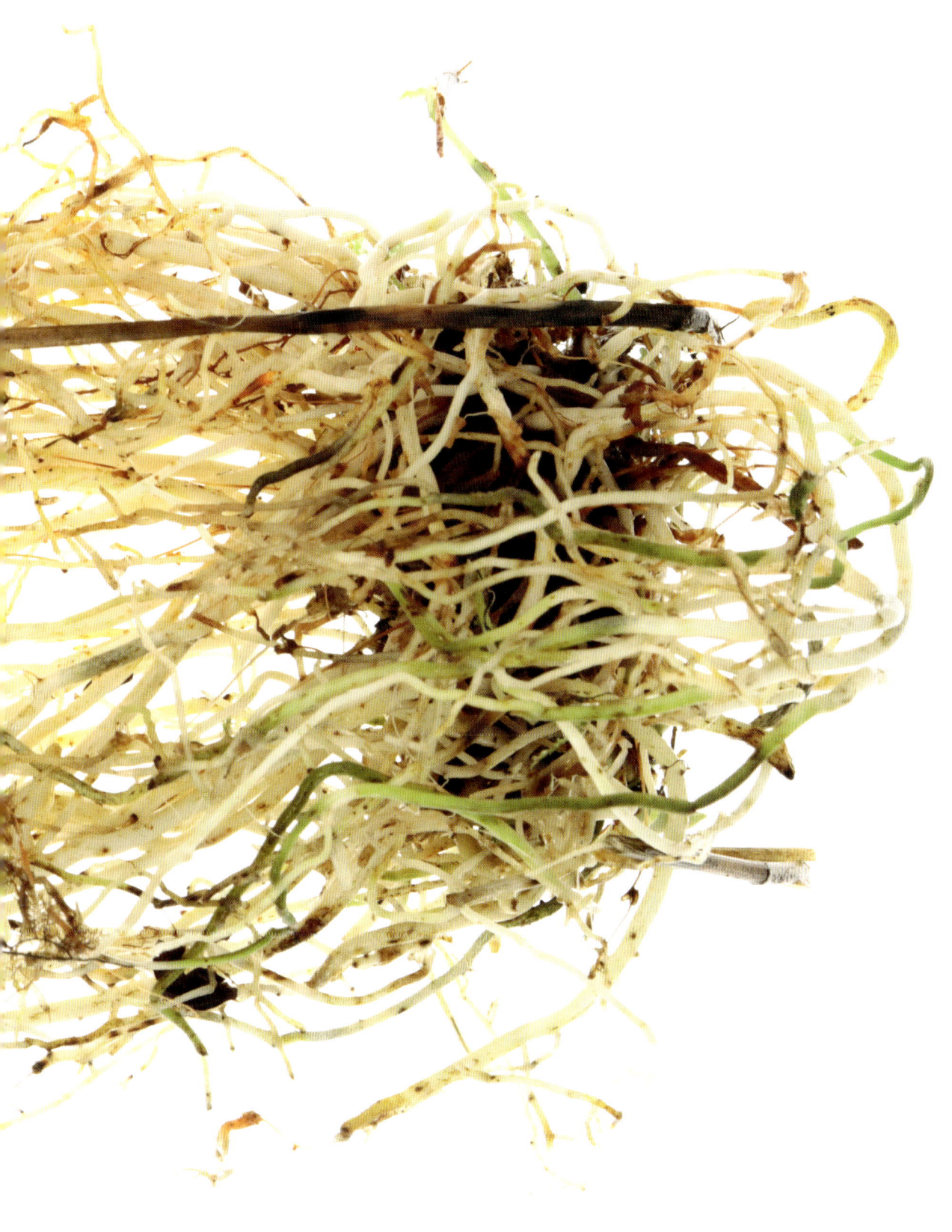

万寿竹药材

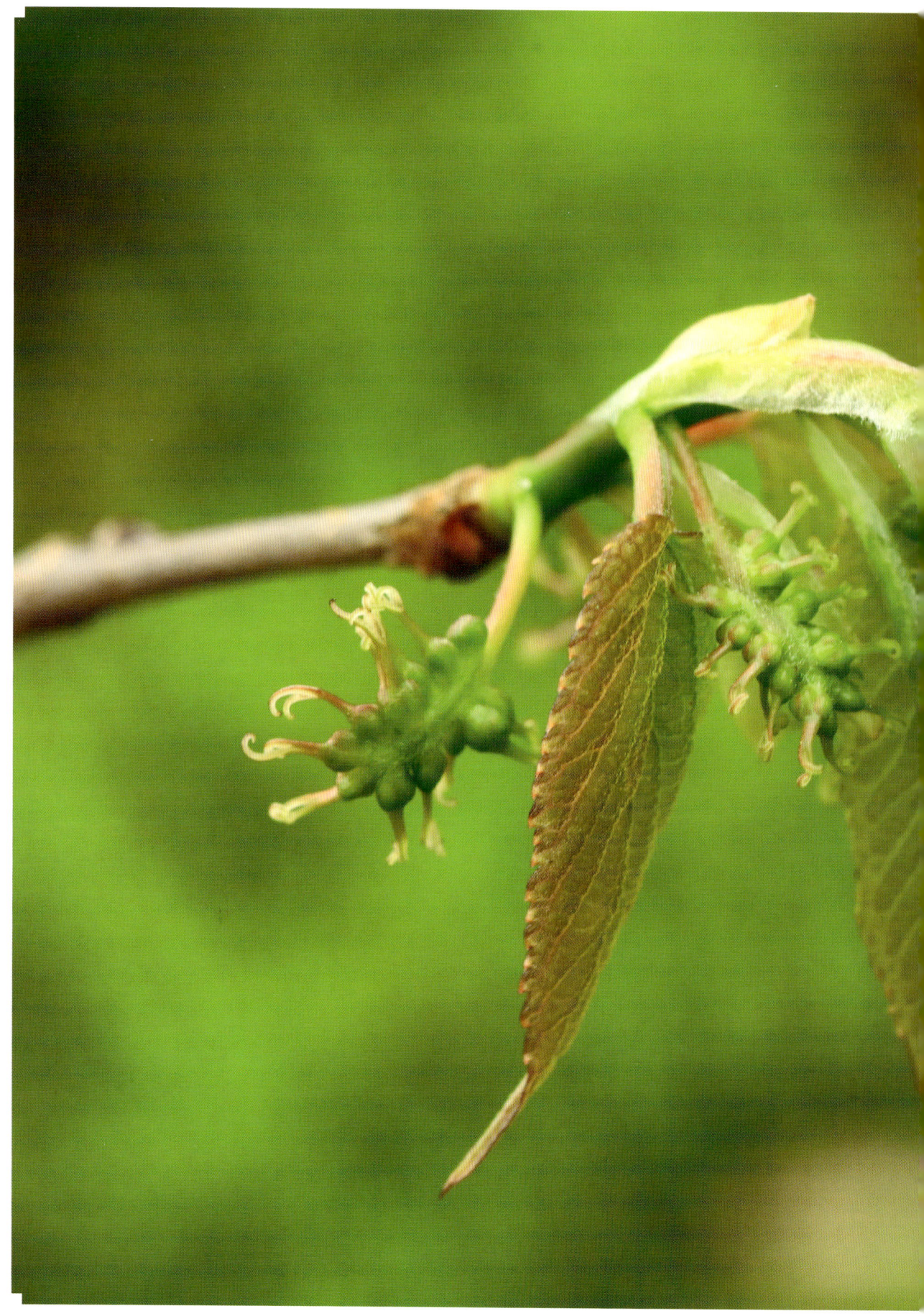

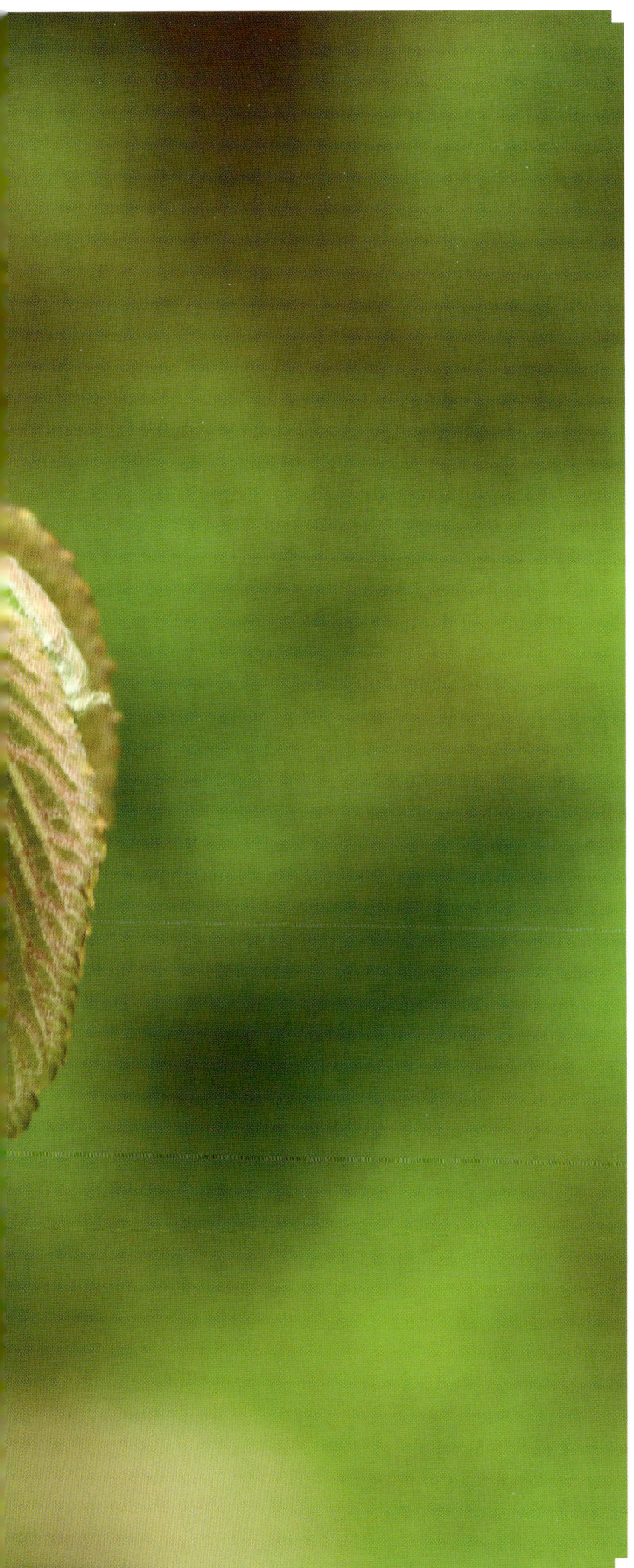

小叶桑

【水药名】梅高电。

【别　名】野桑、小岩桑。

【来　源】本品为桑科植物鸡桑 *Morus australis* Poir. 的叶和根皮。

【性味归经】味甘，性凉。归肺经。

鸡桑

识别特征

落叶灌木或小乔木，高达 15 m。枝开展，无毛；树皮褐灰色，纵裂。单叶对生，卵圆形，长 6 ~ 15 cm，宽 4 ~ 10 cm，先端急尖或渐尖，基部截形或近心形，边缘有粗锯齿，有时 3 ~ 5 裂，两面均有短毛；托叶早落。穗状花序生长于新枝的叶腋，单性，雌雄异株。聚花果成熟时呈暗紫色。

生境分布

生长于石灰岩的悬岩上或山坡上。分布广西，广东、福建、江西、湖南、安徽、山东、河北、河南、四川、贵州、云南、台湾等省区。

采收加工

叶：夏季采收，鲜用或晒干；根：秋、冬二季采挖，乘鲜时刮去栓皮，洗净，或剥取白皮，晒干。

功效主治

清热解表，泻肺火，利小便。主治肺热咳嗽，衄血，水肿，腹泻，黄疸，感冒咳嗽。

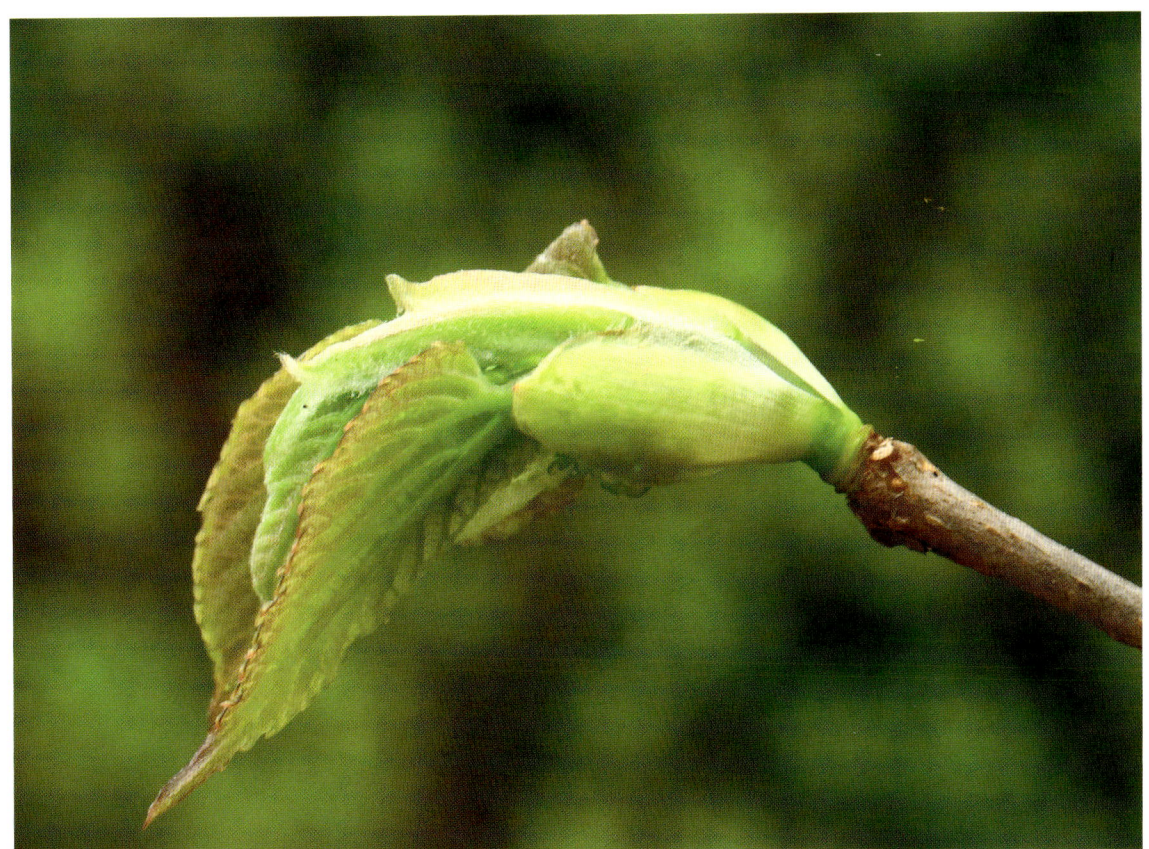

鸡桑

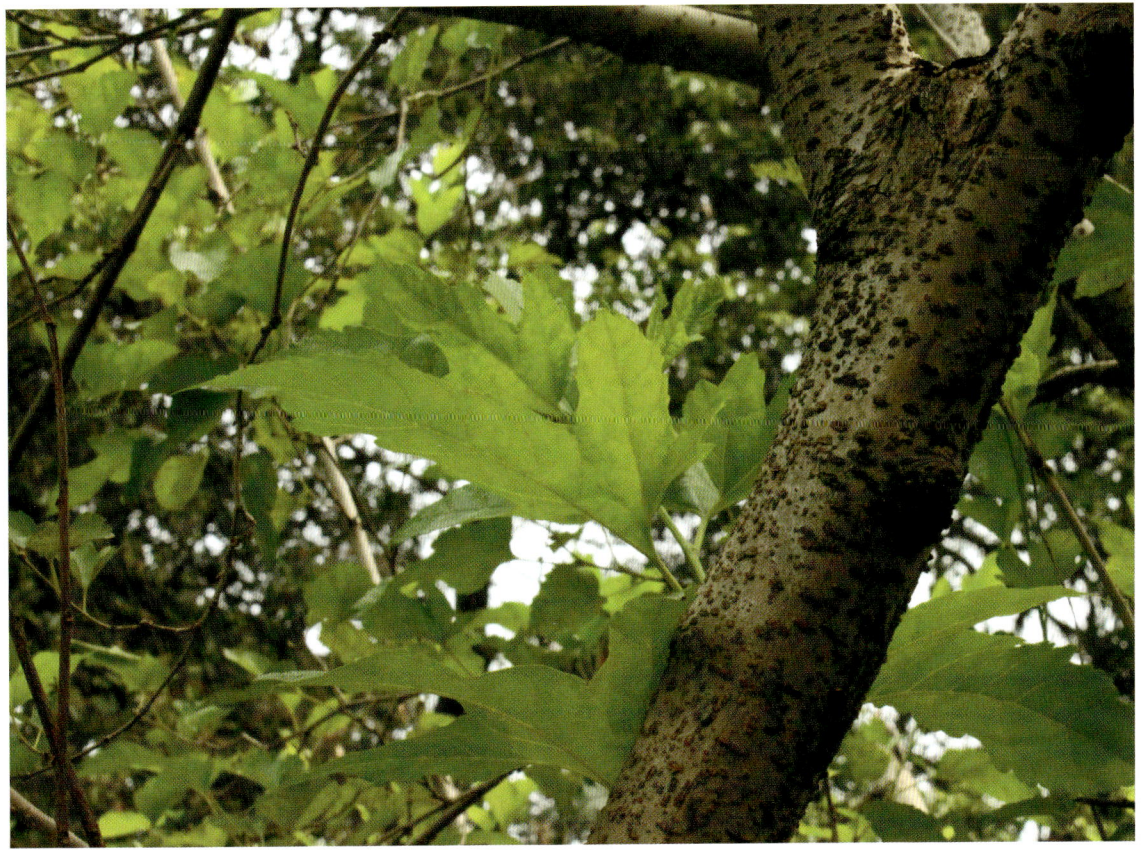

鸡桑

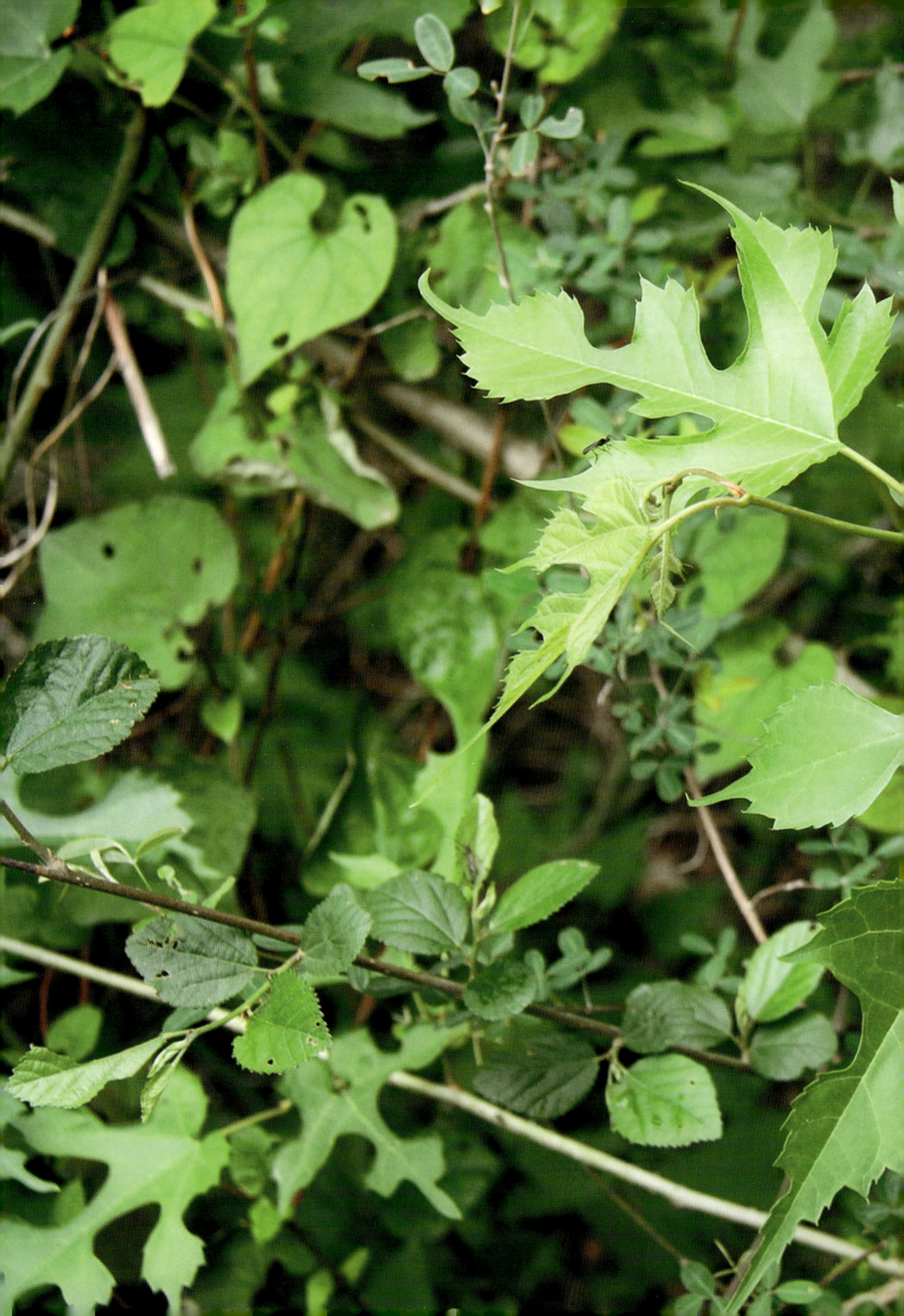

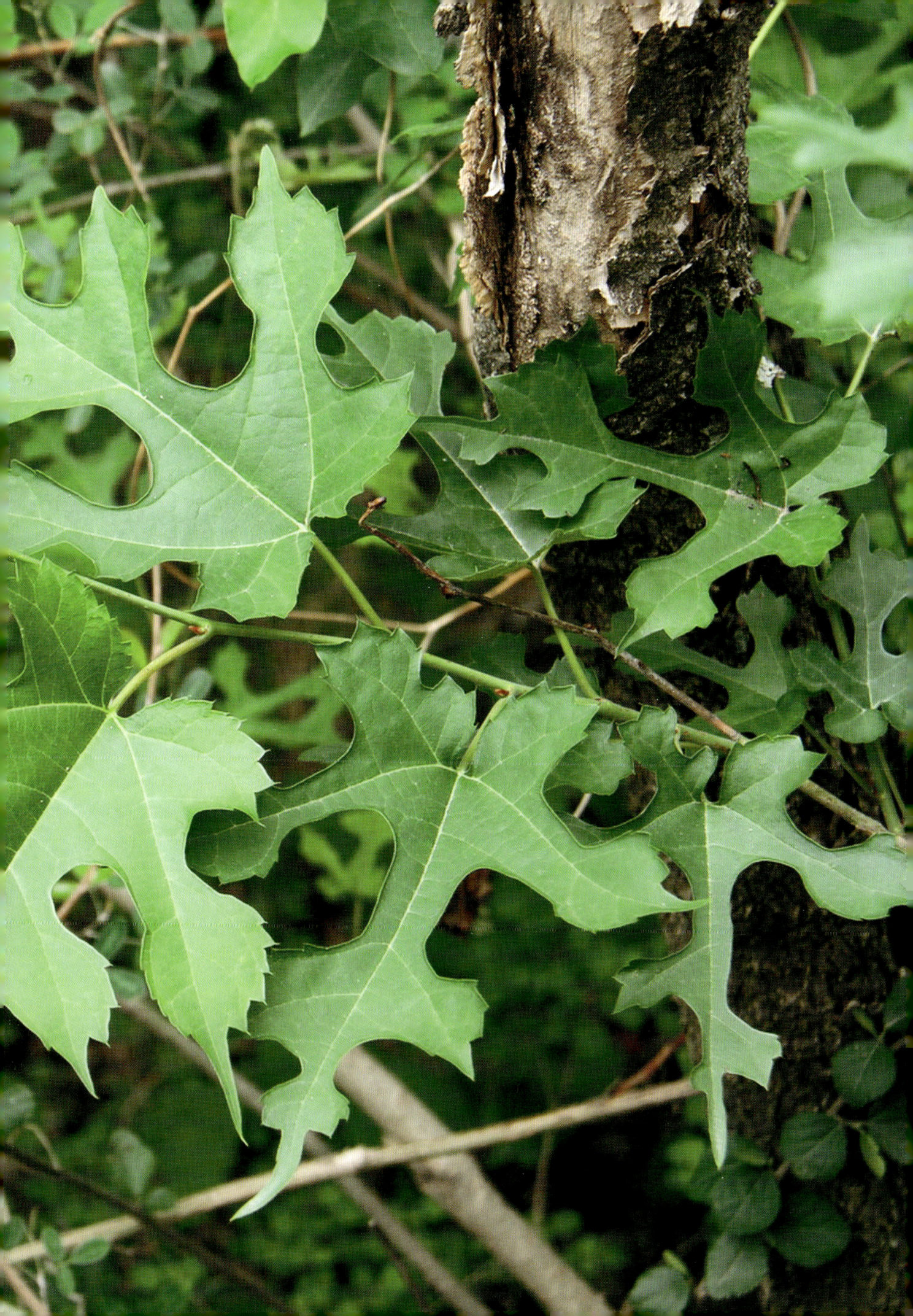

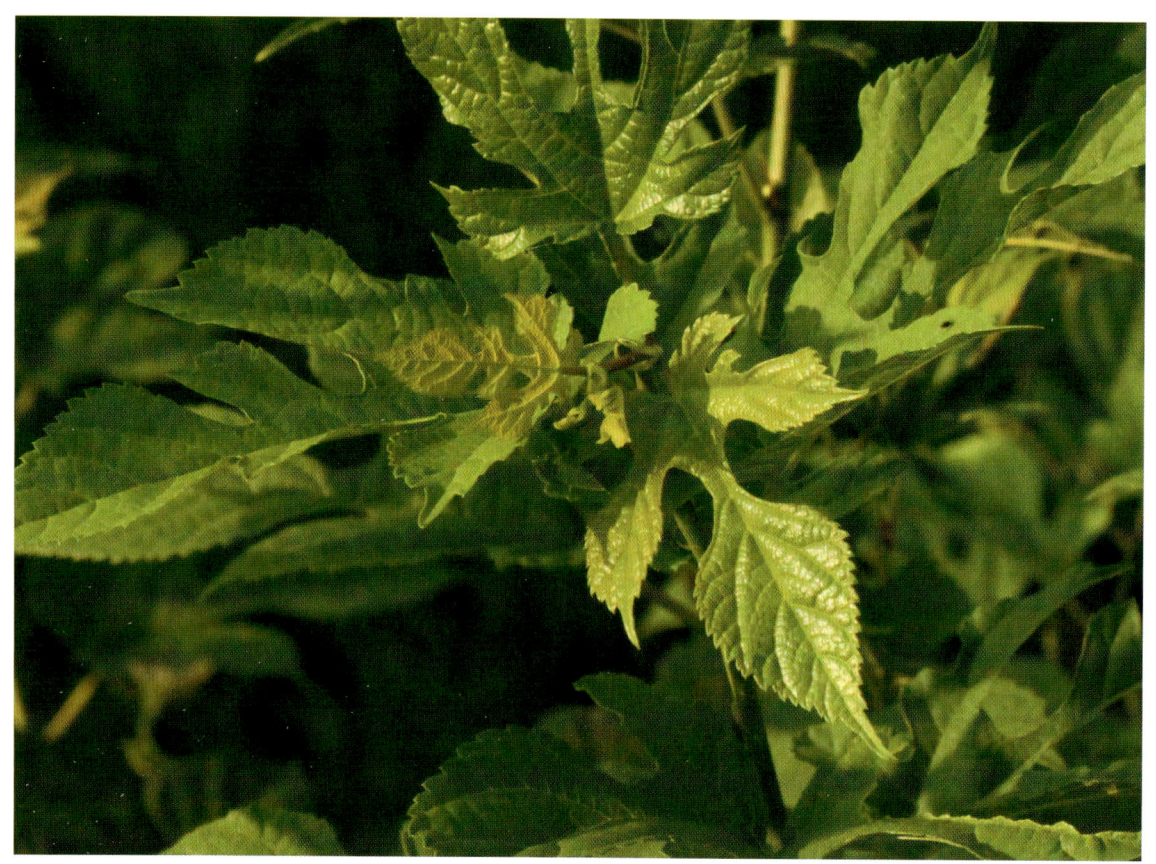

鸡桑

用法用量

内服：10 ~ 30 g，煎汤；或研末，作丸、散服。

民族药方

1. 小儿汗多，自汗，盗汗 小叶桑 10 g。水煎服，每日 1 剂，连服 7 日。

2. 肺燥咳嗽 小叶桑 10 g，朝天罐 10 g，杠板归 10 g，麦冬 10 g，五味子 5 g，胡颓叶 10 g，川贝母 10 g，甘草 10 g。水煎服。

3. 感冒 小叶桑 15 g，鱼泥鳅串 15 g，毛秀菜 15 g。水煎服。

4. 咳嗽 小叶桑 10 g，矮地茶 10 g，岩白菜 10 g。水煎服。

5. 咽喉痛 小叶桑 15 g，牛蒡子 10 g，蛇肝 10 g。水煎服。

6. 鼻血 小叶桑根 9 g，榕树须 15 g。煨水服。

7. 黄疸病 小叶桑根 15 g，白茅根 30 g。煨水服。

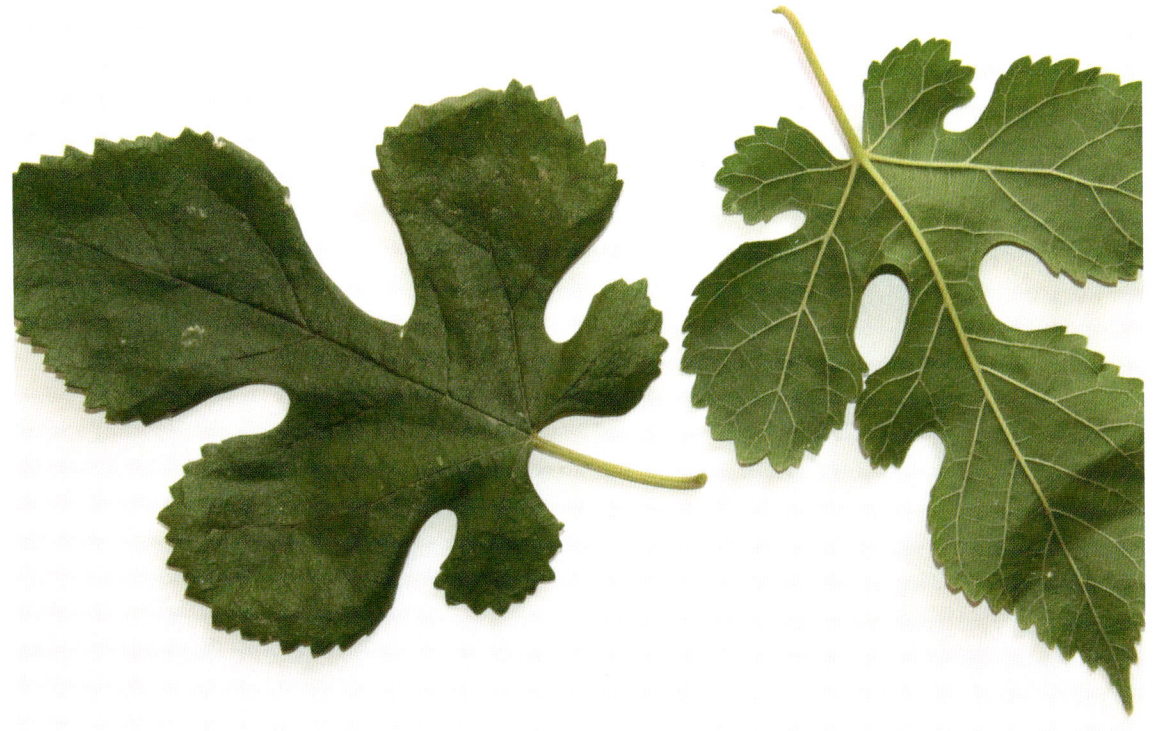

小叶桑叶药材

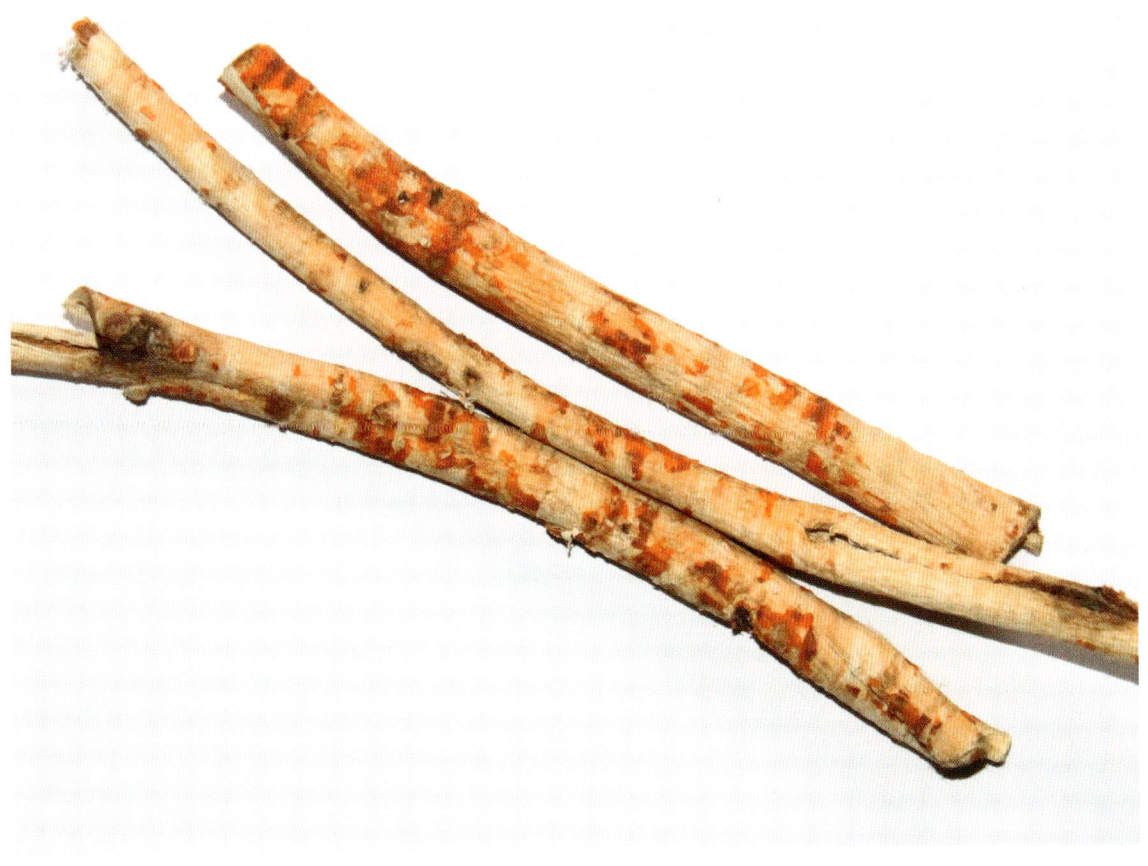

小叶桑根药材

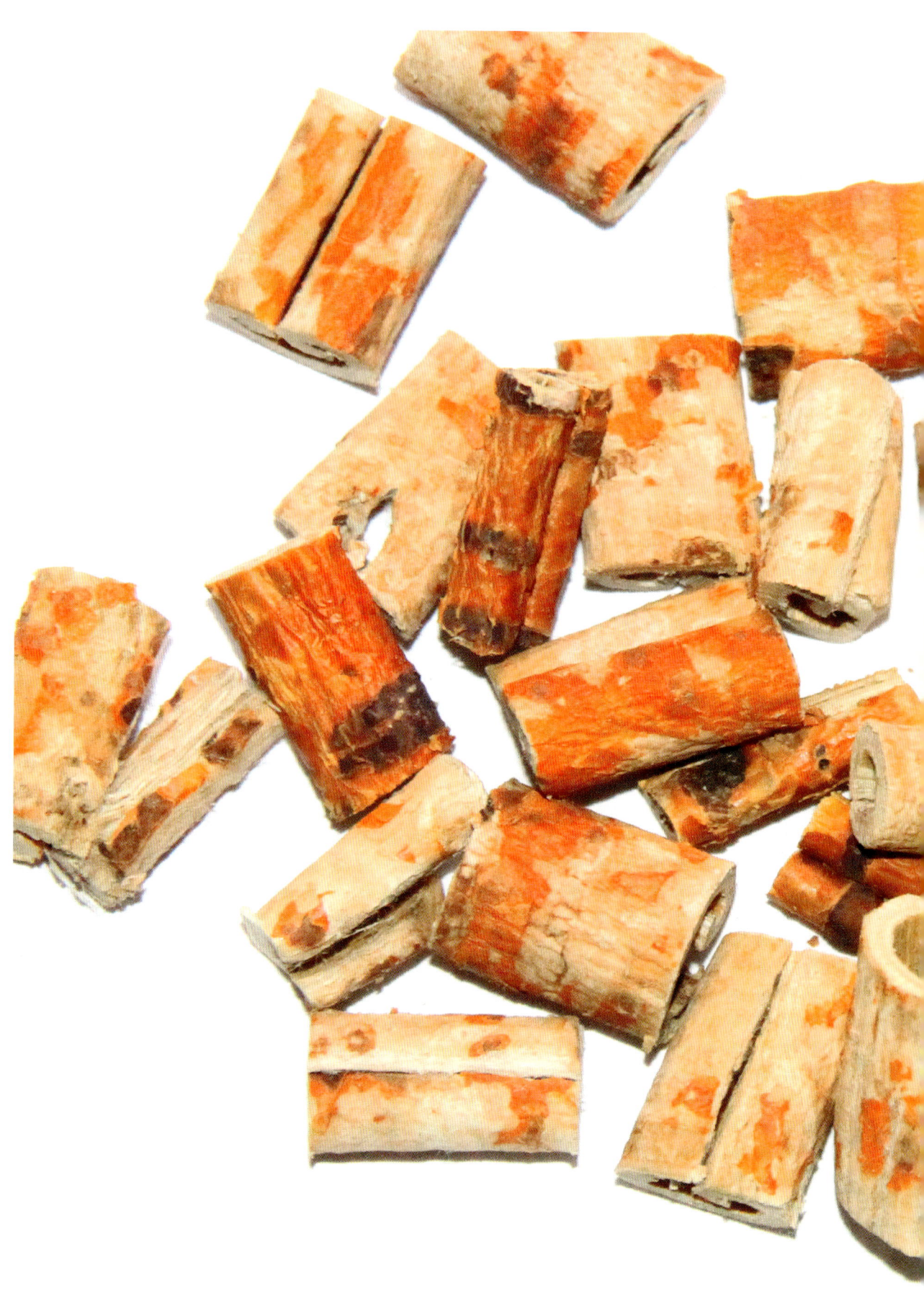

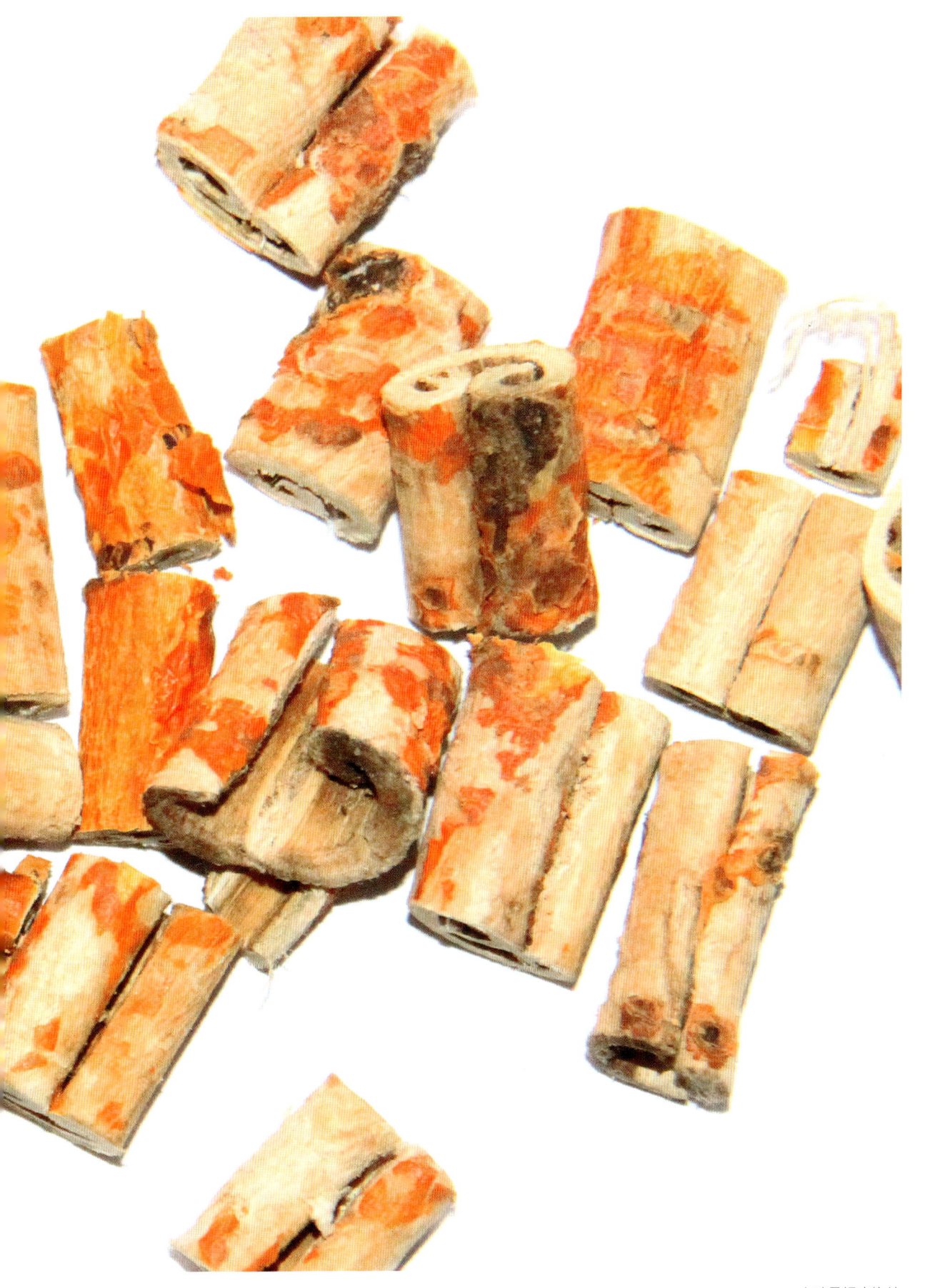

小叶桑根皮饮片

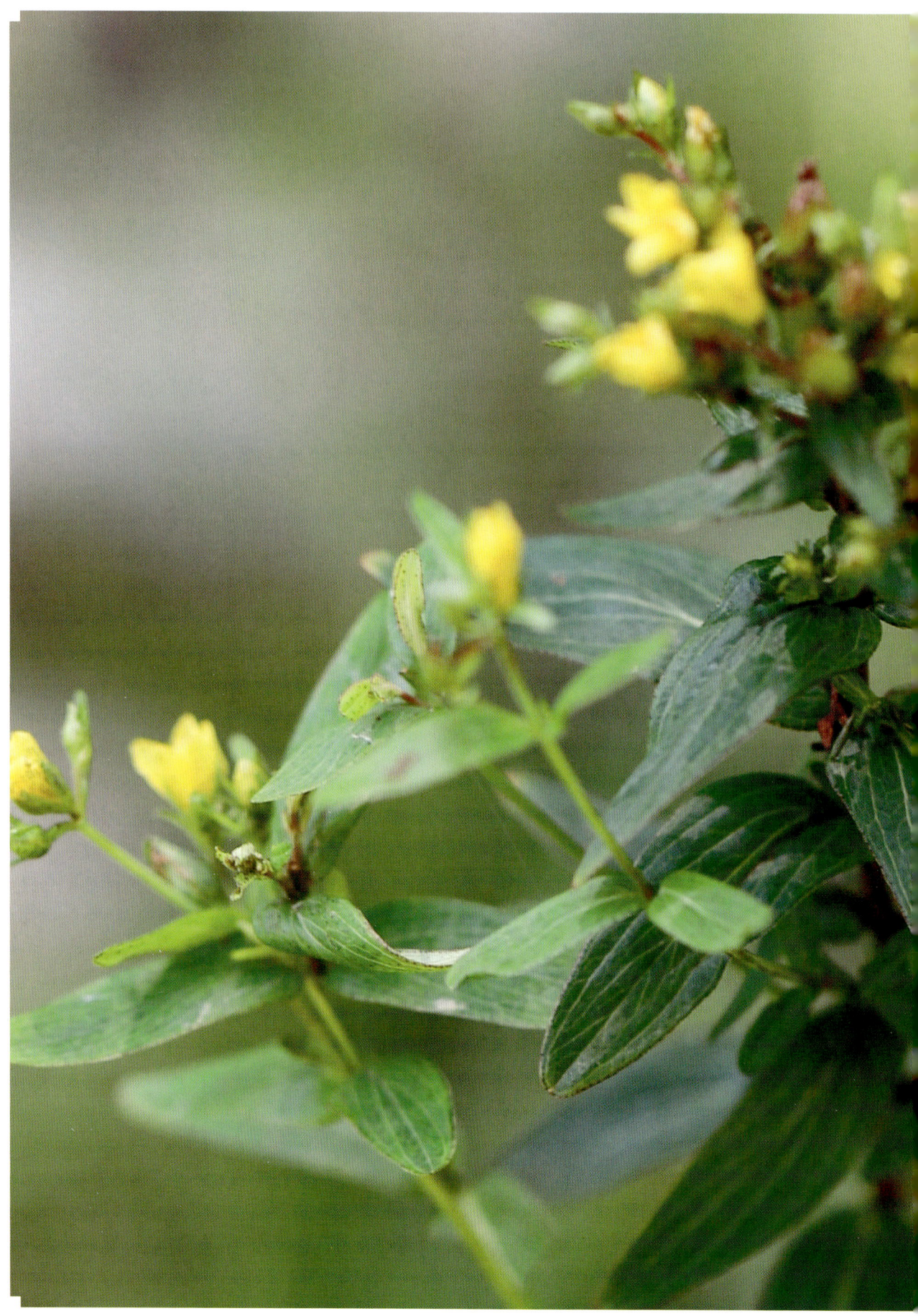

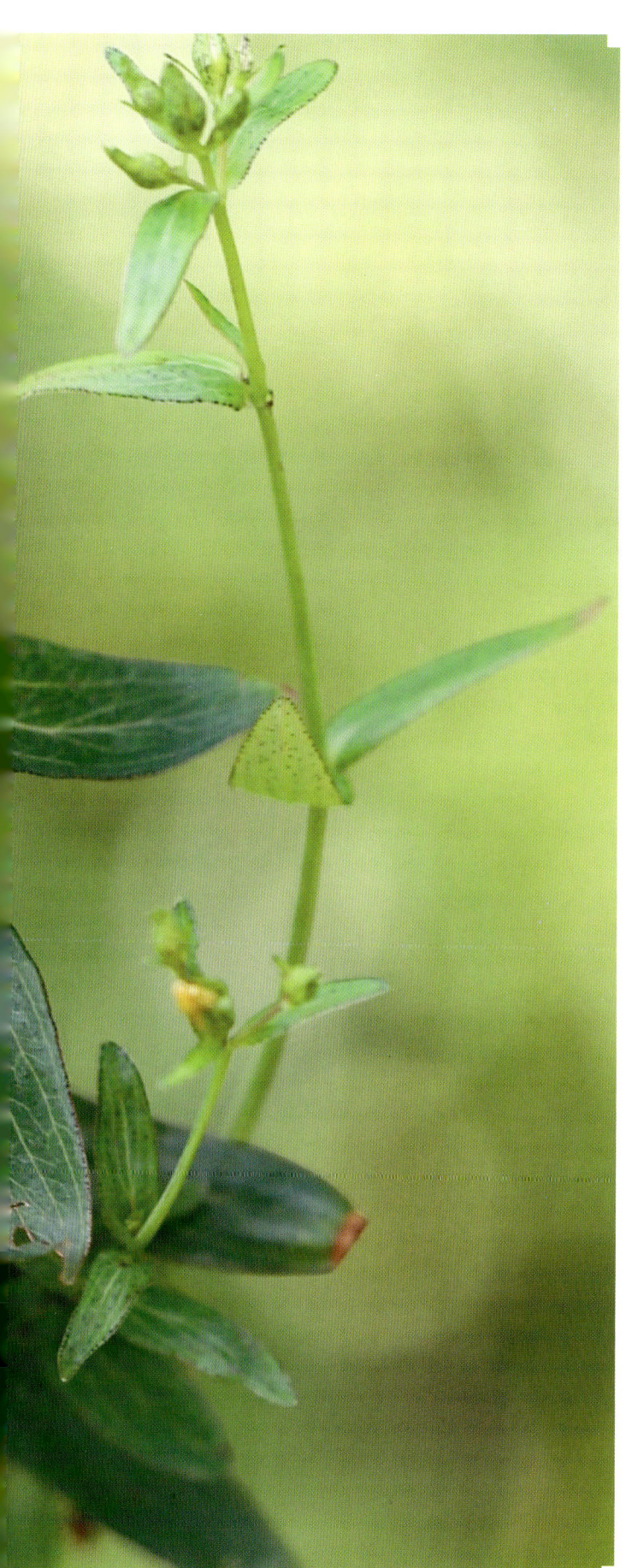

小对叶草

【水药名】骂娃甩。

【别　名】小翘、大田基、排草、小对月草、小元宝草。

【来　源】本品为藤黄科植物小连翘 *Hypericum erectum* Thunb. 的全草。

【性味归经】味辛，性平，无毒。归肝、胃经。

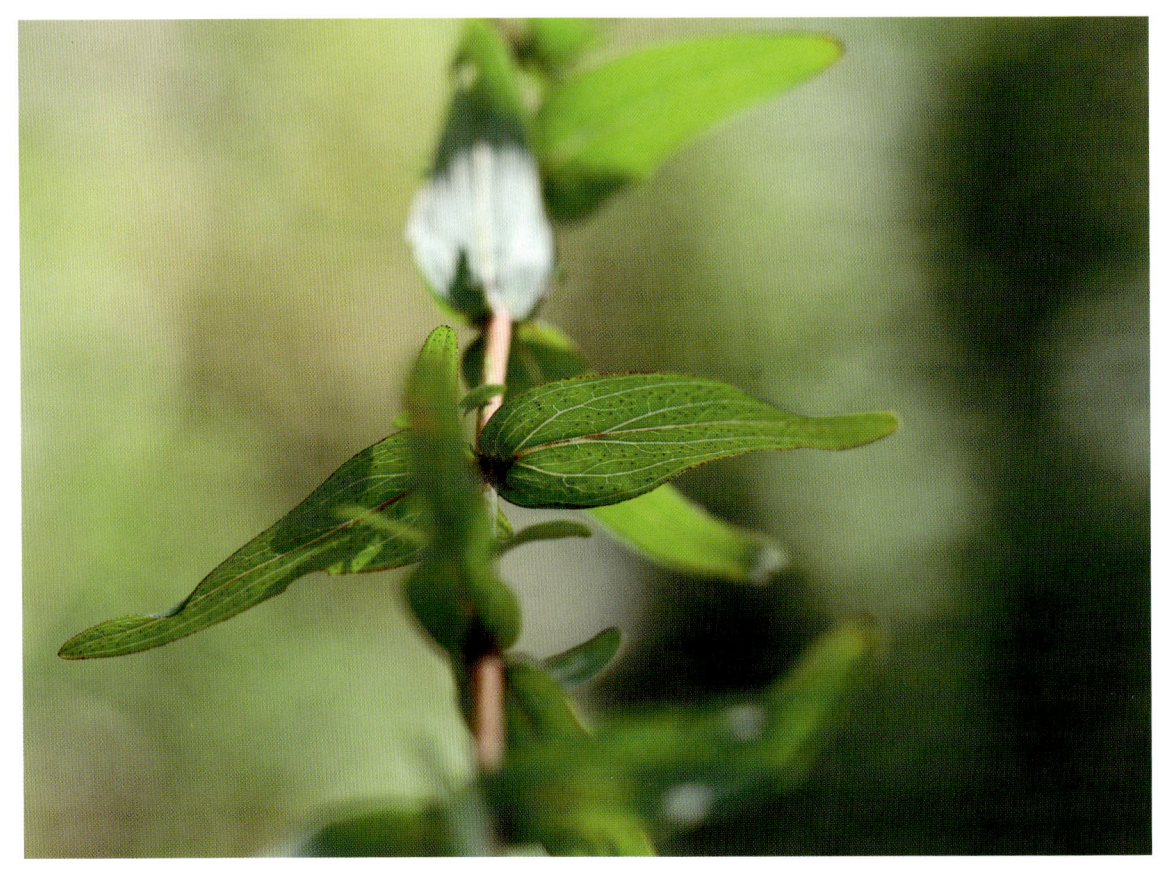

小连翘

识别特征

多年生草本，高达 30 ～ 60 cm，光滑无毛。茎圆柱形，叶对生，无柄，狭长椭圆形，倒卵形或卵状椭圆形，长 5 ～ 20 mm，宽 2 ～ 8 mm，先端钝，全缘，基部钝形，半抱茎，上面散布黑色油点。聚伞花序顶生或腋生；萼片 5，绿色，卵形，锐尖头，长 4 mm，有黑点散布；花瓣 5，椭圆形，淡黄色，有黑色点线，稍旋扭；雄蕊多数，成 3 束，黄色，花药小；子房 3 室，黄色，花柱 3，柱头乳头状，蒴果卵形，3 室。花期 8 月，果期 10 月。

生境分布

生长于山野。全国大部地区均有分布。

采收加工

夏、秋二季采收，晒干或鲜用。

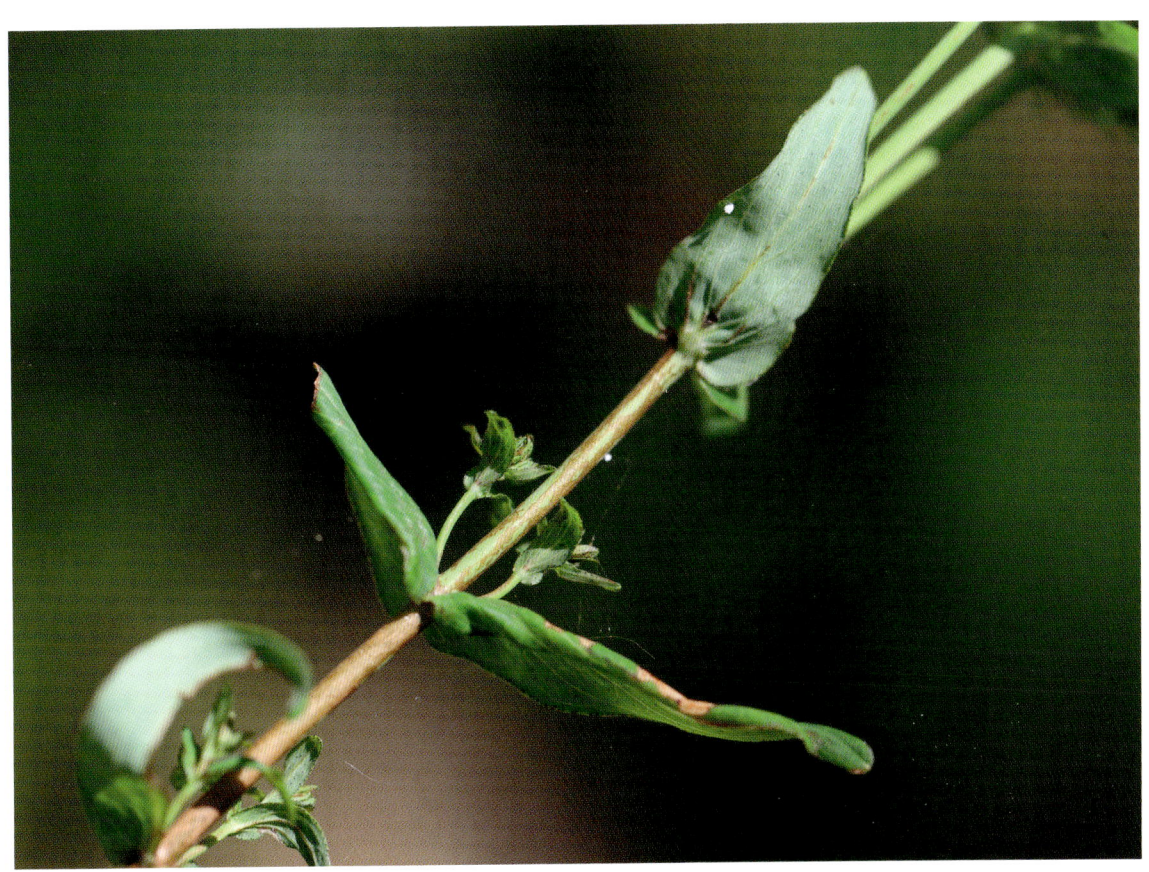

小连翘

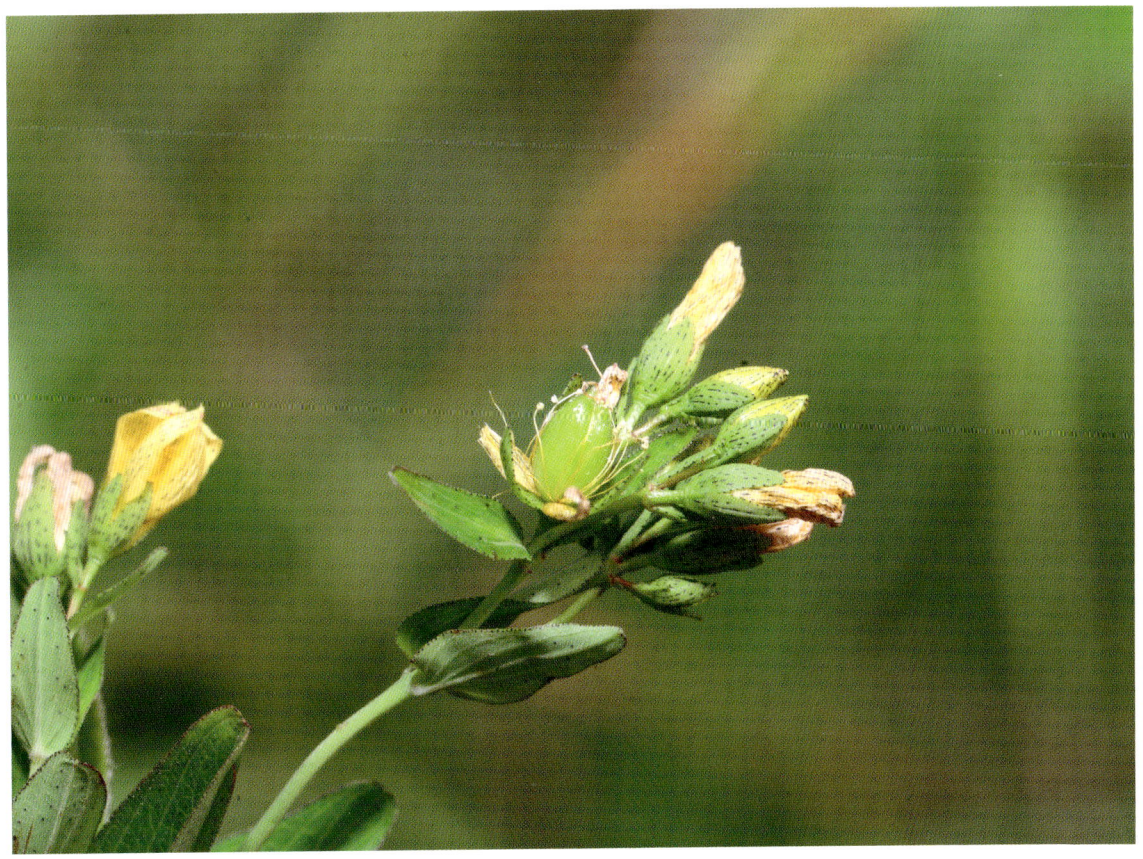

小连翘

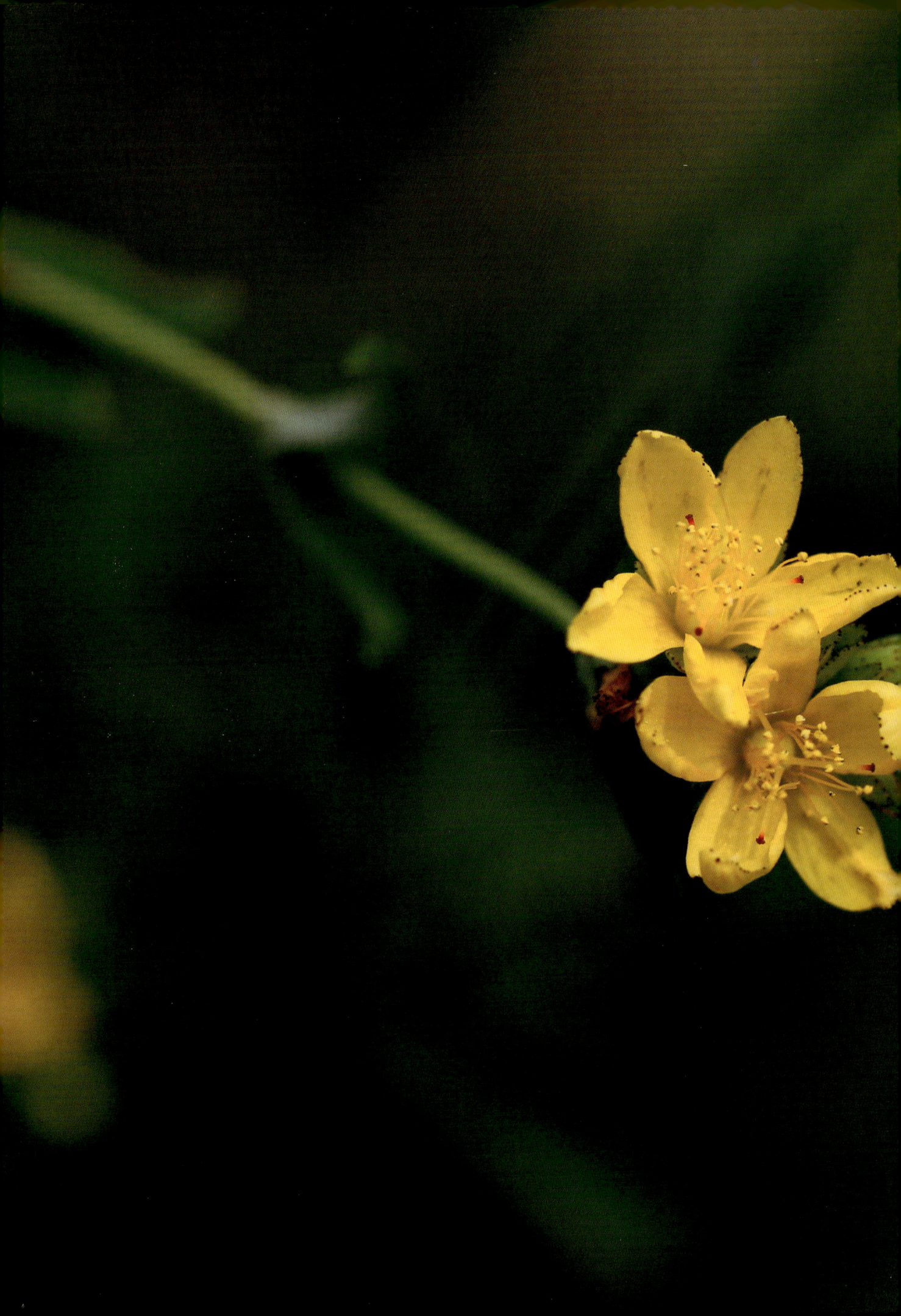

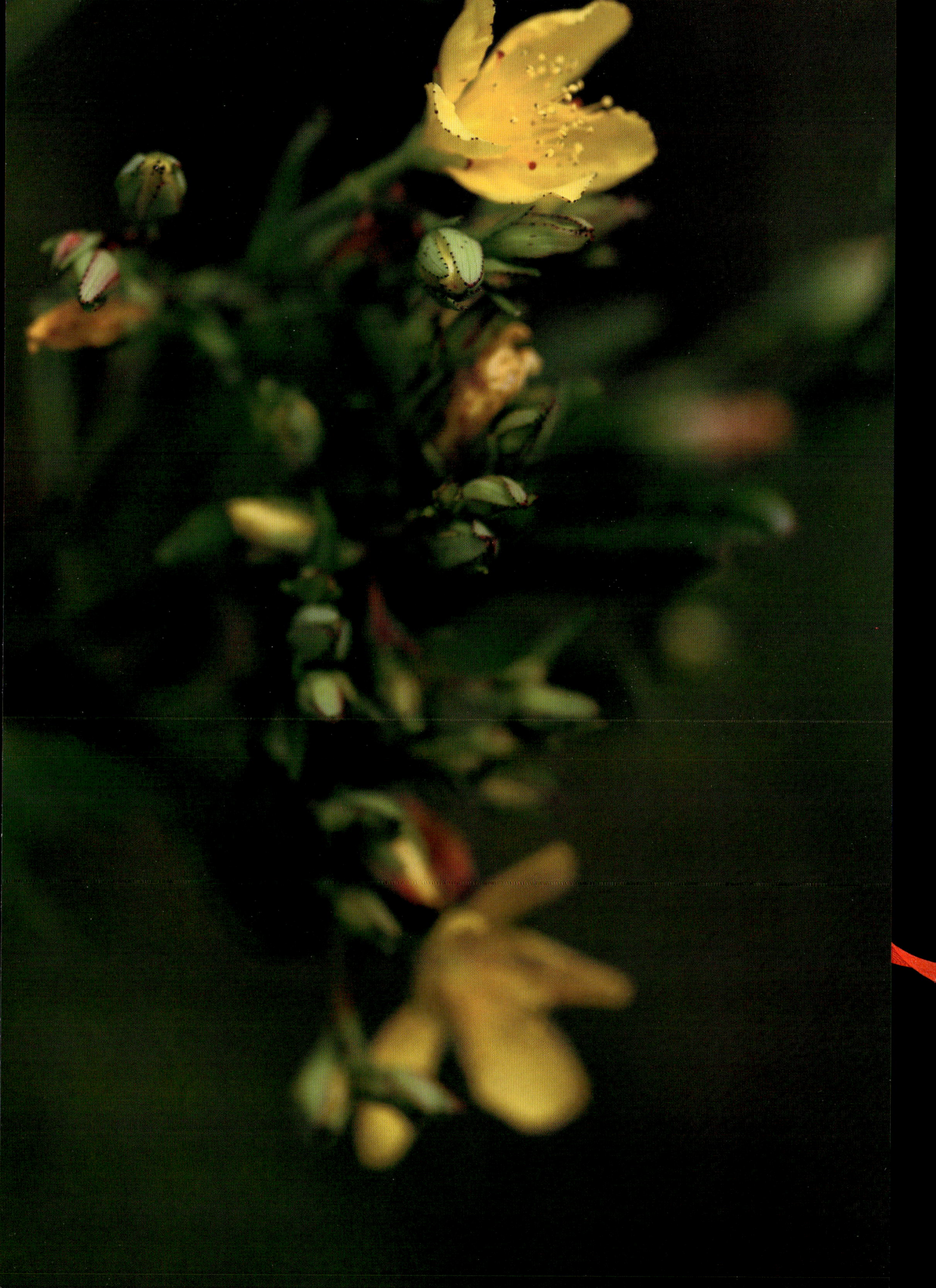

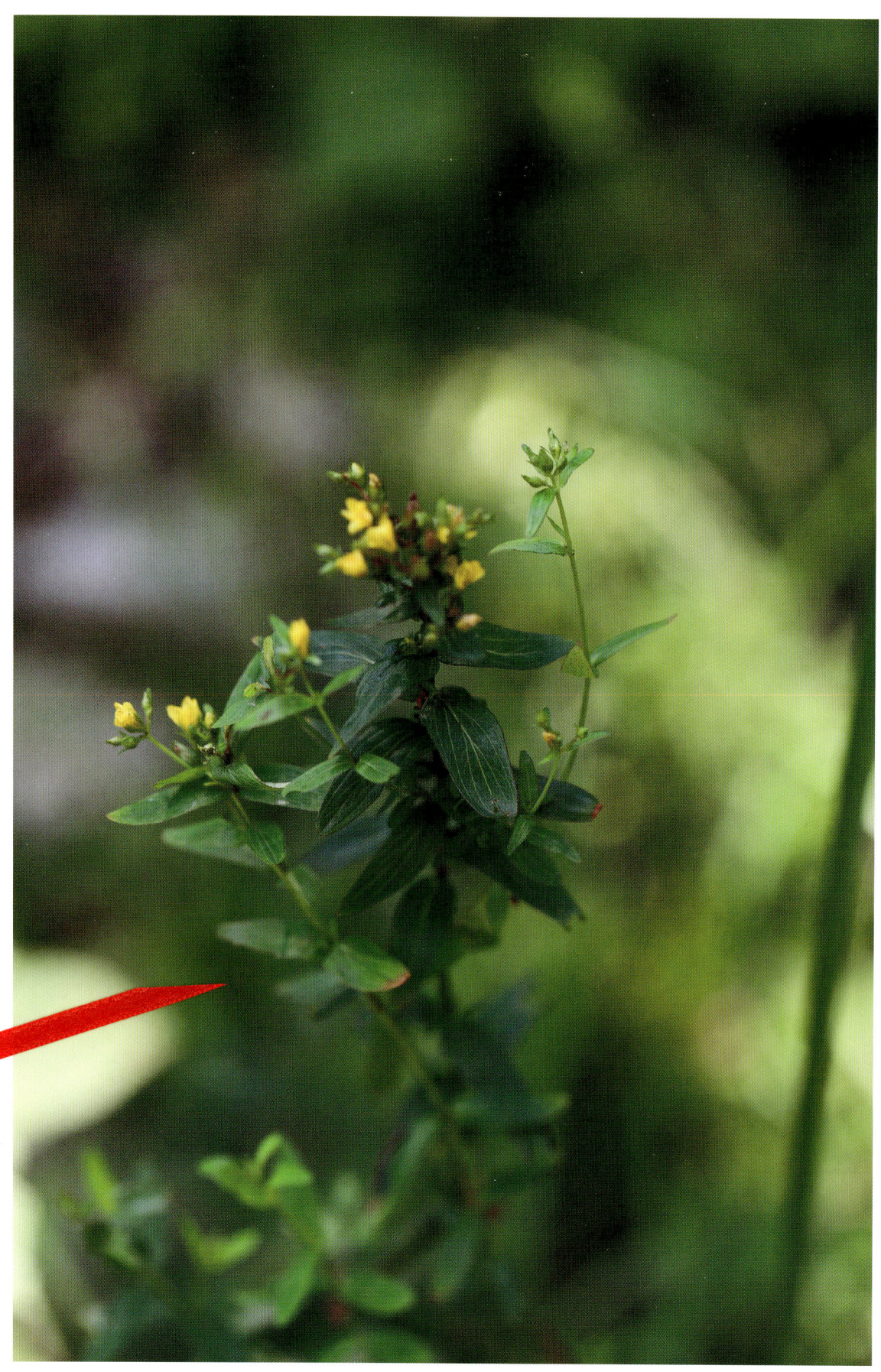

小连翘

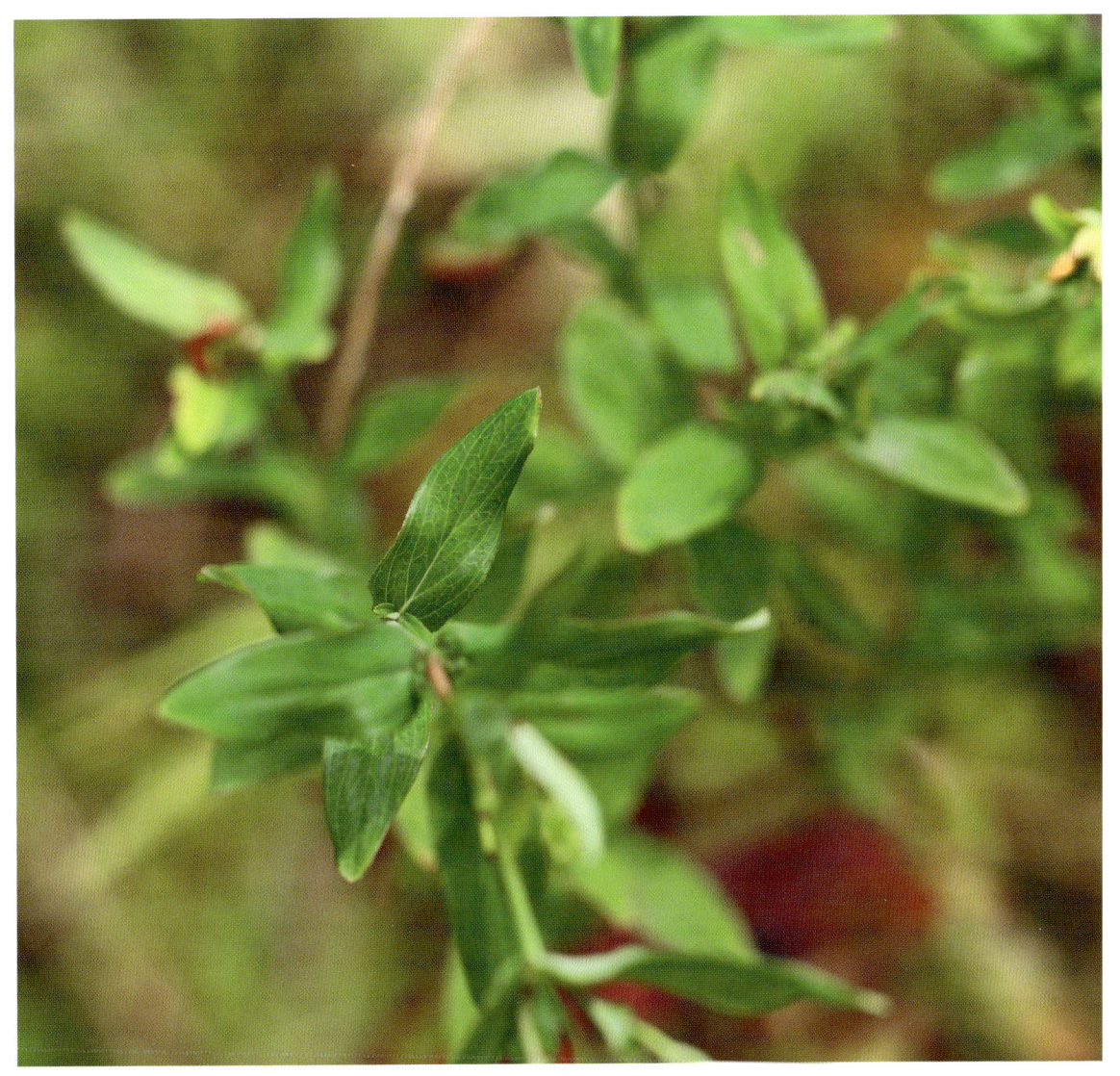

小连翘

功效主治

活血，止血，调经，通乳，消肿，止痛。主治吐血，衄血，子宫出血，月经不调，乳汁不通，疖肿，跌打损伤。

药理作用

本品花含金丝桃素，有抑制中枢和镇静作用，用作中枢神经抑制剂和抗忧郁剂，亦有滋补的功效和食欲抑制作用。还有止血作用，抗过敏作用，抗细菌涎酶作用，抗病毒作用，抗菌作用和光致敏作用。

用法用量

内服：15～30 g，煎汤；或研末，作丸、散服。外用：捣敷。

民族药方

1. 月经不调 小对叶草 15 g，益母草 15 g，徐长卿 10 g。水煎服。

2. 通乳汁 小对叶草、山甲珠各适量。水煎服。

3. 咯血，鼻出血，便血 小对叶草 30 ～ 60 g。水煎服；或小对叶草 30 ～ 60 g，龙芽草 30 g，墨旱莲 30 g。水煎服。

4. 吐血，咯血，衄血，子宫出血 小对叶草 12 g，地榆炭 12 g，白茅根 12 g。水煎服。

5. 外伤出血 小对叶草鲜叶适量。捣烂外敷。

6. 风湿关节痛，神经痛 小对叶草 15 g（酒拌渍片刻）。水煎服。

7. 跌打扭伤痛 小对叶草全草 12 g。酒、水各半煎服。

8. 疔肿 小对叶草 15 ～ 30 g。水煎服；另取鲜全草捣烂外敷。

9. 疮毒 小对叶草（鲜）60 g，紫花地丁 30 g，酒糟适量。捣烂外敷；或水煎外洗。

10. 毒蛇咬伤 鲜小对叶草、鲜紫花地丁、鲜马蹄金、鲜七星莲各适量。捣烂外敷。

使用注意

孕妇禁用。

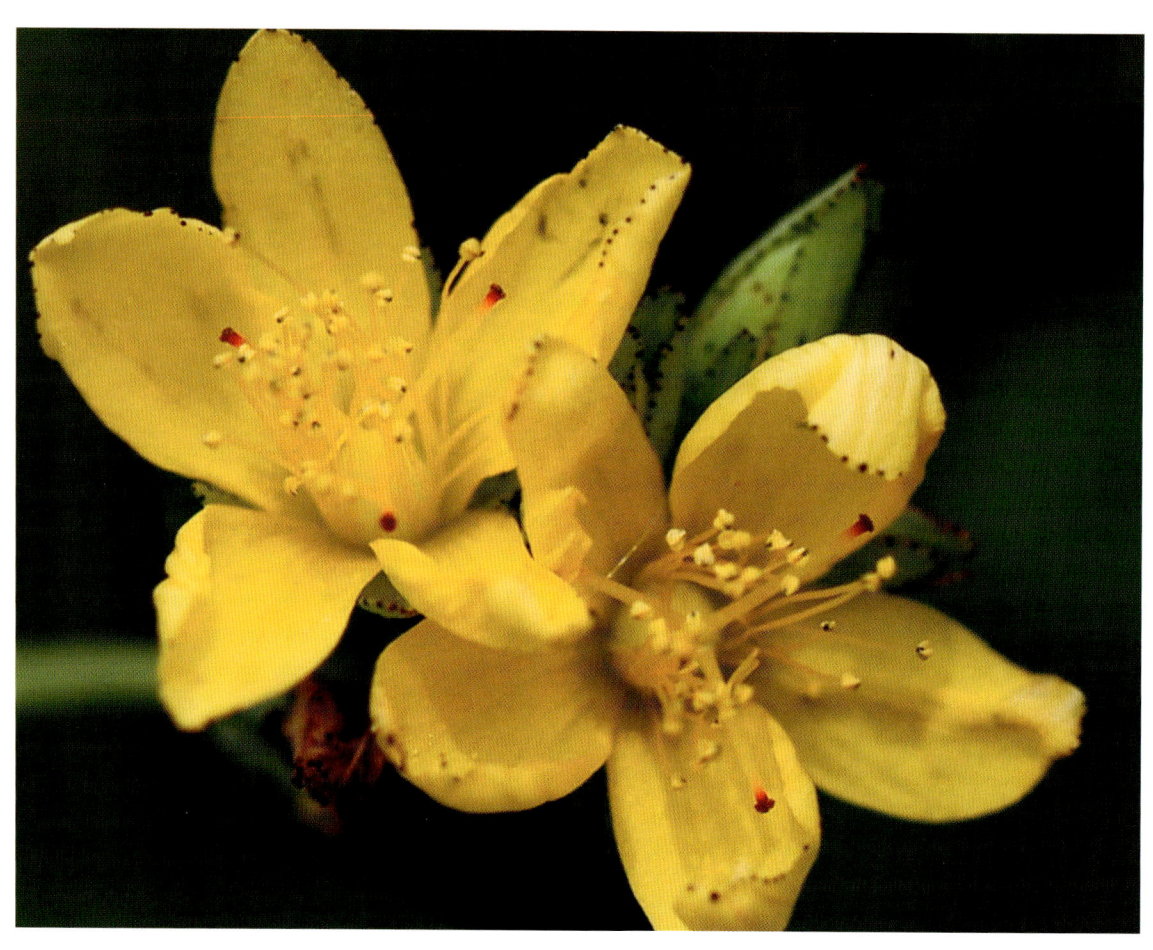

小连翘

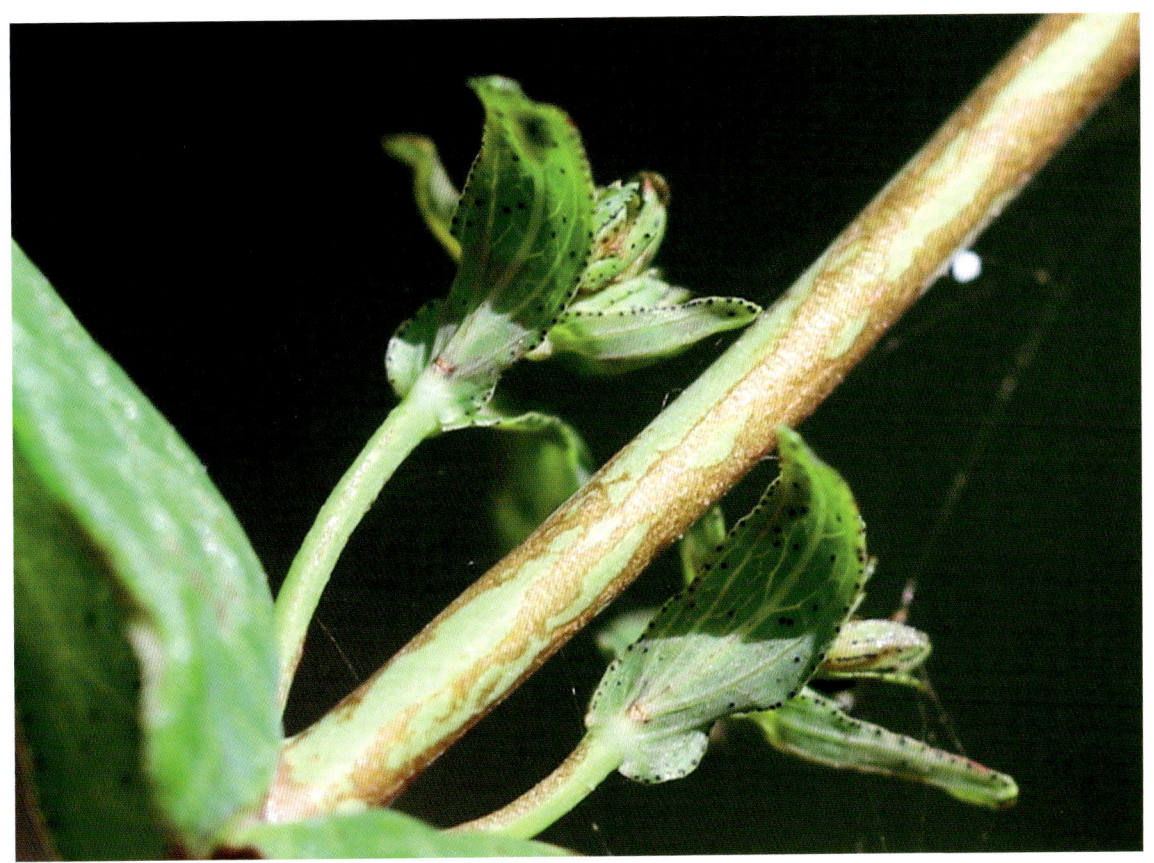

小连翘

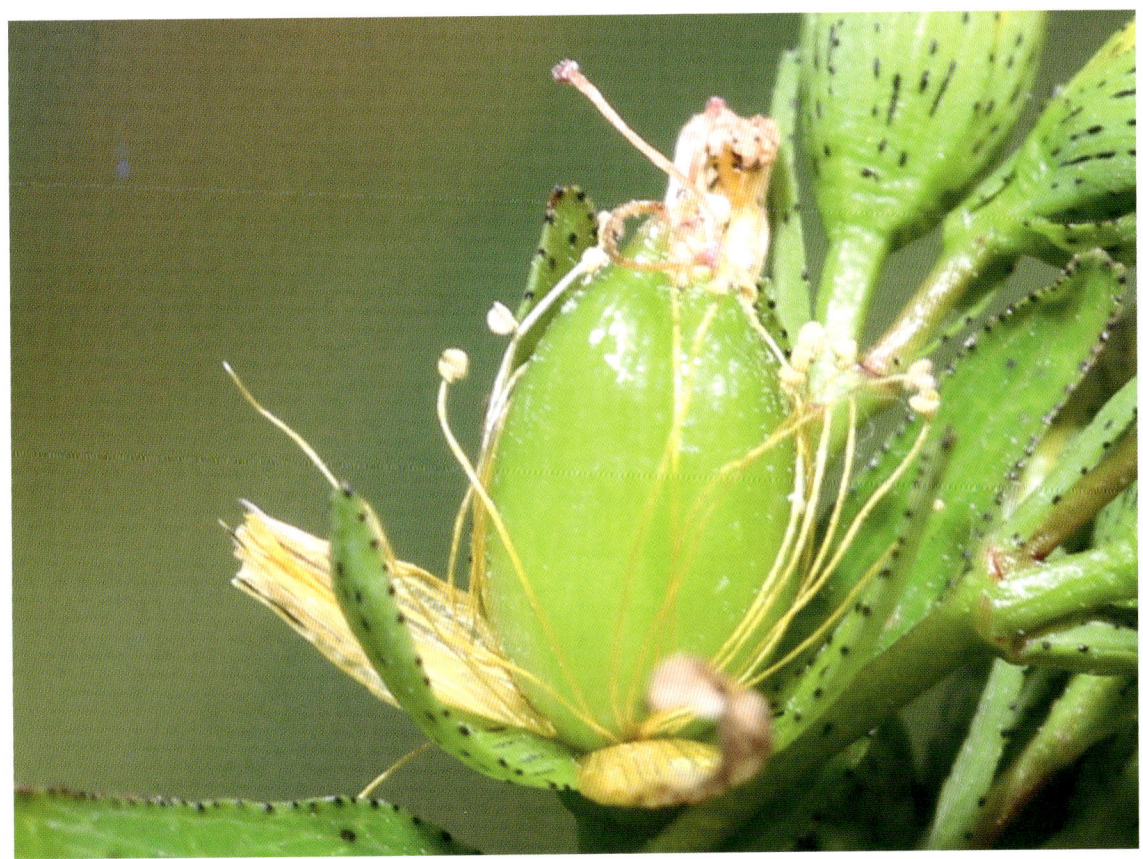

小连翘

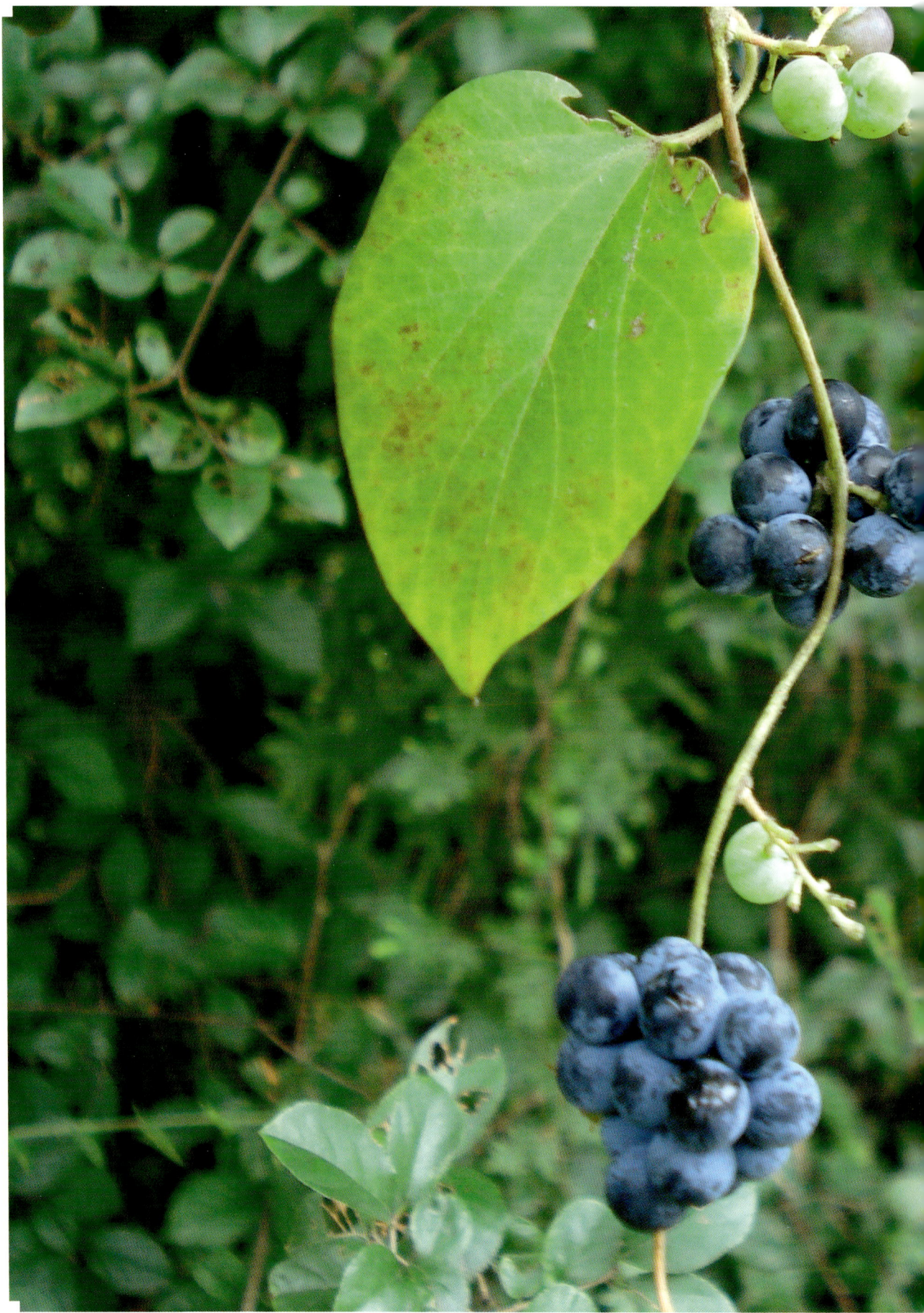

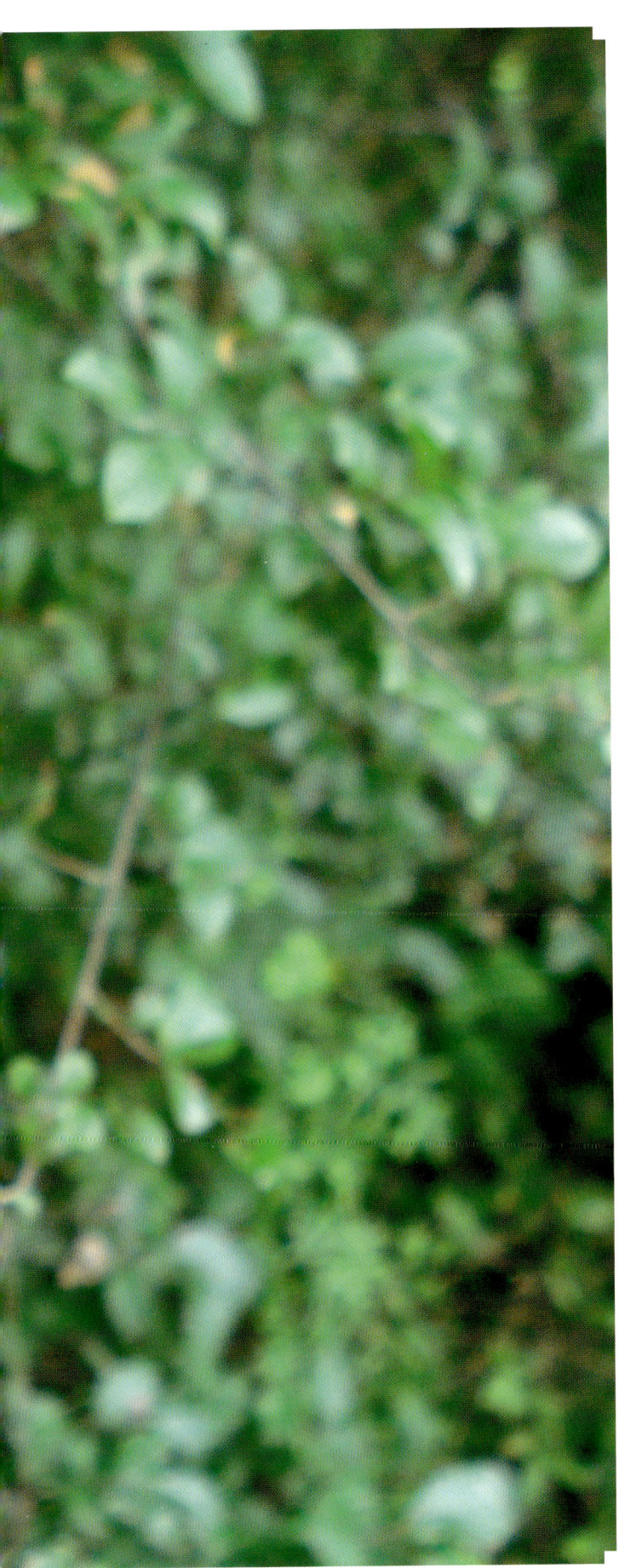

小青藤香

【水药名】要嘎鲁。

【别 名】土防己、青藤根、青藤香、钻骨龙、金锁匙。

【来 源】本品为防己科植物木防己 *Cocculus trilobus* (Thunb.) DC. 的根。

【性味归经】味苦微甘，性凉。归肺、脾、膀胱、肾经。

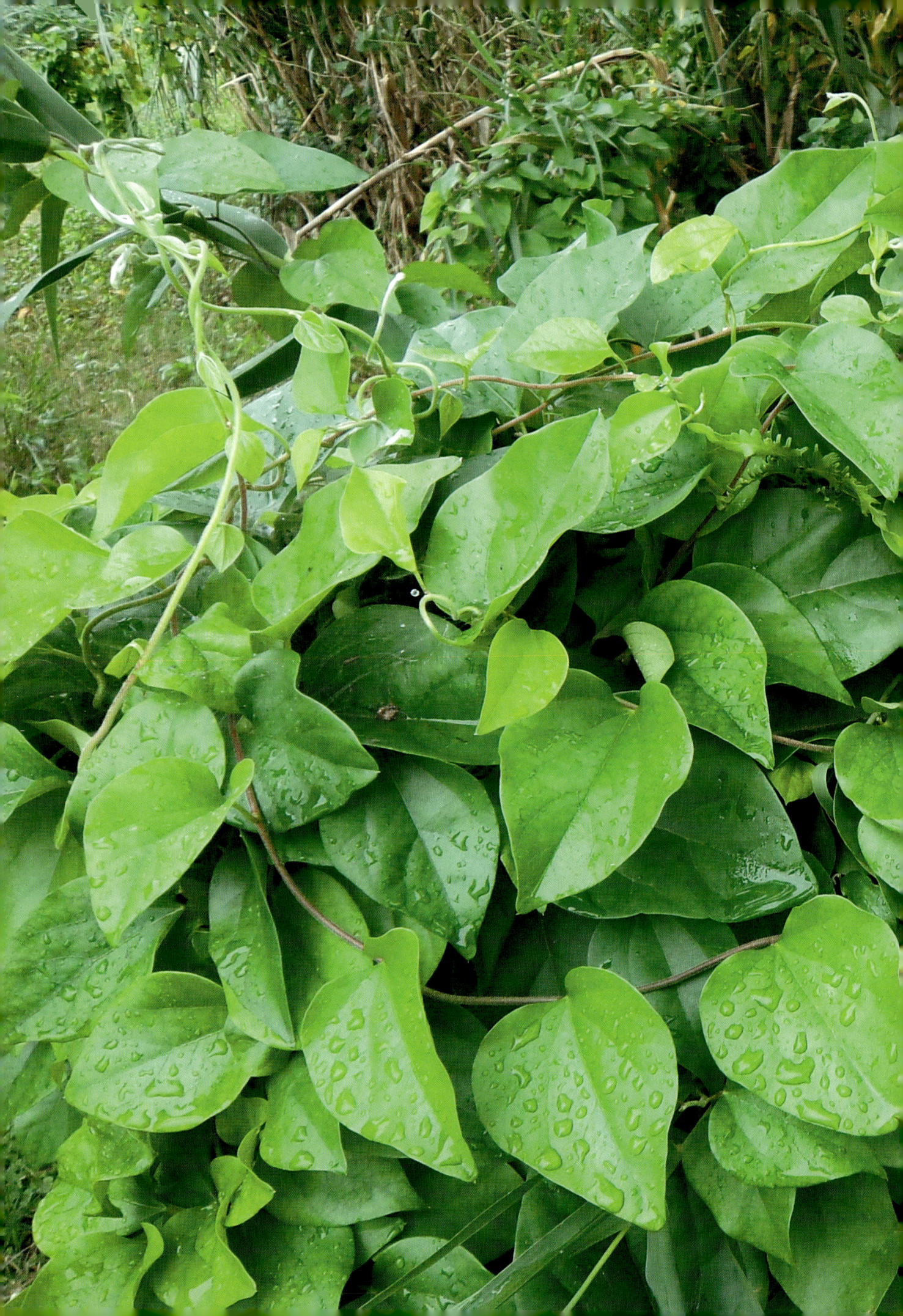

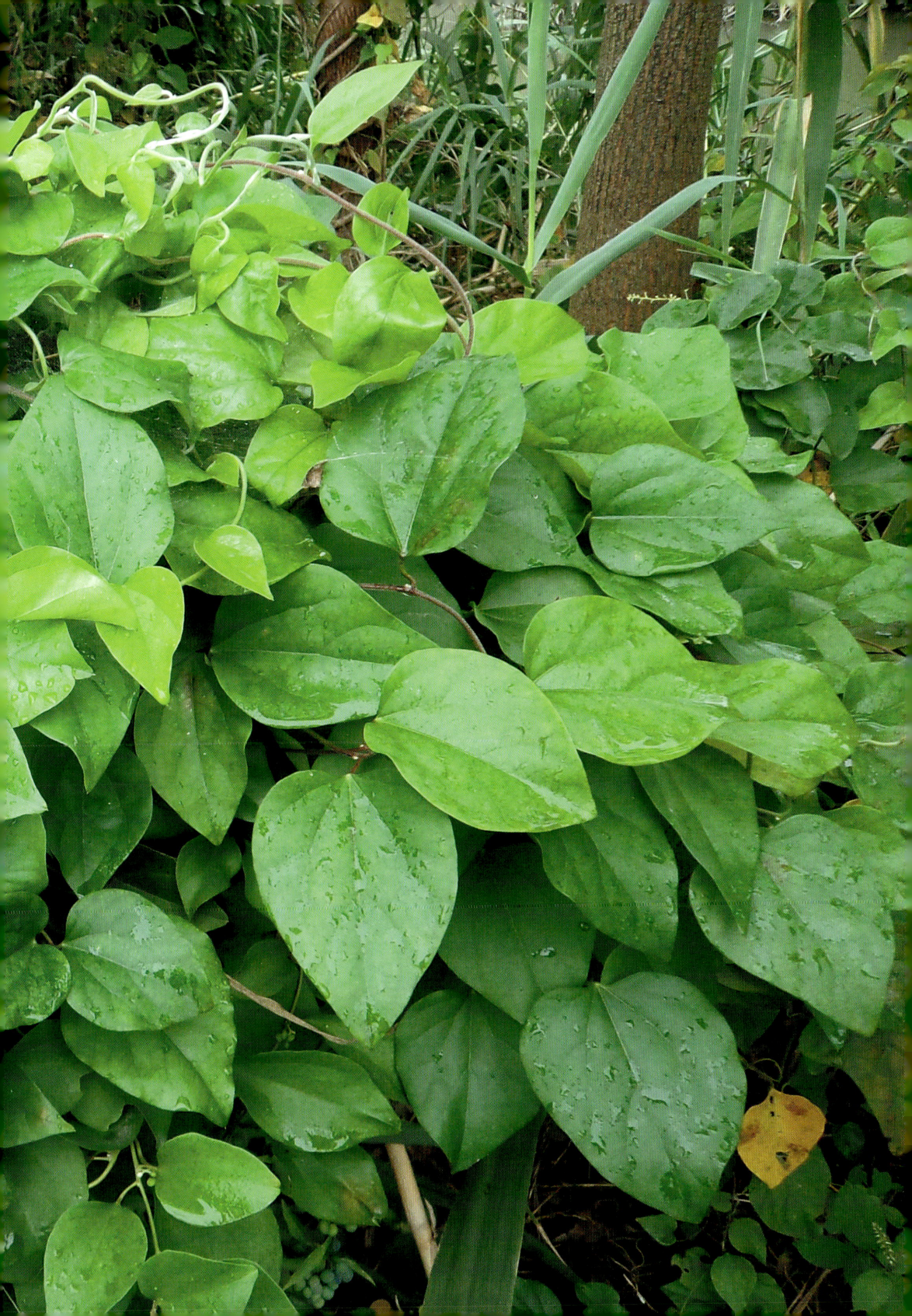

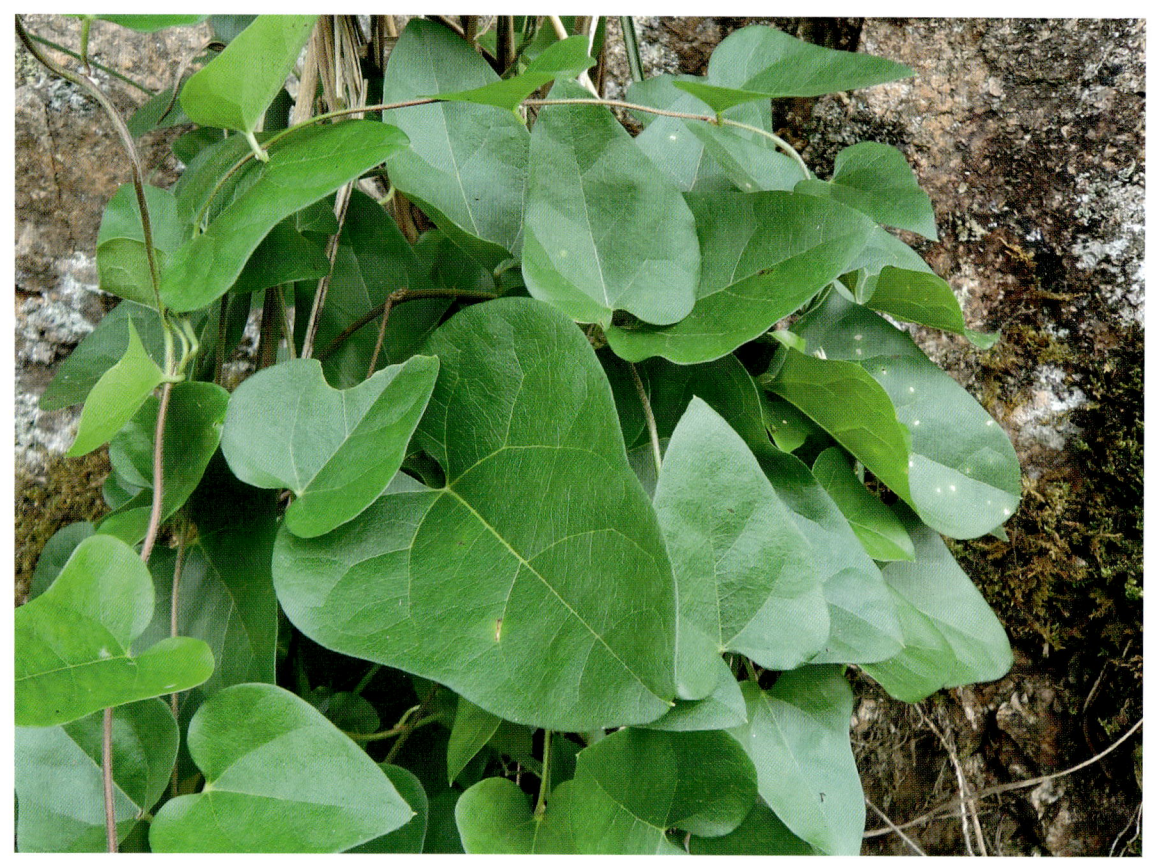

木防己

识别特征

缠绕藤本。根粗壮，圆柱形，基部木质化，长达 3 m 左右，小枝密被灰白色细柔毛。叶互生，叶柄长 1 ~ 3 cm；叶片广卵形或卵状三角形，膜质，长 3.5 ~ 12 cm，宽 2.5 ~ 8 cm，先端锐尖至钝圆，有短尖头，全缘或微波状，基部微心形至近截形；花小，雌雄异株，聚伞状圆锥花序腋生，花绿色或浅橙色。核果近球形，直径 3 ~ 6 mm，熟时蓝黑色，内有 1 枚马蹄状种子。花期 7—8 月，果期 9—10 月。

生境分布

生长于山地、土埂、路边。分布于华东、中南、西南以及河北、辽宁、陕西等地。

采收加工

春、秋二季采挖，以秋季采收质量较好，挖取根部，除去茎、叶、芦头，洗净，晒干。

药材鉴别

本品根圆柱形或扭曲，稍呈连珠状凸起，长 10 ~ 20 cm，直径 1 ~ 2.5 cm。表面黑褐色，有弯曲的纵沟和少数支根痕。质硬，断面黄白色，有放射状纹理和小孔。气微，味微苦。以条匀，坚实者为佳。

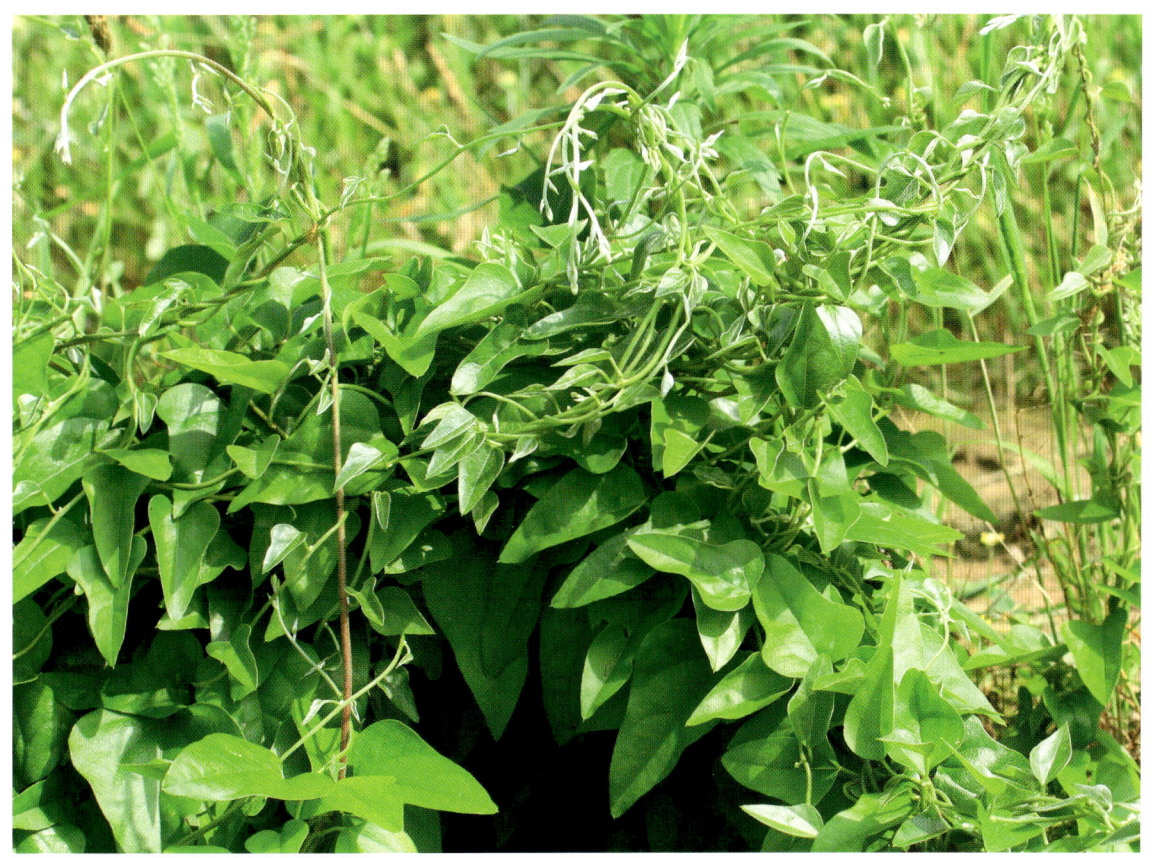

木防己

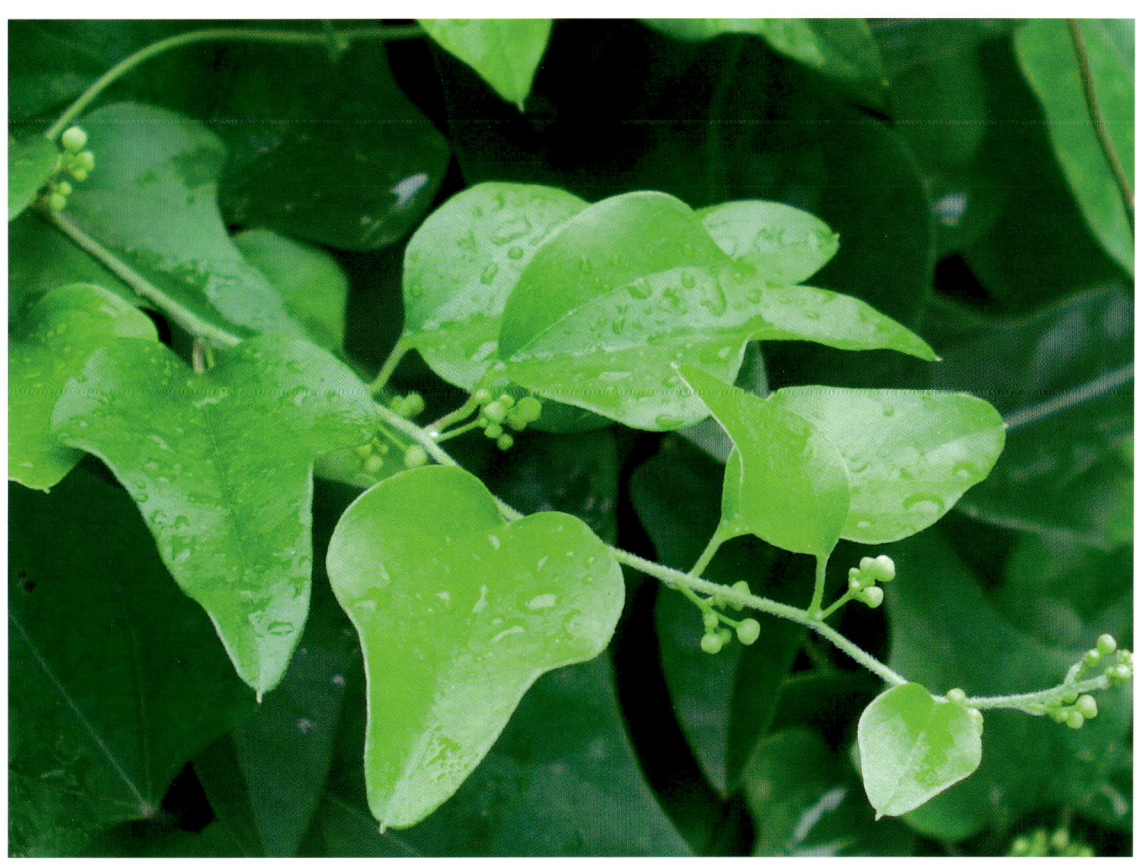

木防己

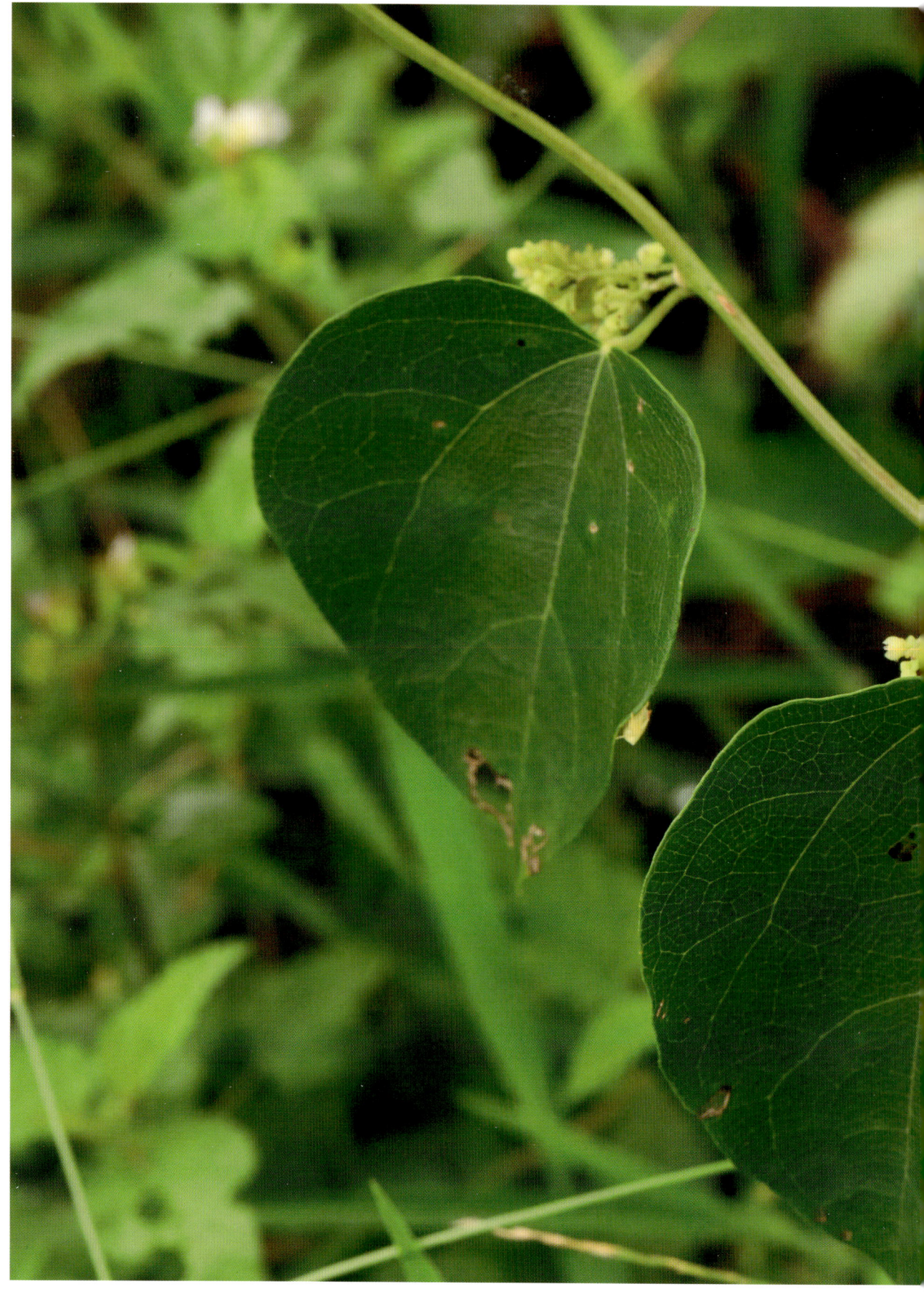

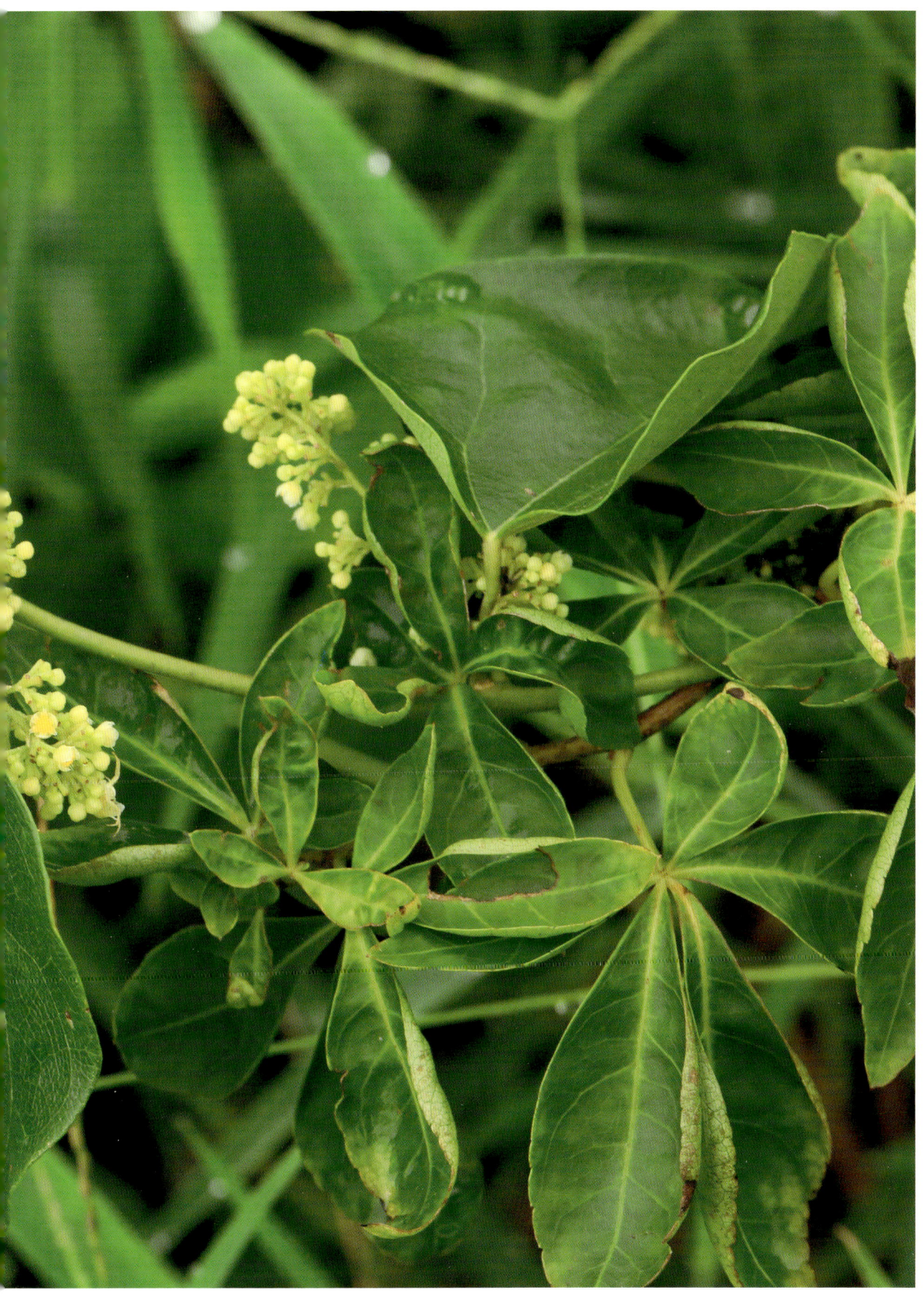

木防己

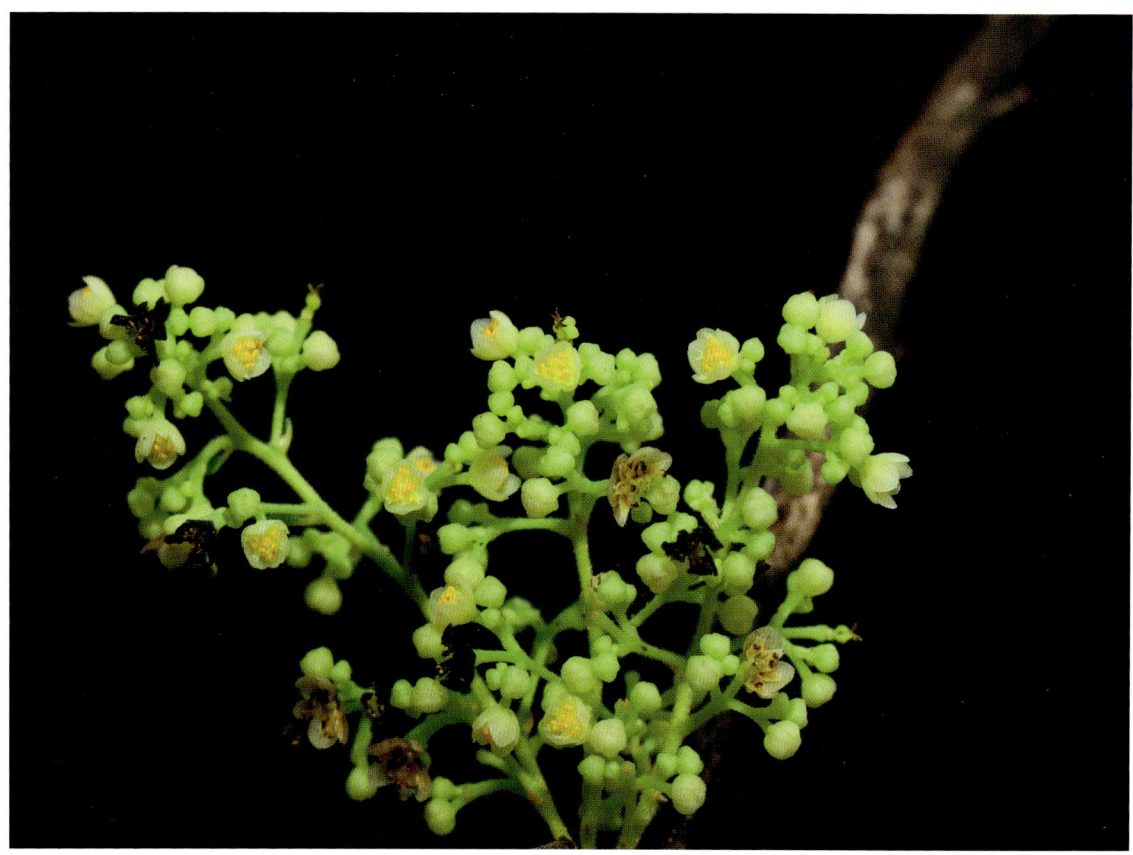

木防己

木防己

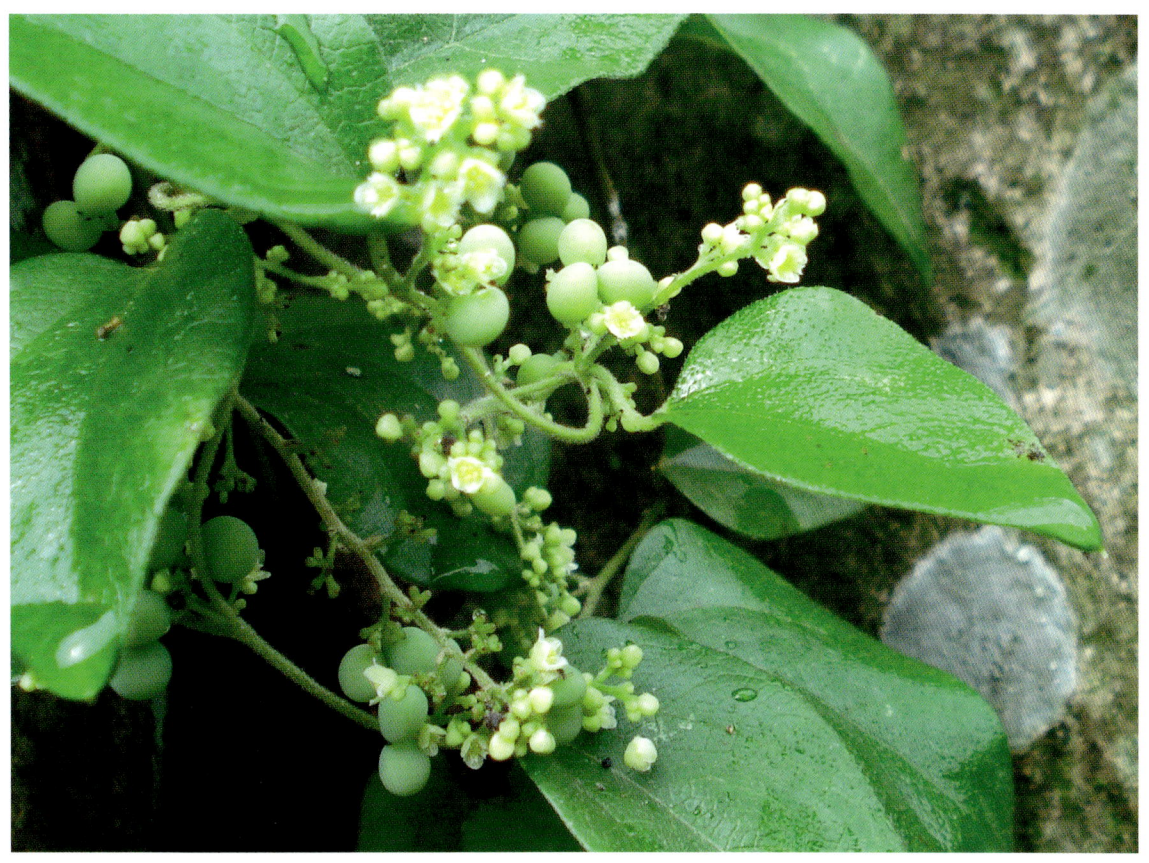

木防己

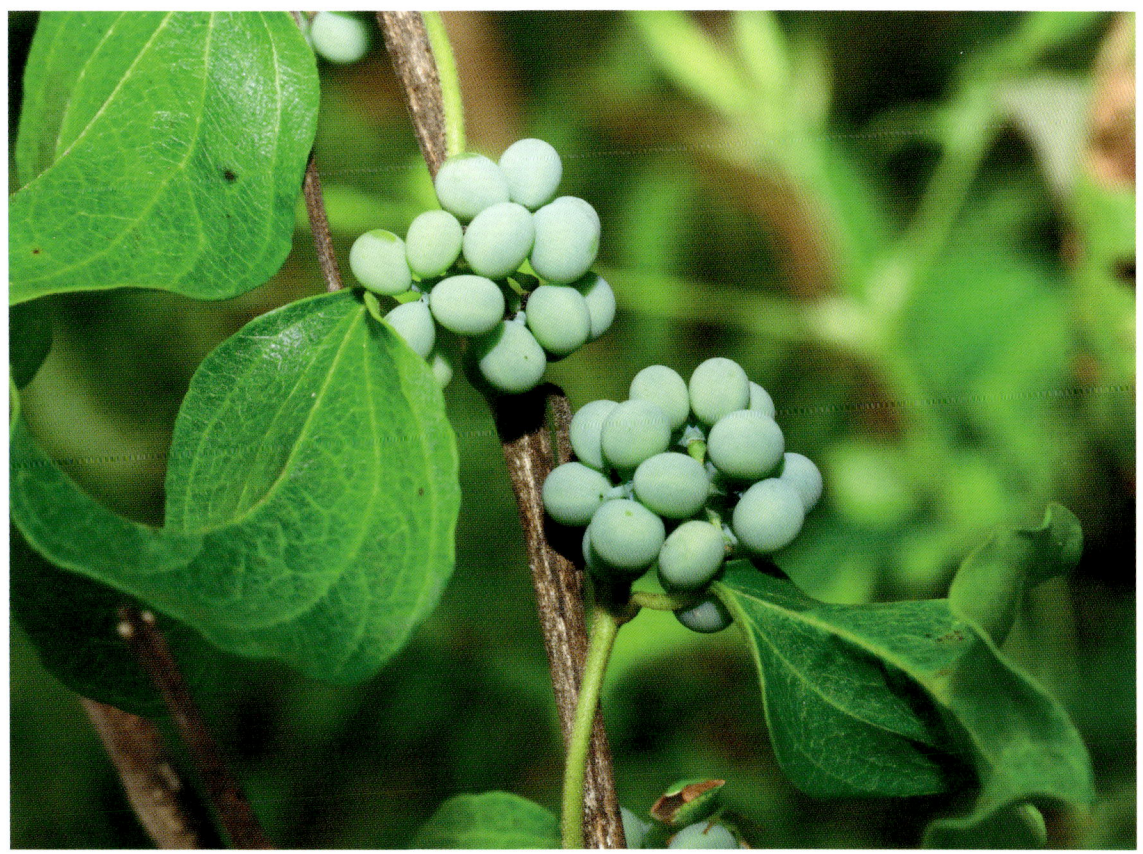

木防己

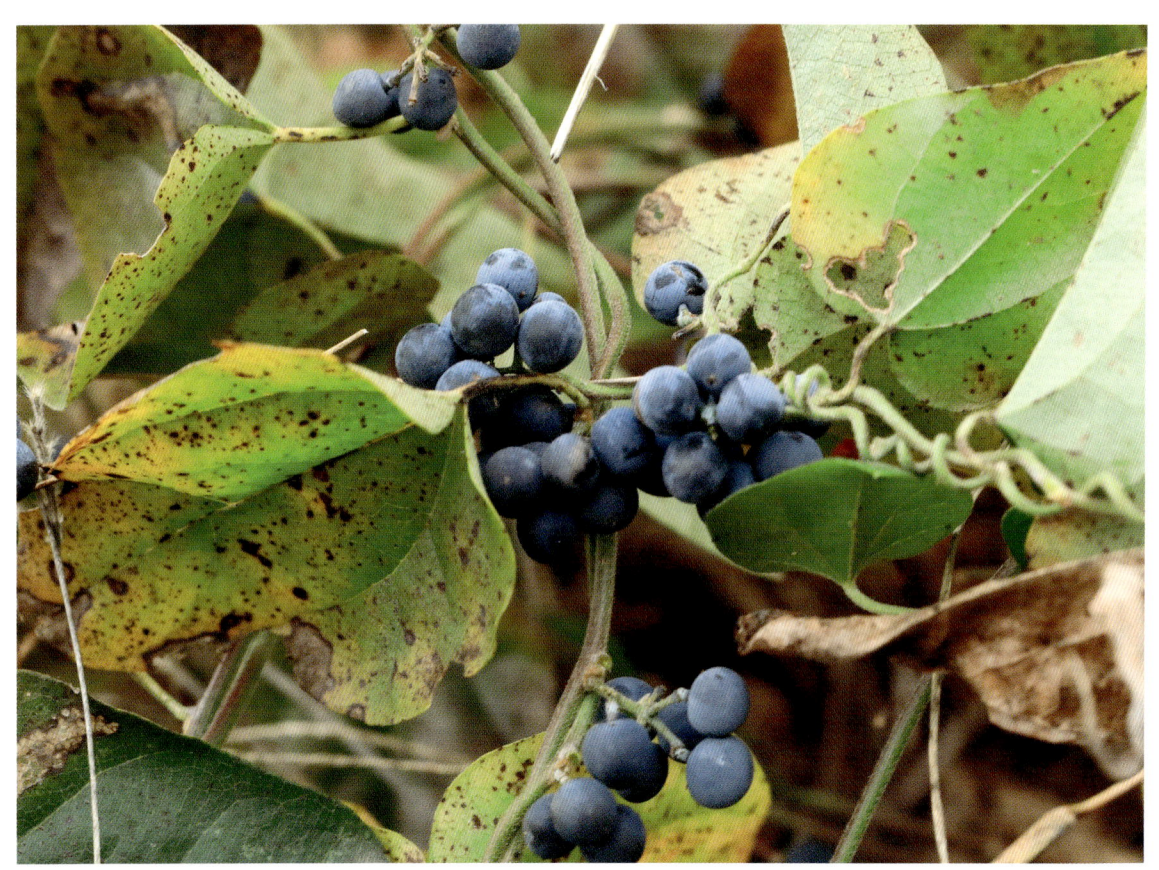

木防己

功效主治

顺气止痛，解蛇毒。主治心胃气痛，发痧，腹痛腹泻，蛇咬伤。

药理作用

木防己碱对发热兔有解热作用。对兔小肠、子宫，小量使之兴奋，大量使之麻痹。动物中毒时死于呼吸衰竭。木防己胺对中枢神经系统有抑制作用。木防己碱对麻醉猫、正常大鼠、肾性高血压狗均有明显降压作用，对舒张压的降低更显著，降压作用与神经节阻断有密切关系。粗制剂对小鼠有镇静作用，高浓度在体外对金黄色葡萄球菌等有某些抑菌作用。异木防己碱有抗菌、抗炎、抗癌、抑制血小板聚集作用。木防己胺有中枢抑制作用。木防己碱有抗炎、解热、细胞毒活性，并能降压、镇痛、抗心律失常。

用法用量

内服：6～15 g，煎汤；研末服，1.5～5 g。外用：研末调敷。

民族药方

1. 心胃气痛　小青藤香适量。研细末，每服3～5 g，水吞服。

2. 慢性胆囊炎，胃炎　小青藤香60 g，罗锅底30 g，重楼30 g，吴茱萸10 g，甘草20 g。共研为细末，每服3～6 g，温水送服；或装胶囊。水吞服。

3. 产后风湿关节痛　小青藤香30 g，福建胡颓子根15 g。酌加酒，水煎服。

4. 风湿痛，肋间神经痛　小青藤香15 g，牛膝15 g。水煎服。

5. 水肿　小青藤香9 g，黄芪9 g，茯苓9 g，桂枝6 g，甘草3 g。水煎服。

6. 肾小球肾炎水肿，尿路感染　小青藤香9～15 g，车前子30 g。水煎服。

7. 肾病水肿及心脏性水肿　小青藤香21 g，车前草30 g，薏苡仁30 g，瞿麦15 g。水煎服。

使用注意

阴虚、无湿热者及孕妇慎服。

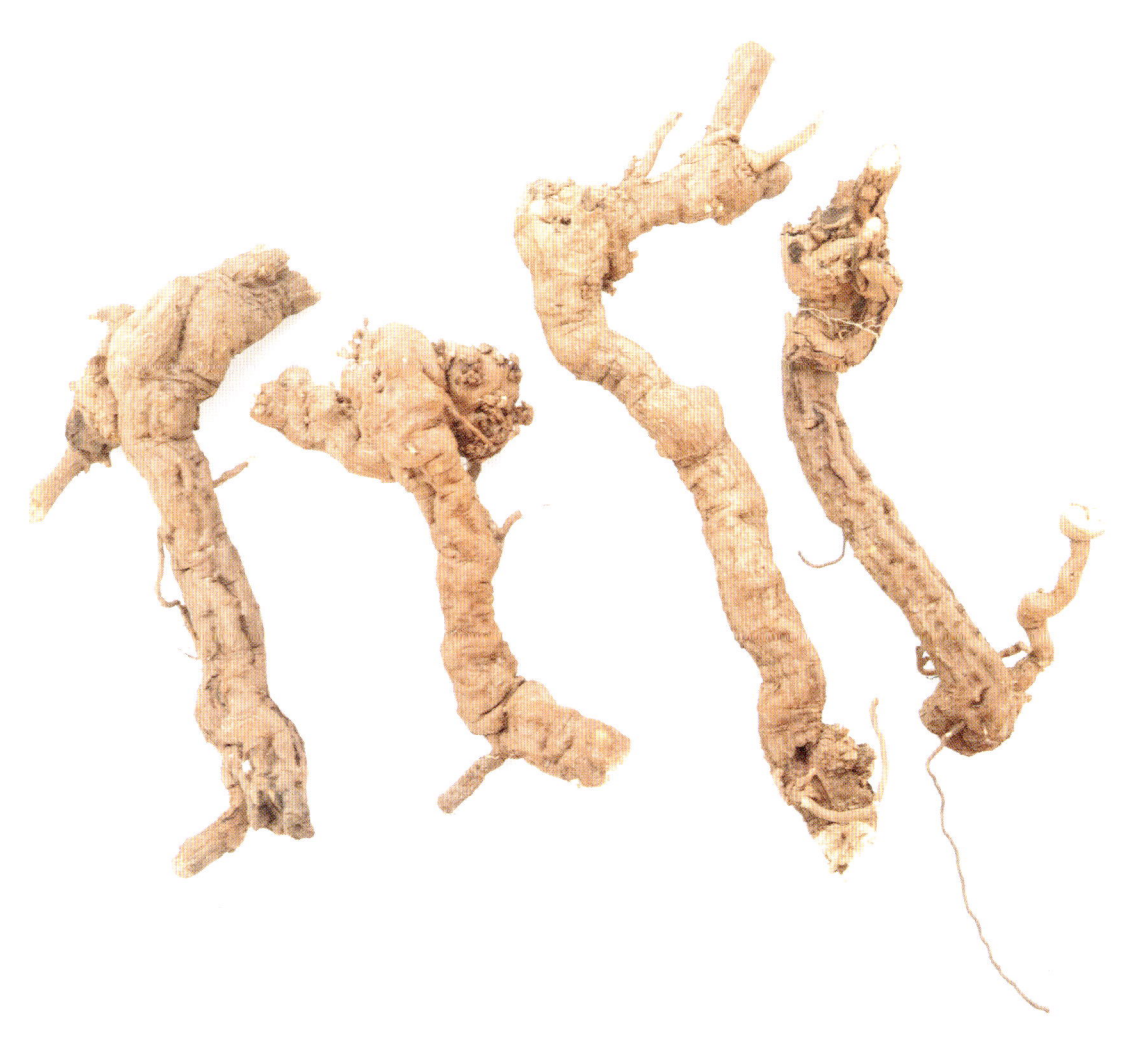

木防己药材

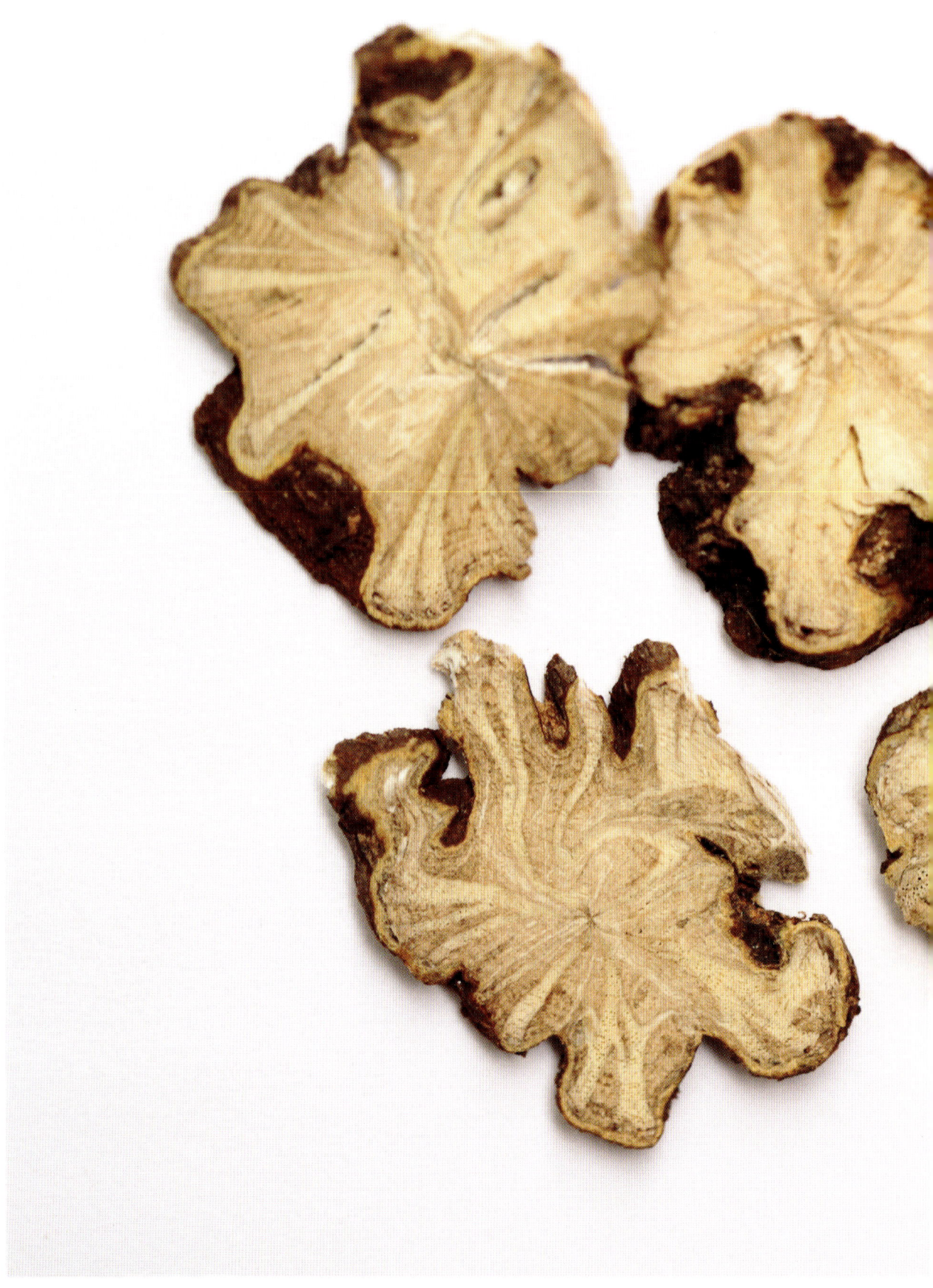

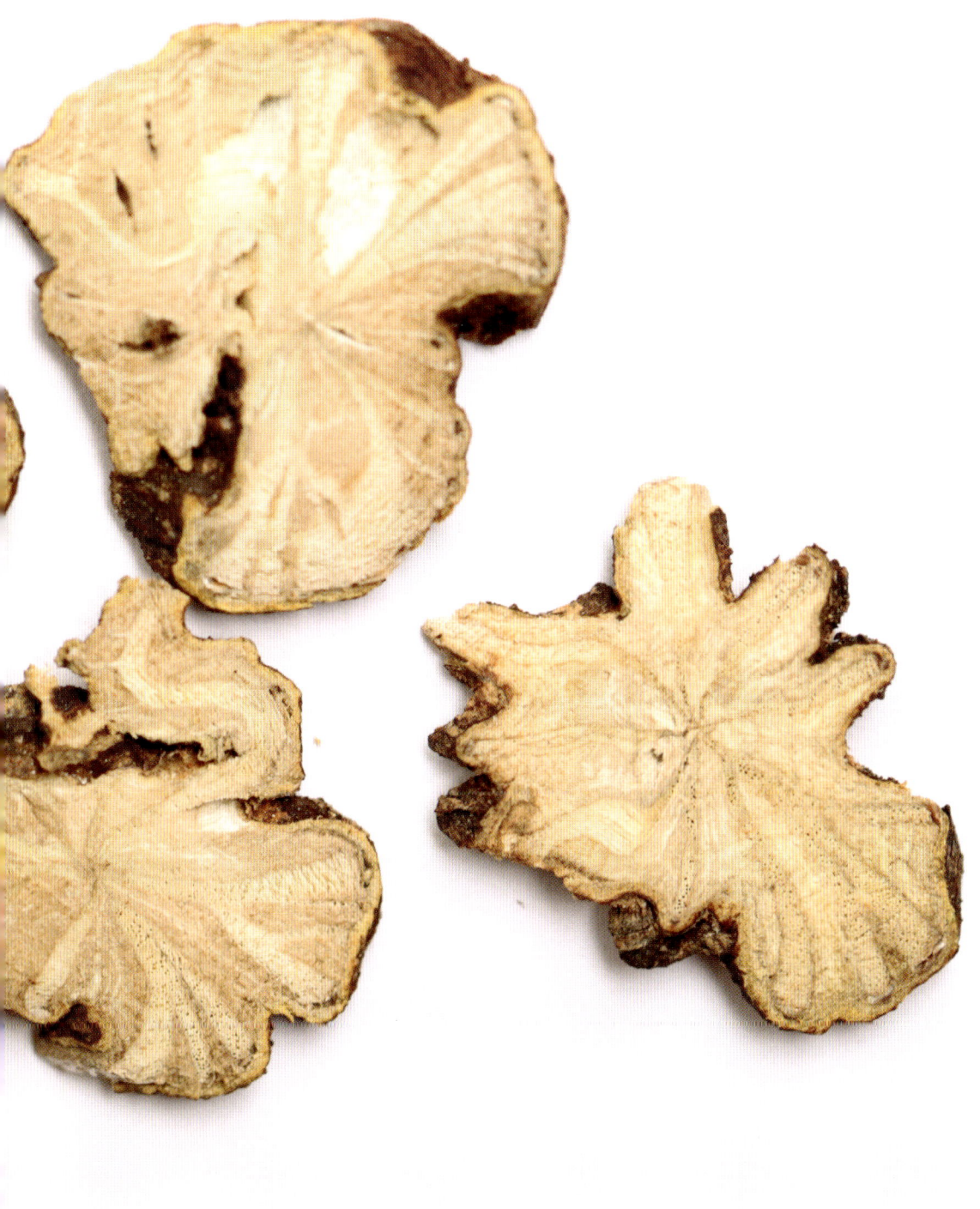

木防己饮片

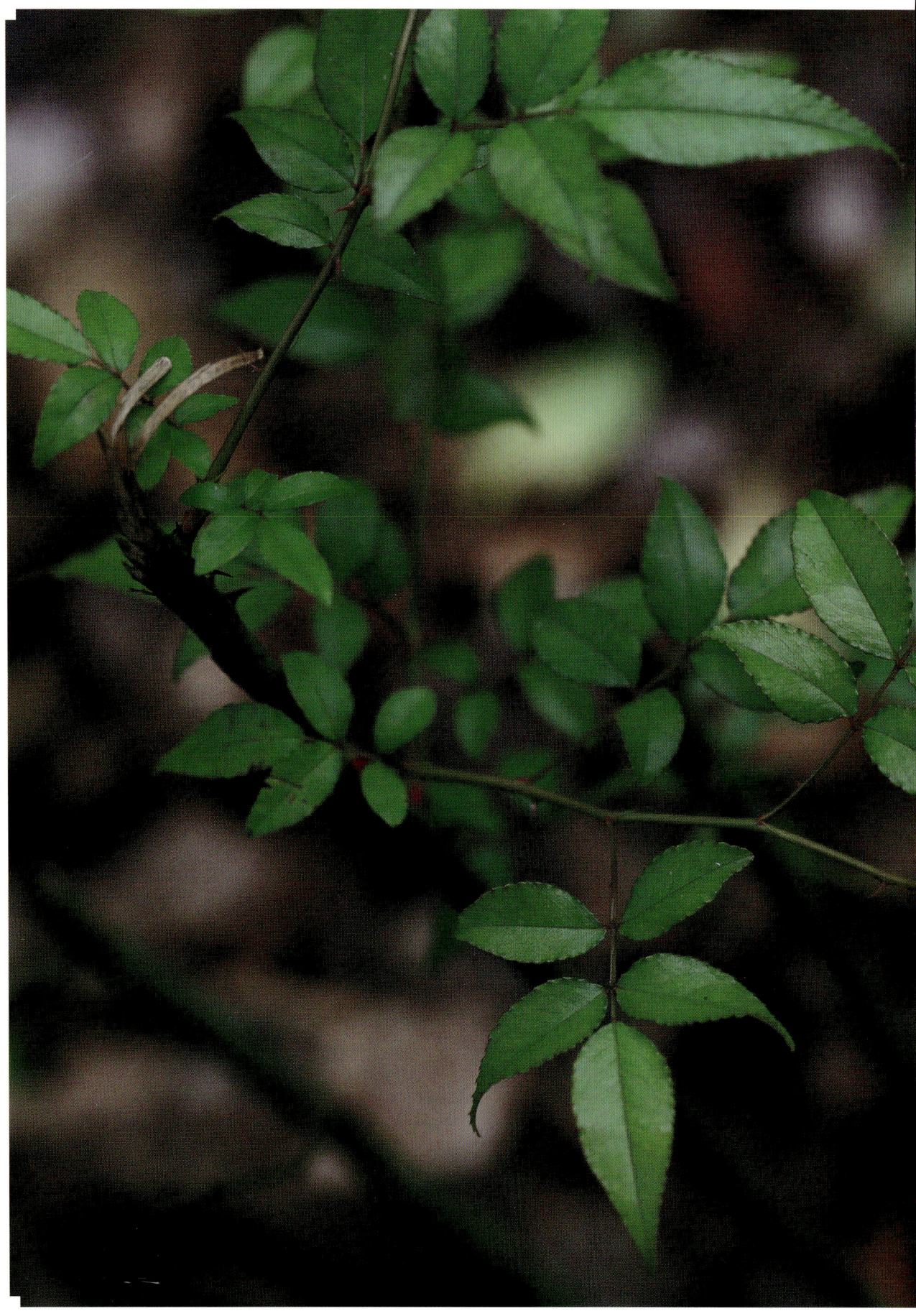

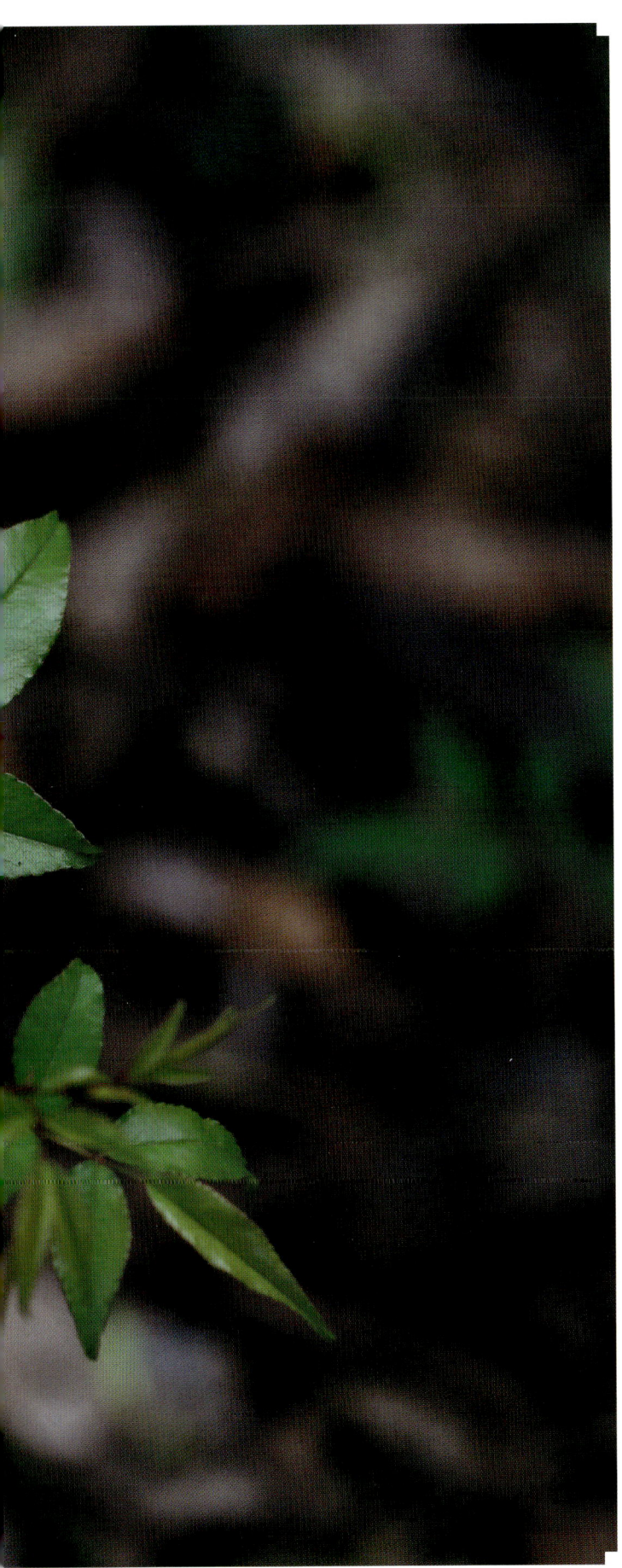

小果蔷薇

【水药名】论辉。

【别　名】美人脱衣、小金樱、白花刺、七姐妹。

【来　源】本品为蔷薇科植物小果蔷薇 Rosa cymosa Tratt.[R.Microcarpa Lindl.] 的果实、根和叶。

【性味归经】味苦、涩，性凉。归心、肝、肺经。

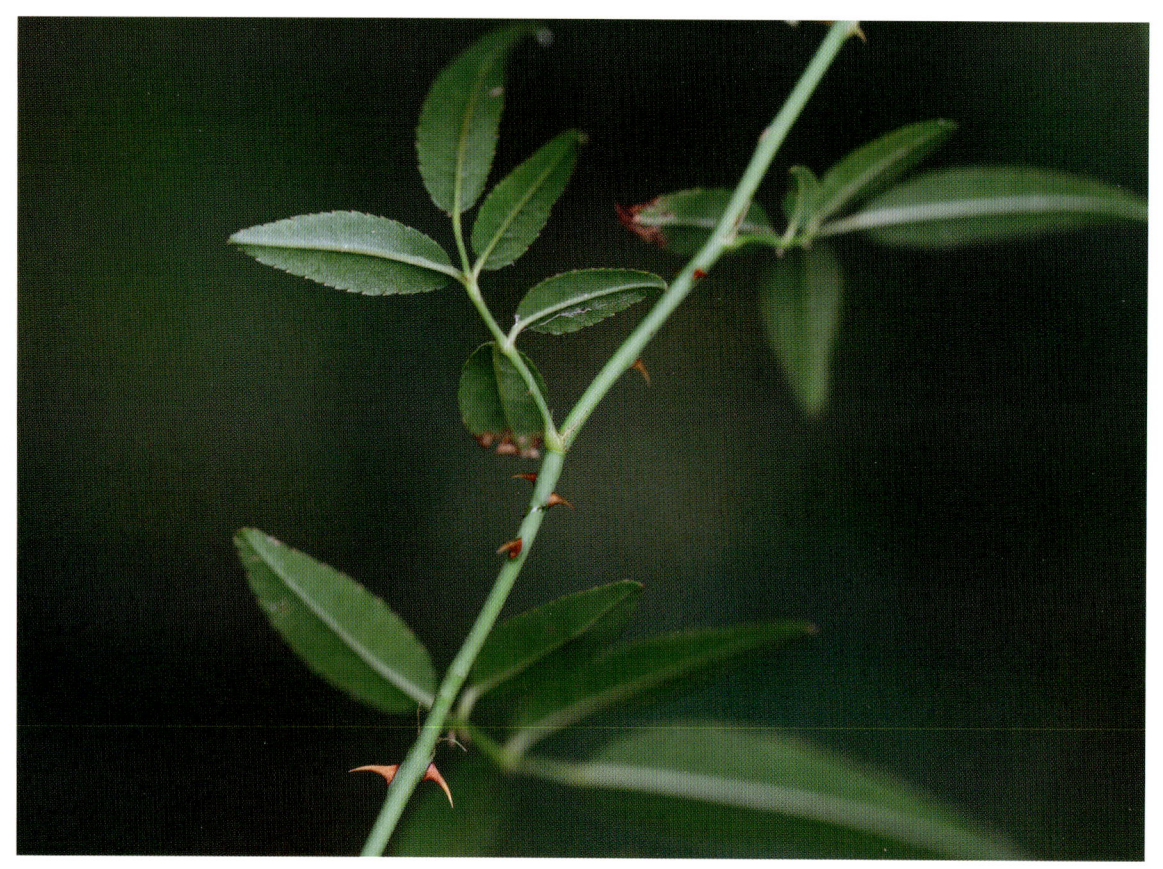

小果蔷薇

识别特征

藤状灌木，长约5 m，茎枝具硬钩状刺，小枝软细。单数羽状复叶互生，叶柄较短，托叶早落，小叶3～7片，宽卵形至椭圆形，长1.5～5 cm，宽0.8～2.8 cm，春末枝顶抽出伞状花序，开白色花十余朵。蔷薇果近球形，直径约5 cm，熟后红色。

生境分布

喜生灌丛林缘，山坡路旁及丘陵地带。分布于江西、江苏、浙江、安徽、湖南、四川、云南、贵州、福建、广东、广西、台湾等省区。

采收加工

四季可采根、叶，洗净切碎晒干。

药材鉴别

本品果实呈圆形，直径0.5～1 cm；外表面深棕色，光滑无刺，有时具皱纹；基部附有细长果柄；顶端有棕黑色扁平的花萼残基。花托薄而质脆，切开后内壁附有光亮的金黄色绒毛，含小瘦果10～25粒。小瘦果棱形，红棕色或淡黄色，表面被金黄色绒毛，质坚，内含种子1粒。气微，味酸涩。

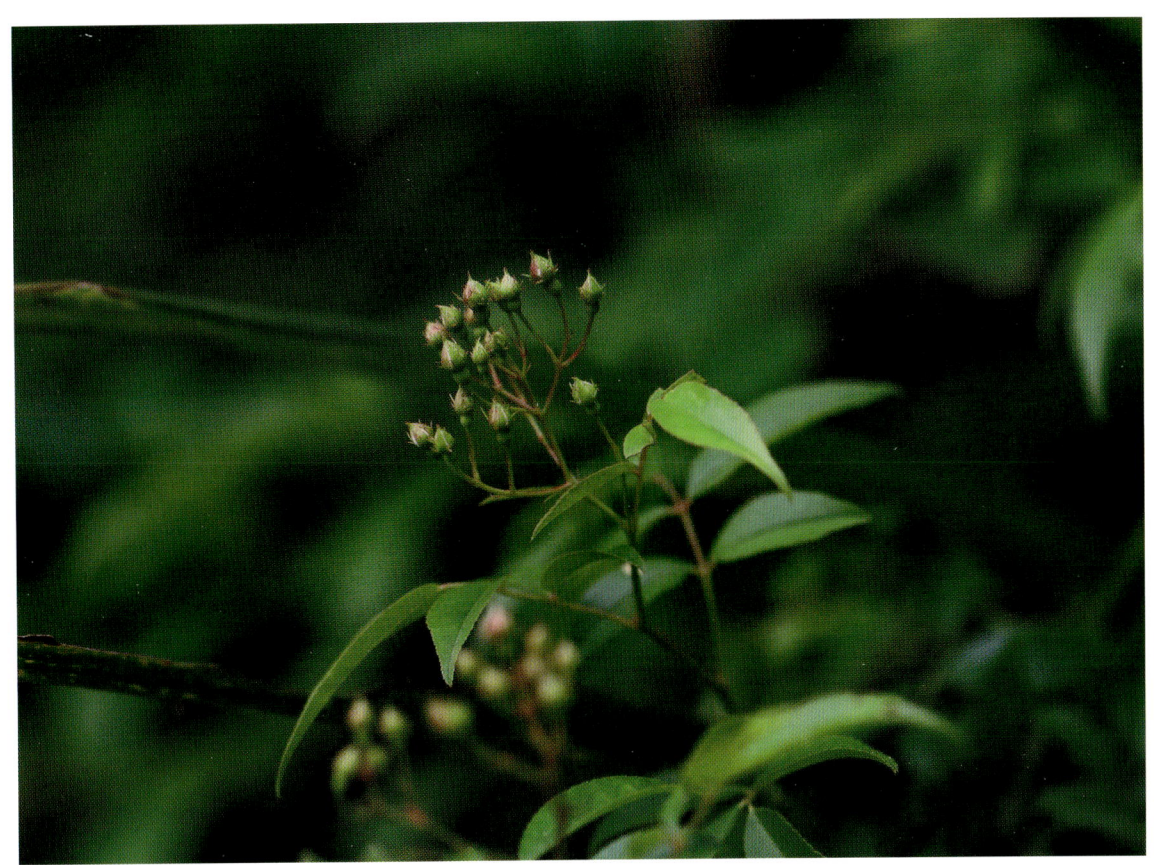

小果薔薇

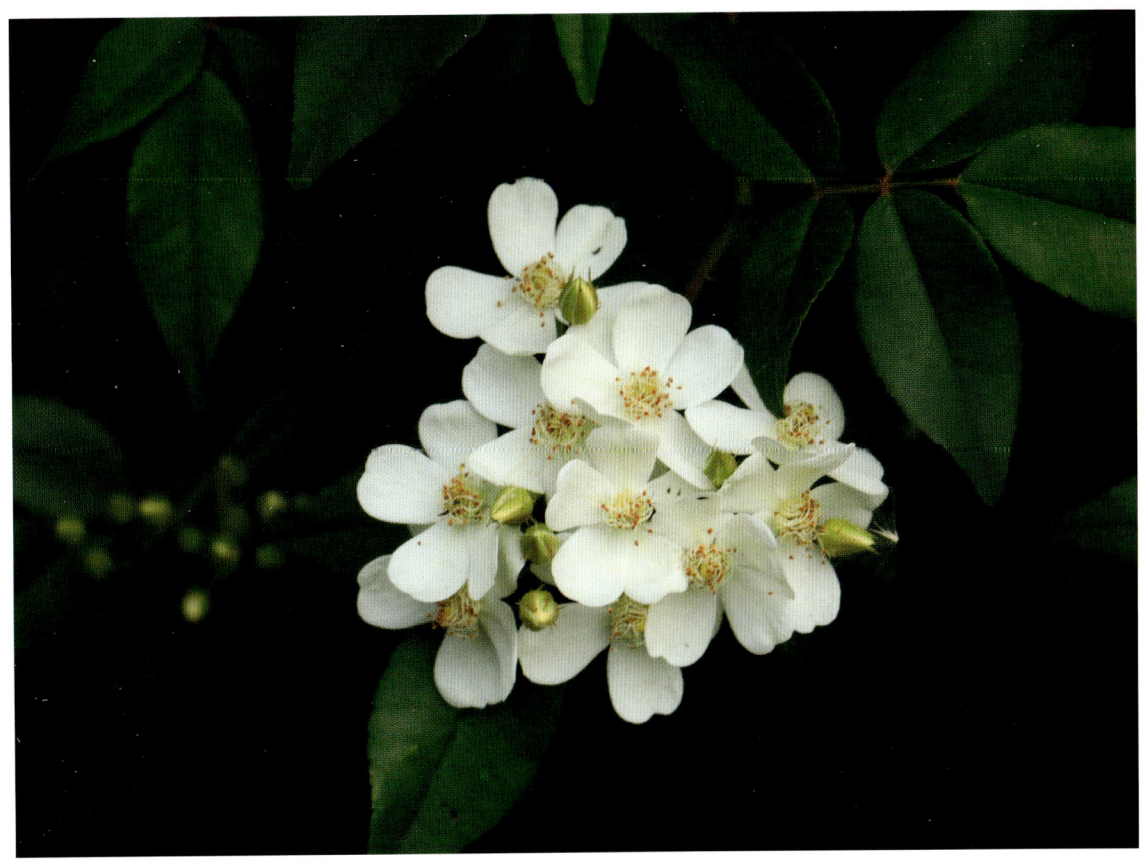

小果薔薇

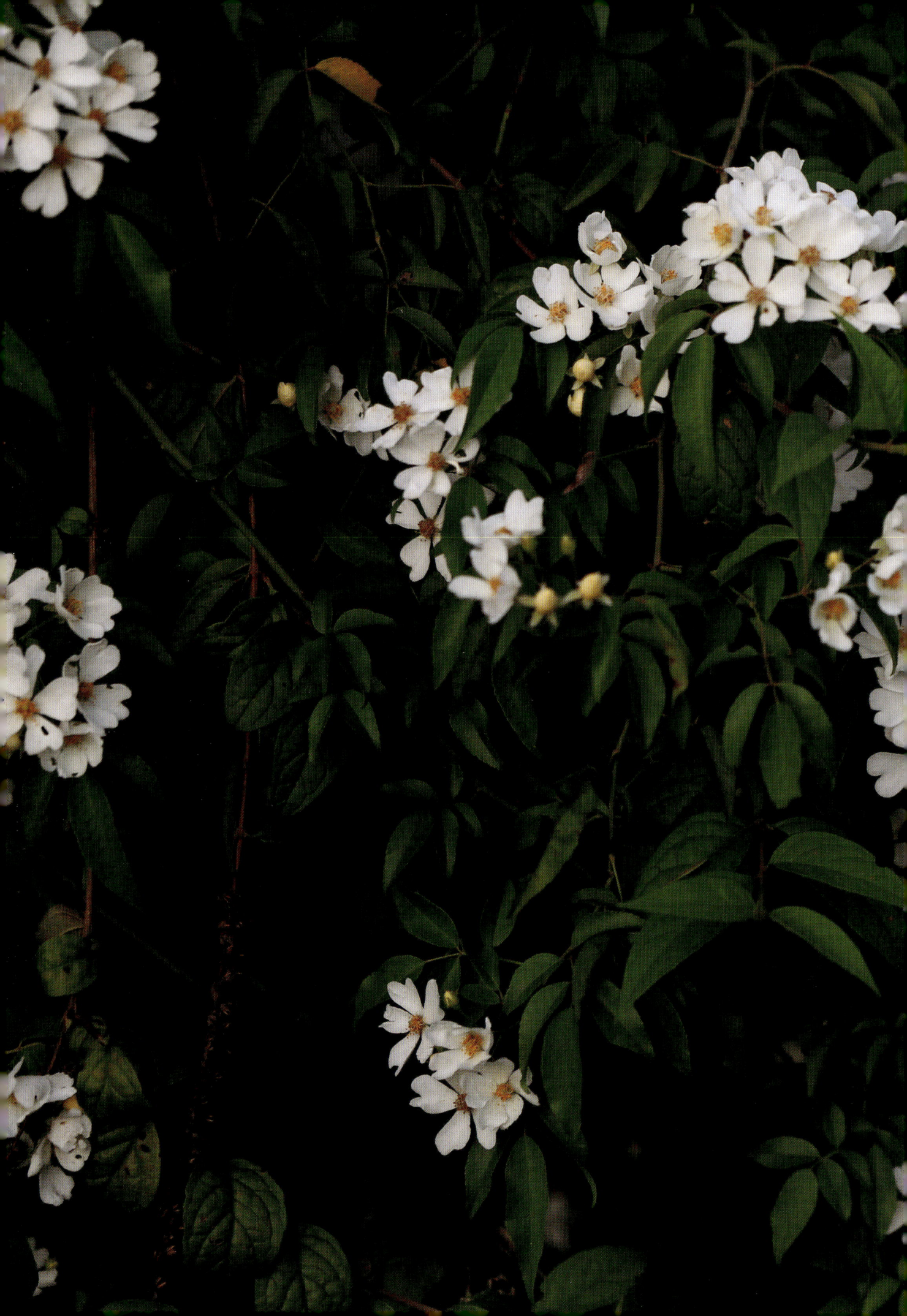

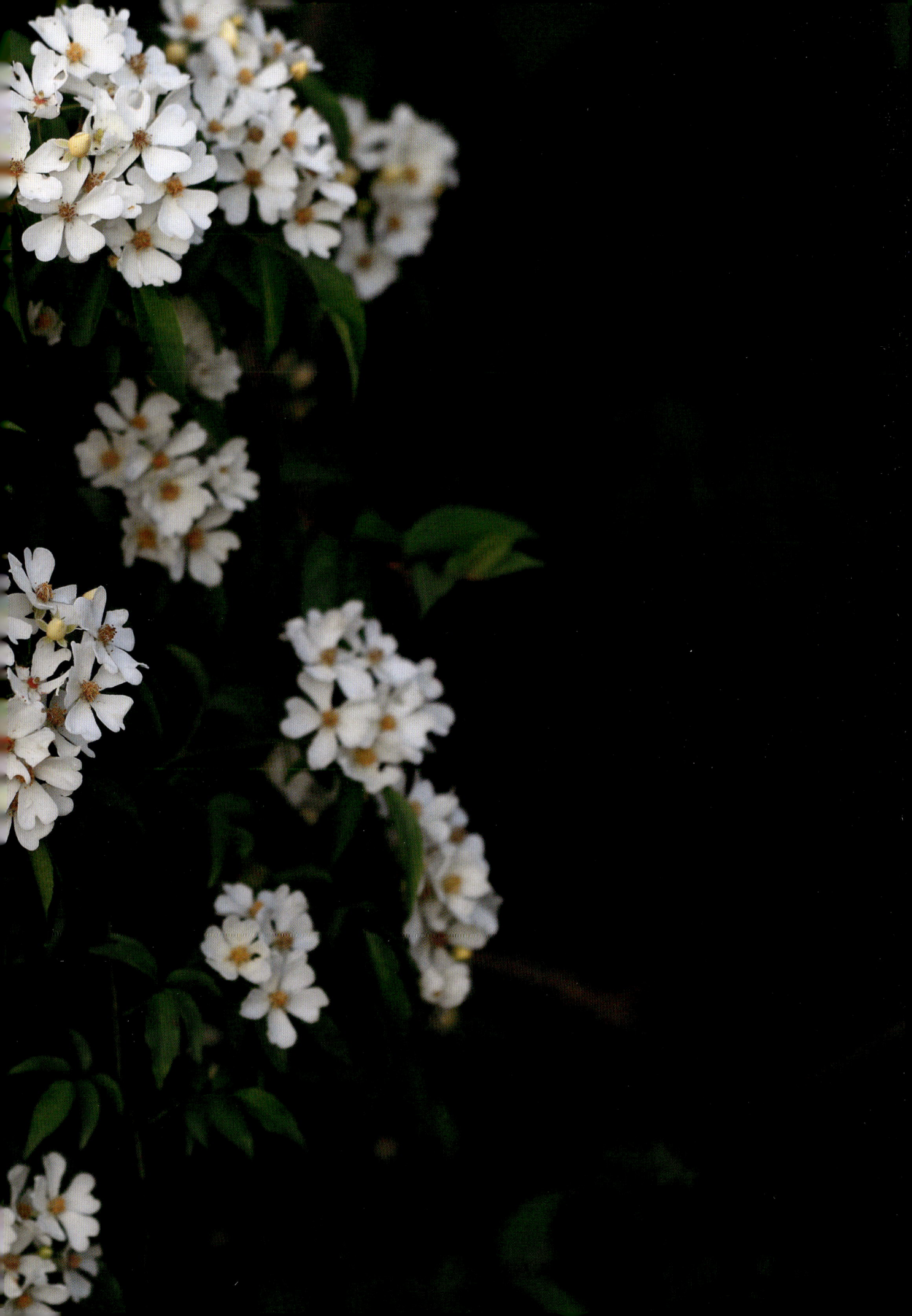

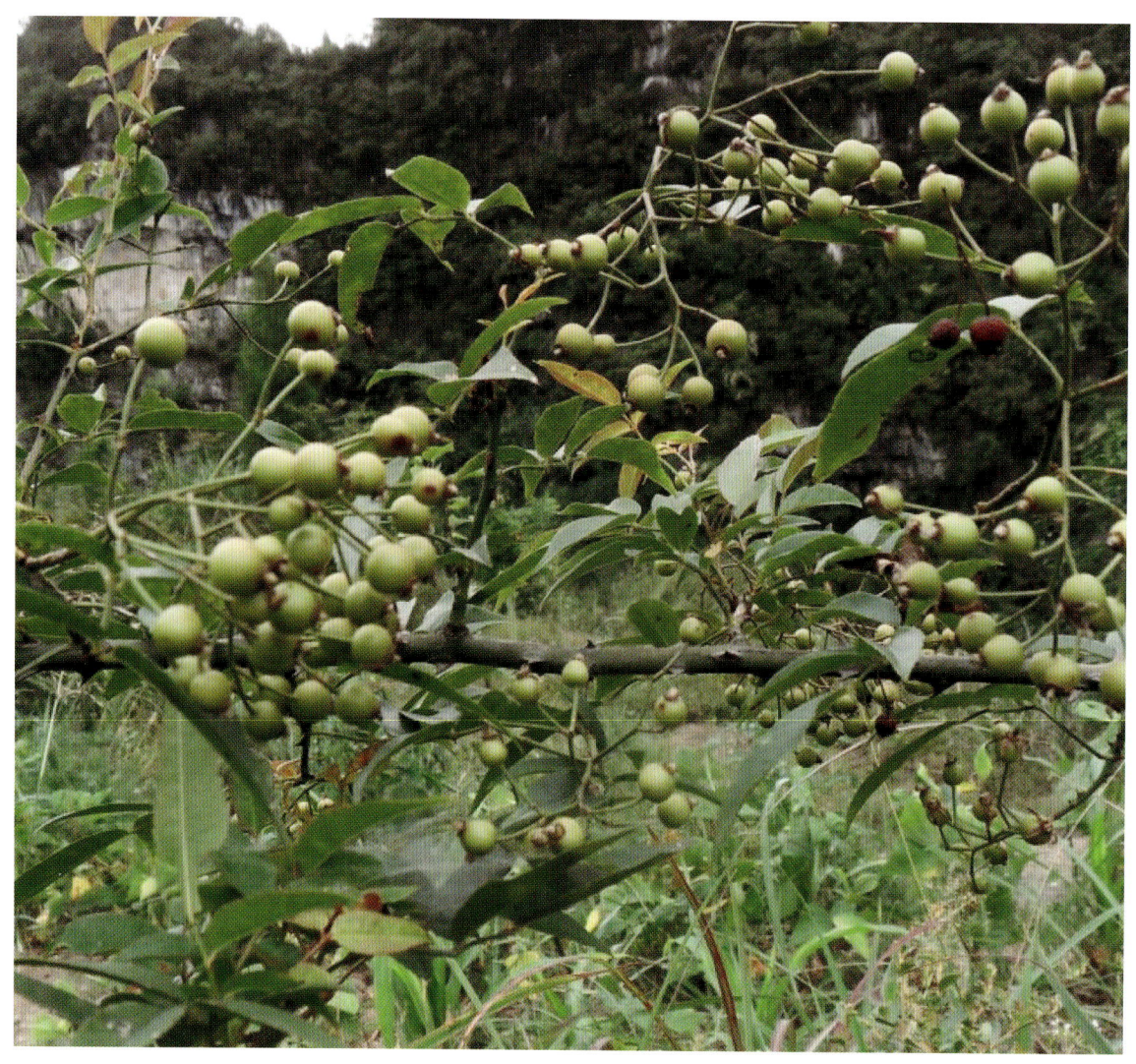

小果蔷薇

功效主治

收敛固脱，解毒消肿。主治腹泻，脱肛，子宫脱垂，风湿关节痛，跌打损伤，烧、烫伤。

药理作用

止血试验：狗的股动脉游离半切断或于狗的肝、脾、肾等脏器上切口后，以小果蔷薇提取物的粉剂撒于创口上，加压止血效果好。凝血试验：在试管内，小果蔷薇粗制剂的水提取物和二甲基甲酰胺提取物均有显著的凝血作用。

用法用量

内服：15 ~ 30 g，煎汤。外用：以叶焙干，研粉调油敷。

民族药方

1. 痔疮，脱肛　小果蔷薇根 30 g，仙鹤草根 30 g，猪瘦肉 120 g。同炖服。

2. 烧烫伤　小果蔷薇叶适量。焙干研末，菜油调涂。

3. 子宫脱垂　小果蔷薇 100 g，落地金钱 100 g。炖肉服。

4. 哮喘　小果蔷薇根 25 ~ 50 g。煮猪肺食。

5. 脱肛，子宫下垂　小果蔷薇根 60 g，无花果 60 g。炖鸡肉服。

6. 月经不止，色黑有小泡　小果蔷薇根 30 g，艾叶 15 g。炖鸡肉或猪瘦肉服。

7. 劳倦，风湿关节痛　小果蔷薇根 100 g。水煎服。

8. 尿血　小果蔷薇根 15 g，车前草 10 g，仙鹤草 6 g，牛膝 6 g。水煎服，早晚饭前各 1 次。

9. 痈毒疮疖初起　小果蔷薇根适量。加米泔水磨浓汁，涂患处。

10. 创伤溃烂　小果蔷薇嫩叶适量。捣烂敷患处。

使用注意

孕妇忌服。

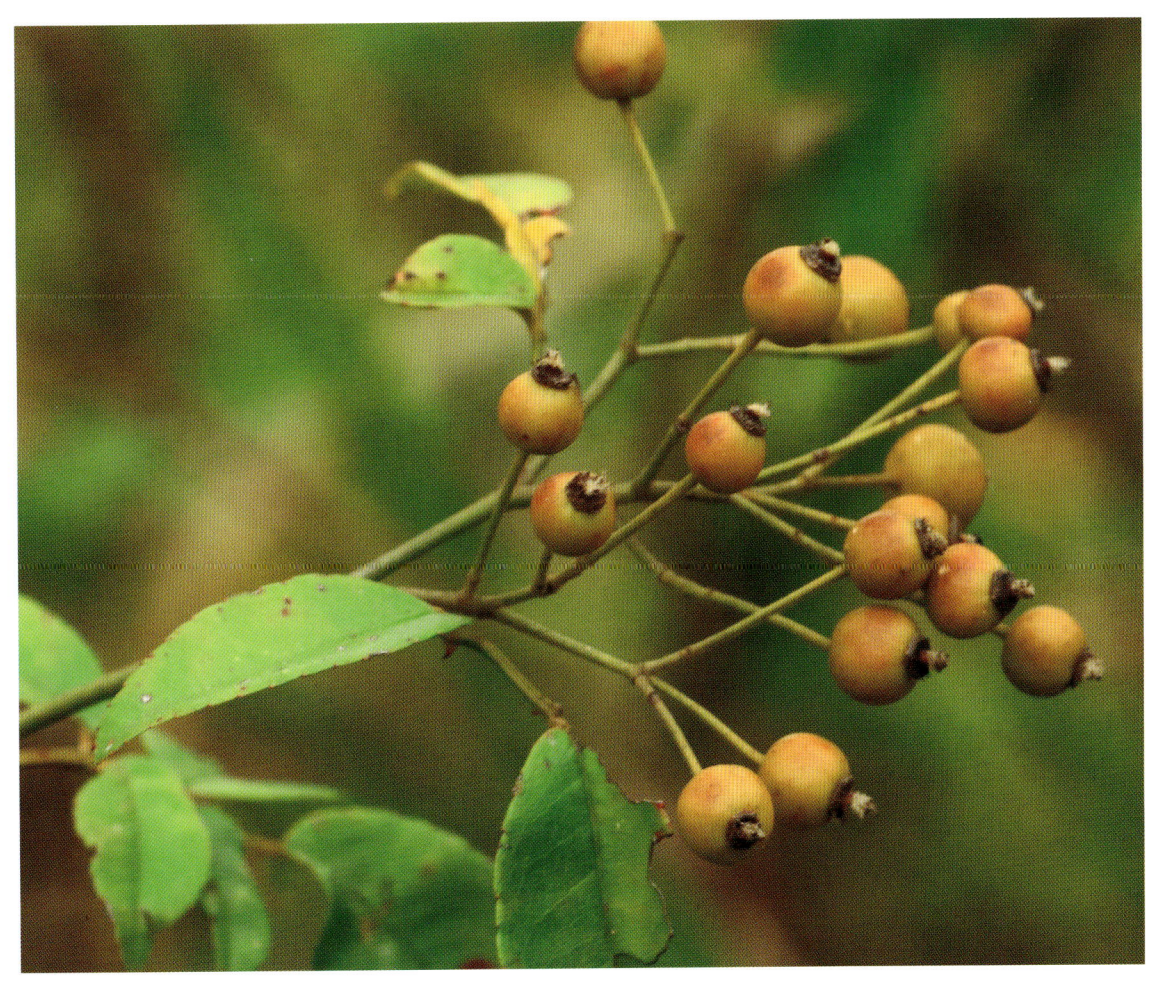

小果蔷薇

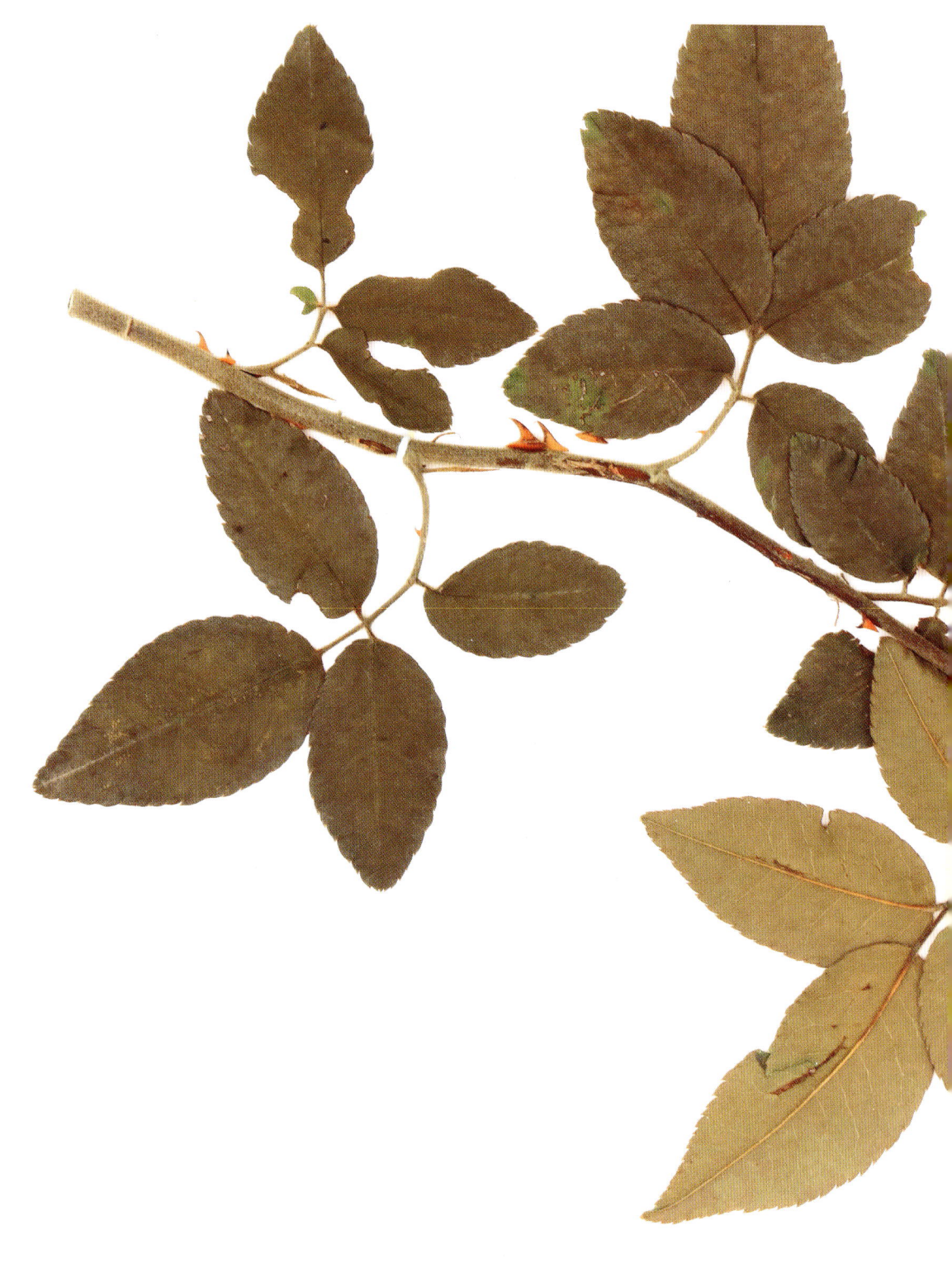

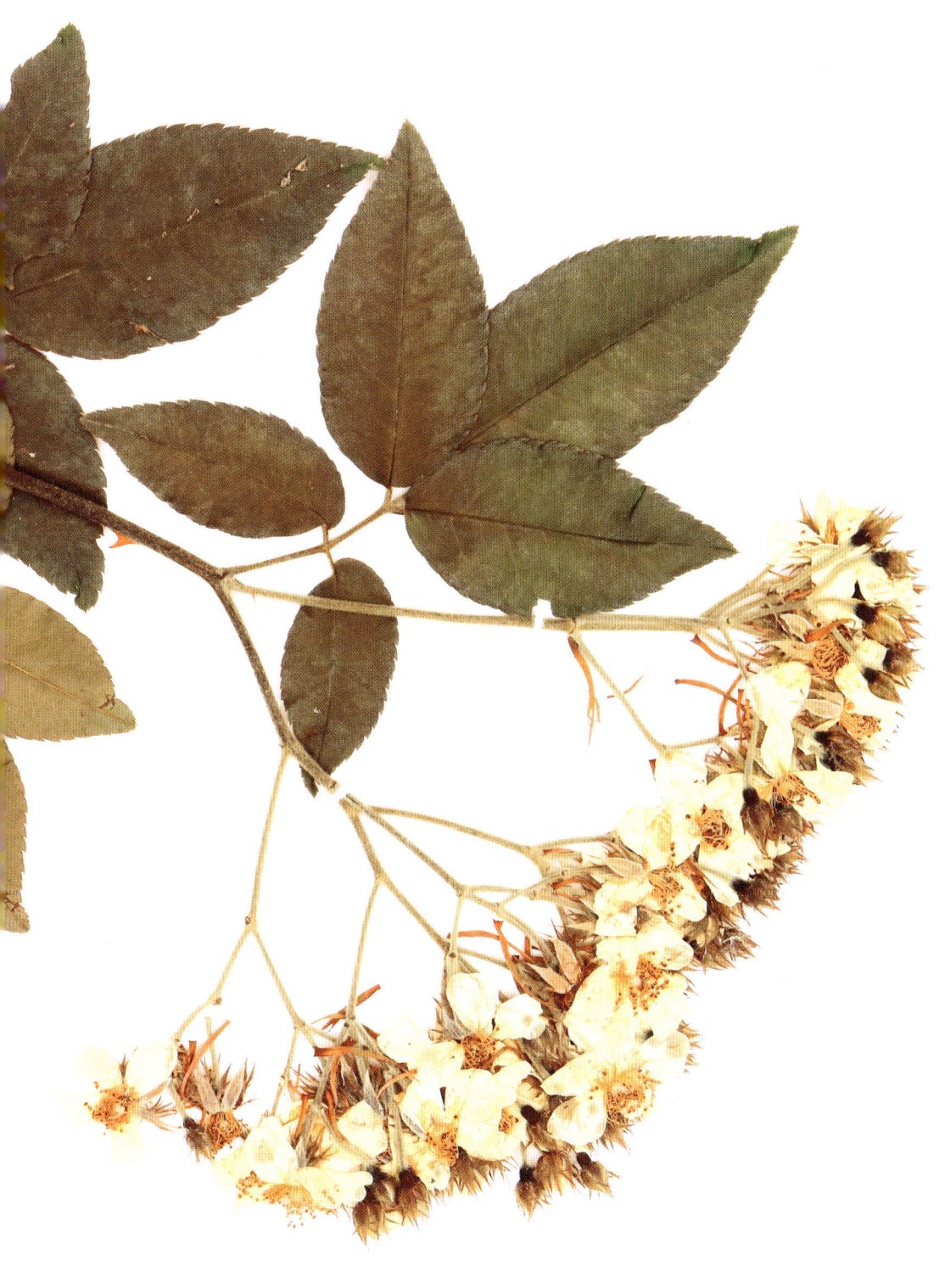

小果薔薇

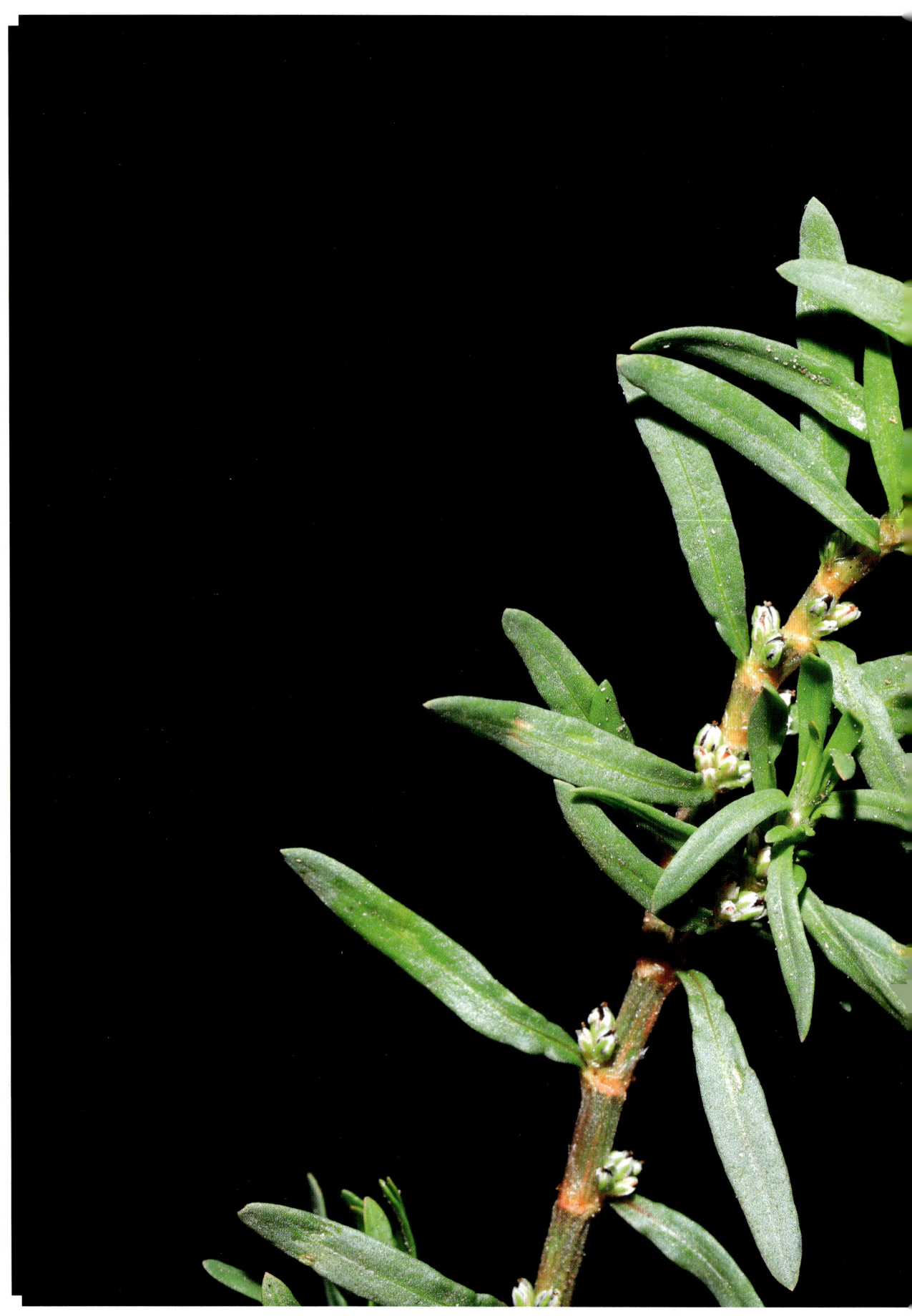

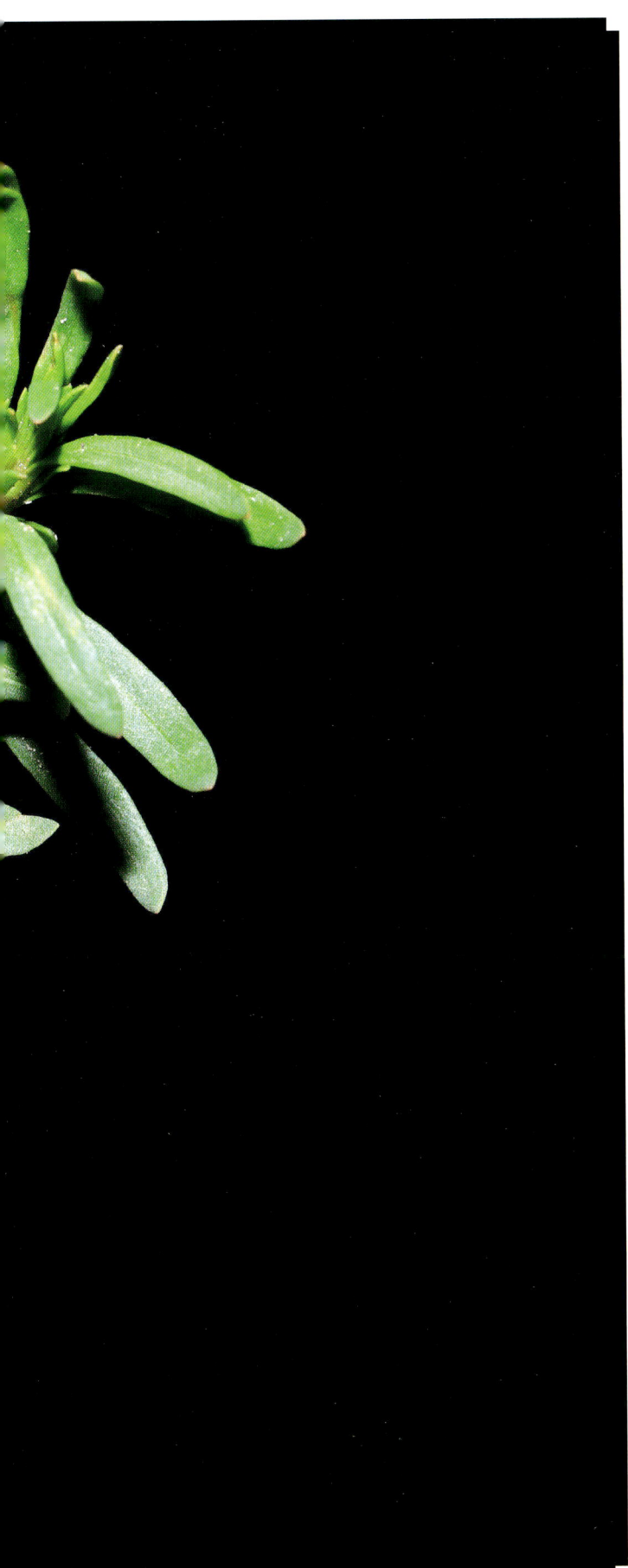

小萹蓄

【水 药 名】骂共汗。

【别　 名】腋花蓼、瓜子草。

【来　 源】本品为蓼科植物腋花蓼 *Polygonum plebeium.R.Br.* 的全草。

【性味归经】味微苦，性凉。归肝、脾、胃、大肠经。

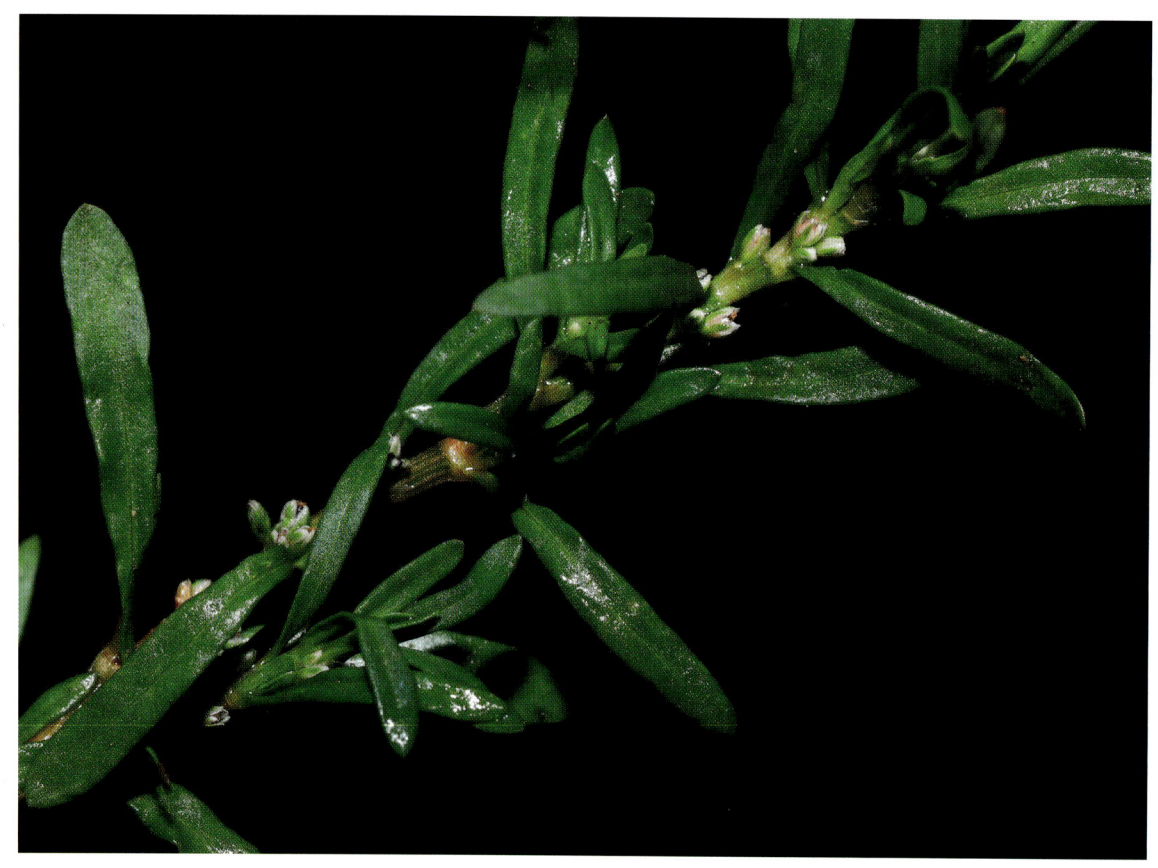

腋花蓼

识别特征

一年生草本。茎匍匐状，多分枝。枝披散，柔弱，平滑或具白色略粗糙的线条，节间通常短于叶。叶小，互生，线形，狭矩圆形或稍匙形，长 1.5 ~ 2.5 cm，宽 0.2 ~ 0.3 cm，先端钝，基部渐狭成一短柄；托叶鞘膜质透明，边缘撕裂状。花极小，具短柄，1 ~ 3 朵簇生长于托叶鞘内；花被长不及 2 mm，5 深裂，裂片绿色，边缘白色。瘦果卵形，有 3 棱。花期 5—6 月。

生境分布

生长于原野、荒地、路旁。除西藏外，分布几遍全国。

采收加工

开花时采收，晒干。

功效主治

利尿通淋，化湿杀虫。主治恶疮疥癣，阴蚀，蛔虫病。

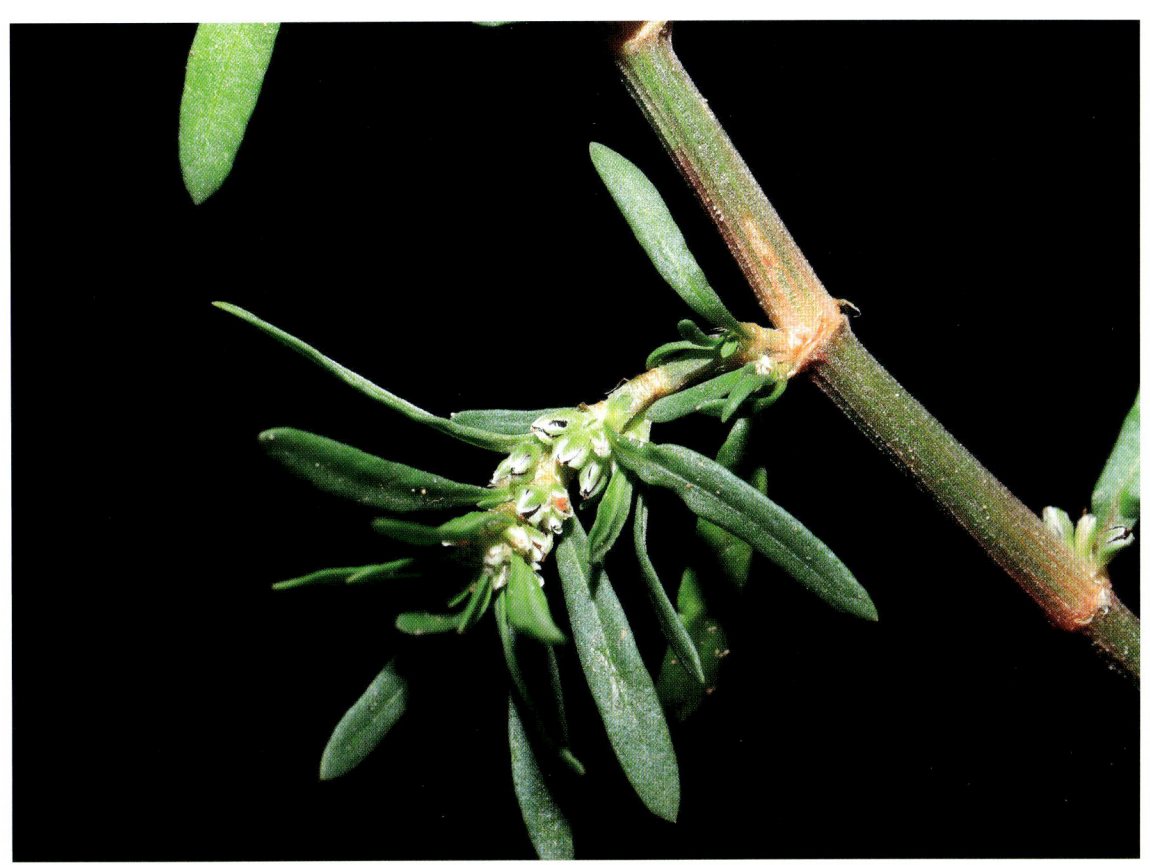

腋花蓼

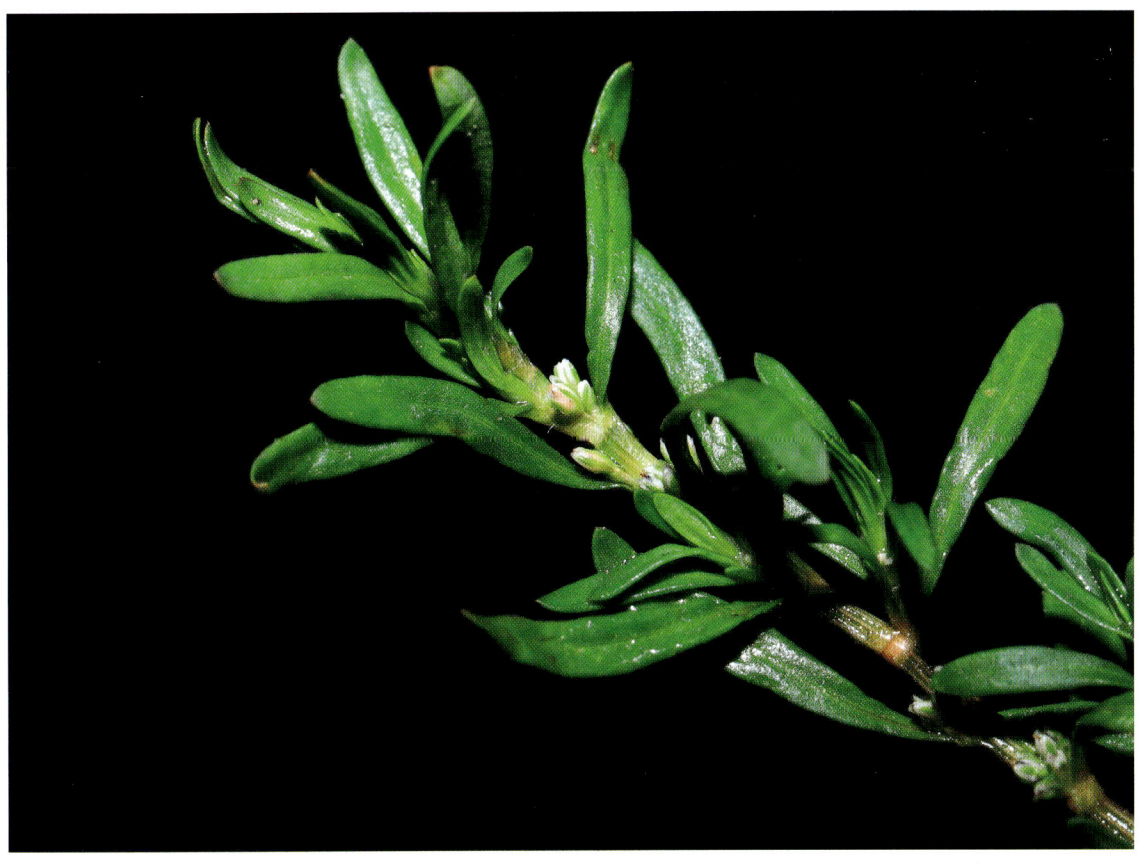

腋花蓼

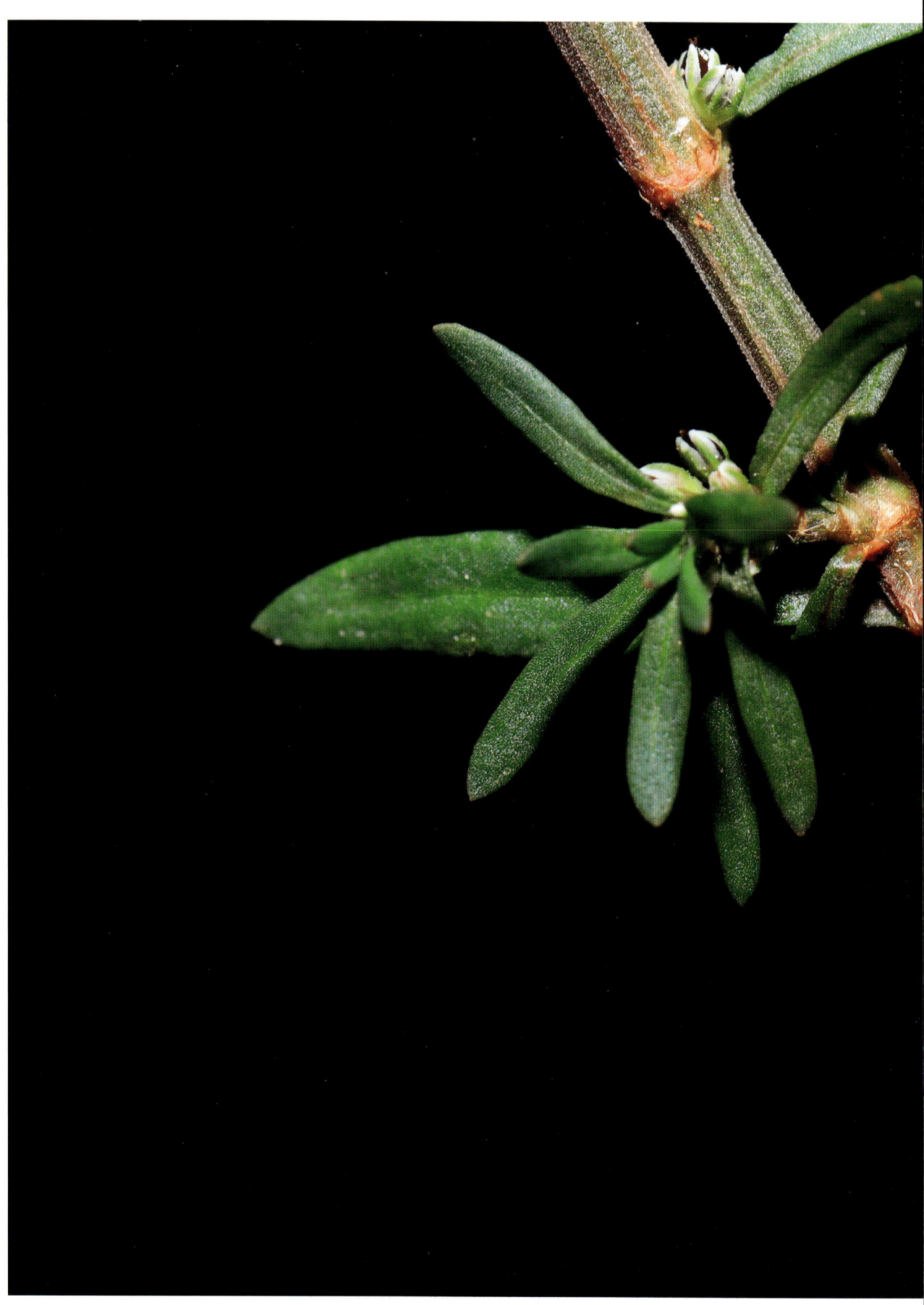

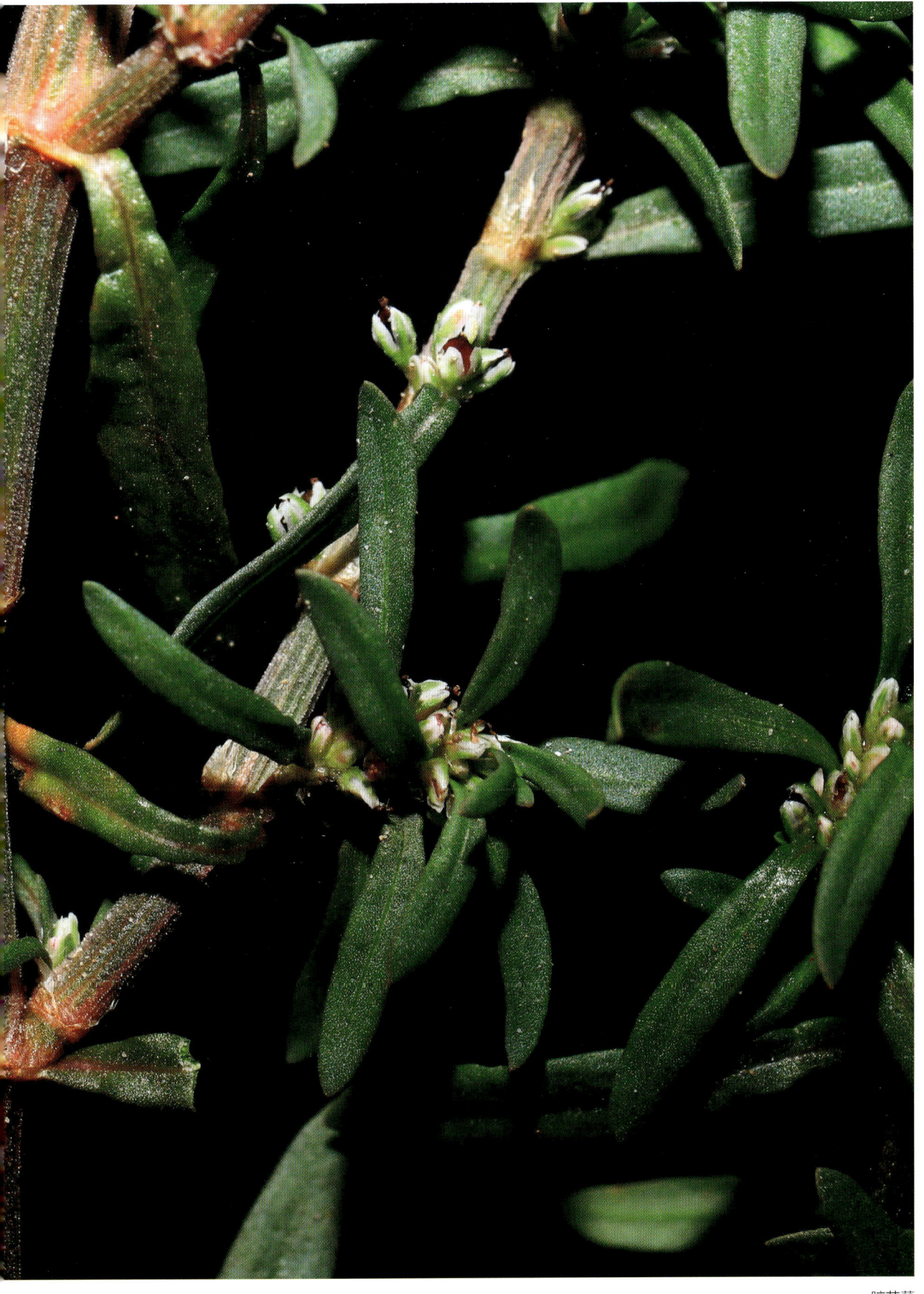

腋花蓼

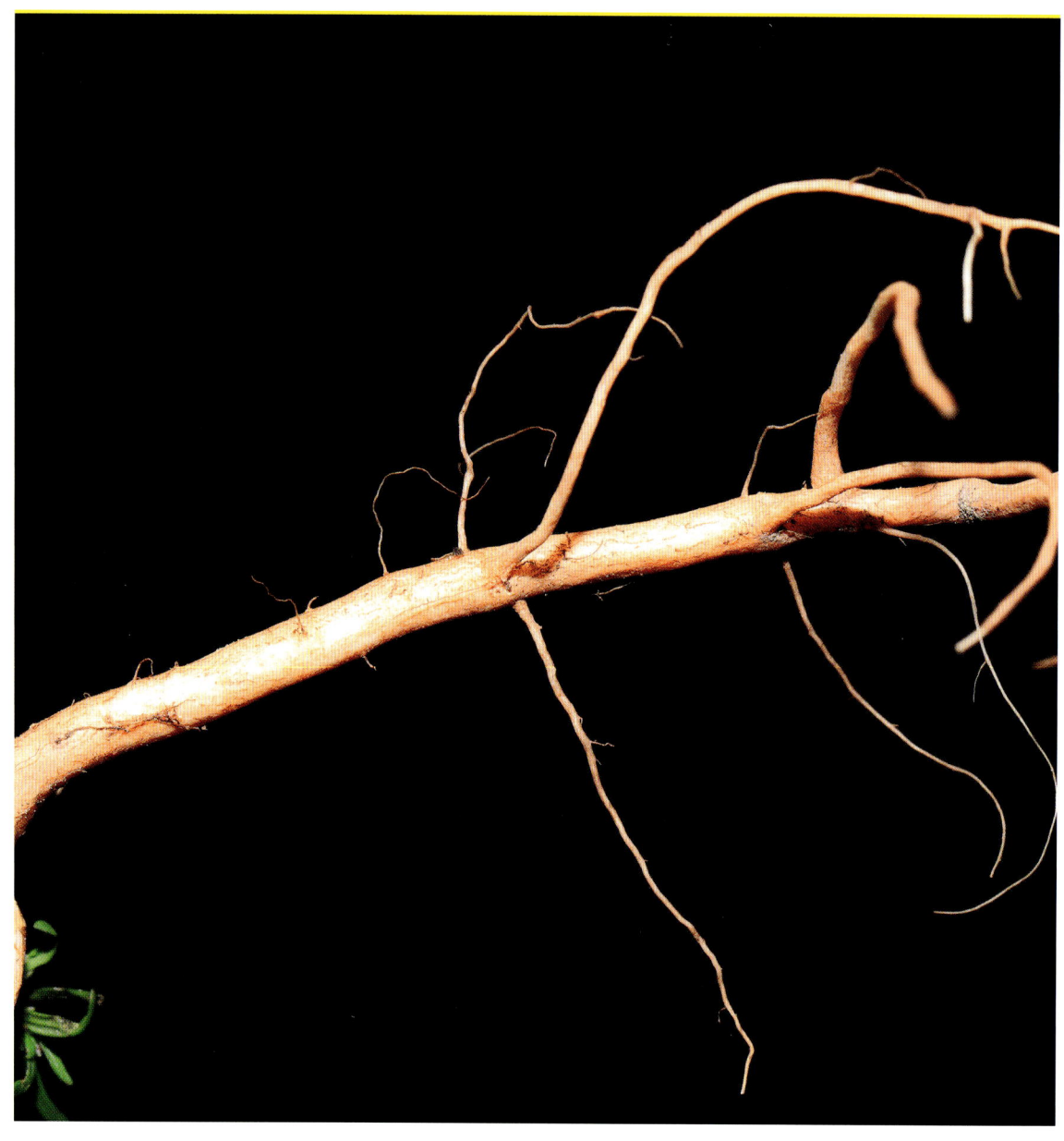

腋花蓼

用法用量

内服：10 ~ 30 g，煎汤；或研末，作丸、散服。

民族药方

1. 肠炎，菌痢，腹痛，泻痢，里急后重 小萹蓄 30 g，母草 15 g，重楼 10 g，枳壳 10 g，厚朴 10 g。水煎服。

2. 尿路感染和结石 小萹蓄、马先蒿、瞿麦各适量。水煎服。

3. 蛔虫上攻 小萹蓄适量。配醋蒸服。

4. 黄疸 小萹蓄、桂枝或苦荞叶各适量。水煎服。

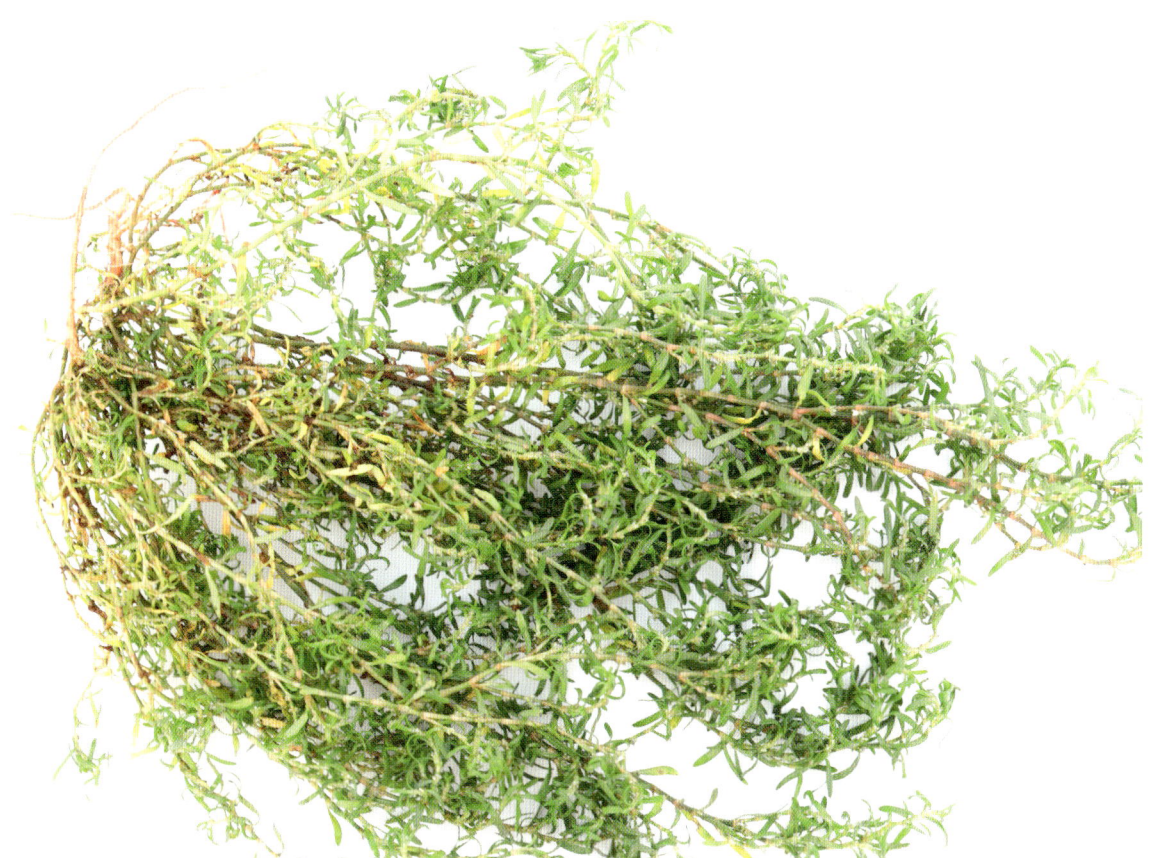

小蓇蓄

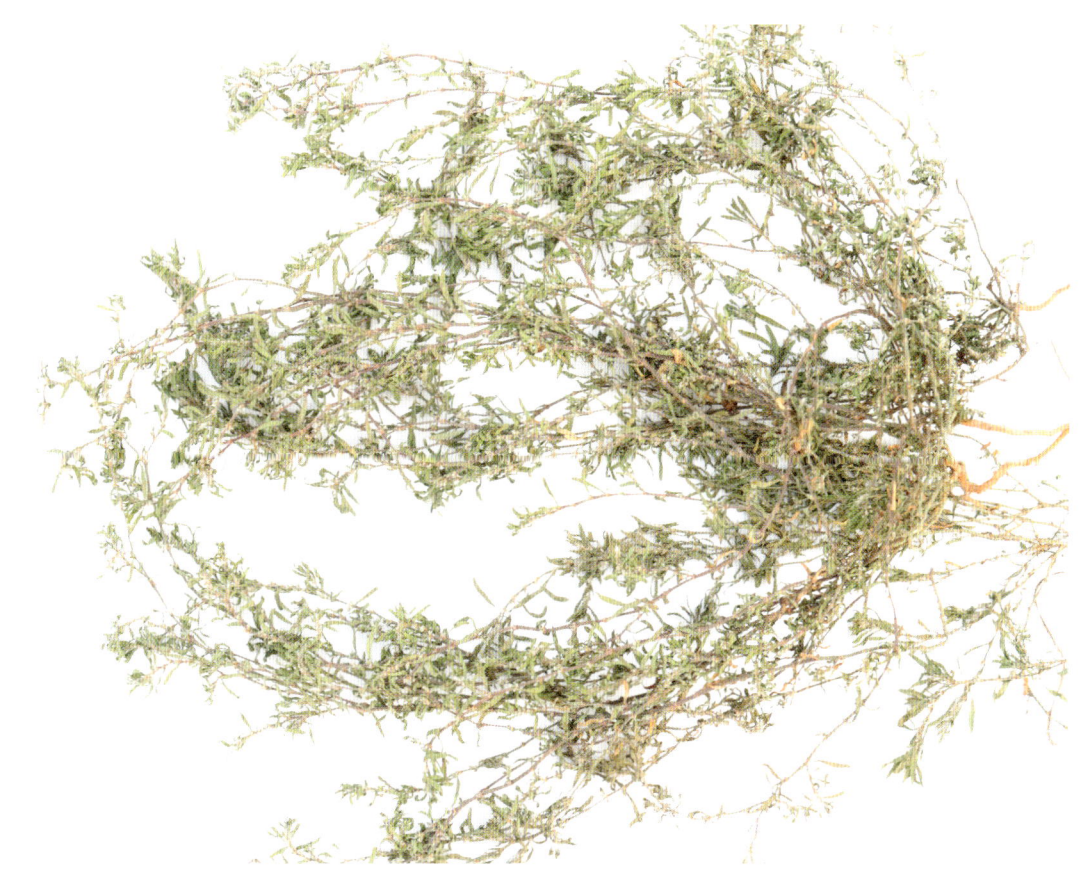

小蓇蓄药材

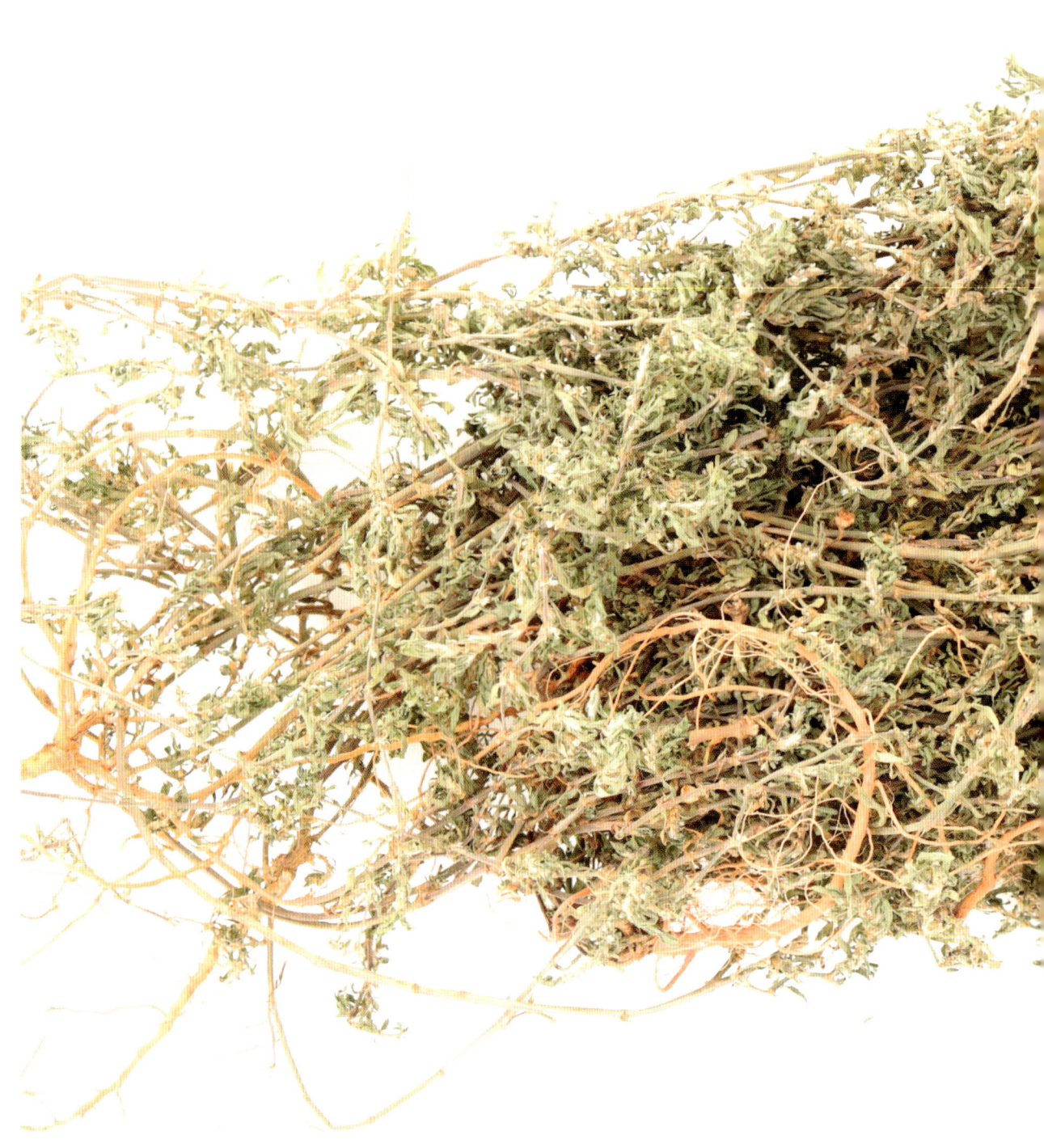

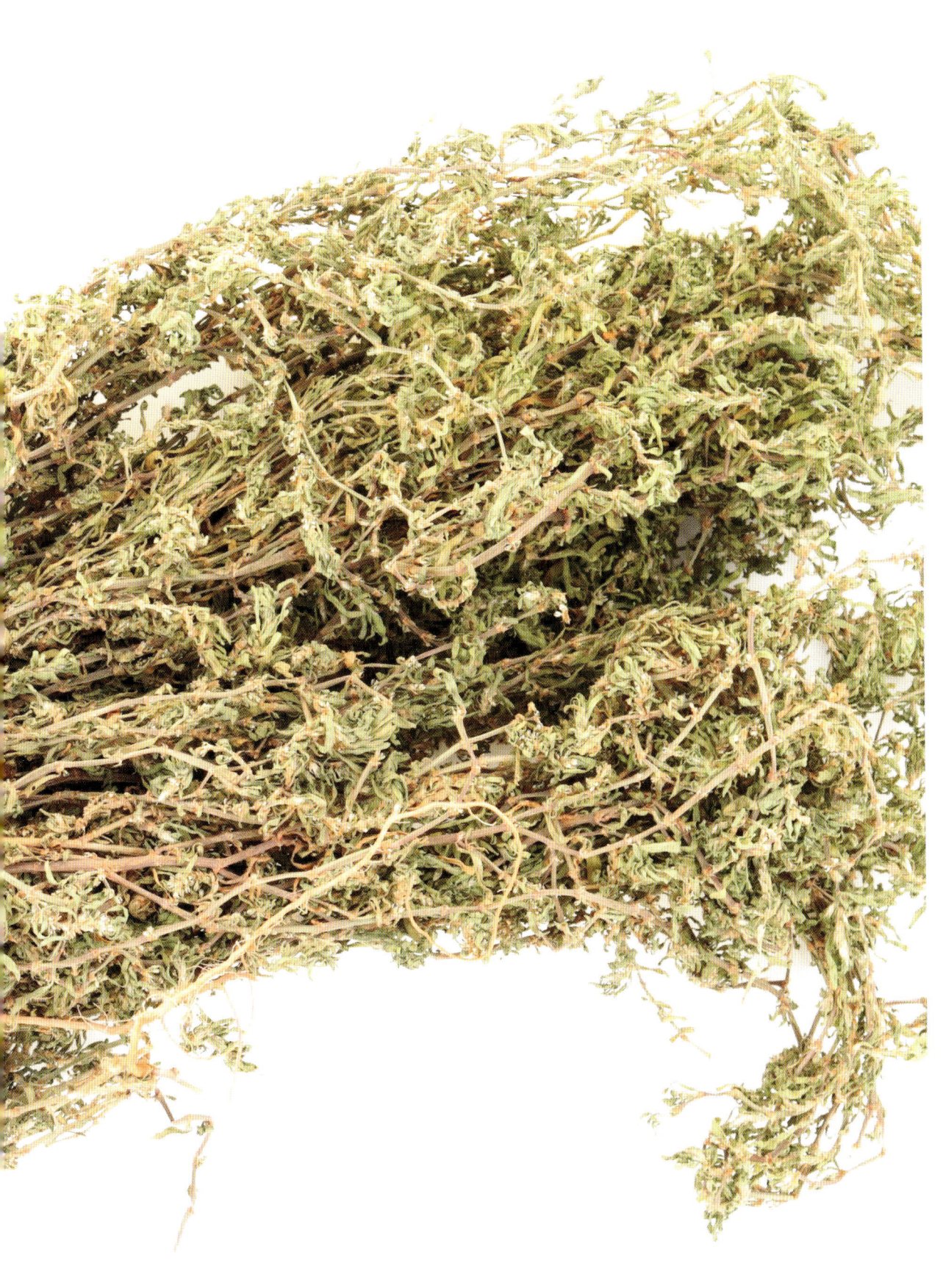

小萹蓄药材

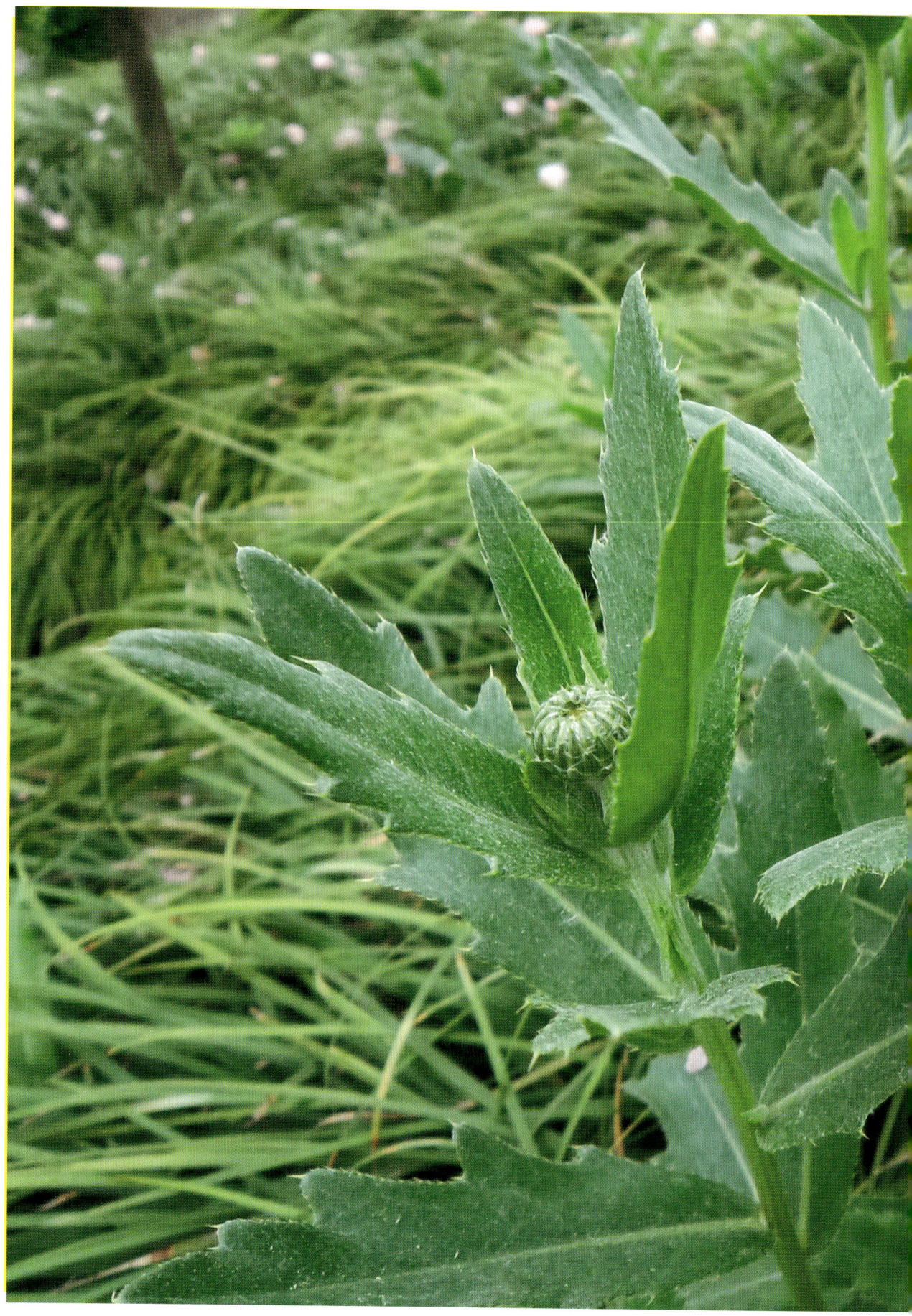

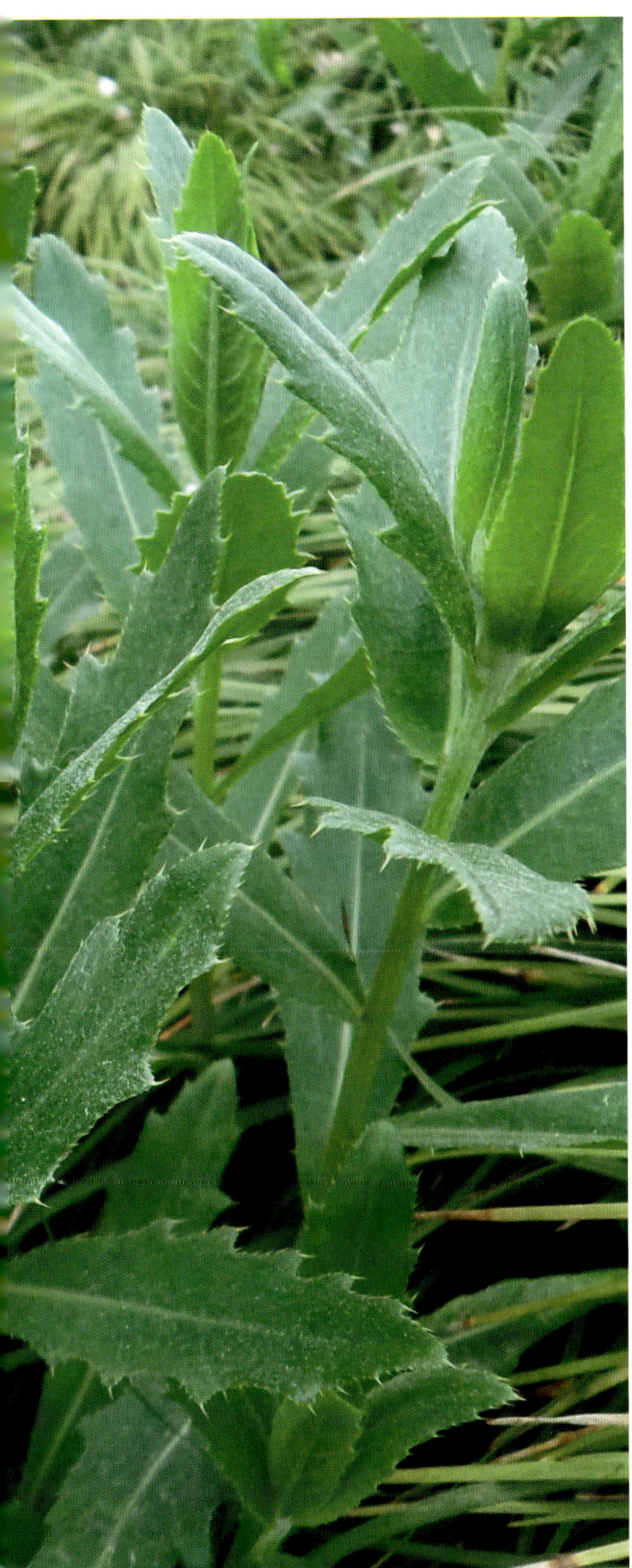

小蓟

【水药名】骂卡归电。

【别　名】小恶鸡婆、曲曲菜、小鸡角刺、野红花、小刺刺菜。

【来　源】本品为菊科植物刺儿菜 *Cirsium setosum*(Wilid.)MB. 的全草或根状茎。

【性味归经】味苦，性凉。归心、肝经。

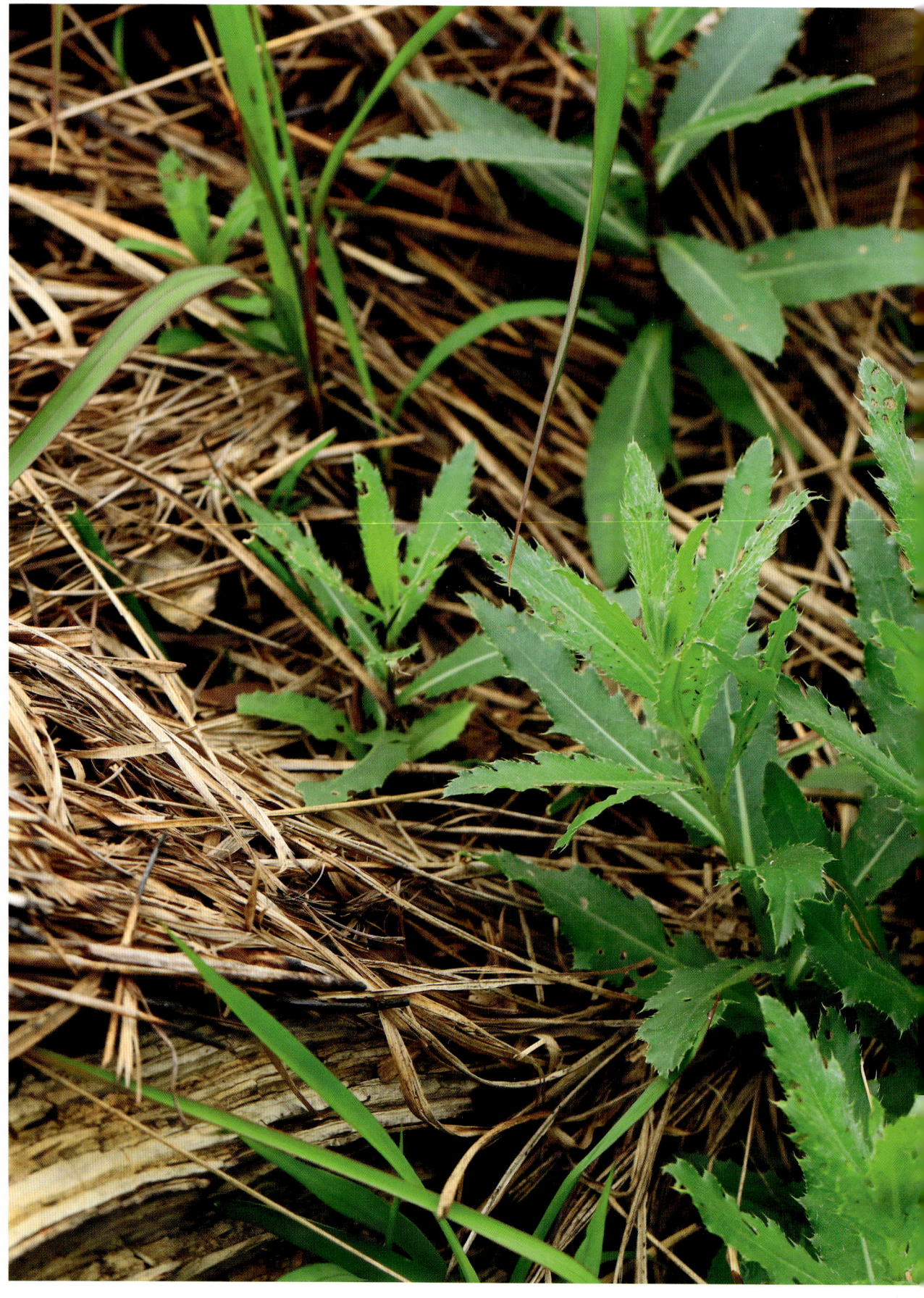

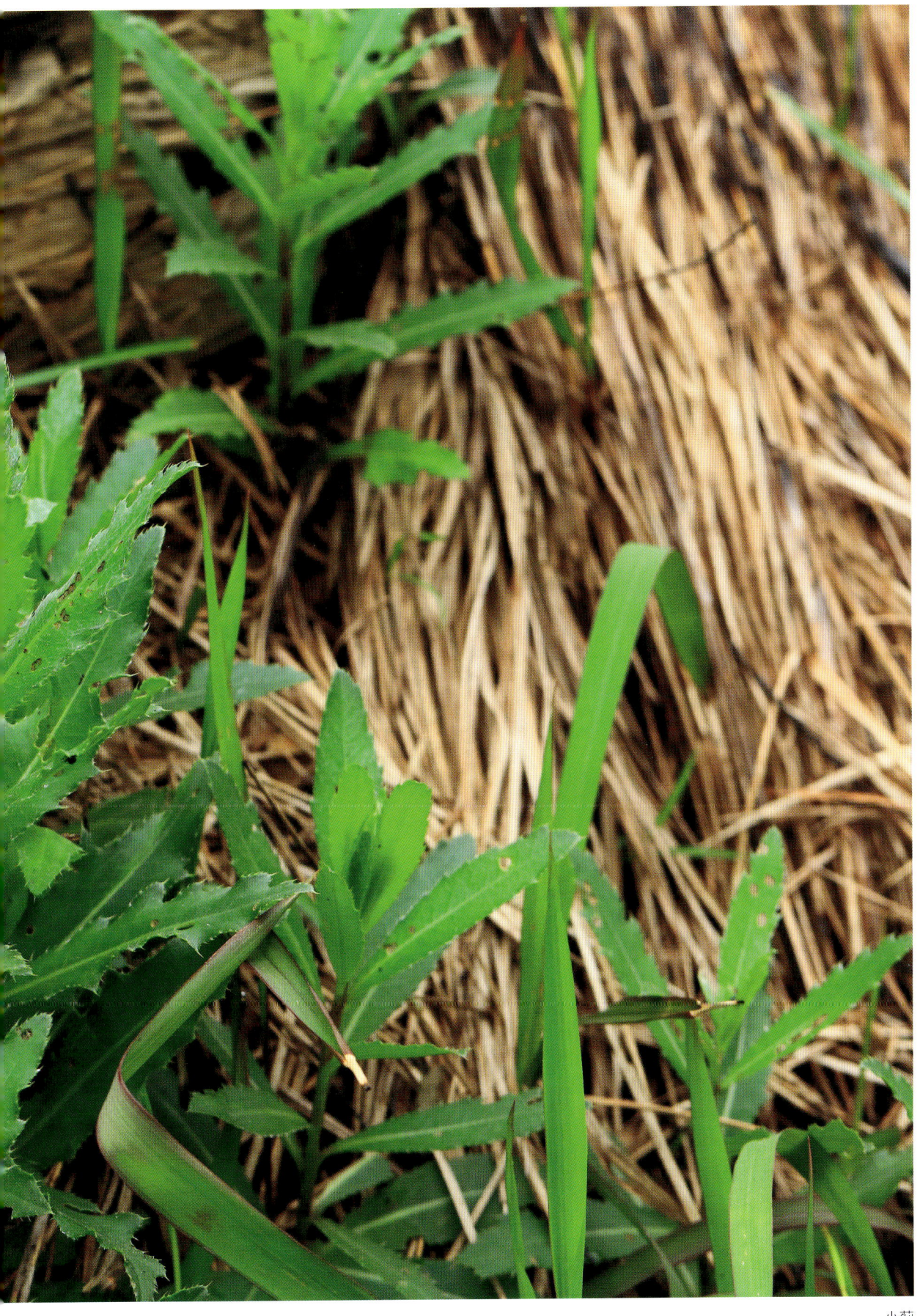

小薊

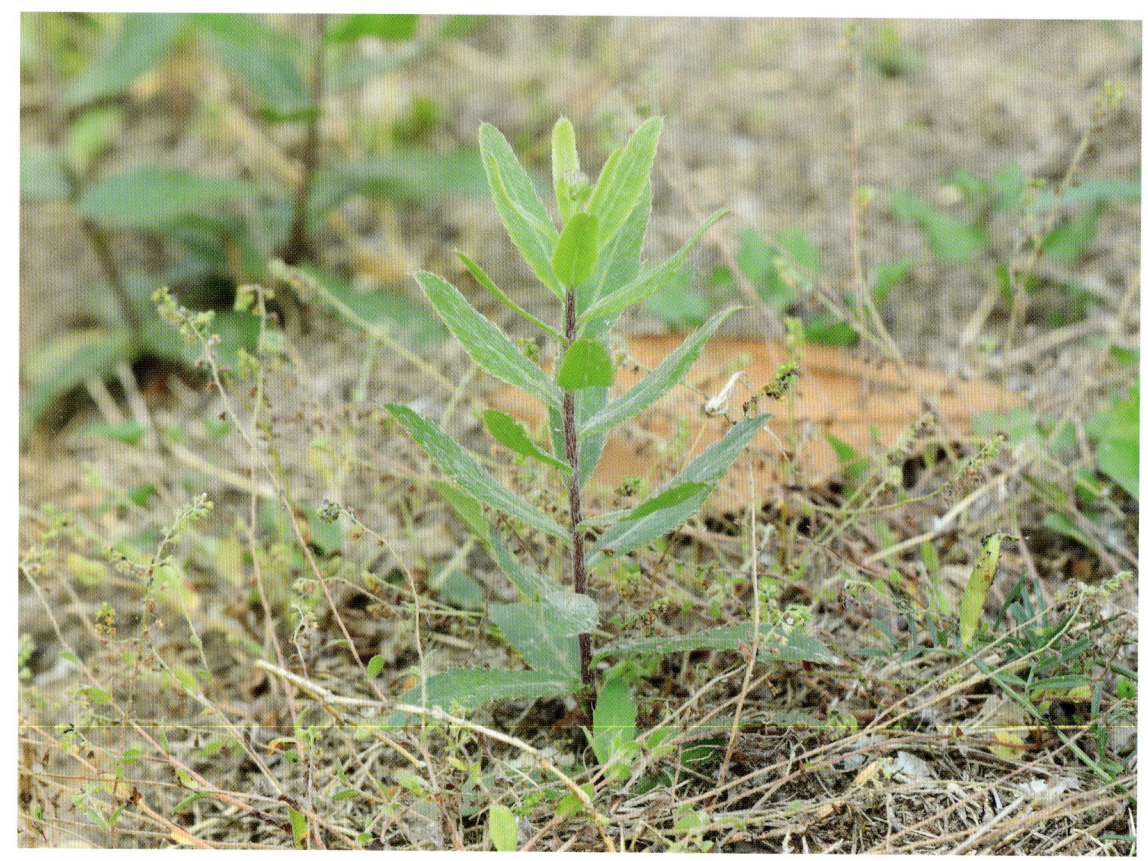

小蓟

识别特征

多年生草本，高 35 ~ 100 cm。茎基部生多数须根，根状茎细长，先伸直后匍匐，白色，肉质。茎直立，微紫色，有纵槽，被白色柔毛，上部有分枝。叶互生，无柄，叶片披针形，长 7 ~ 10 cm，宽 1.5 ~ 2.5 cm，先端尖或纯，基部楔形或圆钝，边缘有金黄色小刺，两面均有绵毛。夏秋开花，头状花序顶生，管状花，紫红色。瘦果椭圆形或长卵形，冠毛羽毛状。

生境分布

生长于田埂、地边。分布于除广东、广西、云南、西藏外的全国各地。

采收加工

夏季采收带花全草，去杂质，鲜用或晒干。

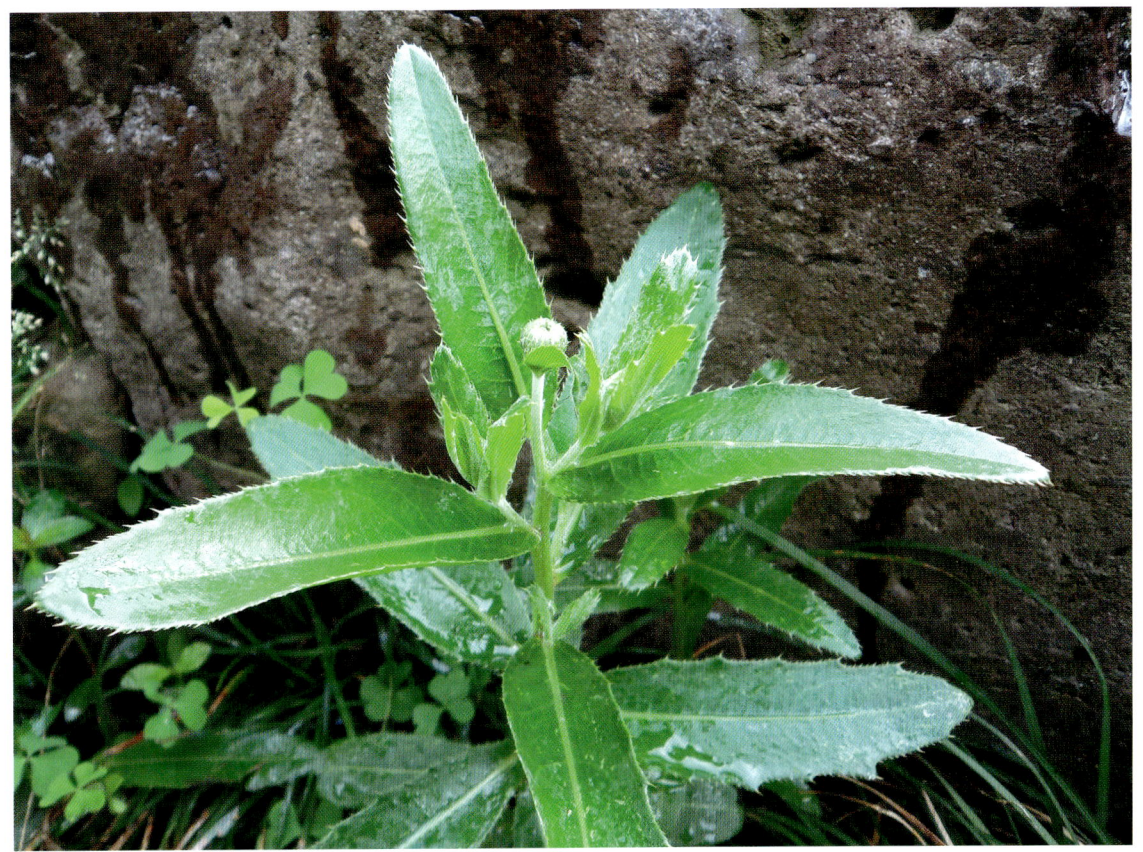

小蓟

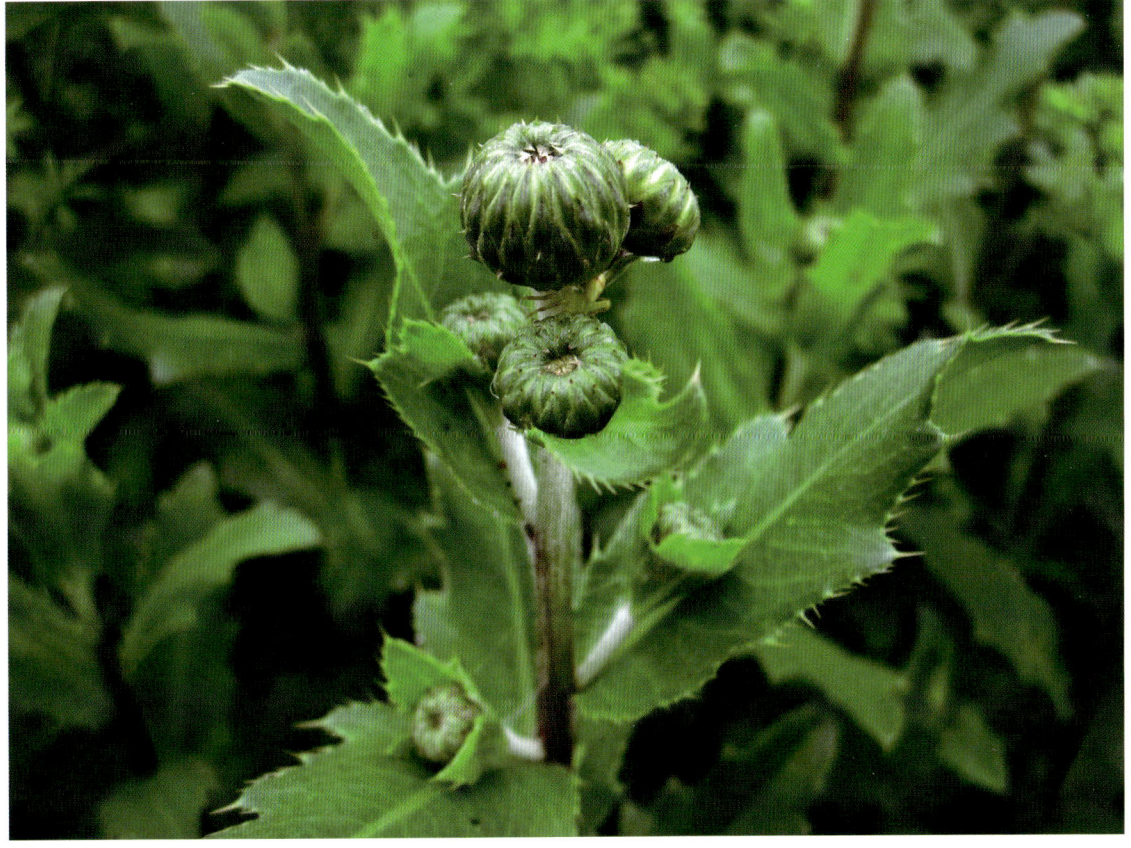

小蓟

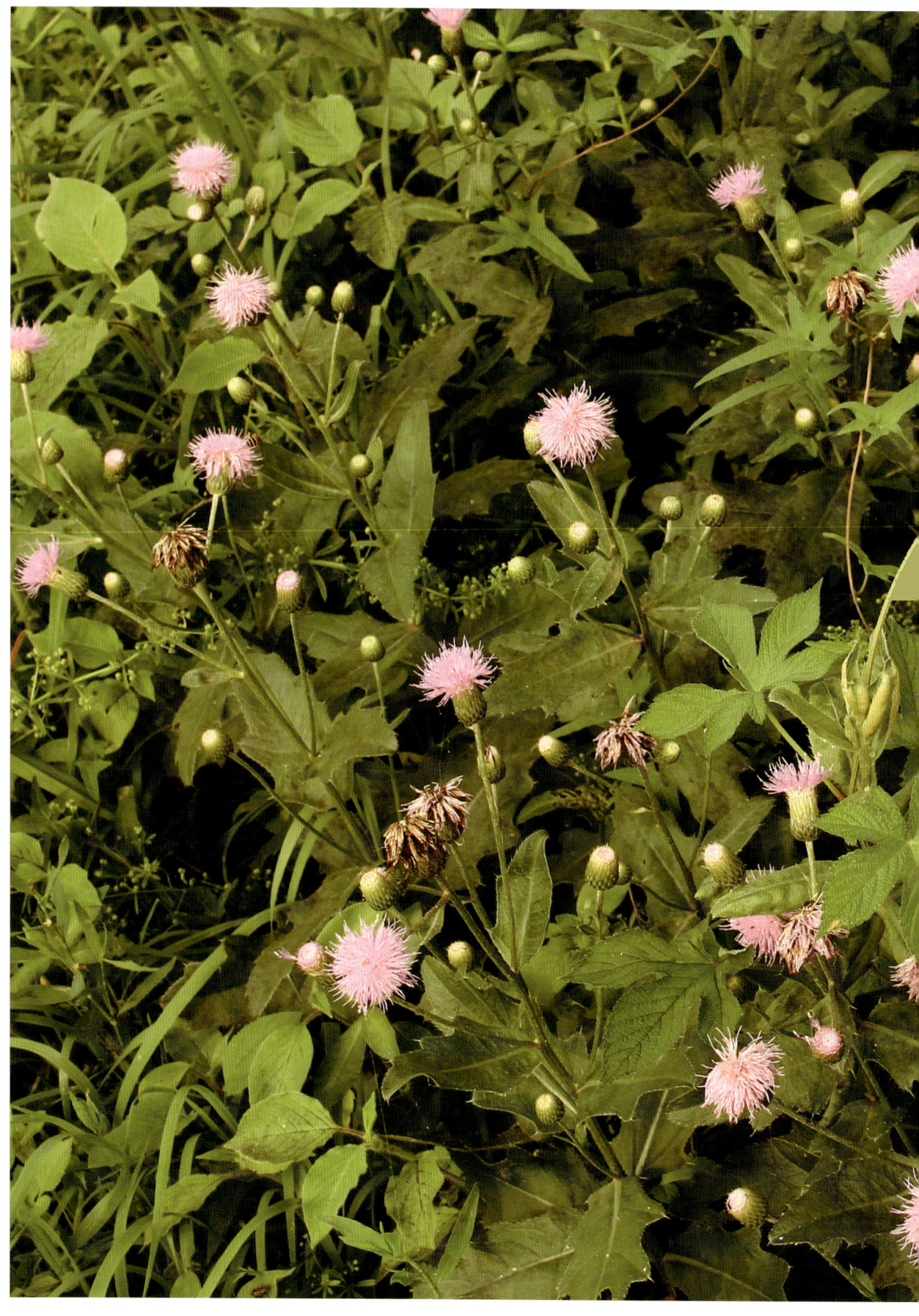

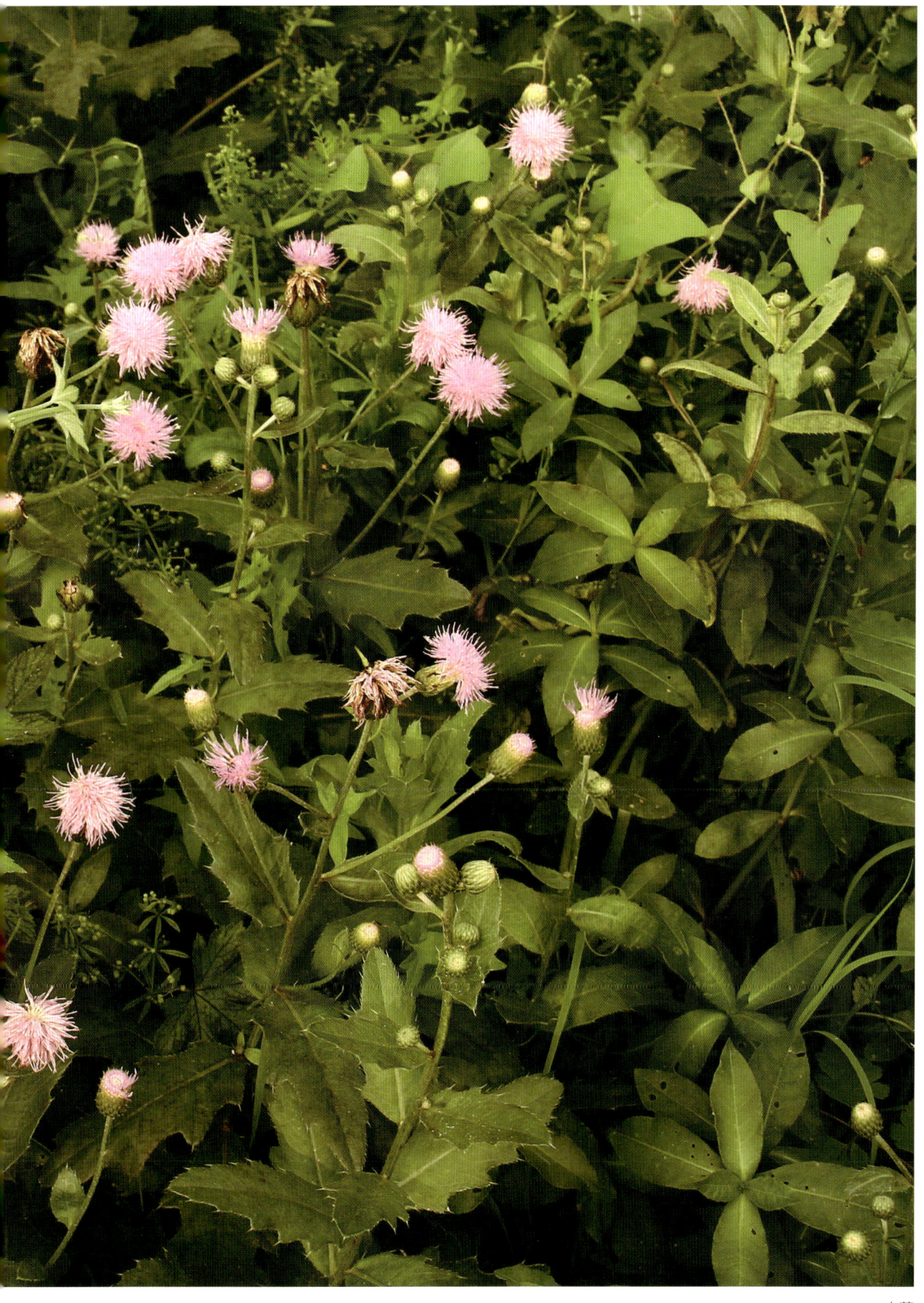

小蓟

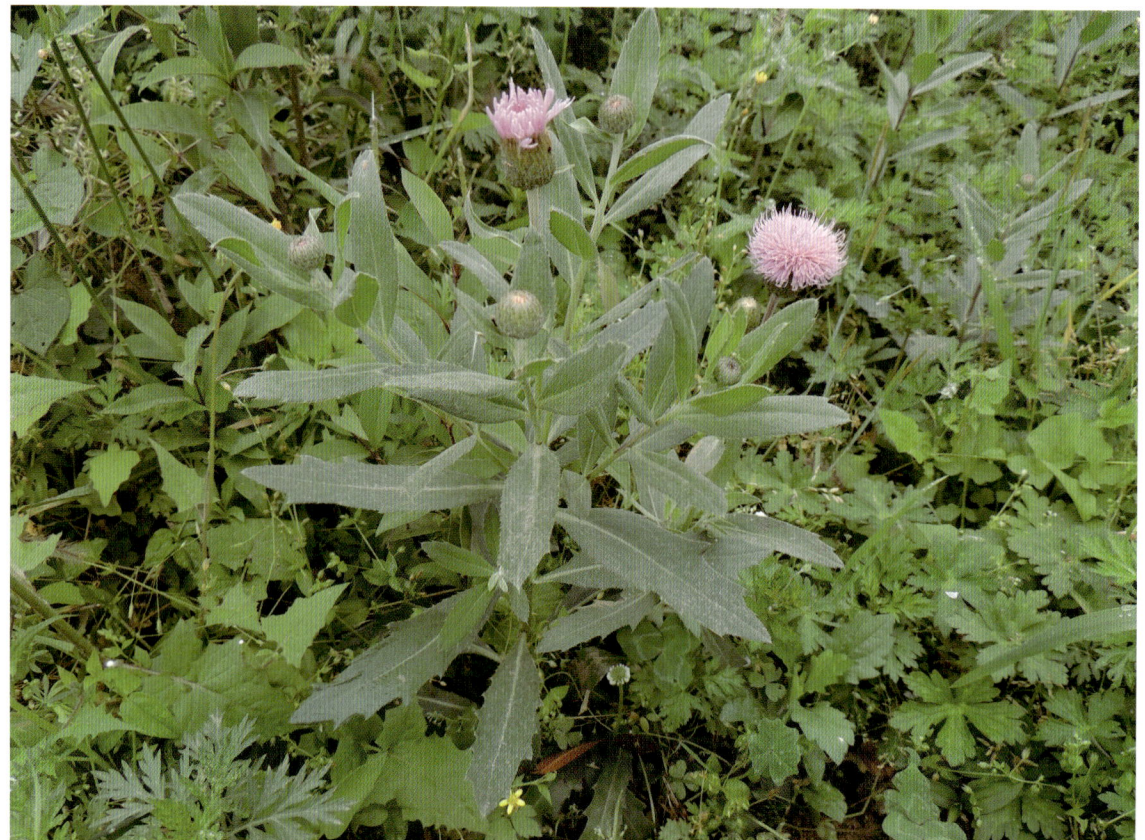

小蓟

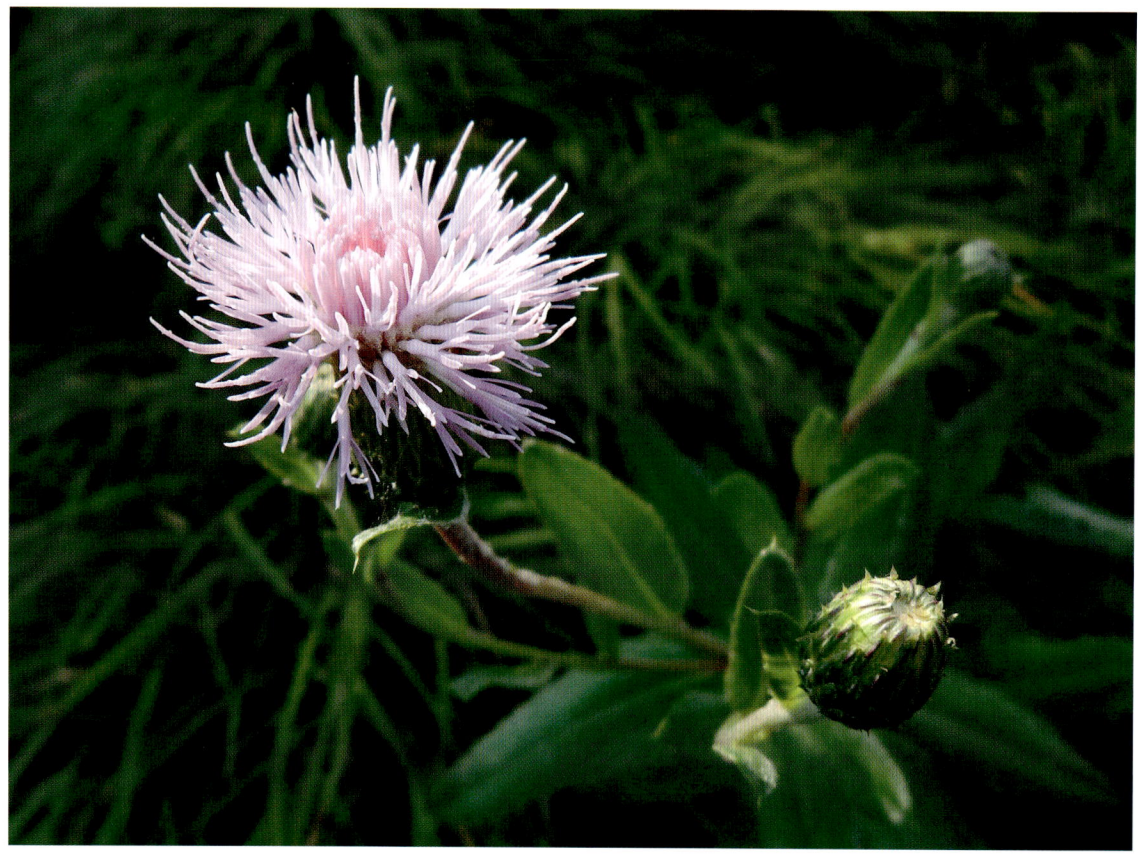

小蓟

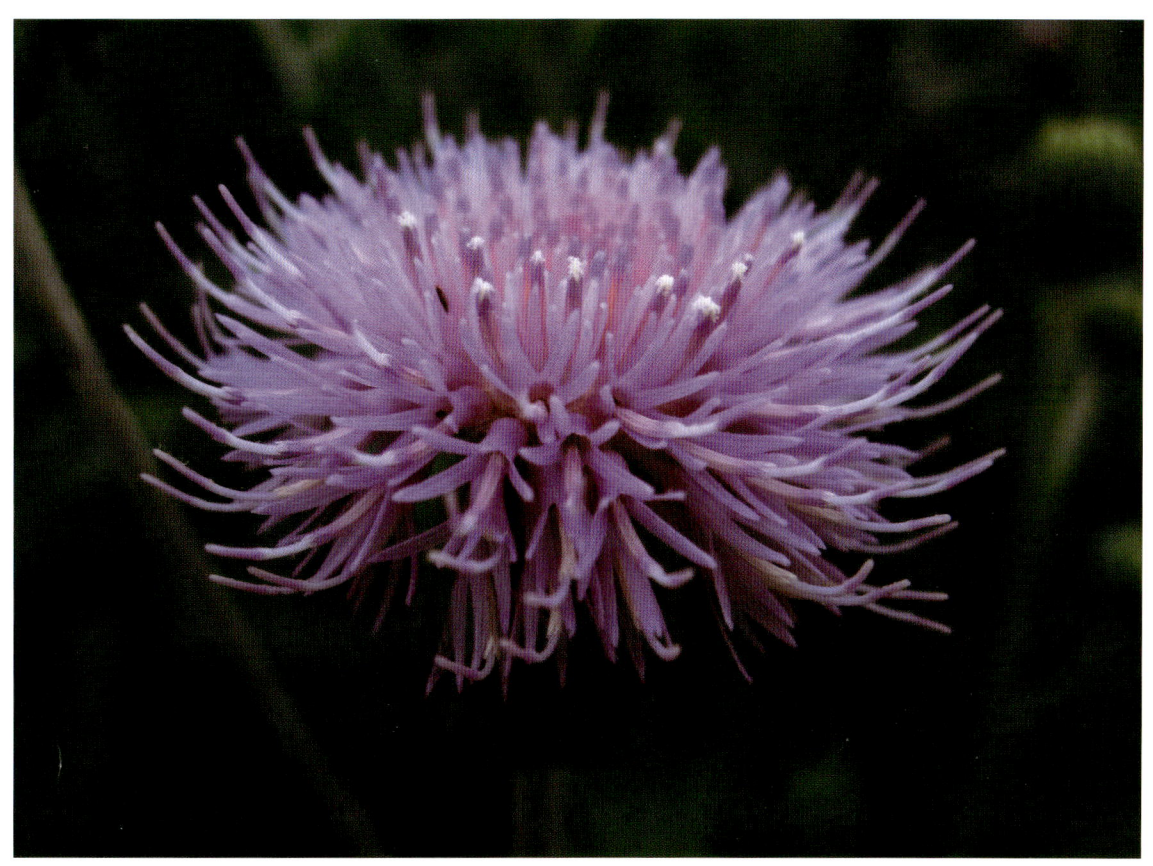

小蓟

药材鉴别

本品干燥全草的茎圆柱状，常折断，直径 2 ~ 3 mm，微带紫棕色，表面有柔毛及纵棱；质硬，断面纤维状，中空。叶片多破碎不全，皱缩而卷曲，暗黄绿色，两面均有白色丝状毛，全缘或微波状，有金黄色的针刺。头状花序顶生，总苞钟状，苞片黄绿色，5 ~ 6列，线形至披针形，花冠有时已不存，冠毛羽毛状。气弱，味甘。干燥根呈长圆柱状，下部渐细：顶端直径 3 ~ 7 mm，表面土棕色，有纵棱，着生多数细长须根。质硬，断面纤维性。

功效主治

凉血止血，活血散瘀。主治衄血，尿血，便血，传染性肝炎，功能性子宫出血，外伤出血，跌打损伤。

药理作用

止血试验：剪去小鼠尾尖，使血连续流出，给予小蓟浸剂后能较显著地缩短出血时间。自小蓟煎汤中提取一种黄白色粉末状物质，配成7%水溶液，用于创伤表面，且有良好的止血效应。小蓟煎汤对离体兔心和蟾蜍心脏均有兴奋作用。动物试验：对甲醛性关节炎有一定程度的消炎作用和镇静作用。

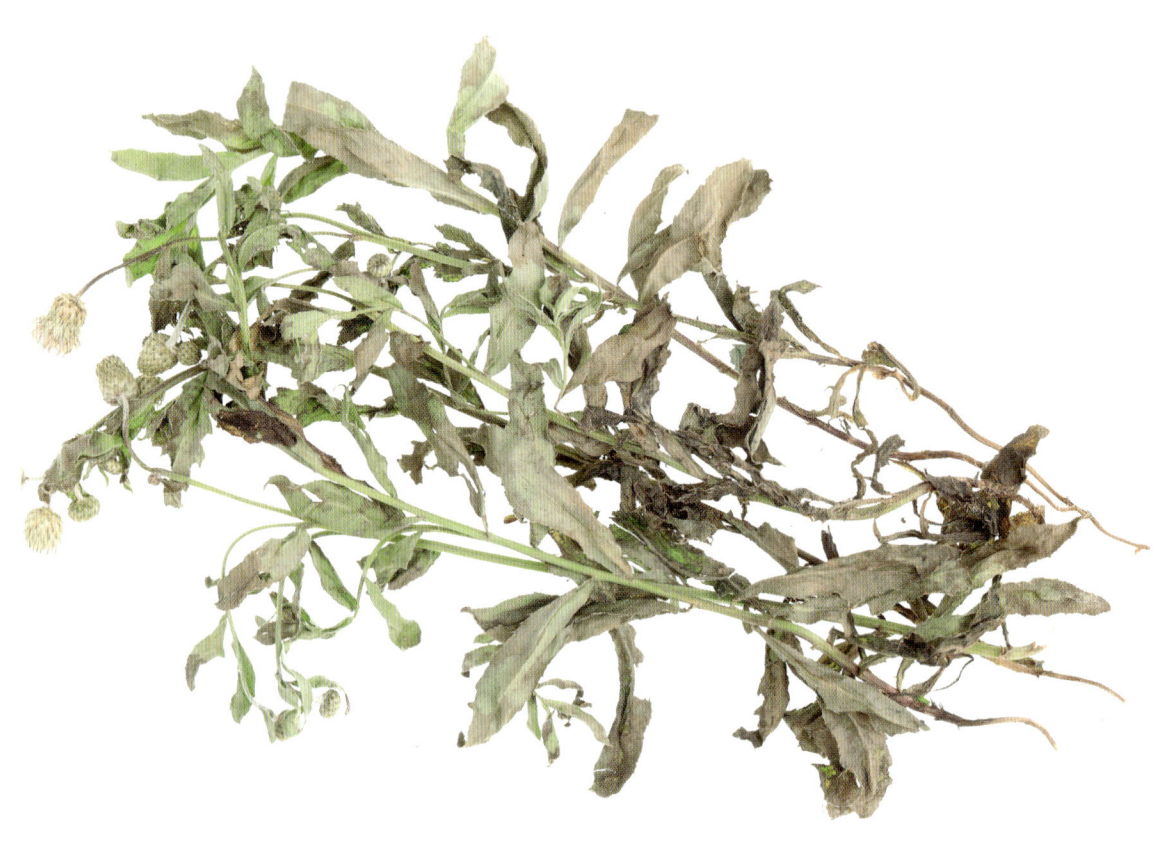

小蓟药材

用法用量

内服：15 ～ 30 g，煎汤；或研末，入丸、散服。外用：捣敷。

民族药方

1.吐血，咳血，衄血，二便下血 鲜小蓟适量。捣烂，取其自然汁开水冲服。

2.急慢性肝炎 小蓟 15 g，田基黄 15 g。水煎服。

3.传染性肝炎 鲜小蓟根状茎 100 g。水煎服。

4.功能性子宫出血 鲜小蓟 100 g。水煎分 2 次服。

5.清热解毒、解暑 小蓟 100 g，大米 50 g。先将小蓟择洗干净，入开水焯过，冷水过凉，捞出切细；大米淘洗干净加入冷水，先用大火烧开，再改用小火煮粥，然后加入小蓟，待沸，加盐调味，撒上葱末，淋上香油，即可盛起食用。

6.乳痈 鲜小蓟适量，蜂蜜少许。共捣烂敷患处。

7.外伤出血 鲜小蓟适量。捣烂敷患处；或研细粉。敷患处。

8.心热吐血口干 小蓟根汁 200 mL，生藕汁 200 mL，生牛蒡汁 200 mL，生地黄汁 200 mL，白蜜 1 匙。混合搅匀，不计时候，细细呷之。

9. 血尿，小便不利　鲜小蓟根30 g，海金沙20 g。水煎服，每日1剂，连服3～5日。

10. 月经不调　小蓟15 g，月季花12 g。水煎去渣，加米酒适量服。

11. 哮喘　鲜小蓟120 g，猪瘦肉120 g。共煮，待肉烂，去渣，吃肉喝汤，3～5日吃1次，连用3～5次。

12. 慢性肝炎午后潮热、失眠　鲜小蓟根30 g。水煎，调白糖服。

13. 风湿性关节炎（湿热证）　鲜小蓟、鲜苎麻根各适量。捣烂（布包），置患处摩擦至发红疹（或起疱），每日2次，连用5～7日。

使用注意

脾胃虚寒而无瘀滞者忌服。

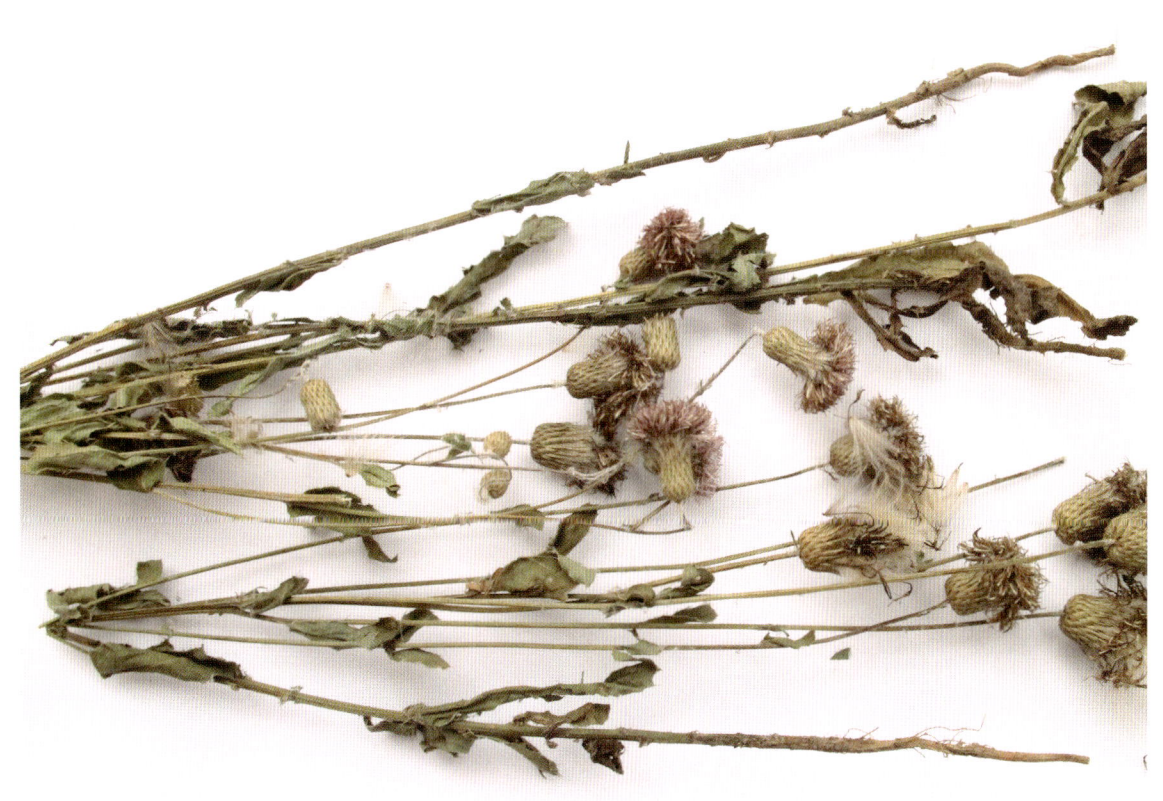

小蓟药材

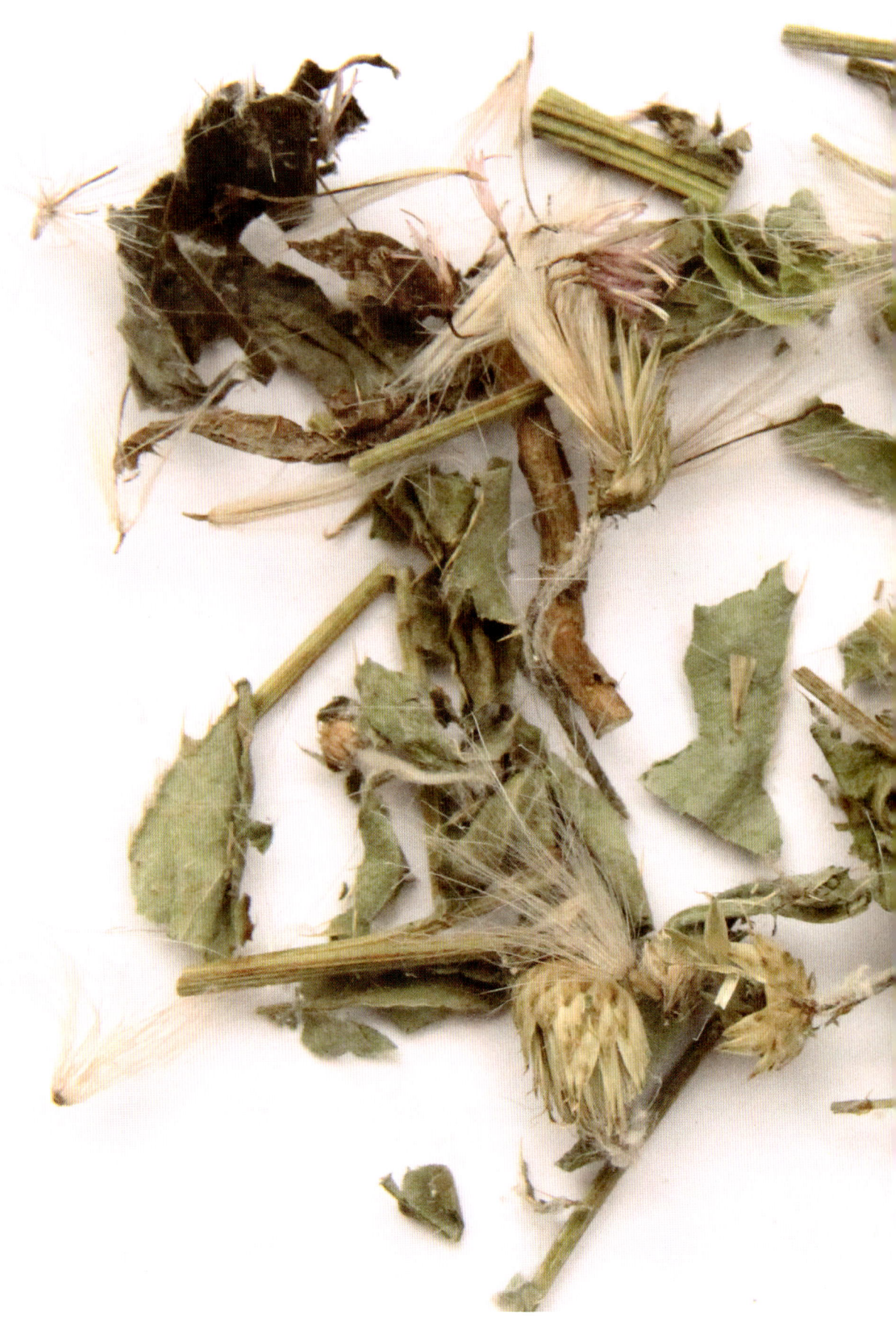

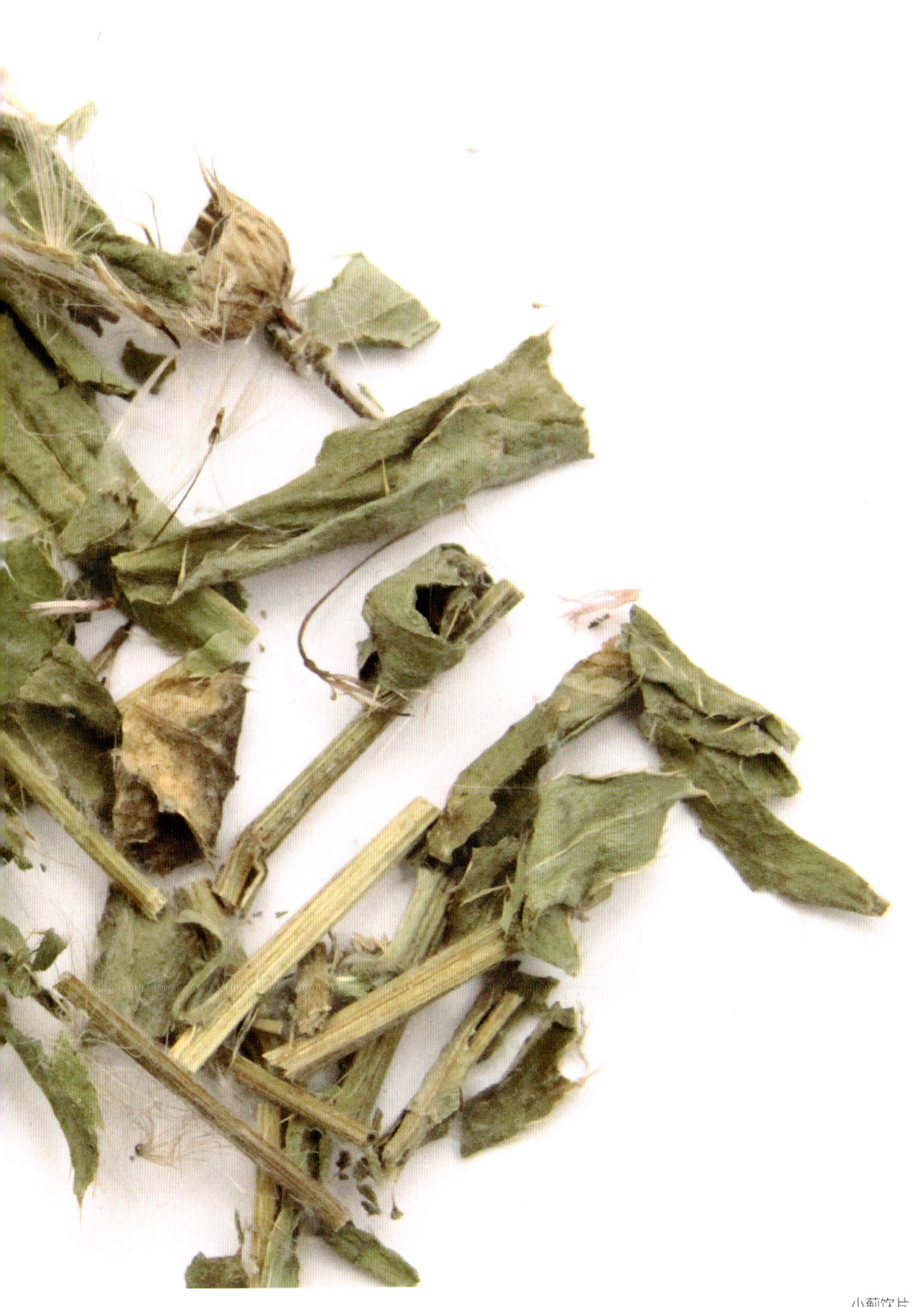

小蓟饮片

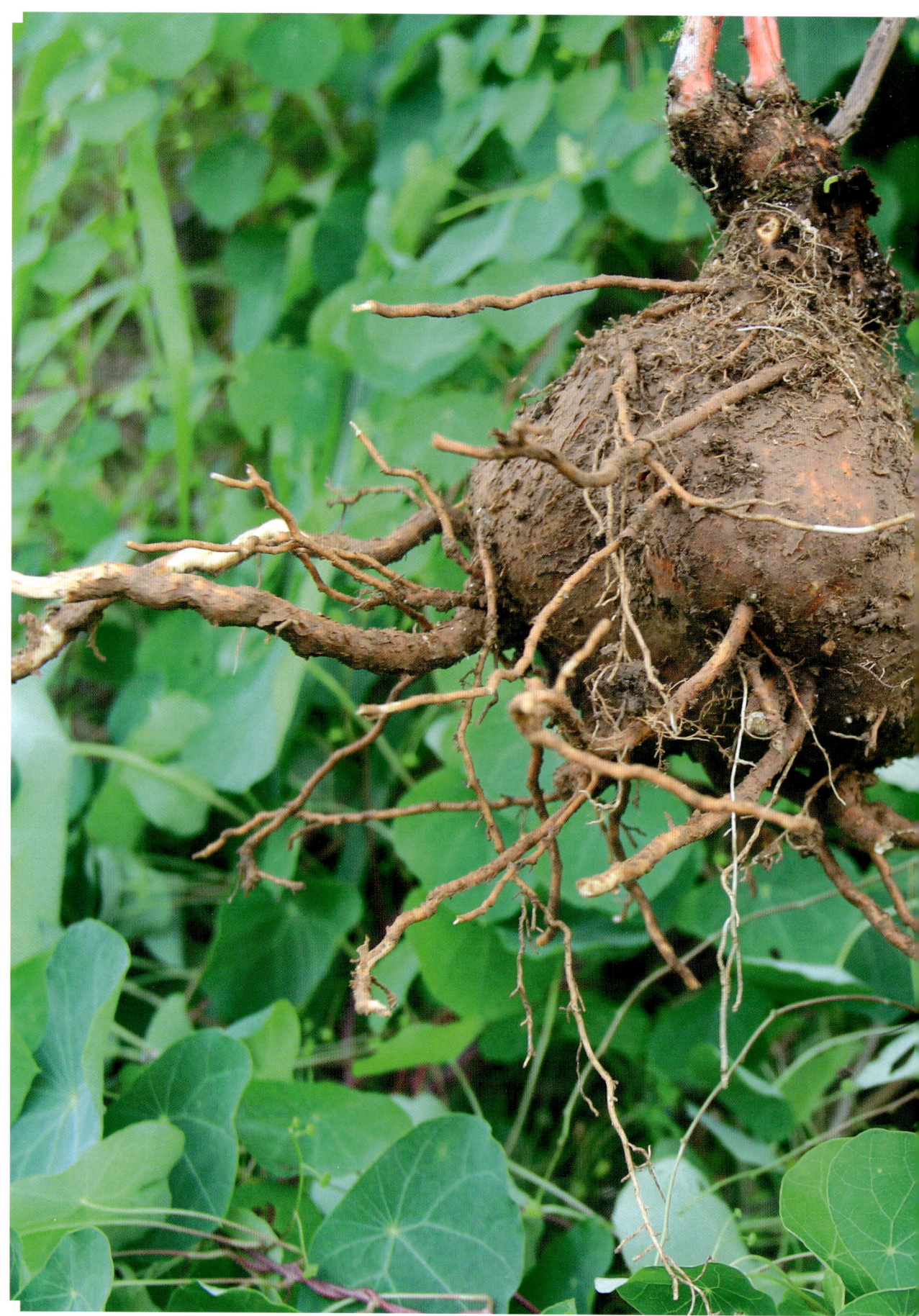

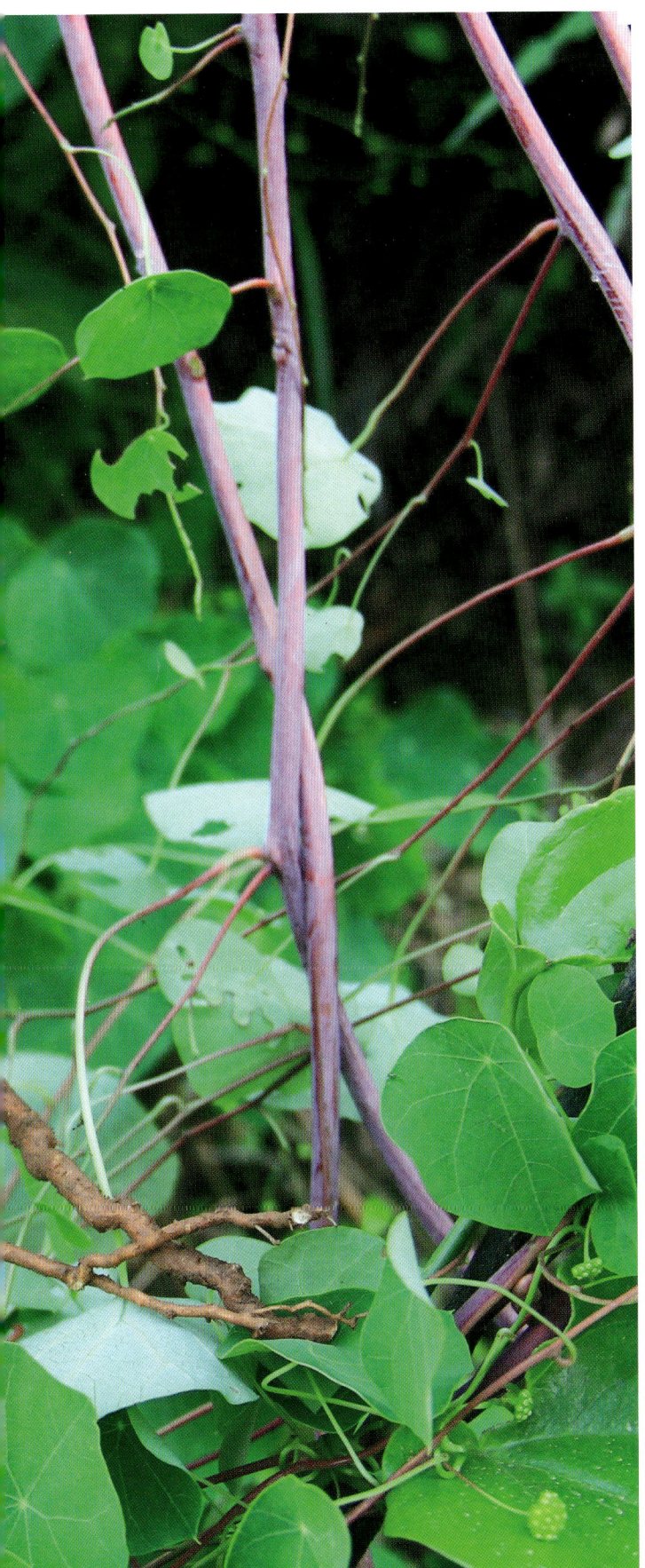

山乌龟

【水 药 名】哈哄波。

【别　　名】金线吊乌龟、吊金龟、汝兰。

【来　　源】本品为防己科植物汝兰 *Stephania sinica* Diels. 的块根。

【性味归经】味苦、辛，性凉。有小毒。归心、肝、大肠经。

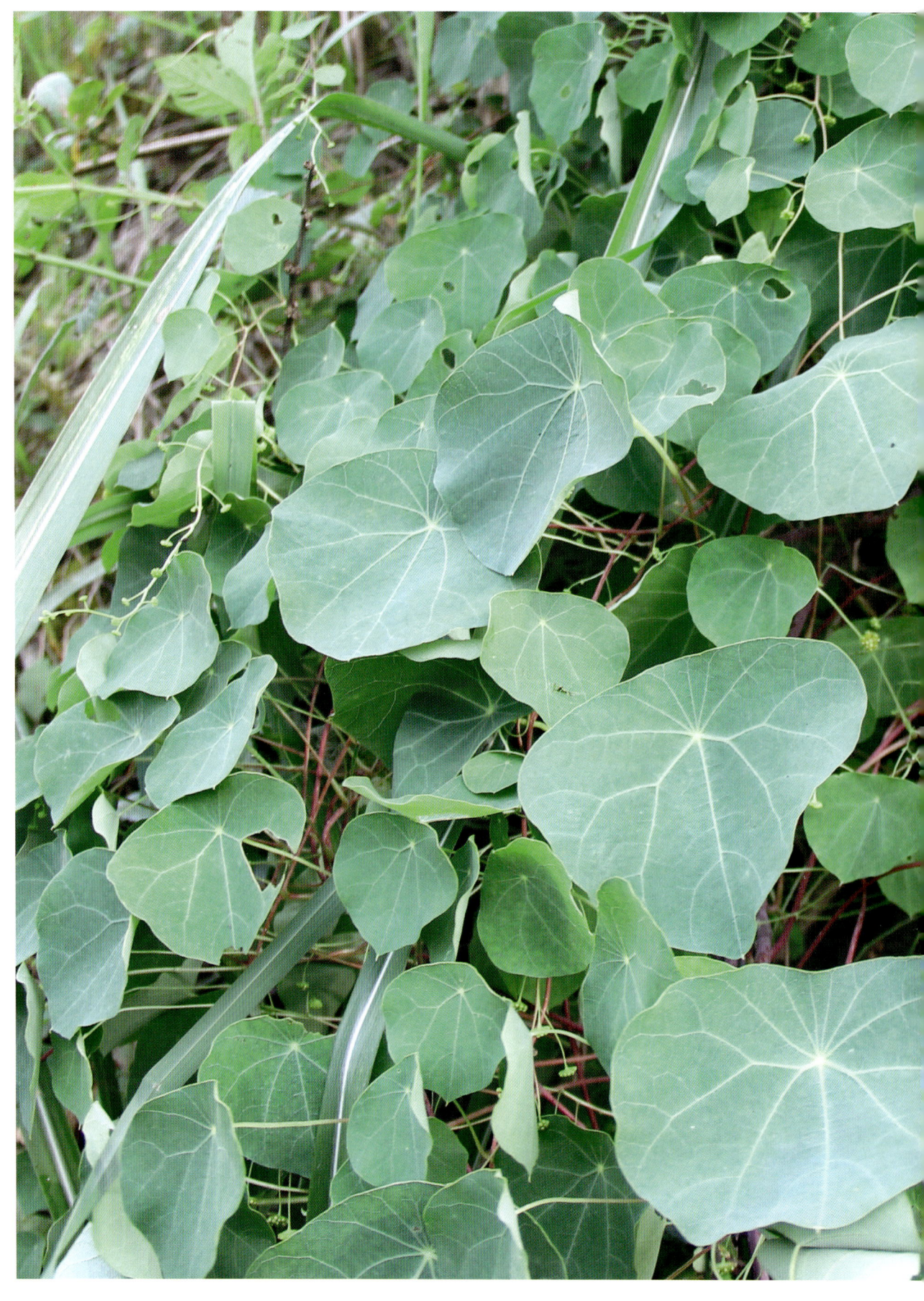

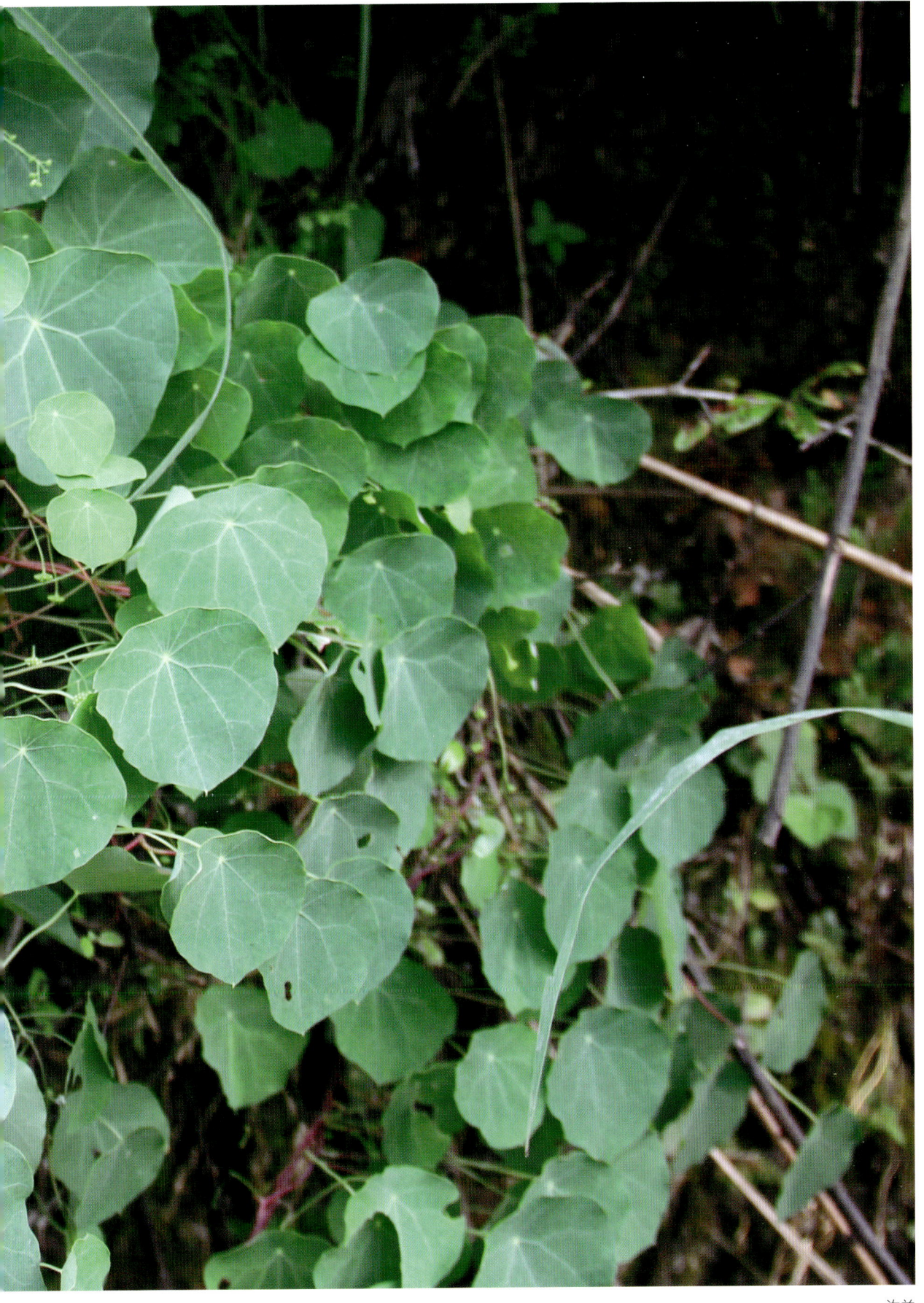

汝兰

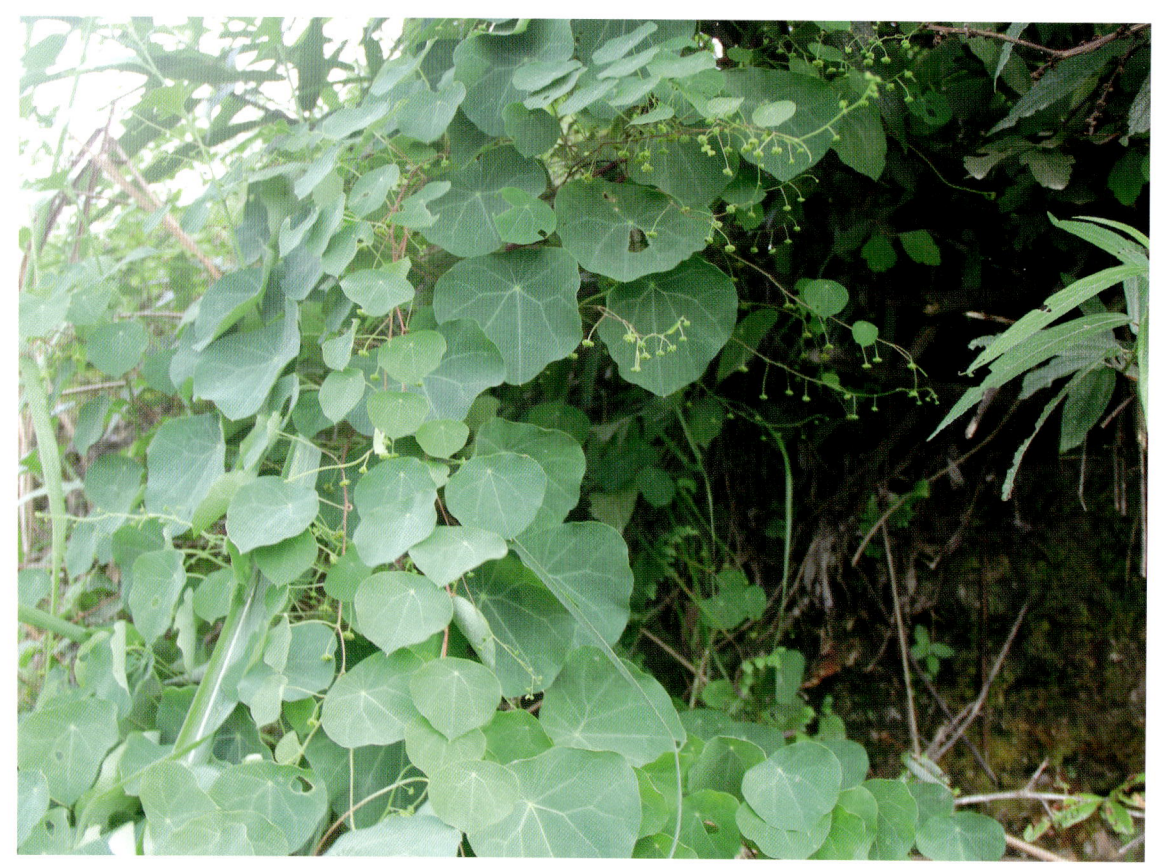

汝兰

识别特征

缠绕性藤本，草质。具大型块根。茎纤细，具棱。单叶互生，卵形、扁圆形或三角形，长 5 ~ 7 cm，宽 4 ~ 6 cm，全缘或浅波状，上面深绿，下面灰白色；叶柄盾状着生。复伞形花序腋生，花小，黄绿色。核果倒卵形至球形。花期 6—7 月。

生境分布

生长于山谷、沟边、路旁。分布于广西中部和西部、贵州南部、云南东南部。

采收加工

全年可采收，洗净，切片，晒干。

药材鉴别

本品块根类球形或不规则块状，直径 10 ~ 40 cm。表面褐色或黑褐色，有不规则的龟裂纹，散生众多小凸点。商品多为横切或纵切片，厚 0.5 ~ 1 cm；新鲜切面淡黄色至黄色，或放置后黄色变深。断面常可见筋脉纹（三生维管束）环状排列呈同心环状，干后略有点状突起。气微，味苦。

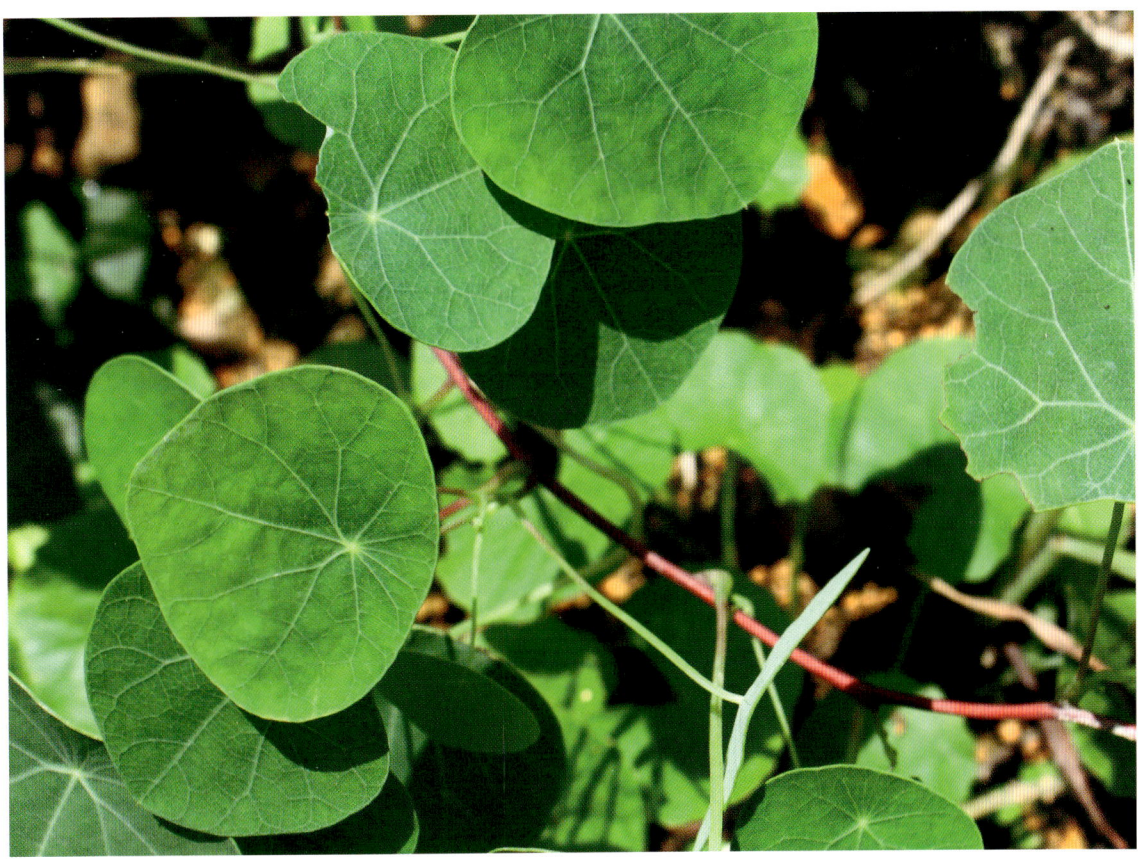

汝兰

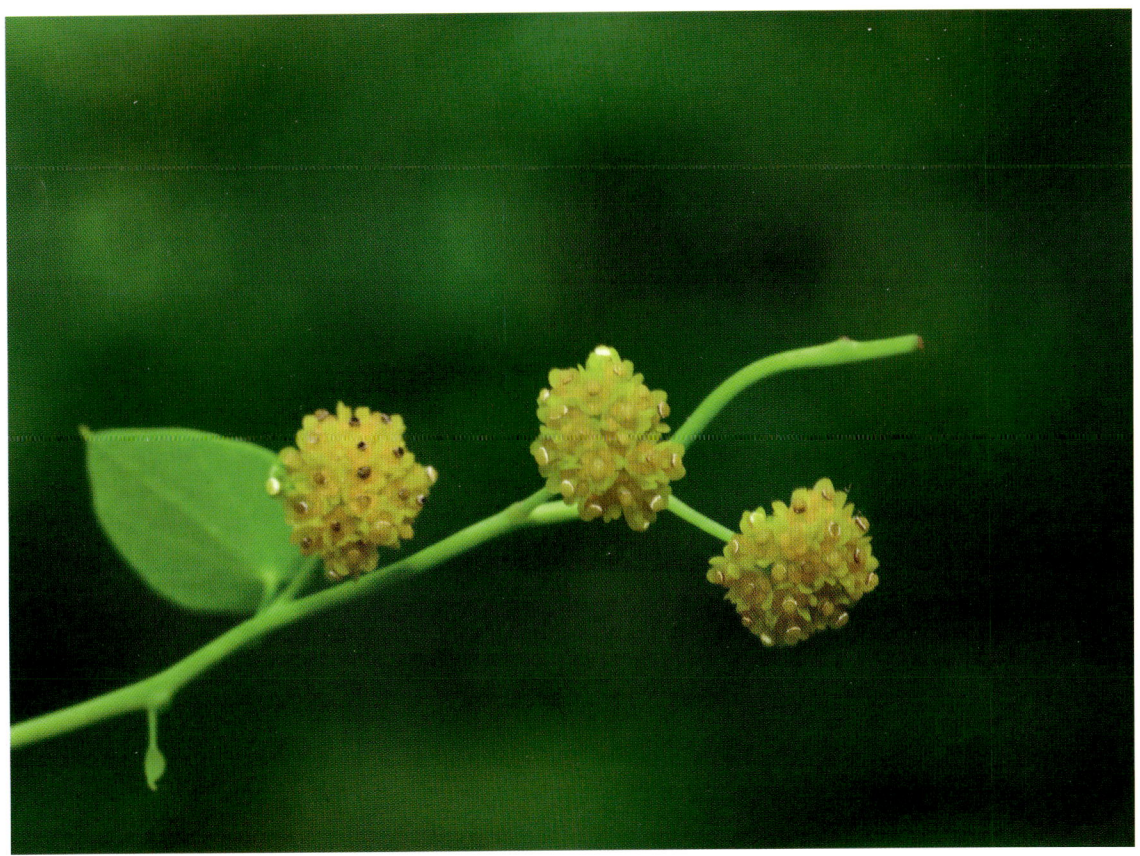

汝兰

山乌龟

0471

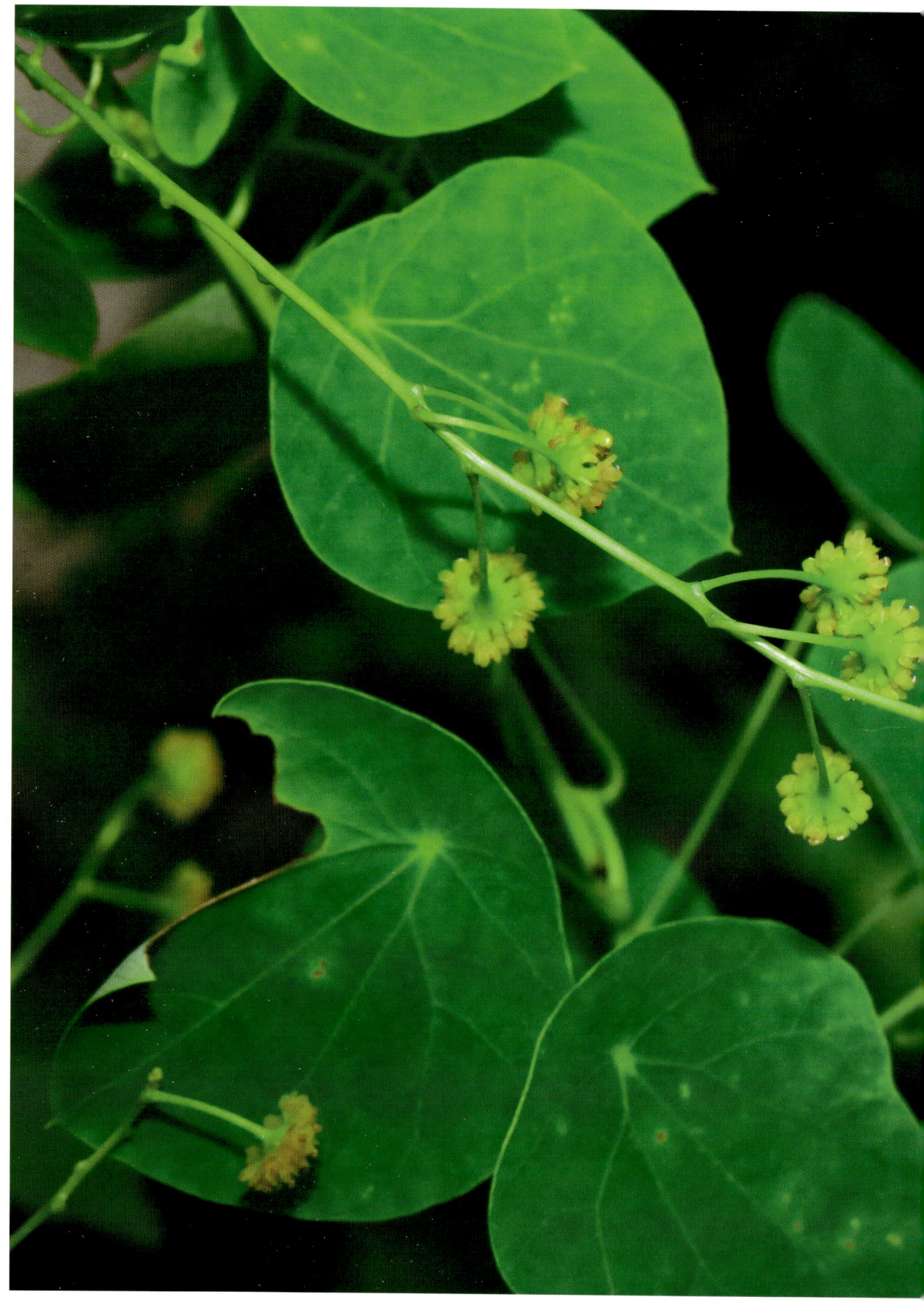

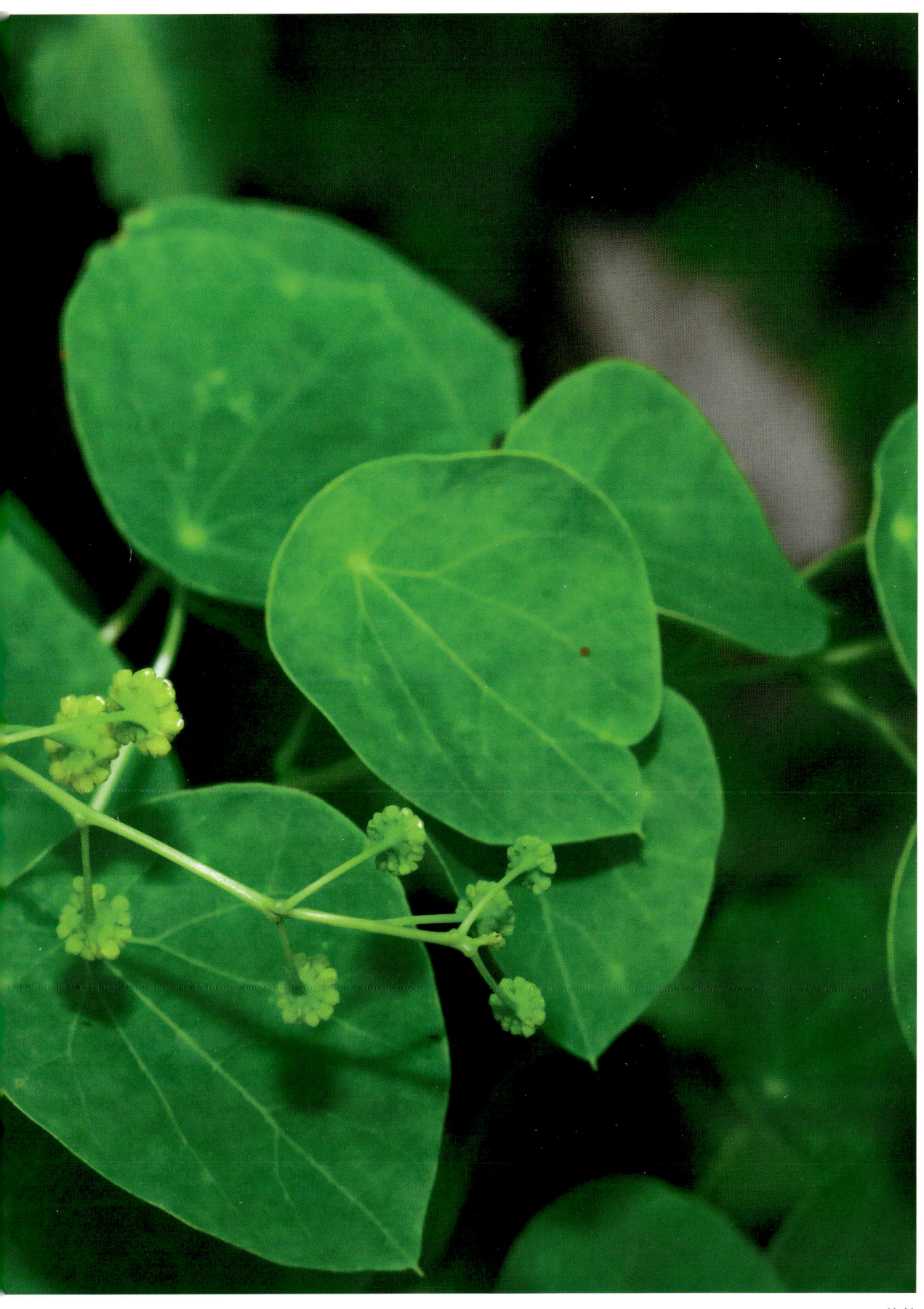

汝兰

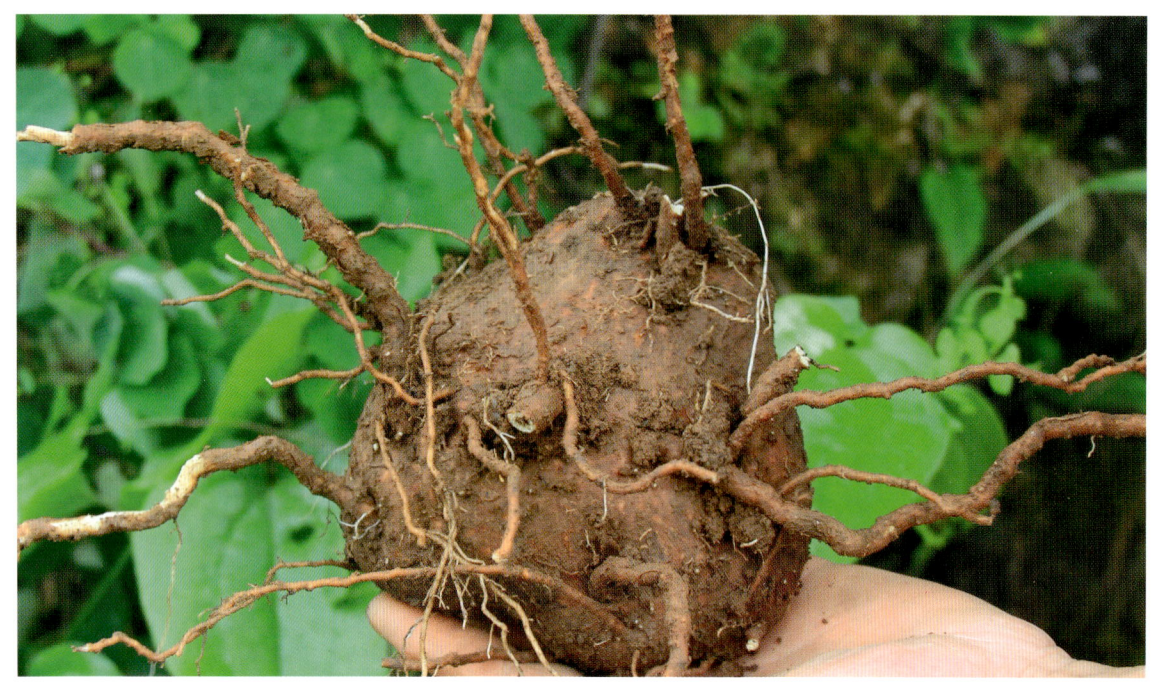

汝兰

功效主治

祛风除湿，清热解毒。主治风湿关节痛，中暑，痢疾，痈疖疮毒。

药理作用

本品具有镇痛、镇静等作用。

用法用量

内服：5～10 g，煎汤；或研末，作丸、散服。外用：捣敷或磨醋擦。

民族药方

1.胃气痛，饱胀，呕恶　山乌龟30 g，鸢尾10 g。共捣碎，泡酒500 mL，备用，遇症每服15～30 mL。

2.急性胃肠炎，菌痢，牙痛，上呼吸道感染　山乌龟9～15 g。水煎服。

3.细菌性痢疾　山乌龟15 g，古山龙15 g，甘草3 g。水煎服，每日1剂。

4.胃、十二指肠溃疡疼痛，神经痛　山乌龟块根适量。研细粉，每次服0.6 g，每日3～4次。

5.痈疮肿毒，跌打肿痛　鲜山乌龟块根适量。捣烂，外敷患处。

使用注意

孕妇禁服。

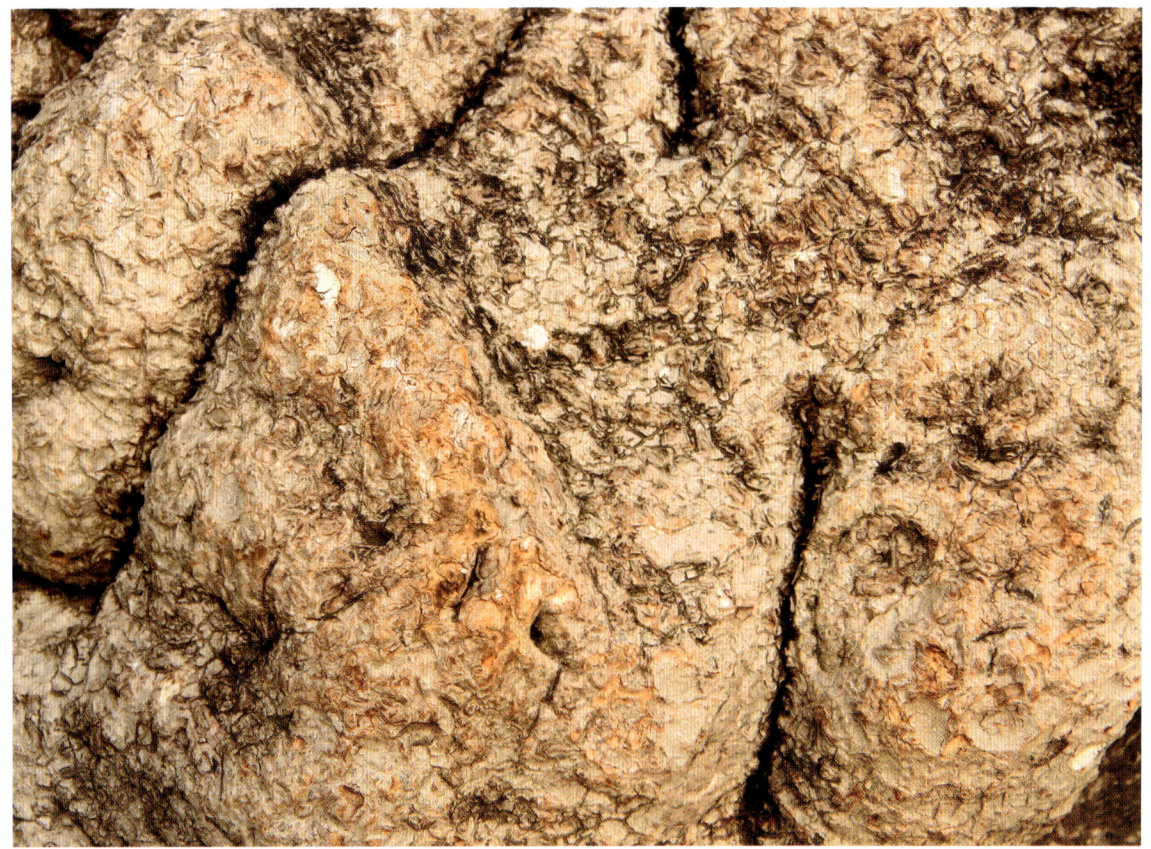

汝兰

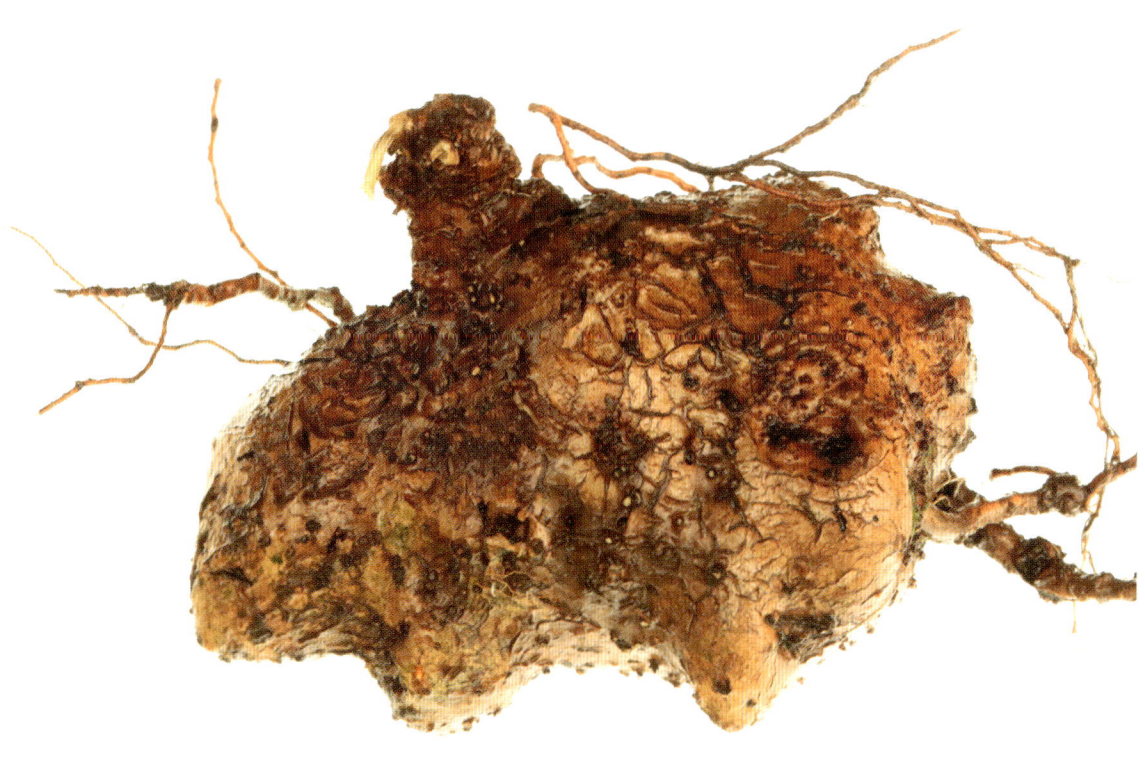

山乌龟药材

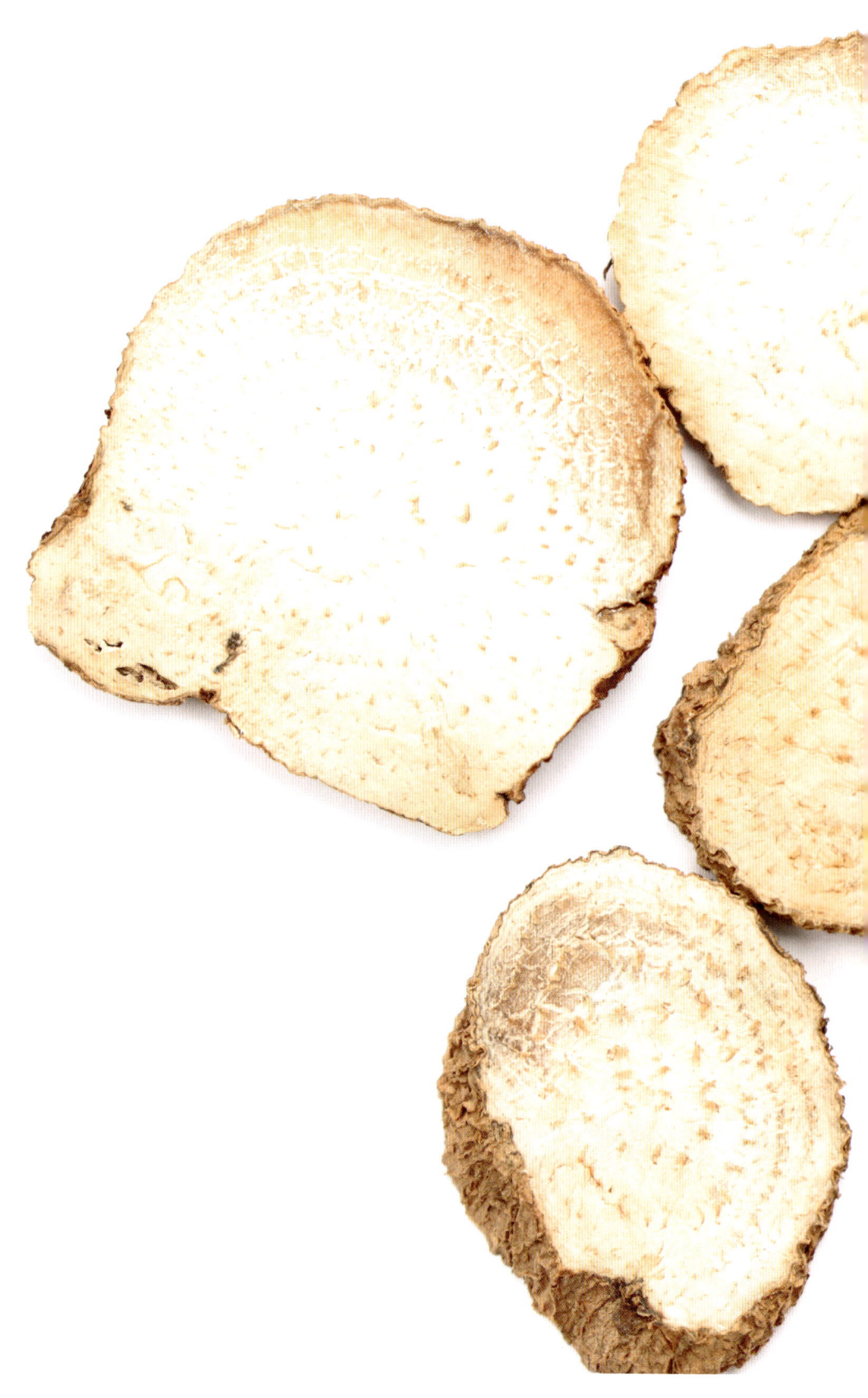

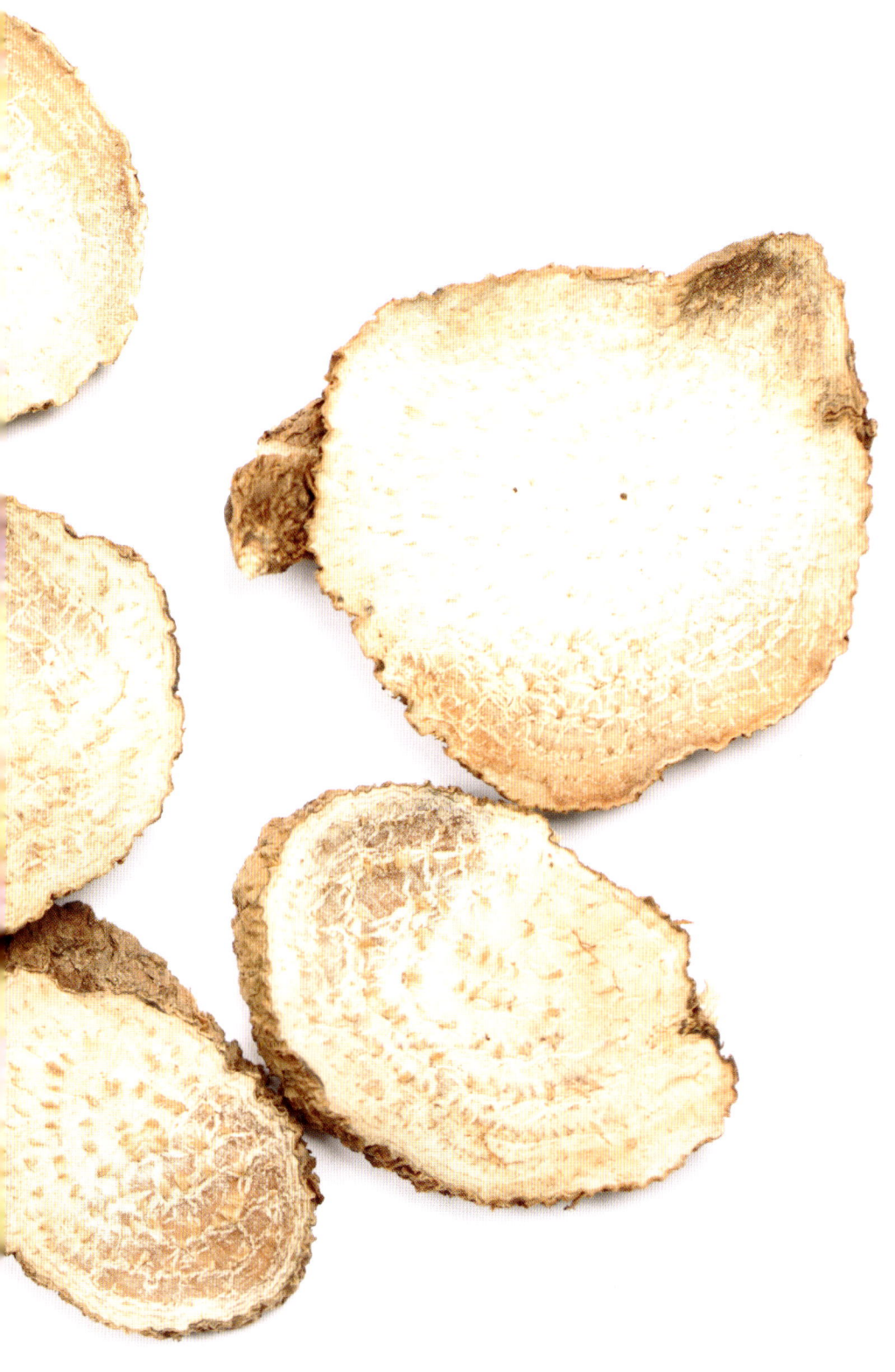

山乌龟饮片

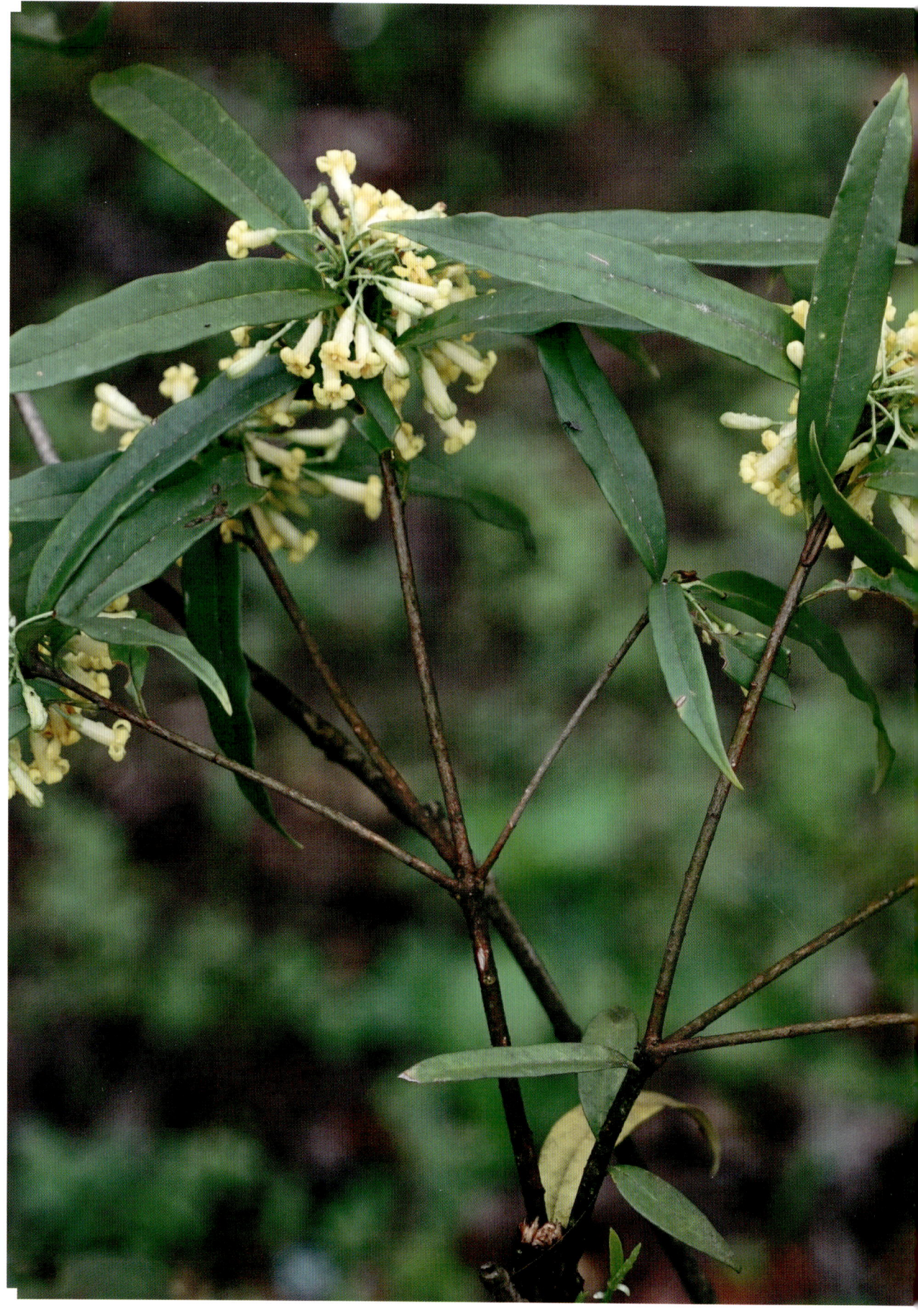

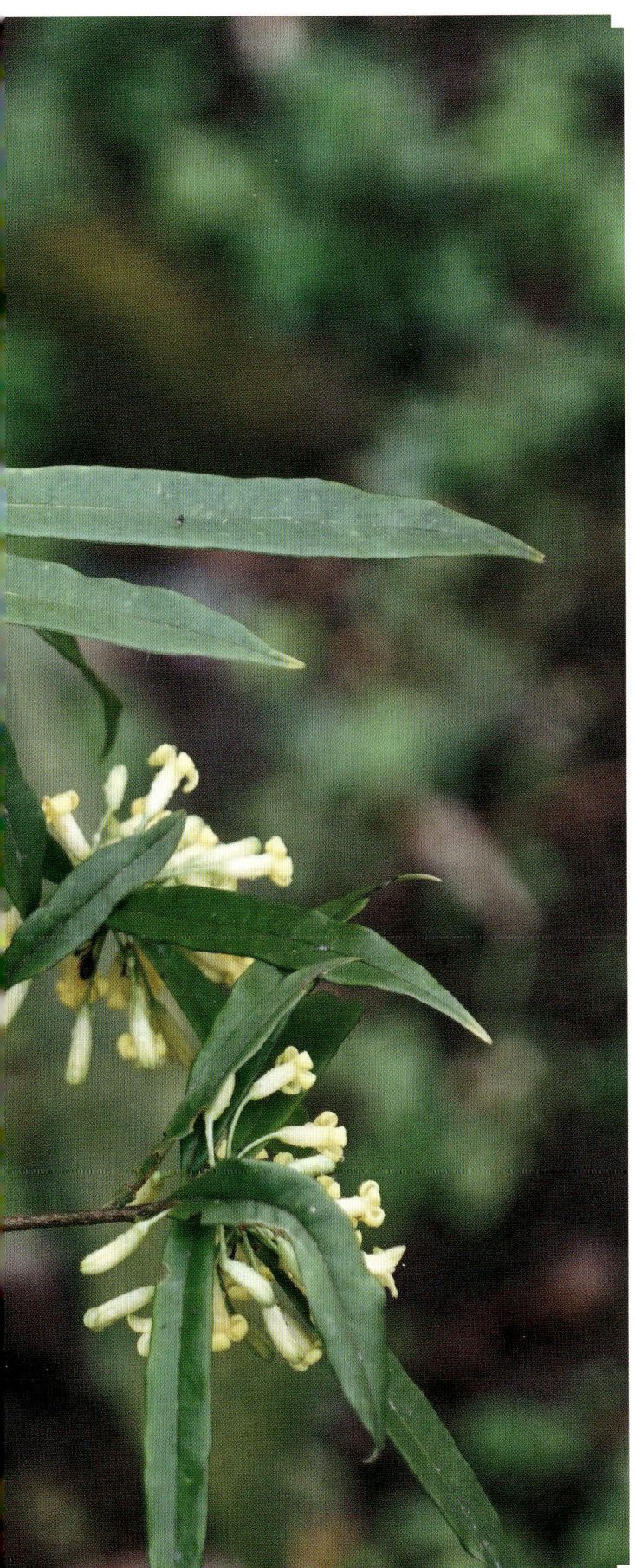

山枝茶

【水药名】动育嘎。

【别　名】环山骨、山枝、山海桐、崖花子、光叶海桐。

【来　源】本品为海桐花科植物光叶海桐 *Pittosporum glabratum* Lindl. 的根和种子。

【性味归经】味苦、辛、甘，性凉。归肺、脾、大肠经。

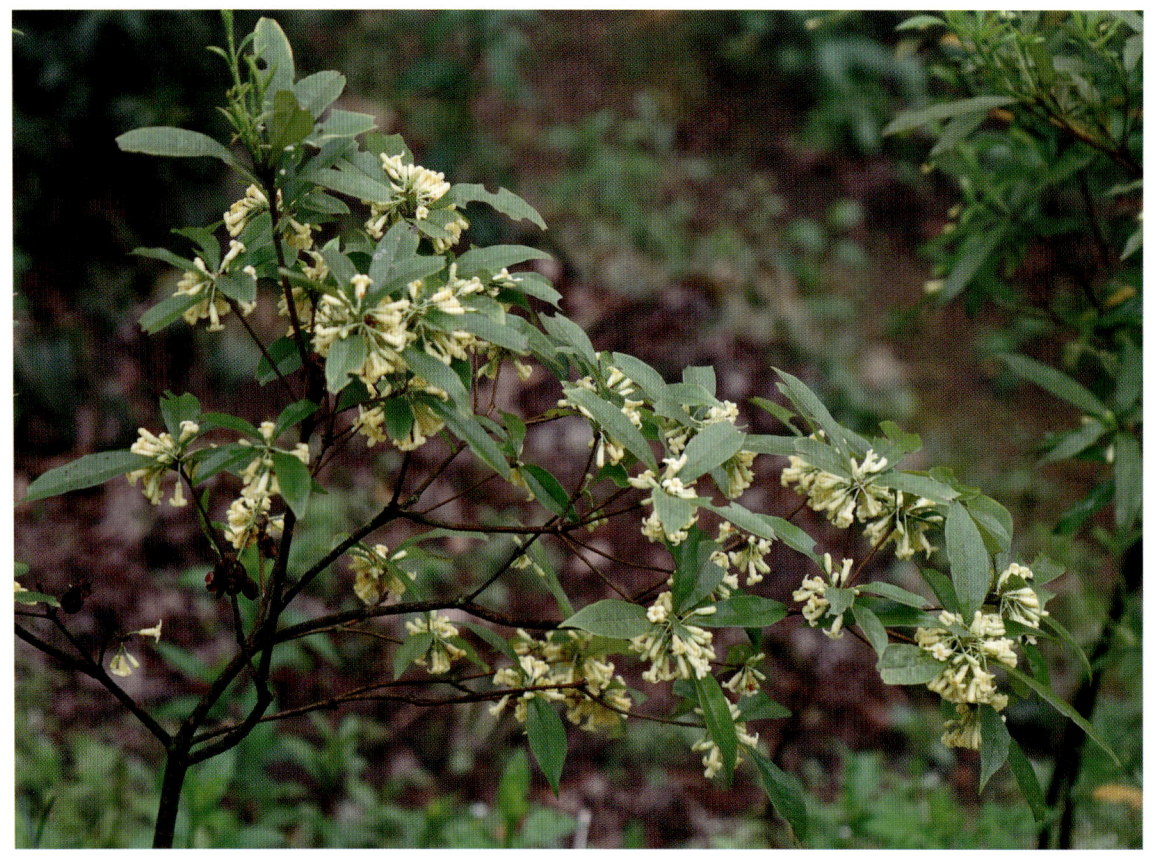

光叶海桐

识别特征

常绿灌木，上部枝条有时轮生，全体无毛。单叶互生，形状差异很大，一般呈倒卵状长椭圆形及倒披针形，长7~15 cm，宽2.5~6 cm，两面光滑，先端短尖或渐尖，基部呈楔形，边缘略呈波状。花黄色，生长于小枝顶端，成伞房花序。蒴果，卵形或椭圆形，3瓣裂，种子多数深红色。花期4月，果熟期9月。

生境分布

生长于深山林间阴湿地。分布于湖南、广东、海南、广西、四川、贵州等省区。

采收加工

根：全年或秋季采集，挖取根部或剥取根皮，除去泥土，切段，晒干。种子：秋后采摘果实，晒干，击破果壳，取出种仁再晒干。

药材鉴别

种子：干燥种子呈颗粒状，为不规则的微下凹的多面体，棱面大小各不相同，径3~7 mm。外表呈棕色或红紫色，少数呈棕褐色，光滑。质坚硬，不易粉碎，内心白色，嗅之有油香气。以颗粒饱满、色红、香味浓、无果柄果壳等掺杂者为佳。

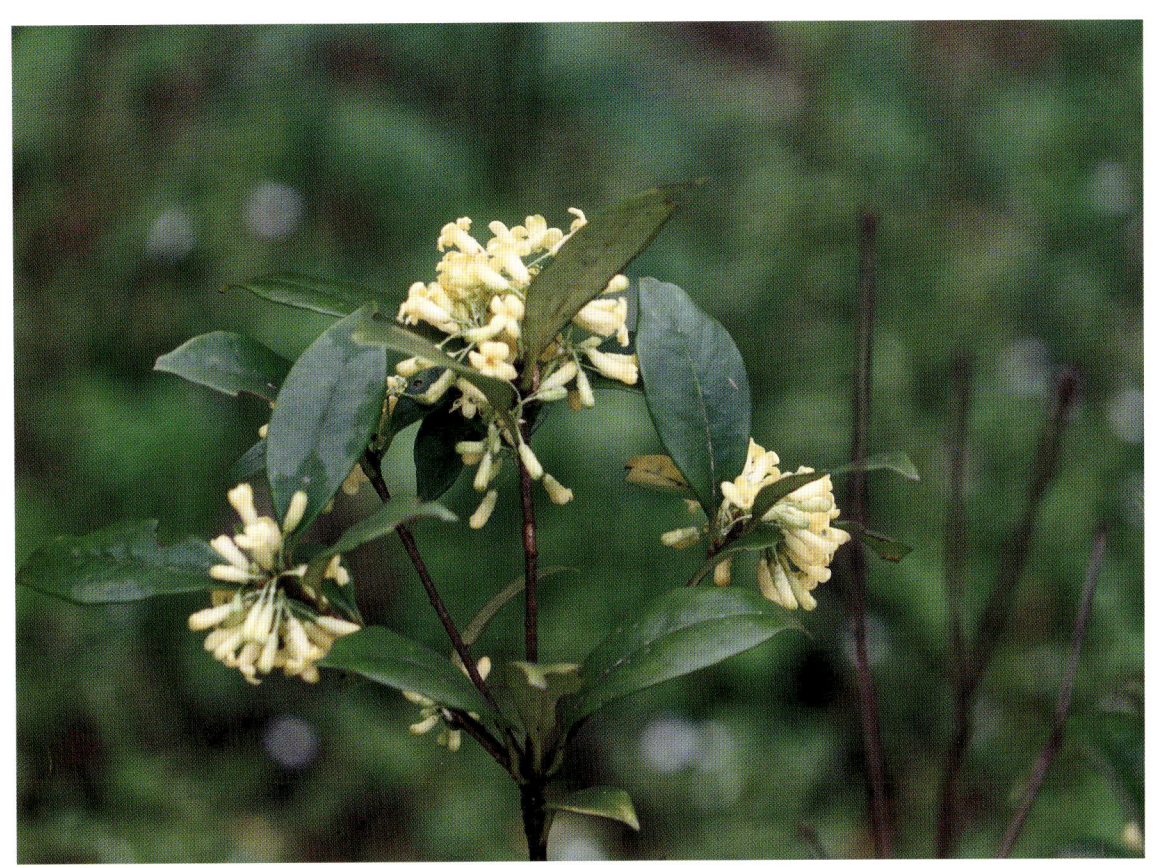

光叶海桐

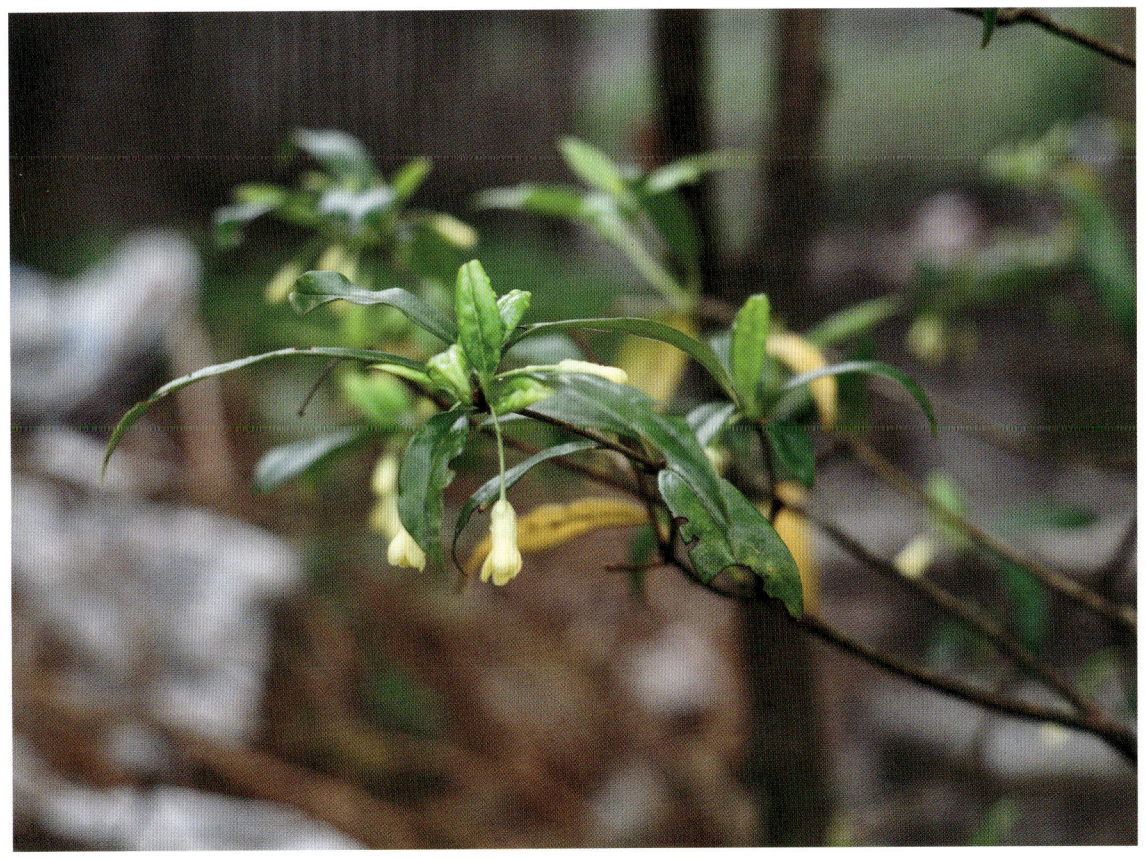

光叶海桐

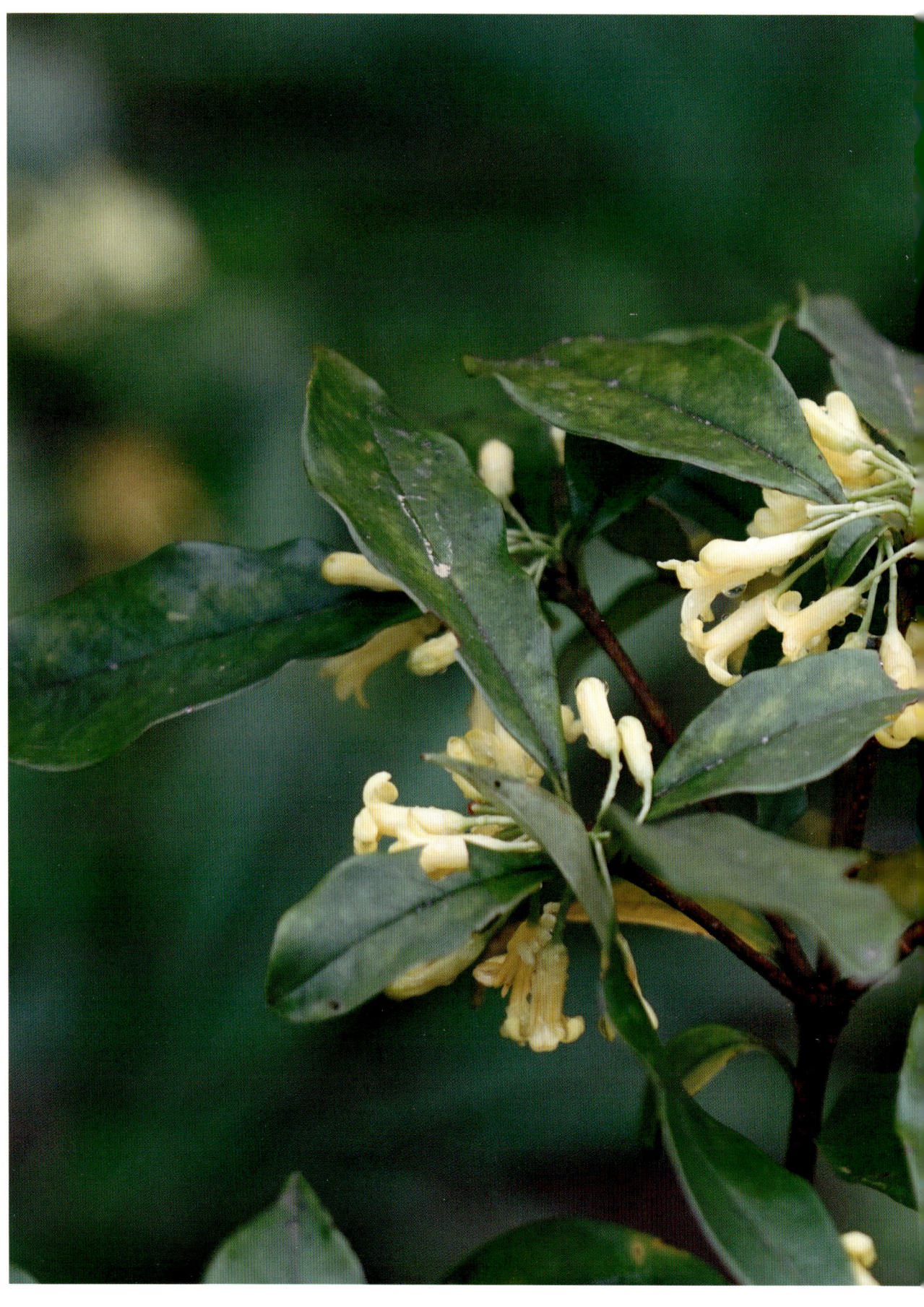

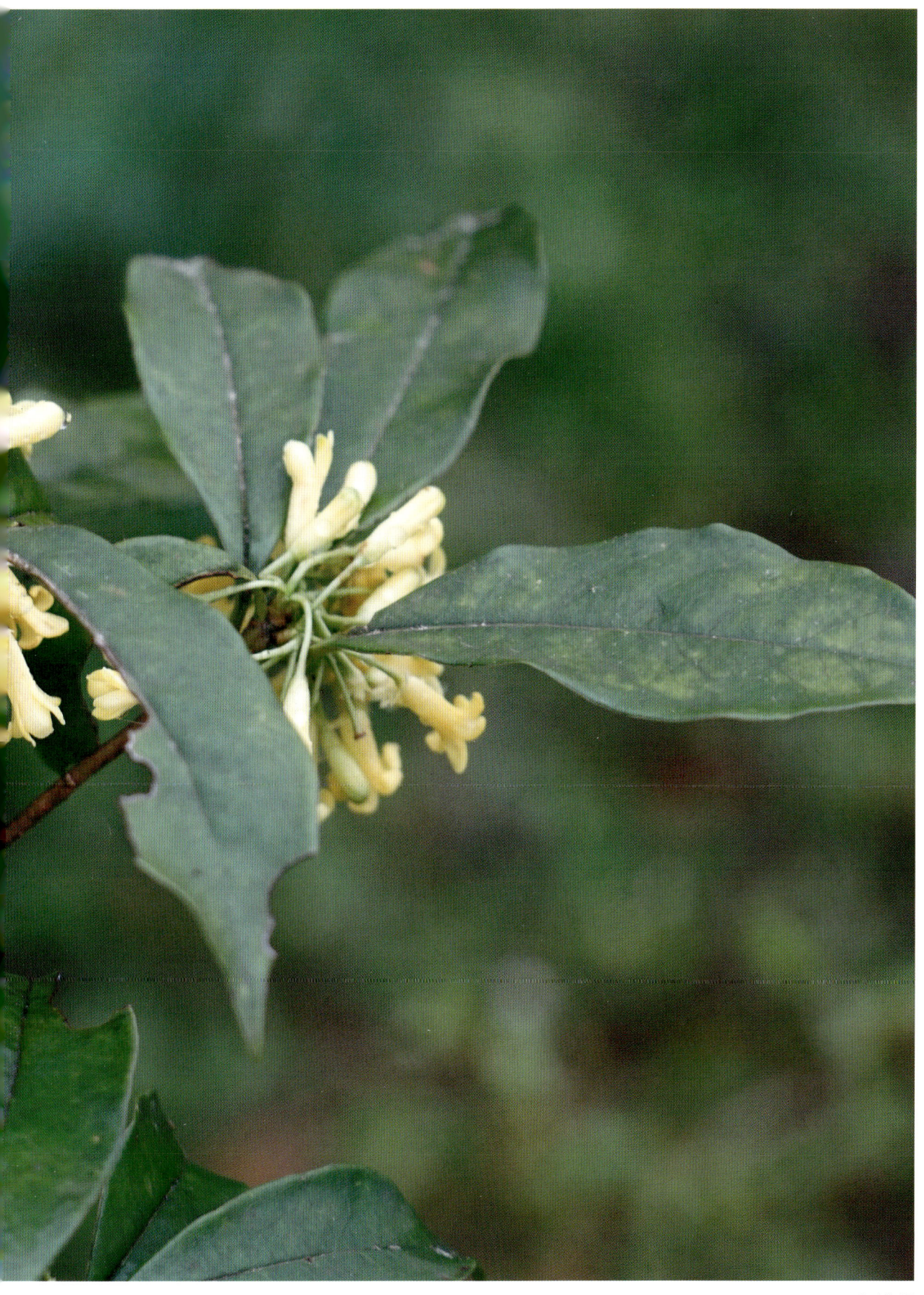

光叶海桐

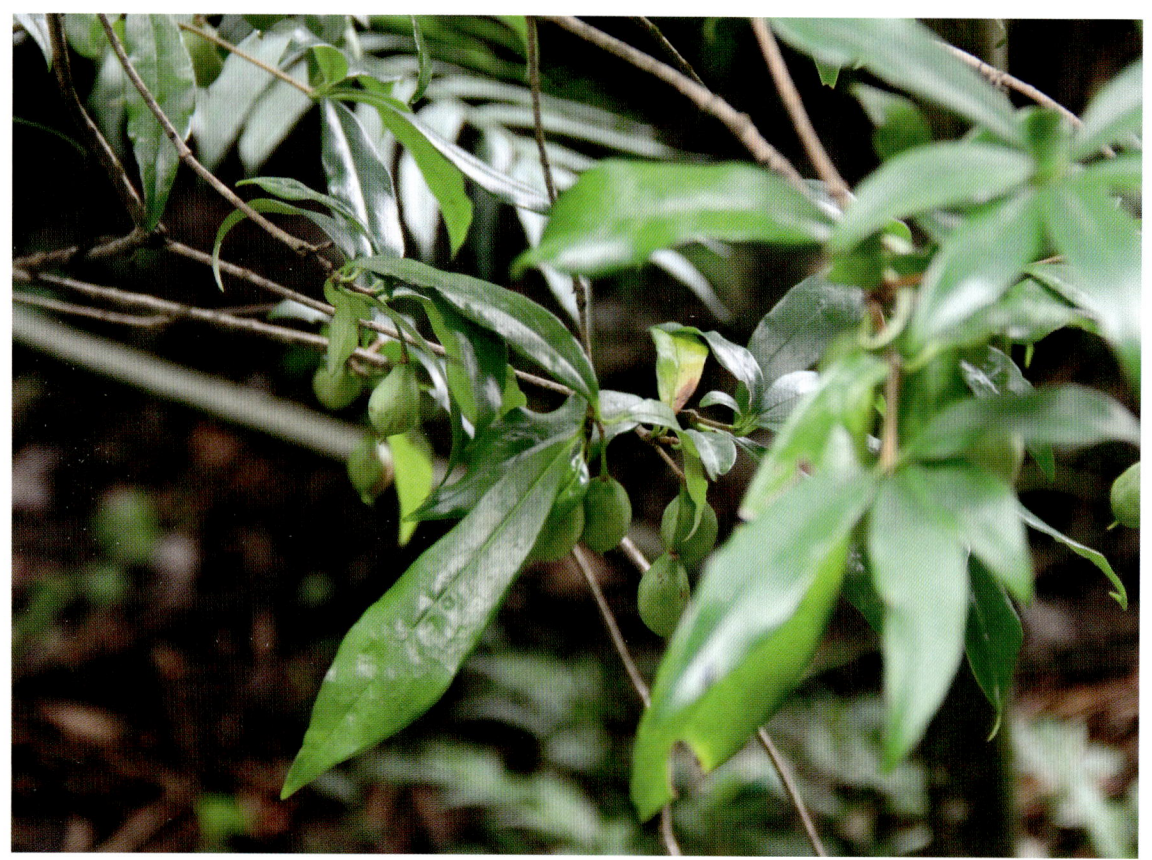

光叶海桐

功效主治

清潜热，祛风湿，活血通络。主治虚劳喘咳，失眠，头晕，高血压病，风湿关节疼痛。

药理作用

对心血管系统的作用：光叶海桐根用 40% 乙醇提取的总皂苷 0.7 mg/mL。0.1 mL 使离体豚鼠心脏及静脉注射 0.6 mg/kg，使局麻开胸家兔心肌收缩力均有明显增强；静脉注射 1.5 mg/kg 后，大鼠的收缩压、舒张压和动脉压降压的百分率分别为 17.20 ± 5.57 mmHg、21.75 ± 5.63 mmHg、19.56 ± 5.67 mmHg。降压效应与剂量呈正相关。

用法用量

内服：10 ~ 30 g，煎汤；或研末，入丸、散服。或泡酒服。

▌民族药方

1. 热痹，关节红肿热痛，痛风 山枝茶 15 g，姜黄 6 g，对叉疔 10 g，羌活 15 g，威灵仙 15 g，臭常山 15 g，黄柏 10 g，苍术 10 g。水煎服。

2. 痛风，关节红肿，巴骨癀 山枝茶根皮适量。打粉，兑面粉少许（面粉为黏合剂），水酒各半，调匀，外敷。

3. 虚热口渴 山枝茶 25 g。水煎服。

4. 咽痛 山枝茶仁、桔梗、甘草、射干各适量。水煎服。

5. 腹鸣水泻 山枝茶仁、茯苓、泽泻、厚朴、陈皮、猪苓各适量。水煎服。

6. 下痢后重 山枝茶仁、藿香、厚朴、葛根、苍龙、陈皮、白芍各适量。水煎服。

7. 风湿骨痛，产后风瘫，胃痛，牙痛 山枝茶根 15～25 g。水煎服。

8. 多年哮喘 山枝茶根皮 15 g，醉鱼草根 15 g，百合 50 g。炖猪蹄吃。

9. 虚劳咳嗽 山枝茶根皮 25 g，白花菜根 25 g，瑞香 10 g。水煎服，每日 3 次。

10. 肾虚遗精，前列腺炎 山枝茶根皮 250 g。浸米烧酒 2500 mL，10 日后过滤或澄清，每日 2 次，每次 50～100 mL。

▌使用注意

忌酸冷食物和发物。

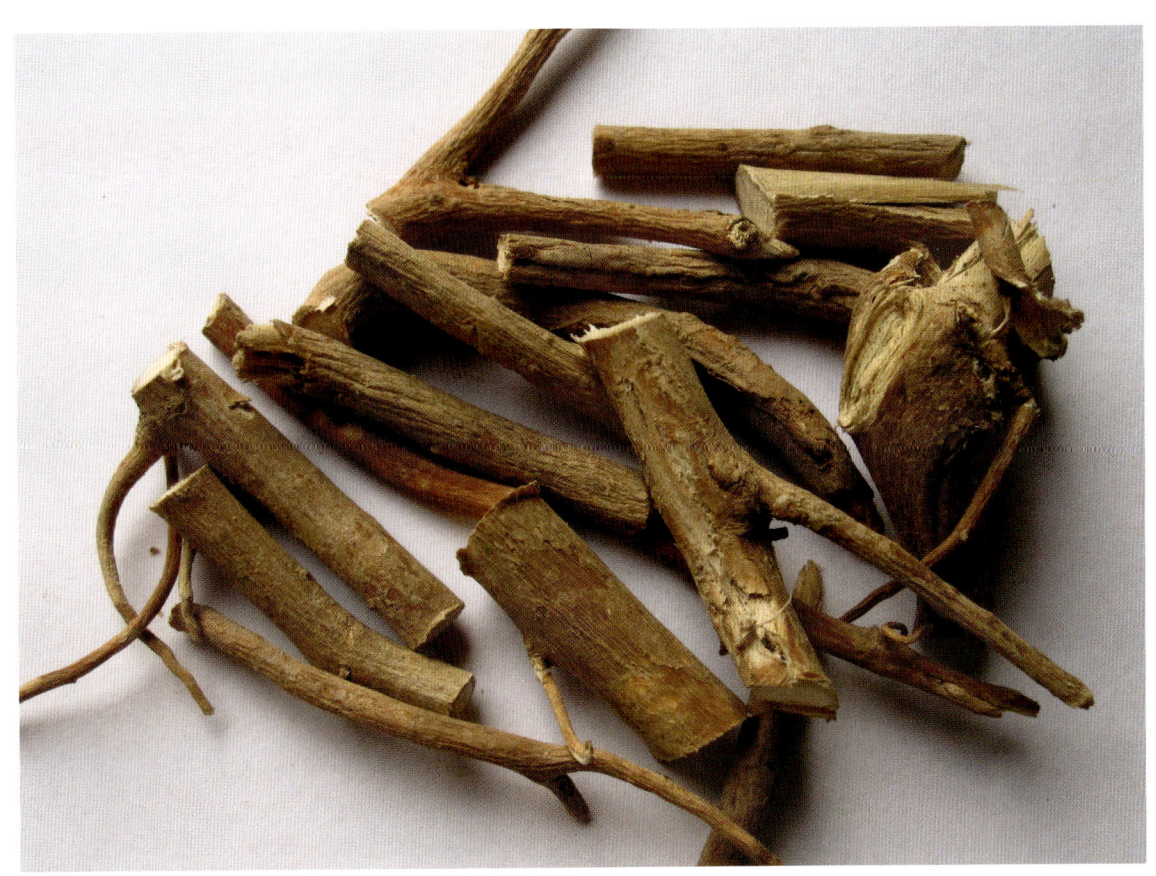

山枝茶饮片

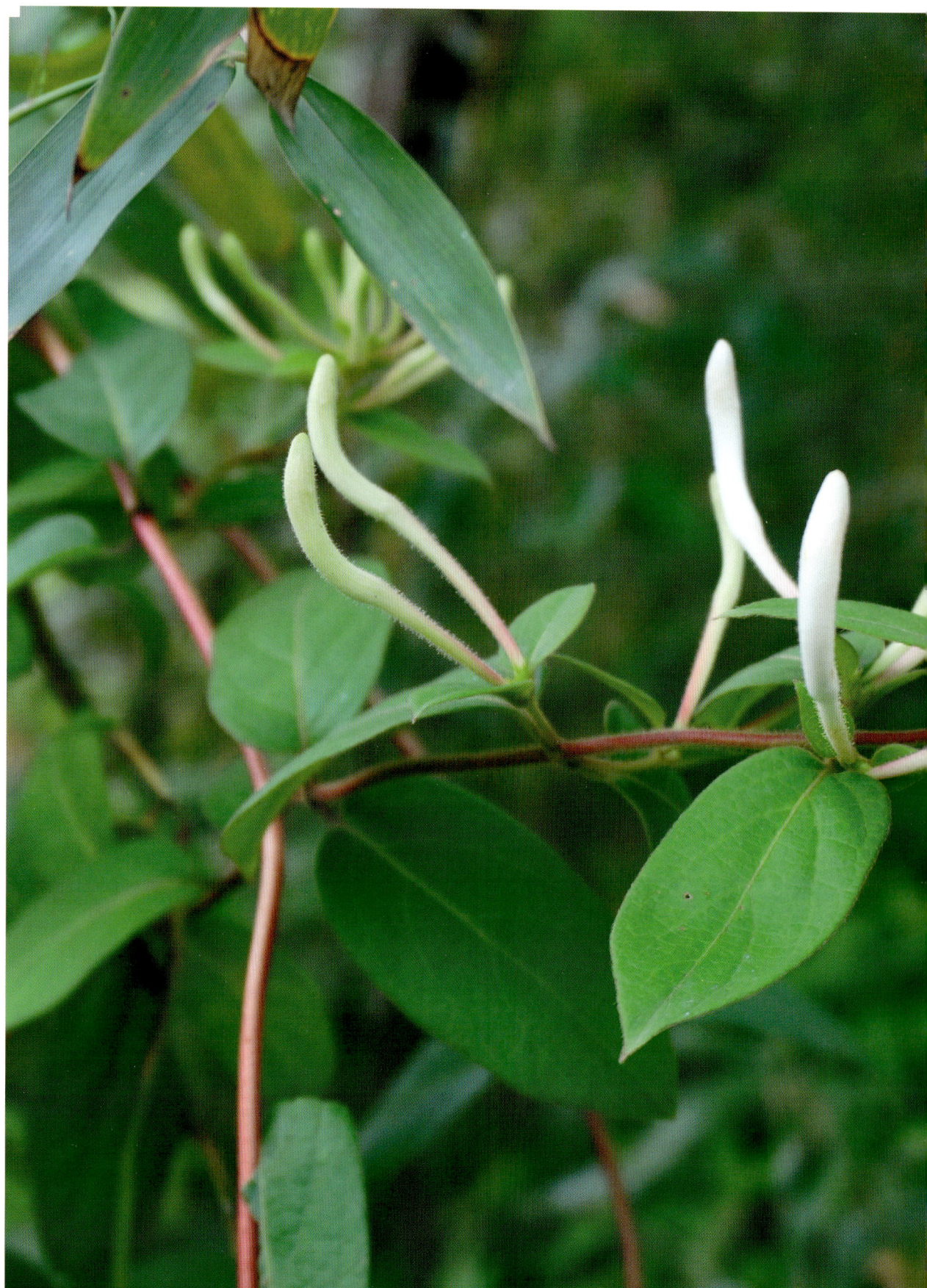

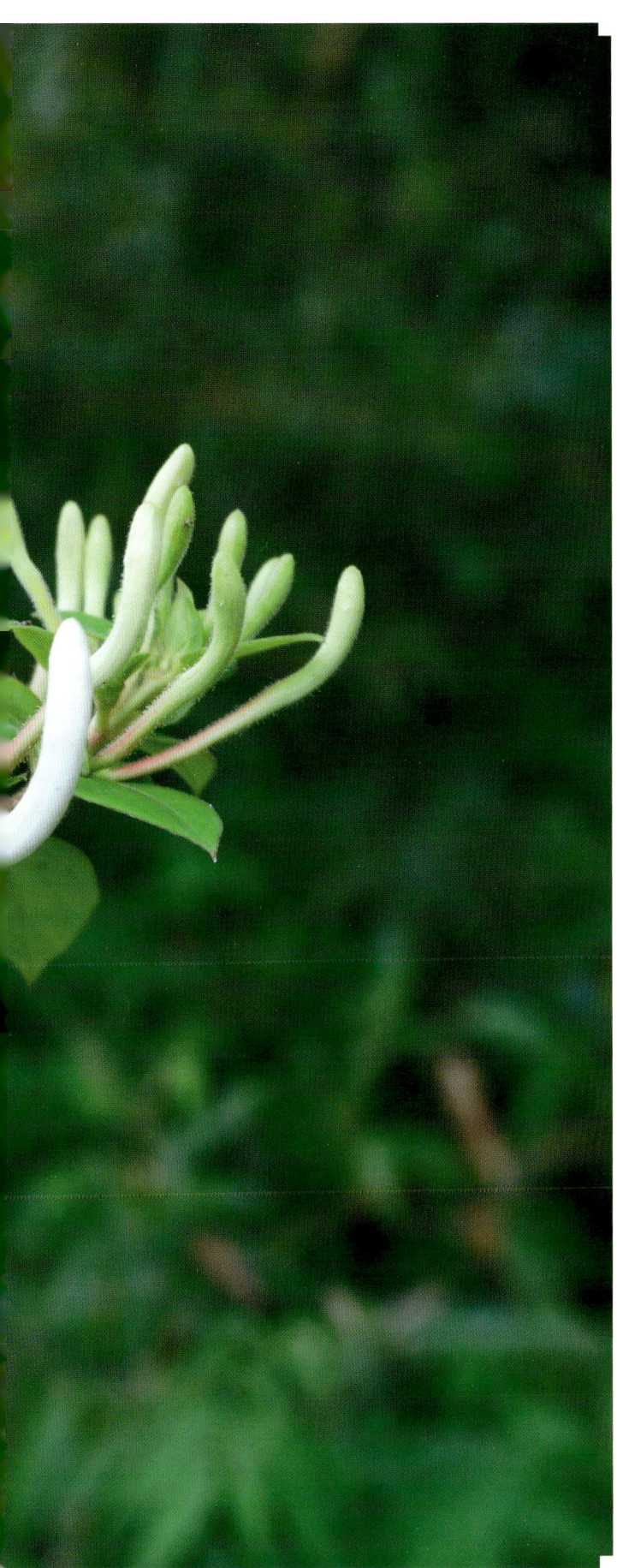

山金银花

【水 药 名】要近念。

【别　　名】大金银花、山忍冬。

【来　　源】本品为忍冬科植物山银花 *Lonicera hypoglauca* Miq. 的花。

【性味归经】味甘，气香，性凉。归肺、心、胃经。

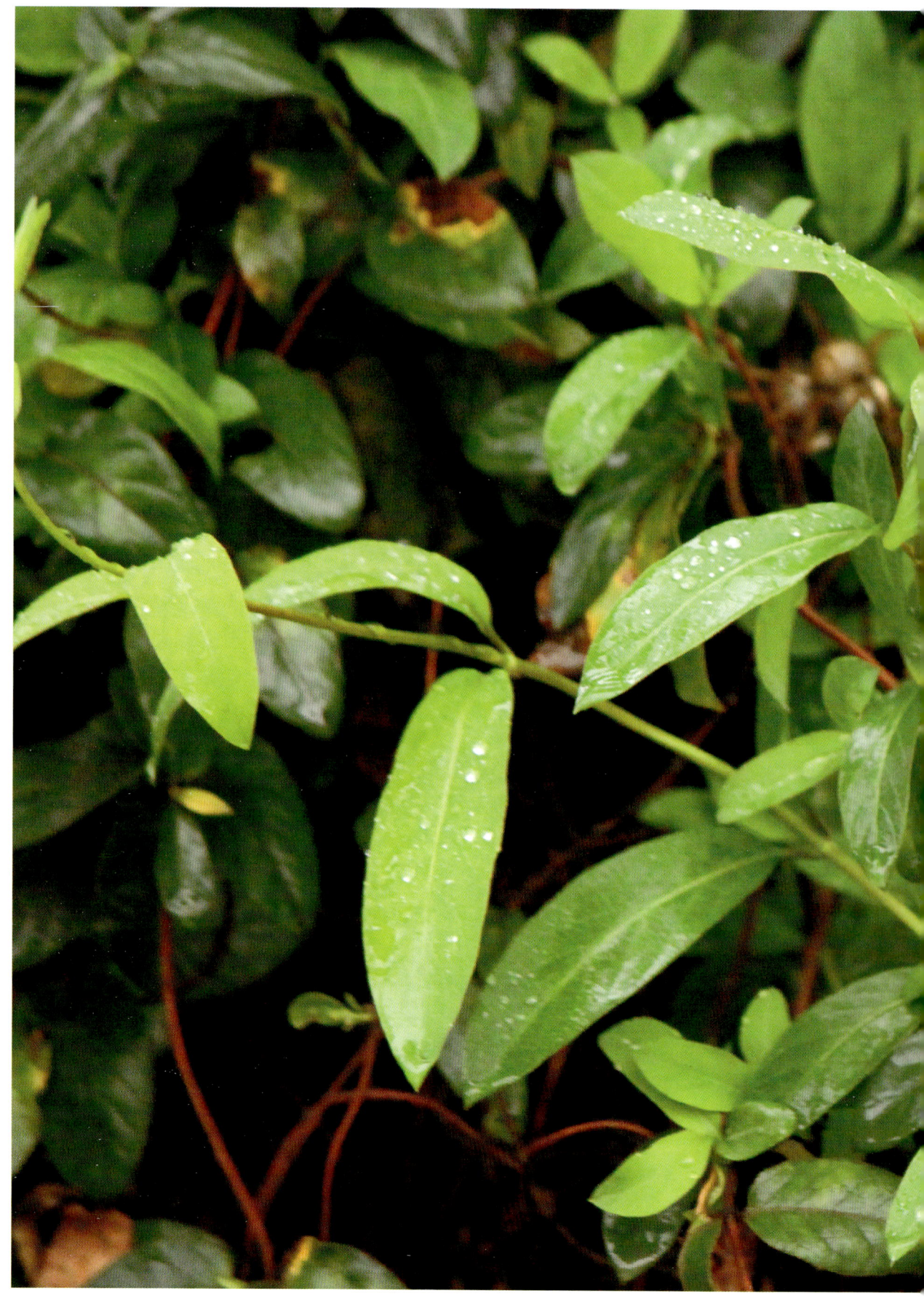

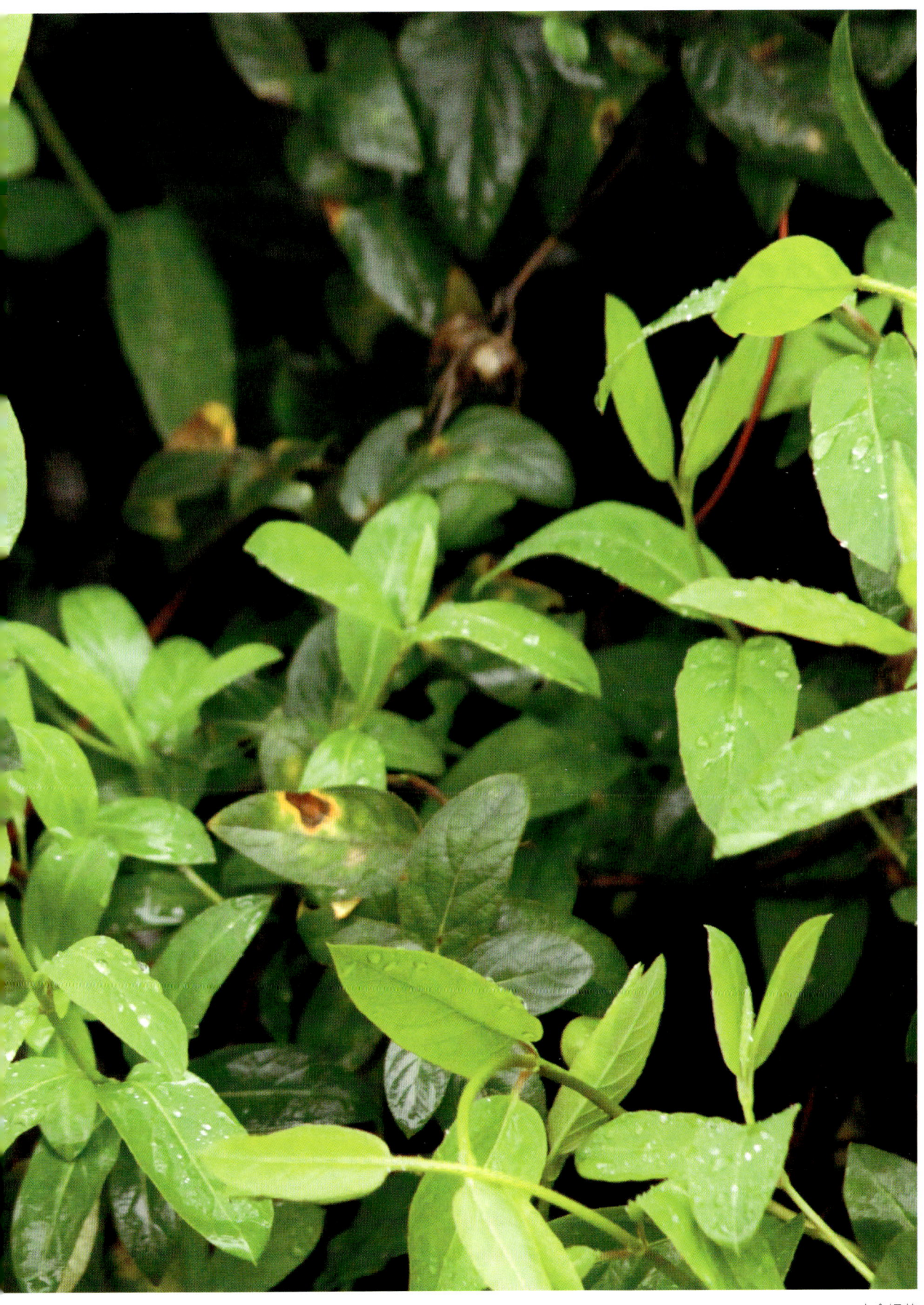

山金银花

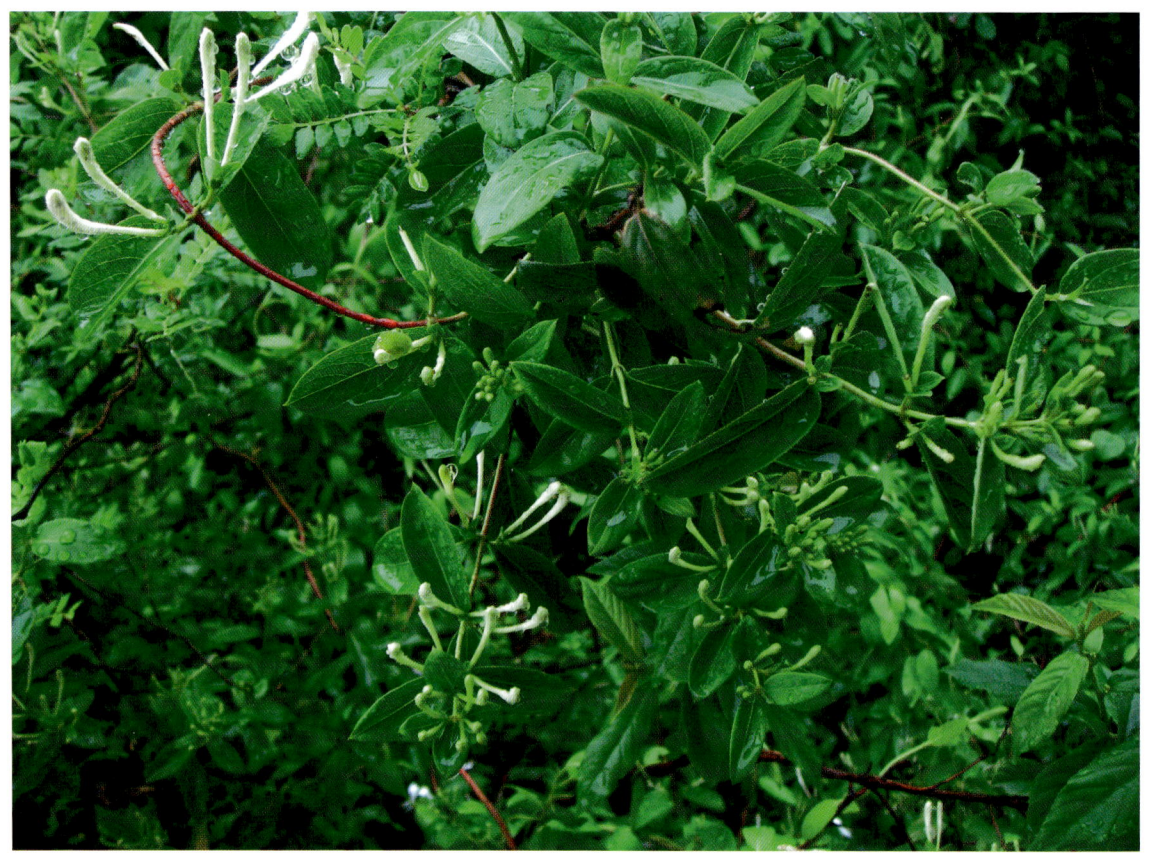

山金银花

▌识别特征

藤木。茎中空，外表红褐色；小枝疏被短柔毛。叶对生；椭圆形，先端渐尖或急尖，基部圆形或微截形，全缘或微波状，上面绿色，光滑无毛，下面灰白色，密被白色细短柔毛，并有金黄色腺点。花腋生，数对排成总状；苞片叶状长卵形；花冠筒部细长，分裂成2唇，一唇大，4裂，一唇小，舌状。浆果，球形，黑色。花期夏季。

▌生境分布

生长于深山林下。分布于香港、澳门、贵州、广东、海南和广西等省区。

▌采收加工

夏初花开放前采收，干燥。

▌药材鉴别

本品呈棒状，上粗下细，略弯曲。表面黄白色或绿白色（久贮色渐深），密被灰白色毛。偶见叶状苞片。花萼绿色，先端5裂，裂片有毛，开放者花冠筒状，先端二唇形；雄蕊5个，附于筒壁，黄色；雌蕊1个，子房无毛。气清香，味淡、微苦。

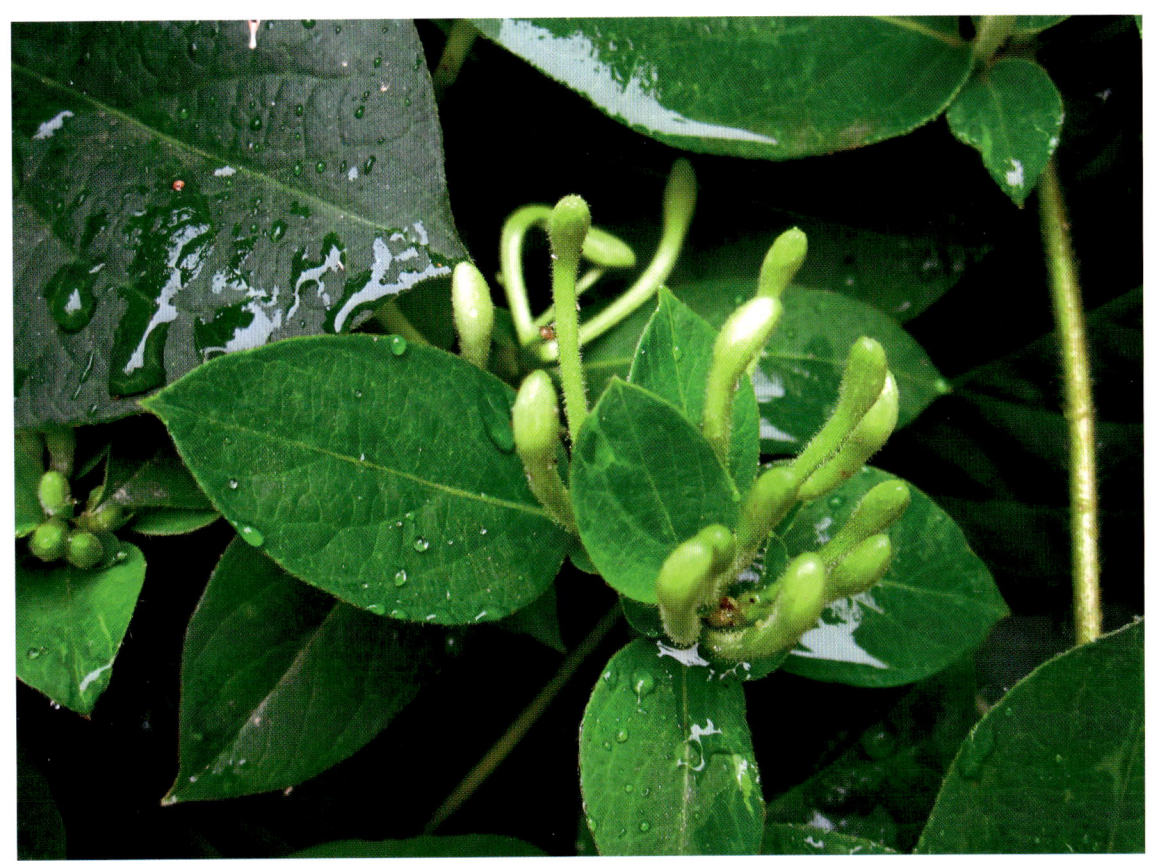

山金银花

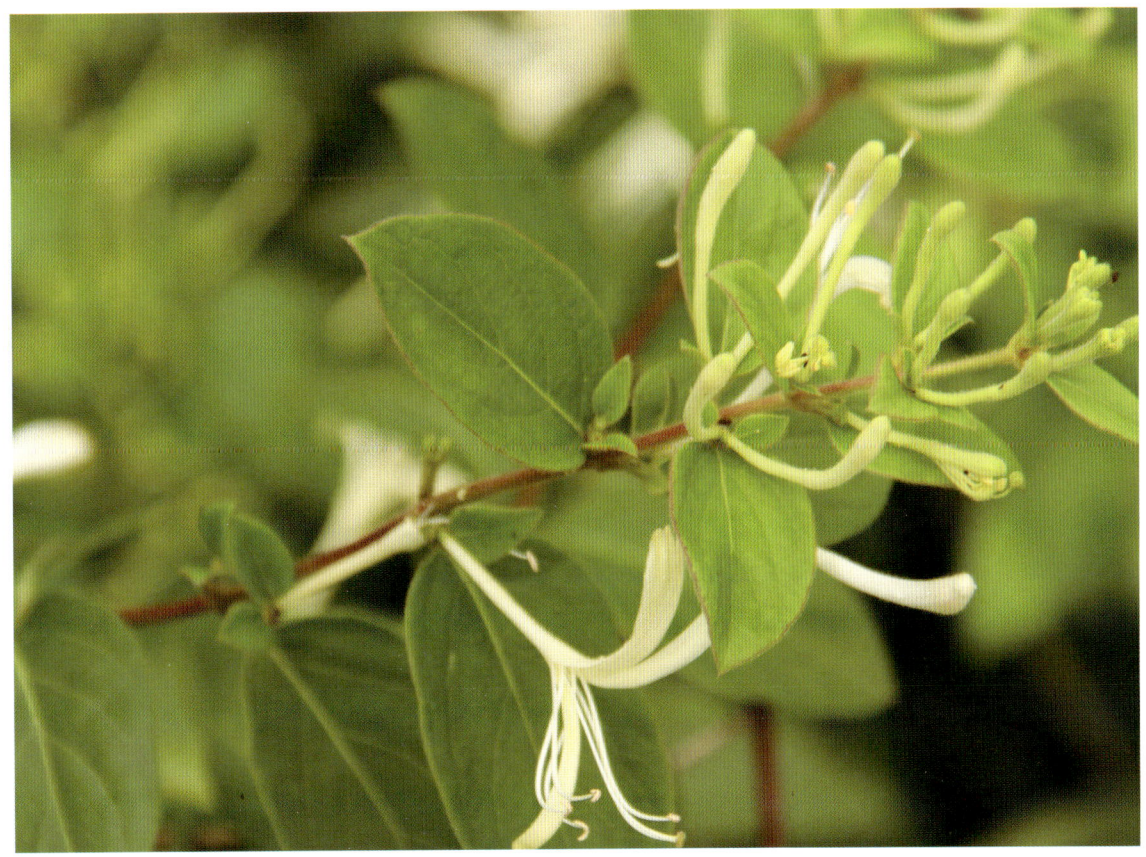

山金银花

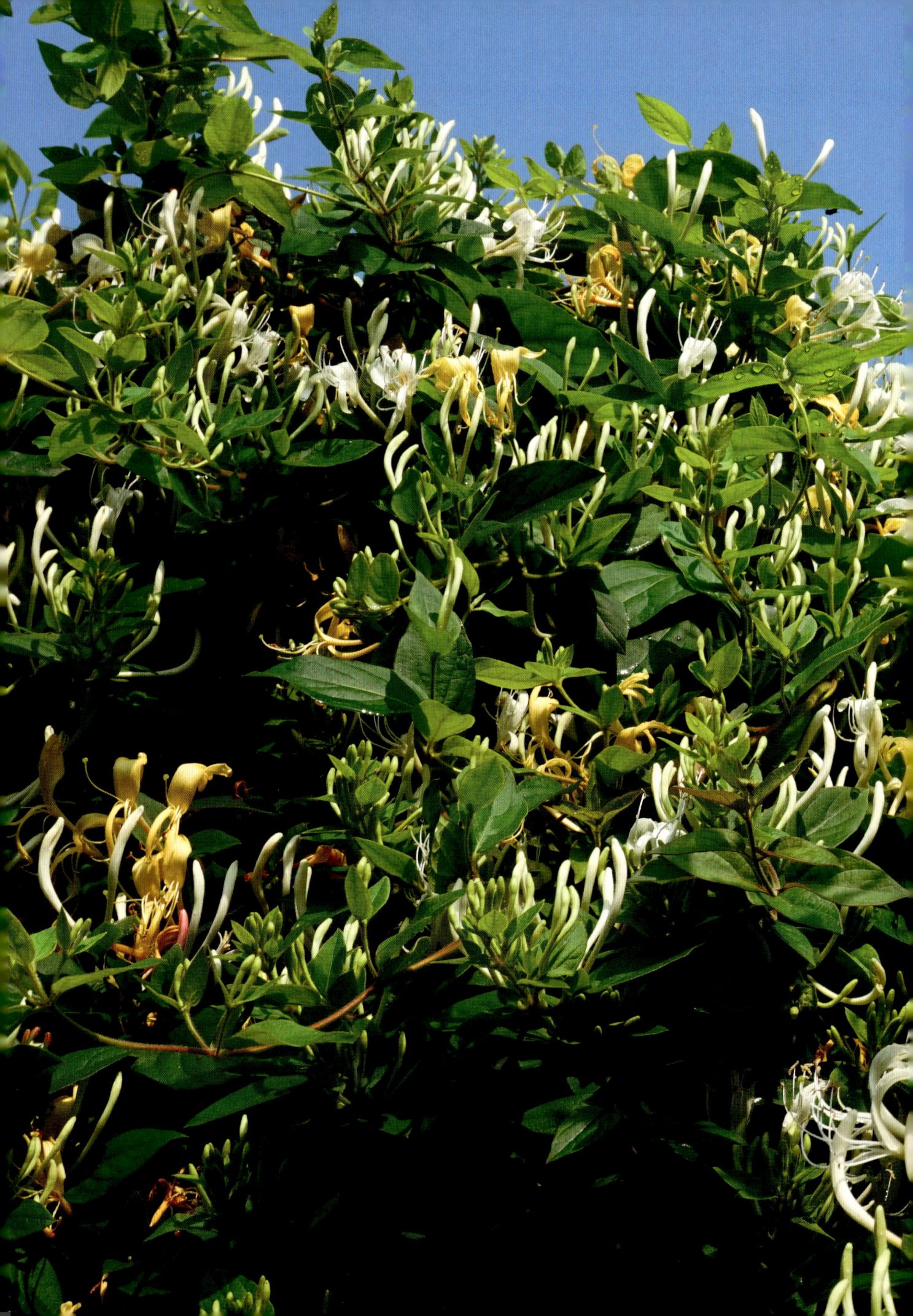

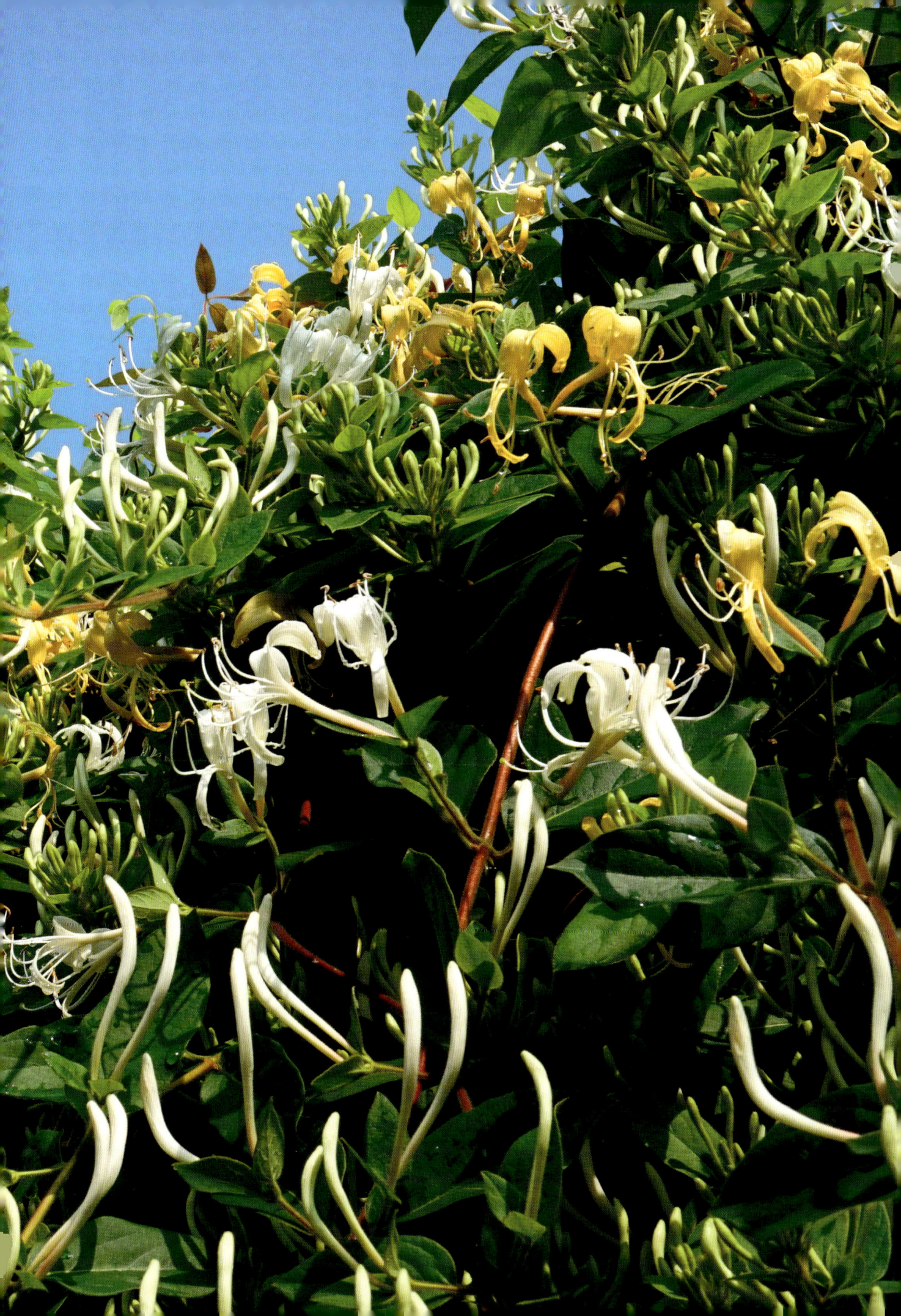

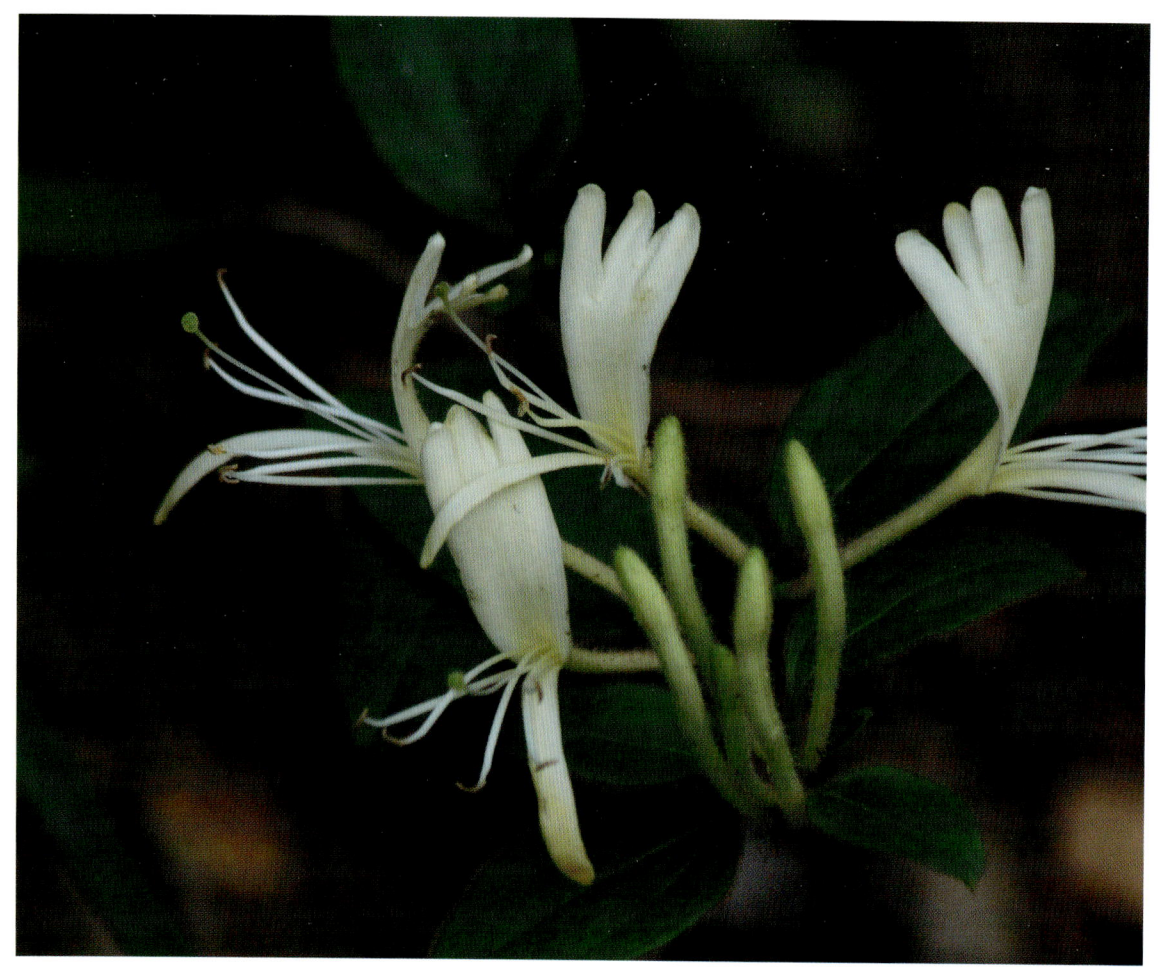

山金银花

功效主治

镇惊，祛风，清热，败毒。主治小儿急惊风，一切疮毒。

药理作用

本品具有抗菌，抗病原微生物、抗毒、抗炎、解热、促进炎性细胞吞噬功能、增强机体免疫功能作用。还能降血脂，兴奋中枢，抗生育，轻度预防大鼠幽门结扎性胃溃疡。

用法用量

内服：10 ~ 30 g，煎汤；或研末，作丸、散服。

民族药方

1. 小儿白口疮　山金银花适量。捣烂，兑淘米水，青布包，搽洗。

2. 风热感冒　山金银花 15 g，野菊花 15 g，连翘 15 g，一枝黄花 10 g，黄荆子 10 g，木姜花 5 g，分葱 7 根（去青）。水煎服。

3. 预防乙脑、流脑 山金银花 15 g，连翘 15 g，大青根 15 g，芦根 15 g，甘草 15 g。水煎代茶饮，每日 1 剂，连服 3 ~ 5 日。

4. 胆道感染，创口感染 山金银花 50 g，连翘 25 g，大青根 25 g，黄芩 25 g，野菊花 25 g。水煎服，每日 1 剂。

5. 深部脓肿 山金银花 15 g，野菊花 15 g，海金沙 15 g，马兰 15 g，甘草 15 g，，大青叶 50 g。水煎服；亦可治疗痈肿疗疮。

6. 气性坏疽，骨髓炎 山金银花 50 g，积雪草 100 g，一点红 50 g，野菊花 50 g，白茅根 50 g，白花蛇舌草 100 g，地胆草 50 g。水煎服；另用女贞子、佛甲草（均鲜者）各适量。捣烂外敷。

7. 初期急性乳腺炎 山金银花 40 g，蒲公英 25 g，连翘 15 g，陈皮 15 g，青皮 10 g，生甘草 10 g。上为 1 剂量，水煎 2 次，分 2 次服，每日 1 剂，严重者可每日服 2 剂。

8. 杨梅结毒 山金银花 50 g，甘草 10 g，黑豆 100 g，土茯苓 200 g。水煎服，每日 1 剂，须尽饮。

9. 荨麻疹 鲜山金银花 150 g。水煎服，每次 50 g，每日 3 次。

▌使用注意

脾胃虚寒及气虚疮疡脓清者忌服。

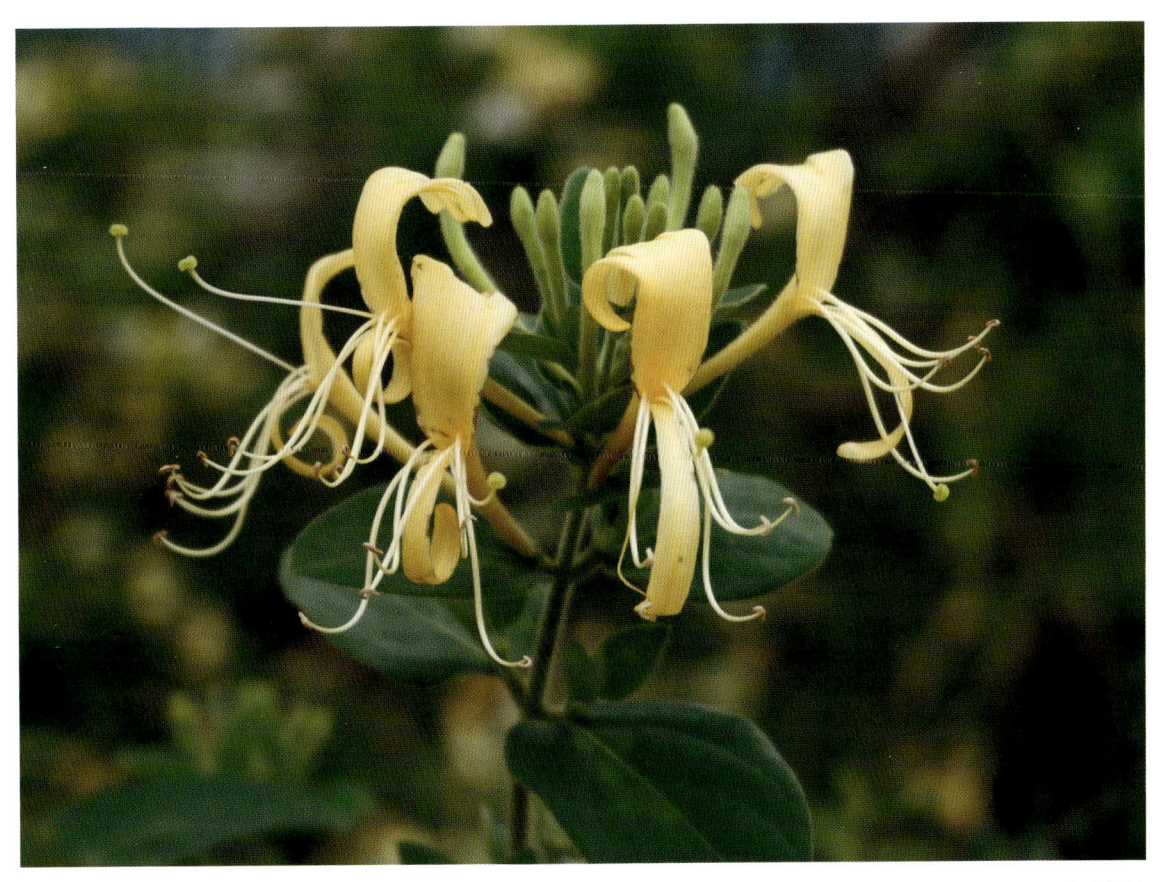

山金银花

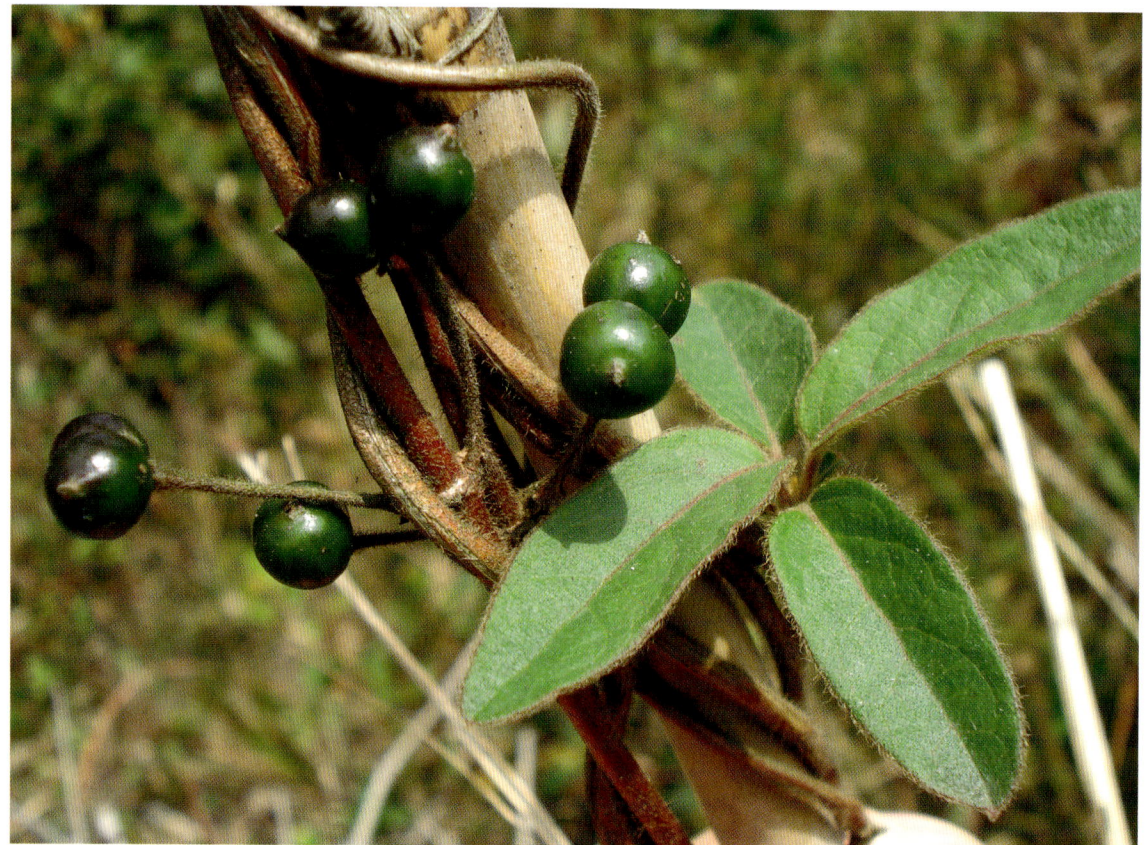

山金银花果实

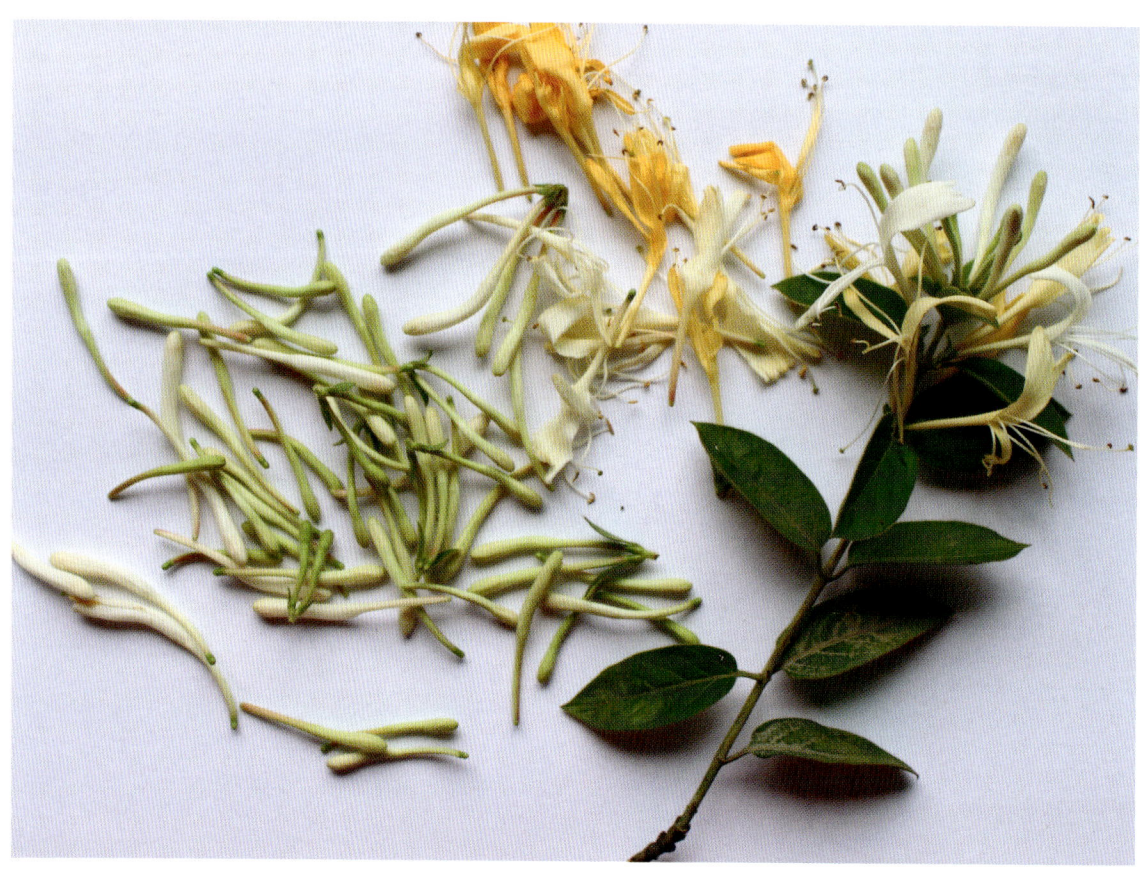

山金银花药材

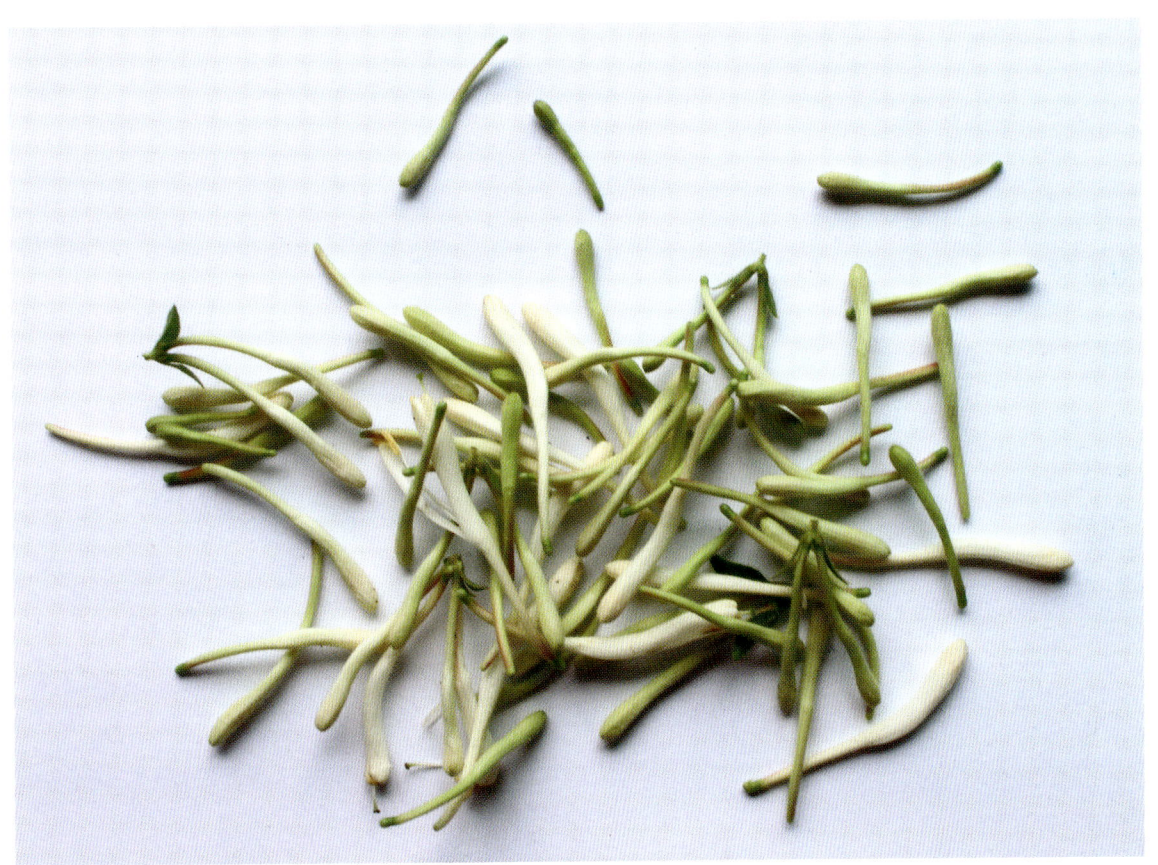

山金银花药材

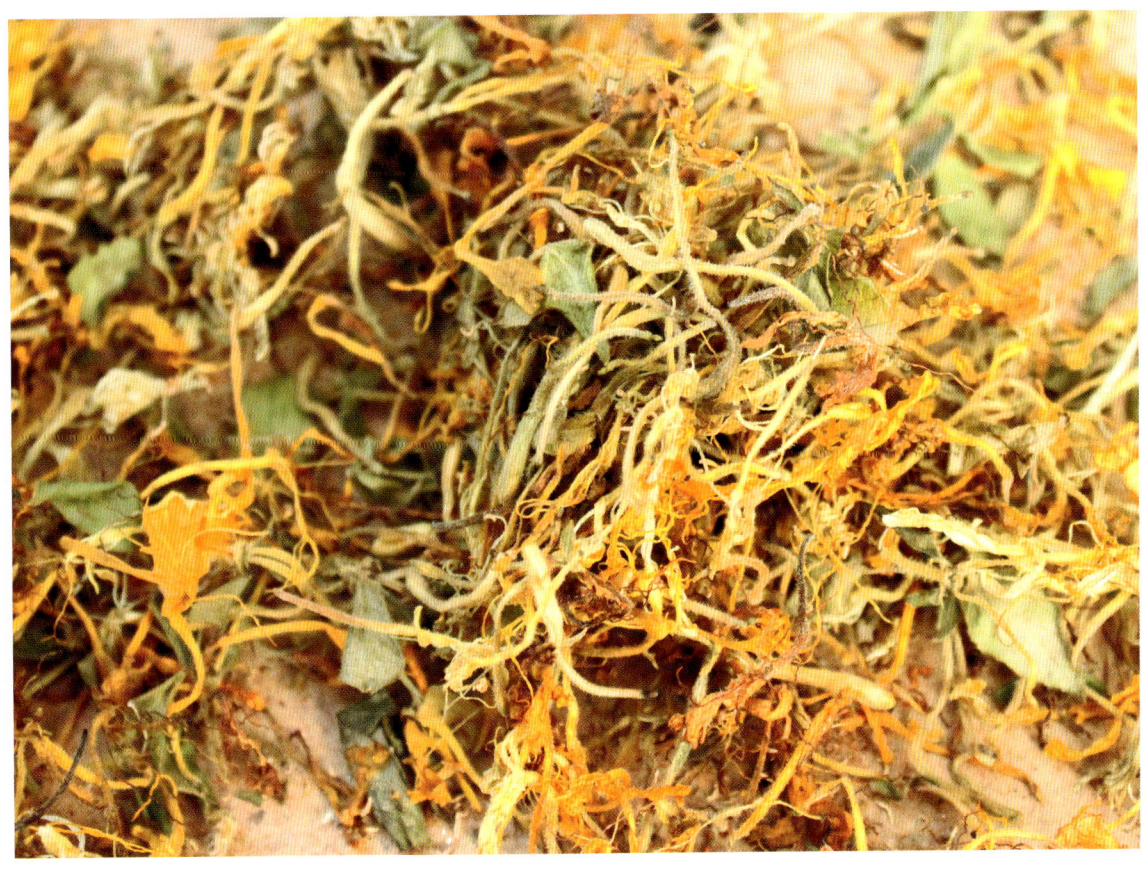

山金银花药材

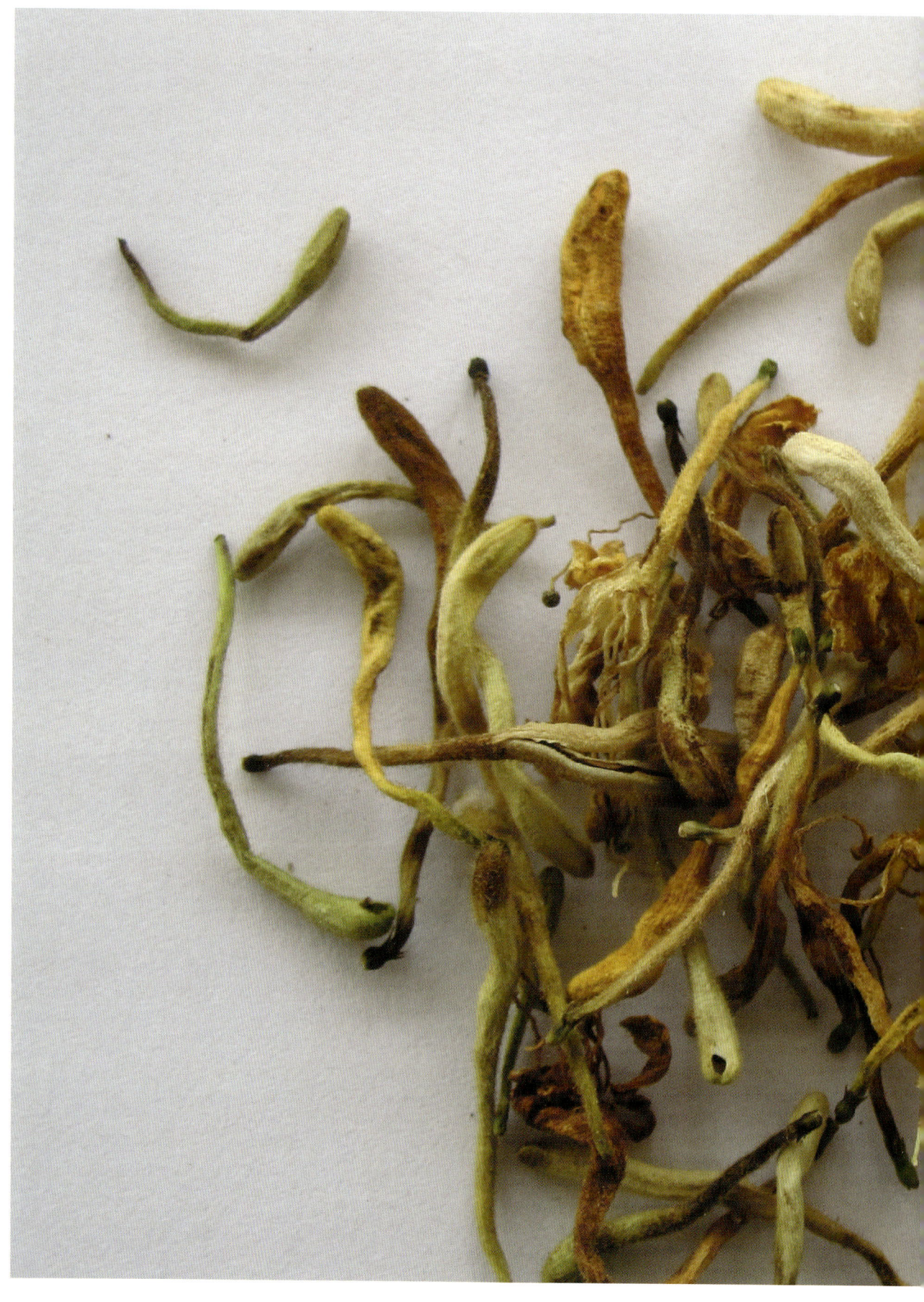

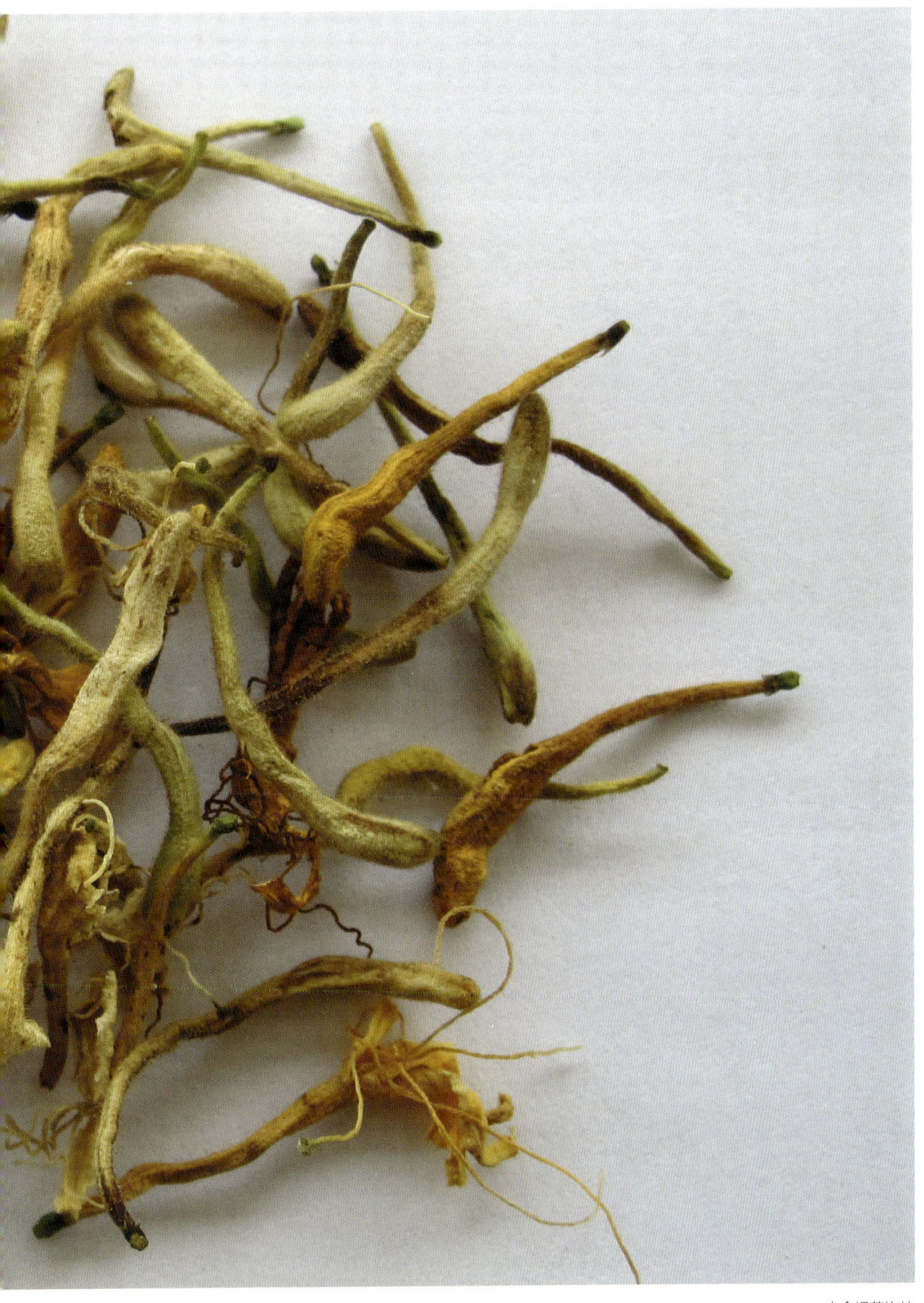

山金银花饮片

山金银花

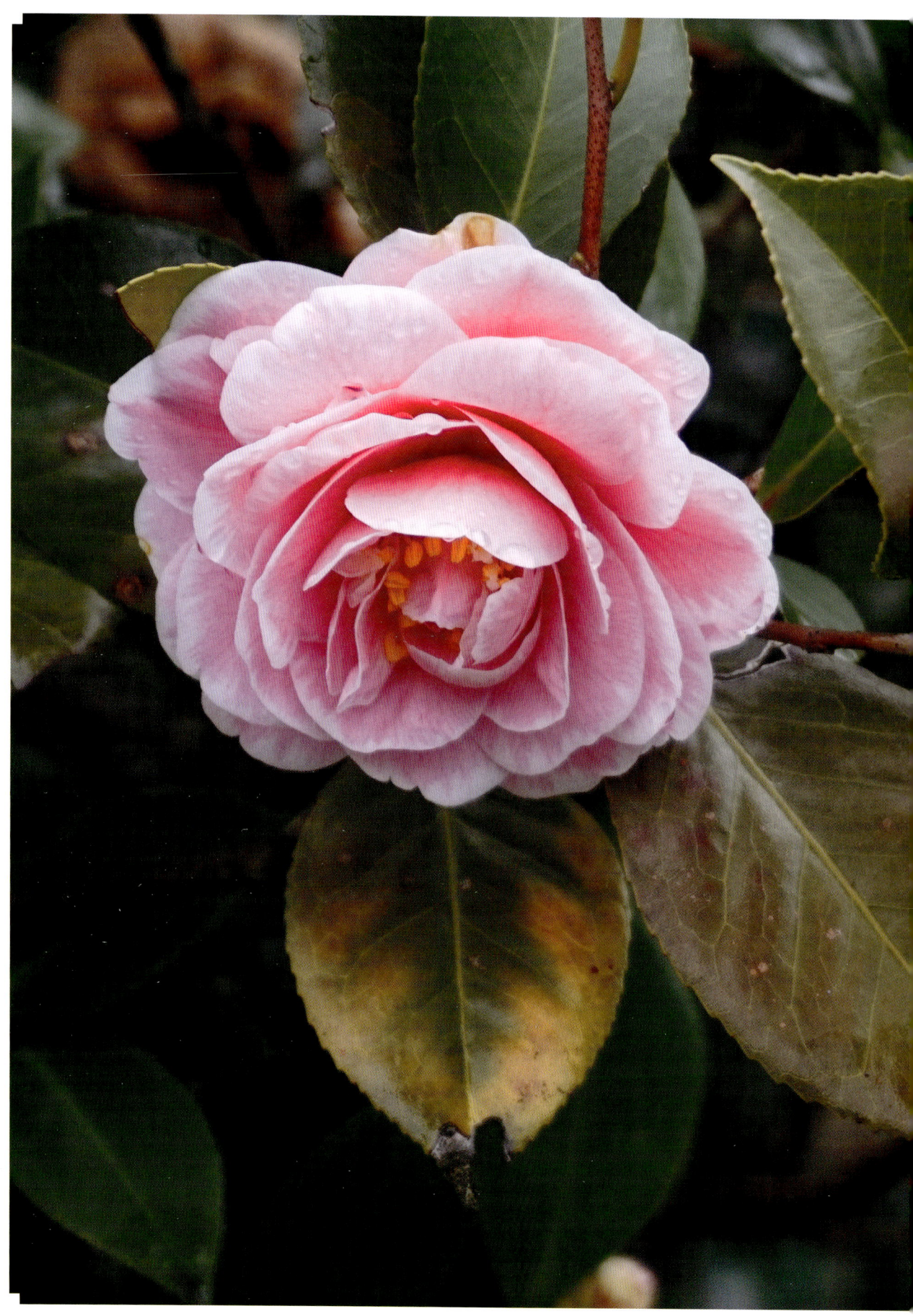

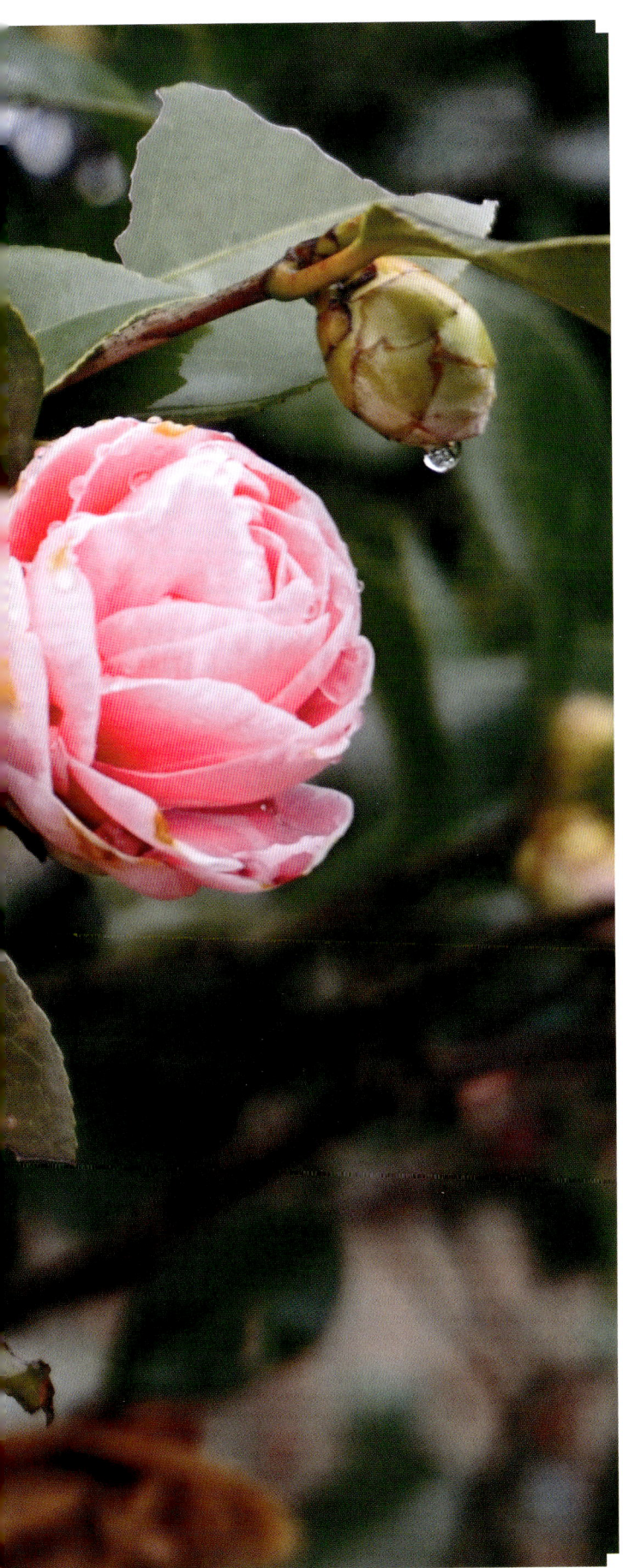

山茶花

【水 药 名】杂冻。

【别　　名】红茶花。

【来　　源】本品为山茶科植物红山茶 *Camellia japonica* L. 的花。

【性味归经】味甘、苦、辛，性凉。归肝、肾经。

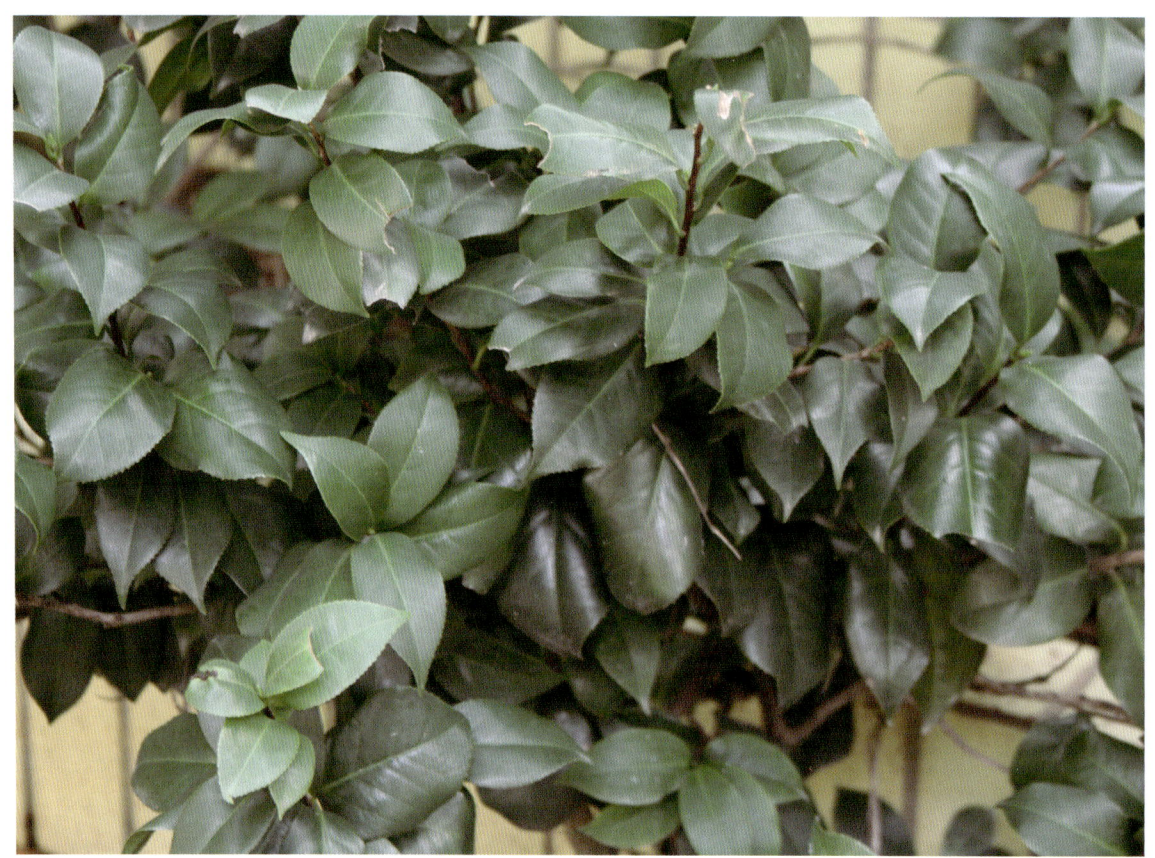

红山茶

识别特征

常绿灌木或小乔木，高可达 15 m，光滑无毛。单叶互生，革质，卵形至椭圆形，先端钝，基部圆形至阔楔形，边缘具软骨质细锯齿，上面浓绿色，有光泽，下面淡绿色，两面平滑无毛。花单生长于叶腋或顶生，红色，近无梗；花萼 5，绿色；花瓣 5 ~ 7，近圆形。蒴果球形，室背开裂，光滑无毛。种子近椭圆形，背有角棱。花期 4—5 月，果期 9—10 月。

生境分布

生长于高山湿润、肥沃、排水良好的杂木林中，亦有栽培。分布于江苏、浙江、云南、四川、贵州等省。

采收加工

春分至谷雨为采收期，一般在含苞待放时采摘，晒干或烘干。

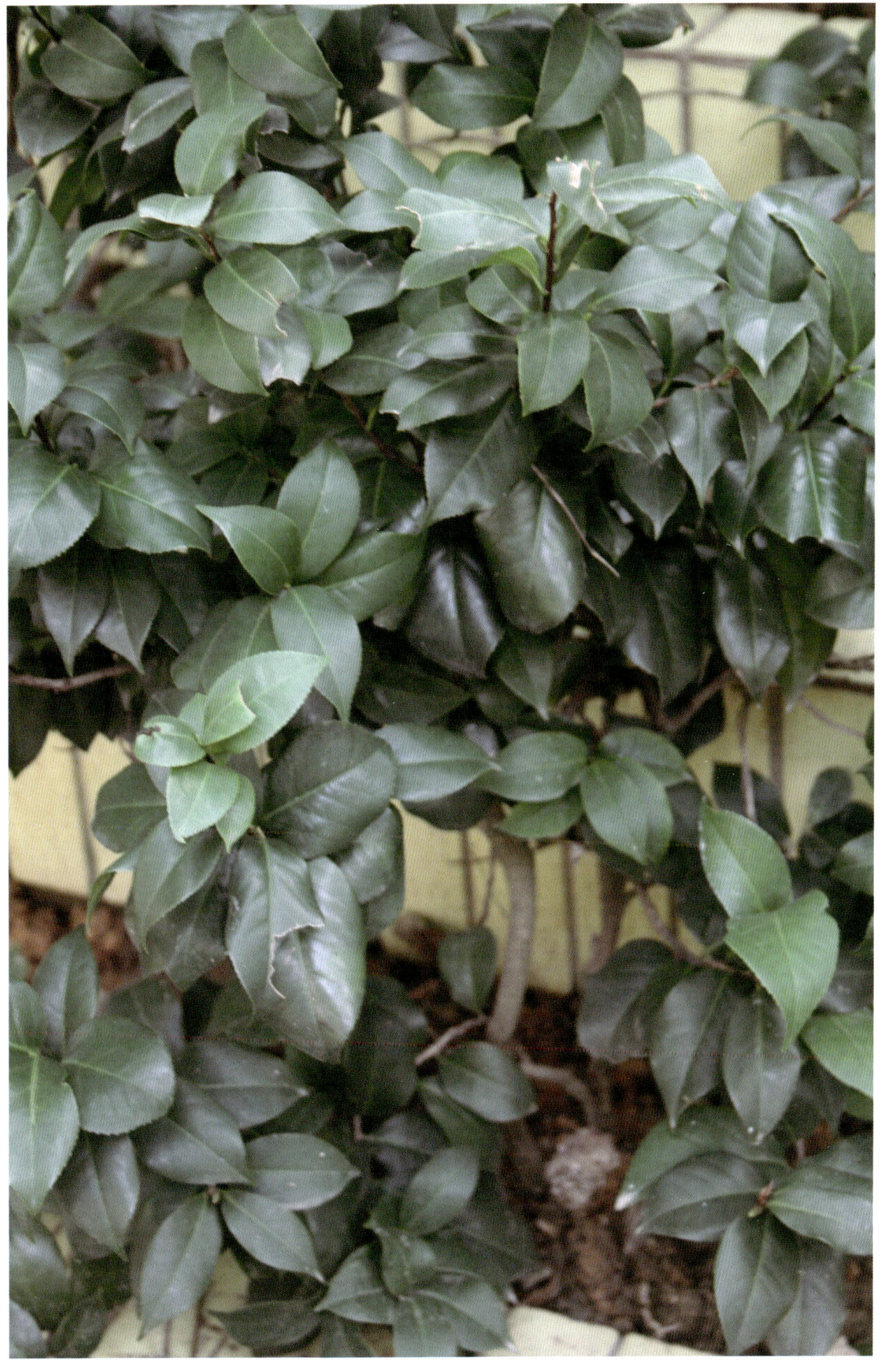

红山茶

红山茶

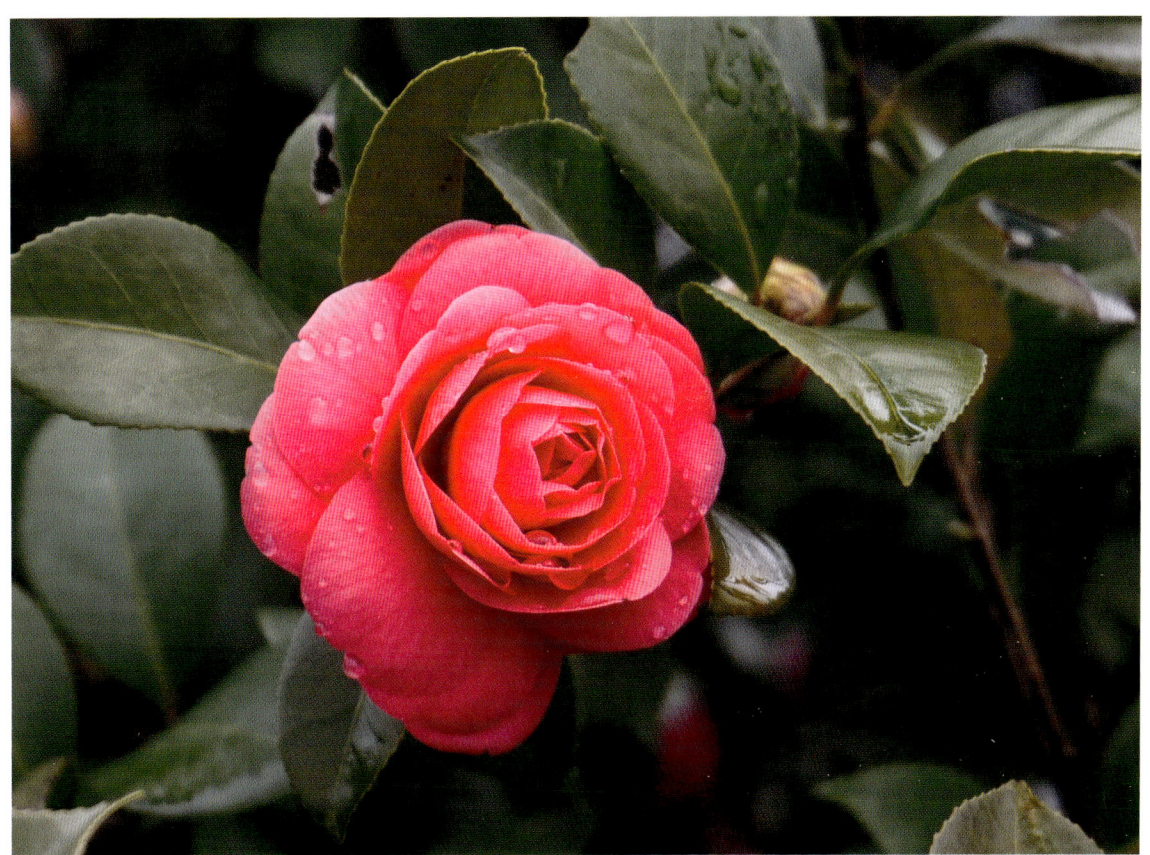

红山茶

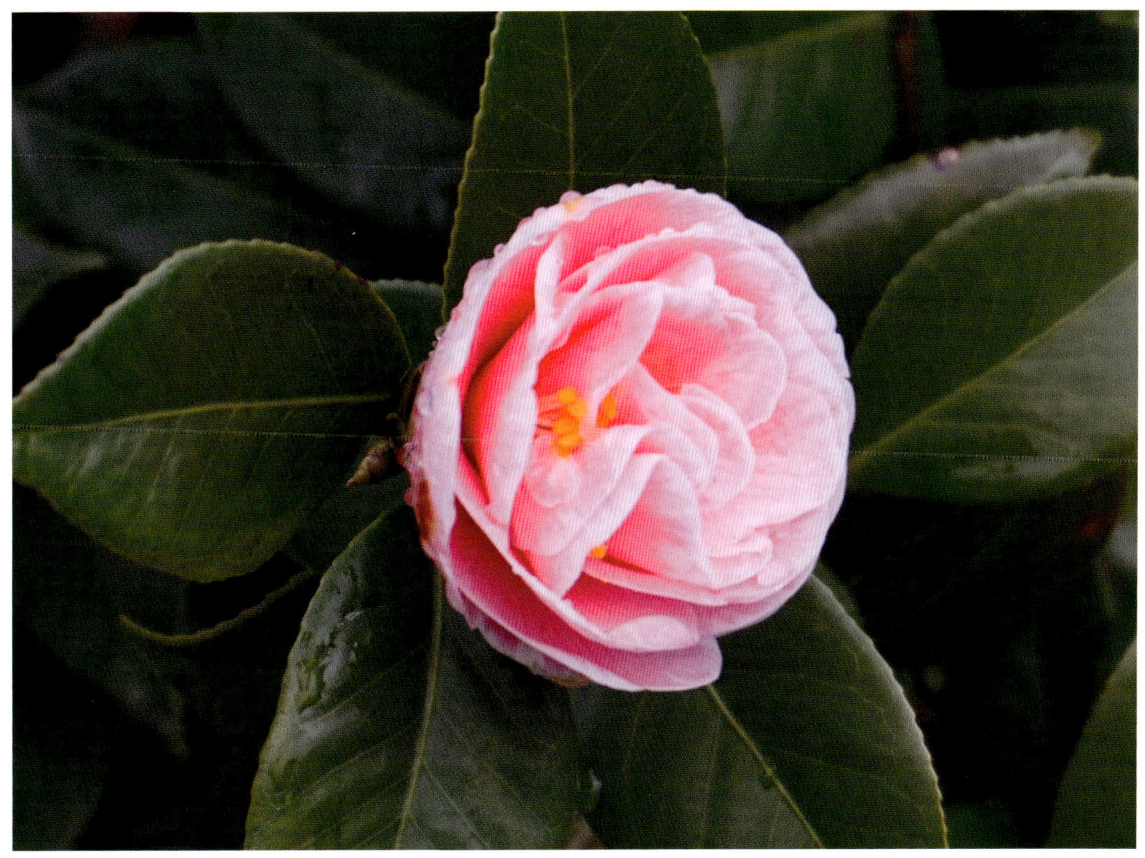

红山茶

药材鉴别

本品干燥花朵多不带子房，全体蜷缩成块状或不规则形，长 2 ~ 3.8 cm，宽 1.8 ~ 3.5 cm，黄褐色至棕褐色，花萼背面密布灰白色细绒毛，有丝样光泽，花瓣 5 ~ 7 片，基部合生，上端倒卵形，先端微凹，具脉纹；雄蕊多数，2 轮，外轮花丝联合成一体。质柔软，有香气，味甘淡。以干燥、色红、不霉、花蕾长大尚未开放者（称宝珠山茶）为佳。

功效主治

凉血，止血，散瘀，消肿。主治吐血，衄血，血崩，肠风，血痢，血淋，跌打损伤，烫伤。

药理作用

山茶苷予大鼠或小鼠口服 1—3 个月，可抑制移植性软组织肿瘤的生长，并抑制 9，10- 二甲基 1，2- 苯并蒽引起的横纹肌细胞瘤的形成。

用法用量

内服：5 ~ 10 g，煎汤；或研末。外用：研末用麻油调敷。

民族药方

1. 肺病吐血　山茶花 10 g。研细，甜酒煮水送服。

2. 妇女崩漏　山茶花 30 g，一口血 60 g。焙干，共研细末，甜酒煮水送下，每次 5 ~ 10 g。

3. 痔疮出血　山茶花适量。研末冲服。

4. 乳头坠胀、疼痛异常　山茶花适量。焙研为末，用麻油调搽。

5. 烫伤，灼伤　山茶花适量。焙干研末，用麻油调匀，搽患处。

6. 大便出血　山茶花适量。焙干研末，每周 5 g；亦可用鲜山茶叶或开水冲泡，当茶饮。

7. 咳嗽，吐血　山茶花适量。焙干成黑色研末，调红糖服用，每服 10 g，每日 3 次。

8. 血崩　山茶花 12 g。水煎服，病情较重者用量可适当增加。

9. 赤痢　山茶花 20 g。研细末，加白糖少许拌匀，上锅蒸熟分 2 次服完。

10. 跌打损伤　山茶花 15 ~ 20 g。水煎服，调黄酒服用，并以适量鲜山茶花捣烂如泥，敷于患处。

11. 痈疽　鲜山茶花适量。洗净捣烂外敷。

12. 痔疮出血　山茶花适量。每次 5 g，焙干研末冲服。

使用注意

脾胃虚寒、内无瘀滞者慎用，孕妇慎用。

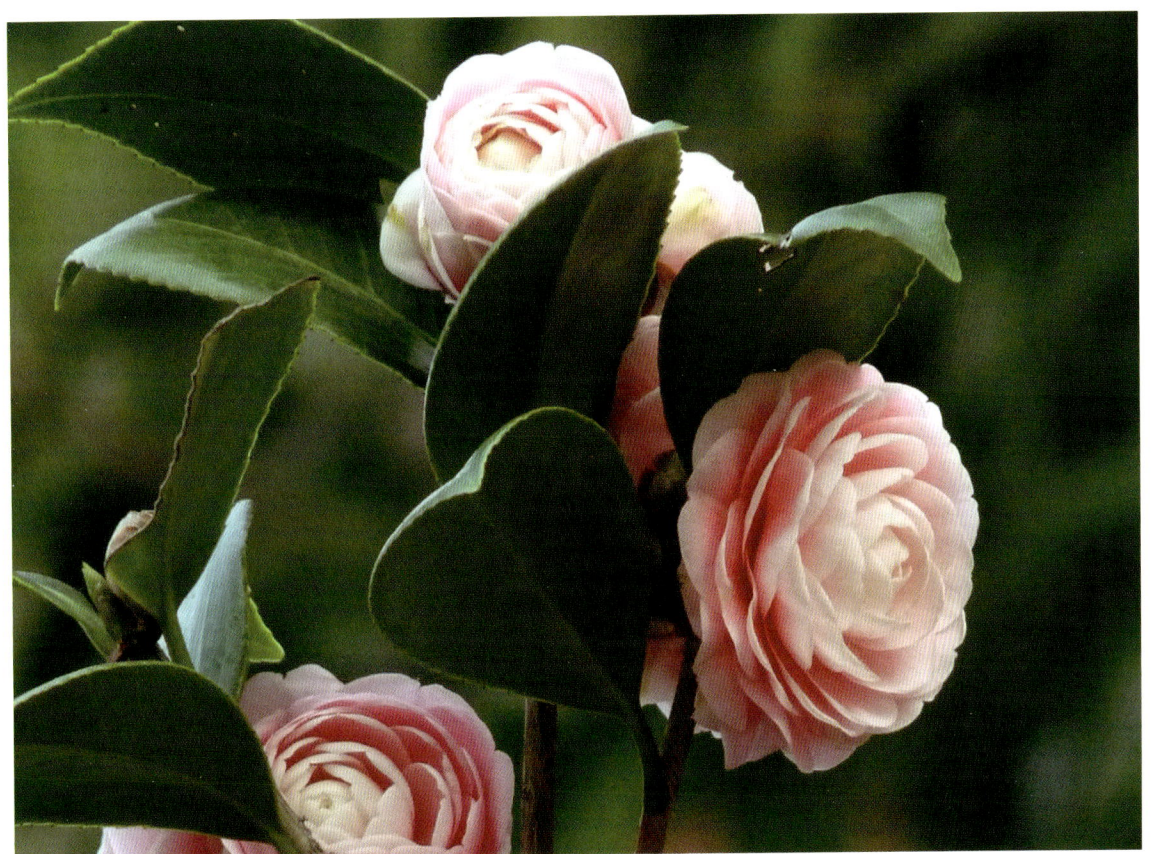

红山茶

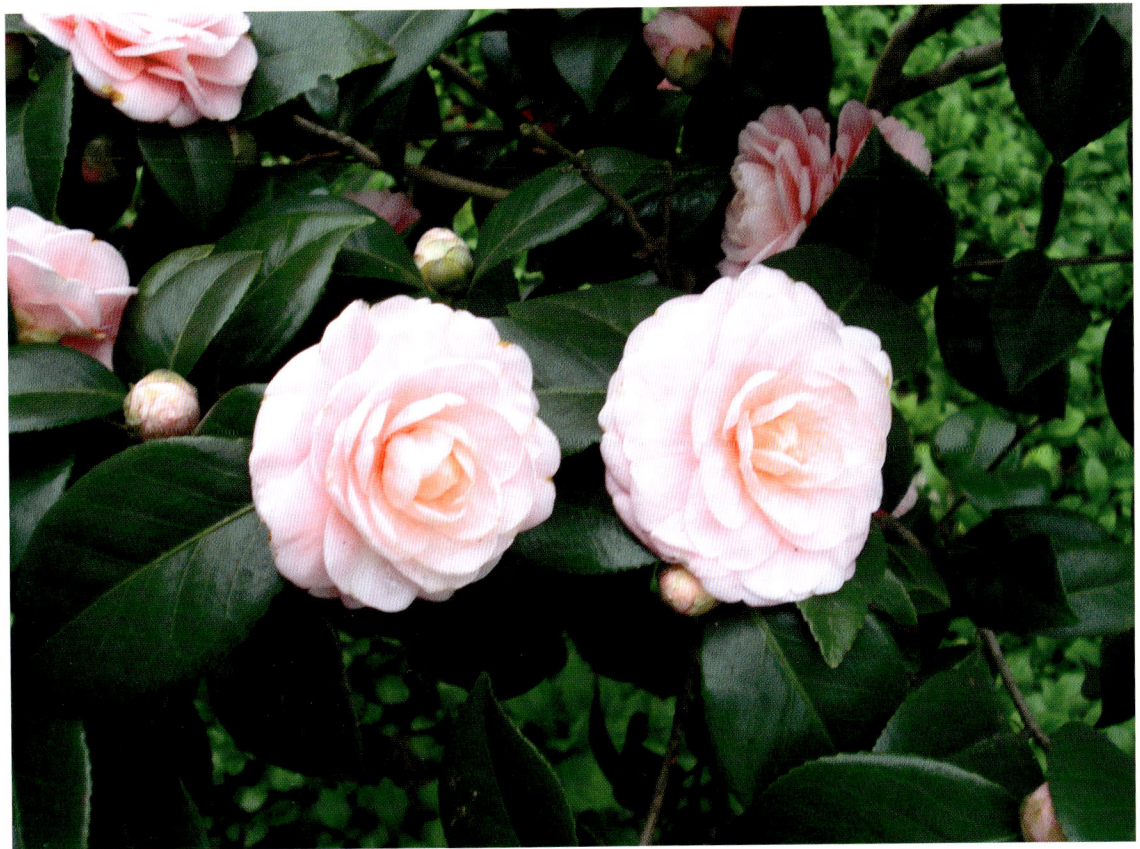

红山茶

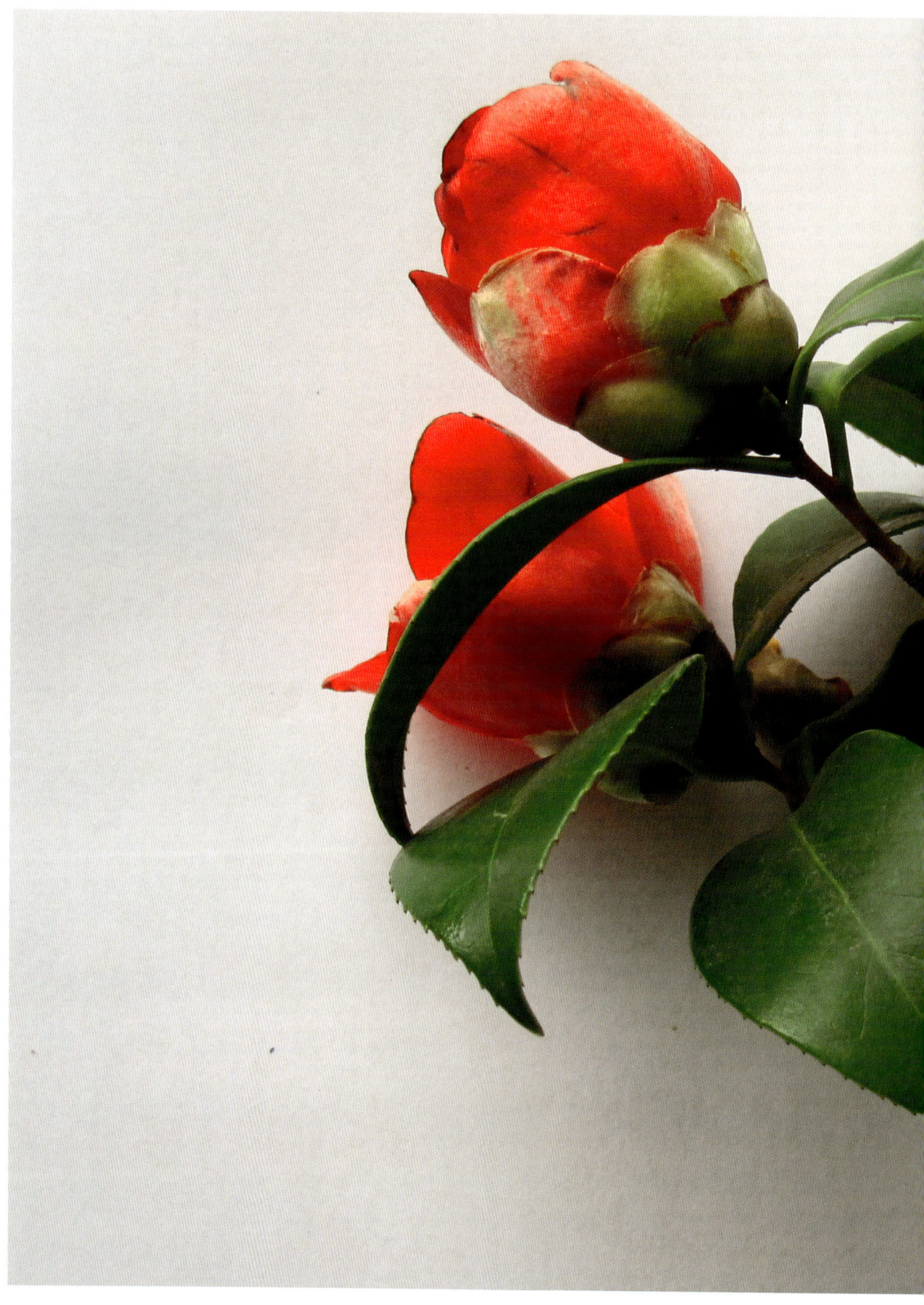

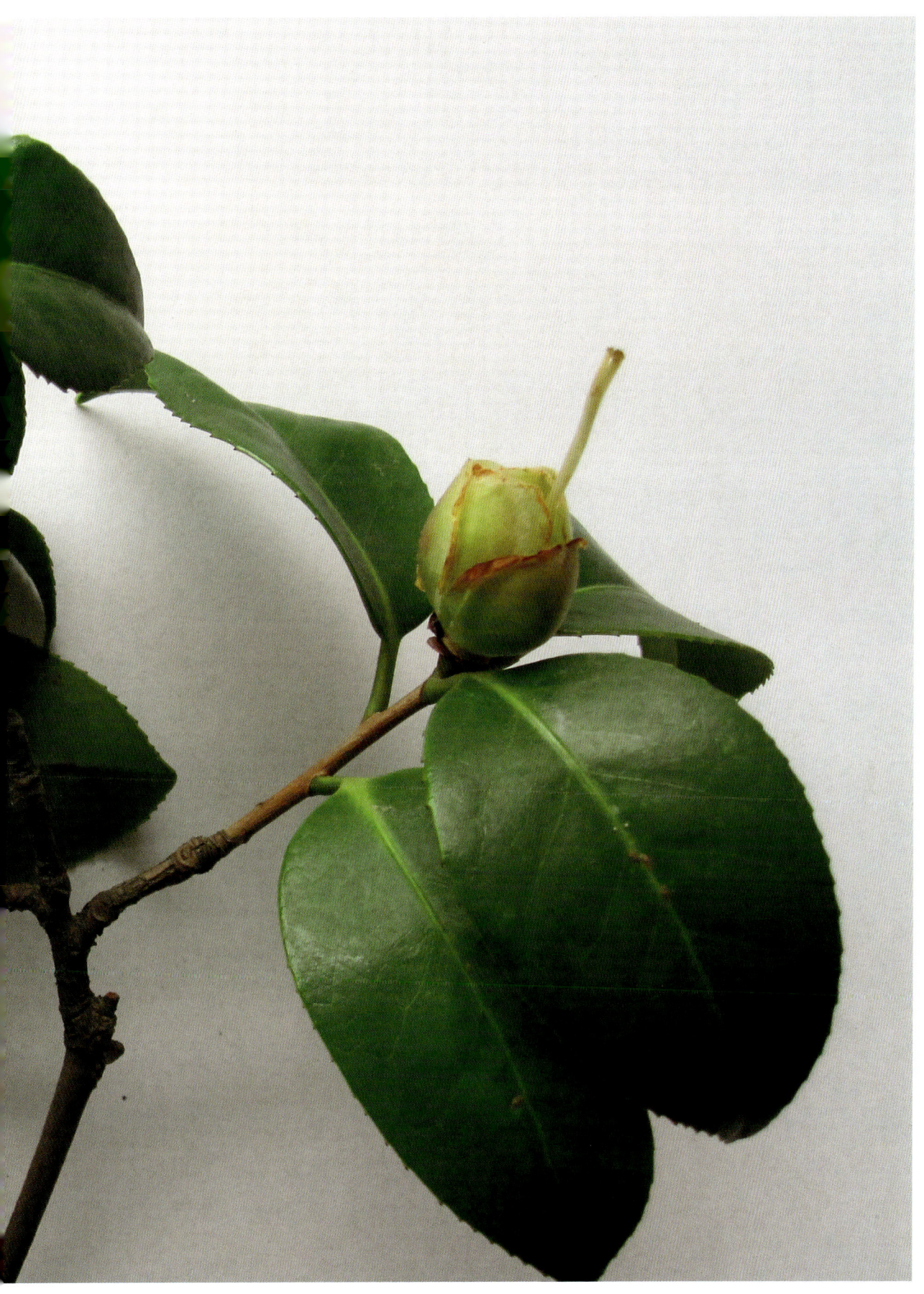

红山茶

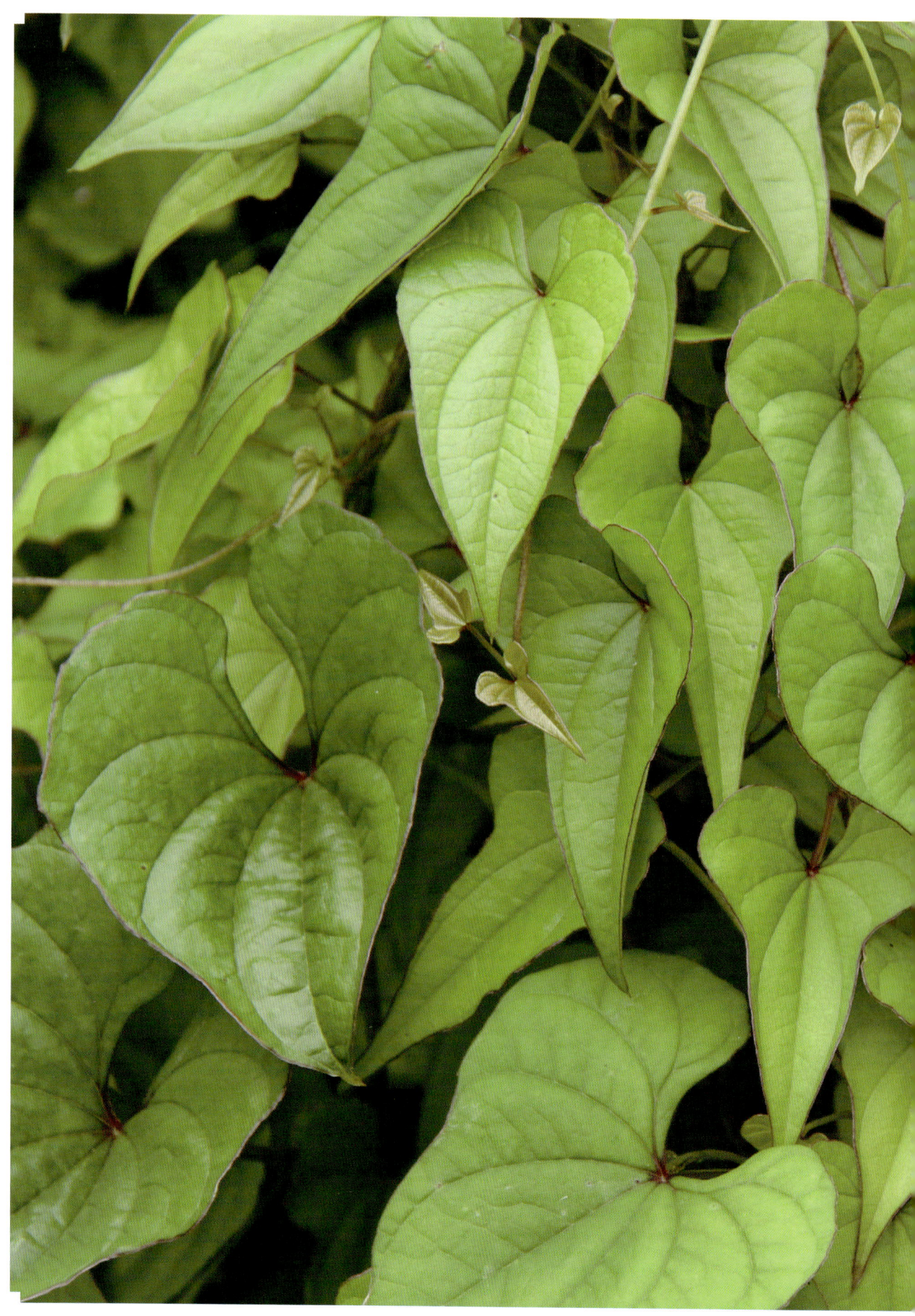

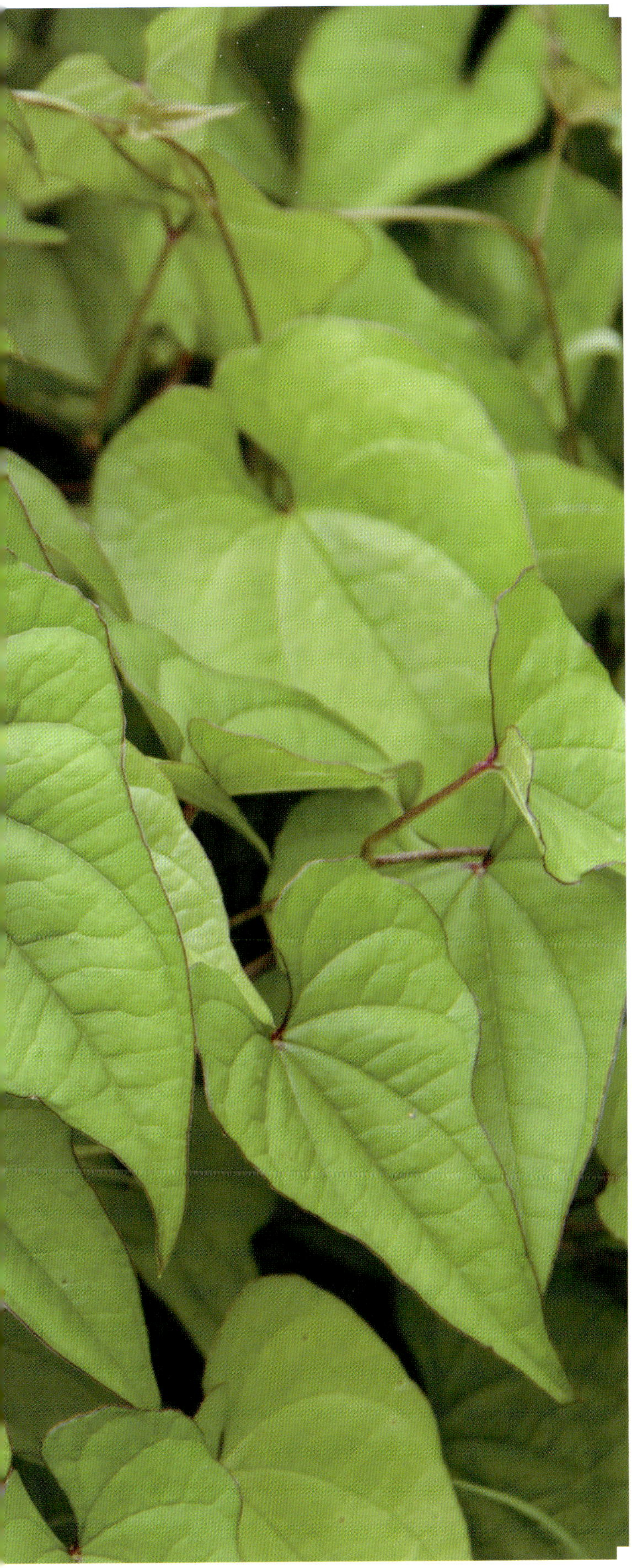

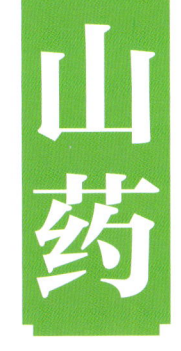

山药

【水药名】你都。

【别　名】薯蓣、玉延、修脆、王芋、淮山药。

【来　源】本品为薯蓣科植物薯蓣 *Dioscorea opposita* Thunb. 的块茎。叶腋间的珠芽（零余子）亦供药用。

【性味归经】味甘，性温，归脾、肺、肾经。

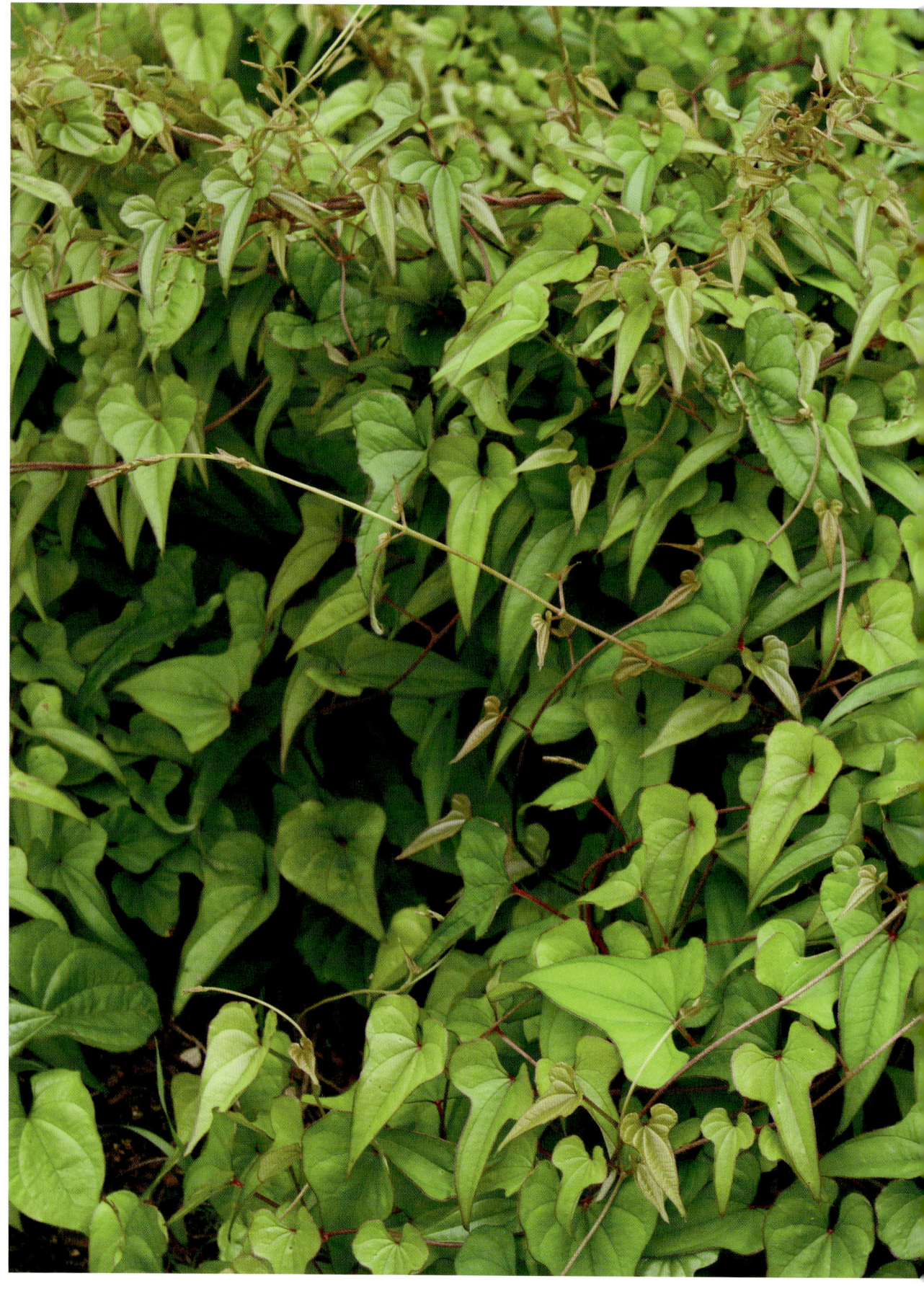

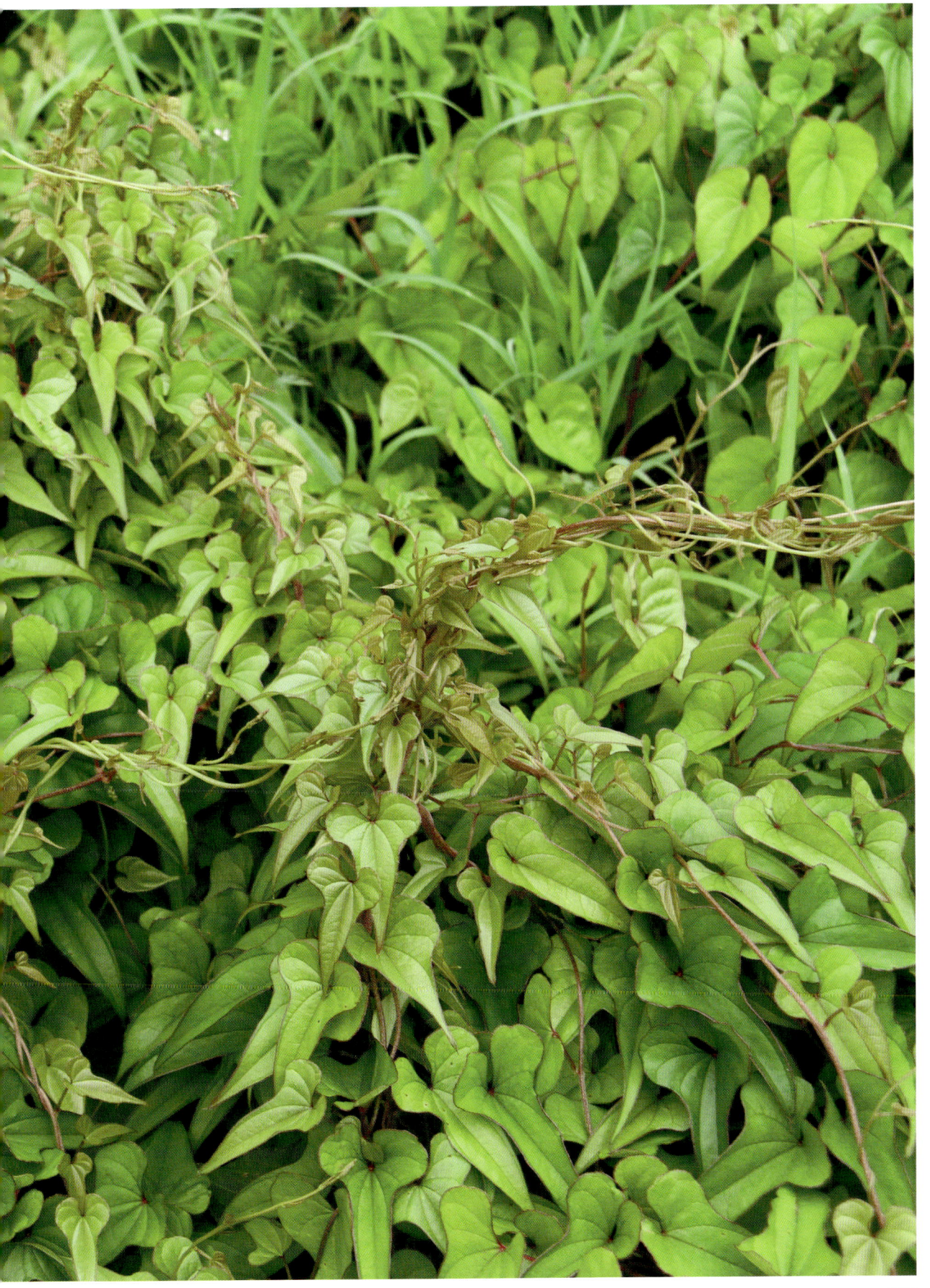

薯蓣

薯蓣

识别特征

多年生缠绕草本。块茎肉质肥厚，略呈圆柱形，外皮灰褐色，生有须根。茎细长，蔓性，通常带紫色，有棱，光滑无毛。叶对生或3叶轮生，叶腋间常生珠芽（零余子）；叶片形状多变化，三角状卵形至三角状广卵形，通常耳状3裂，中央裂片先端渐尖，两侧裂片呈圆耳状蒴果，基部戟状心形，叶柄细长，花单性，雌雄异株，花极小，黄绿色，呈穗状花序。有3翅，种子扁卵圆形，有阔翅。花期7—8月，果期9—10月。

生境分布

生长于山野向阳处，或栽培。全国各地均有分布。

采收加工

冬季茎叶枯萎后采挖，切去根头，洗净，除去外皮及须根，干燥；也有选择肥大顺直的干燥山药，置清水中，浸至无干心，闷透，切齐两端，用木板搓成圆柱状，晒干，打光，习称"光山药"。

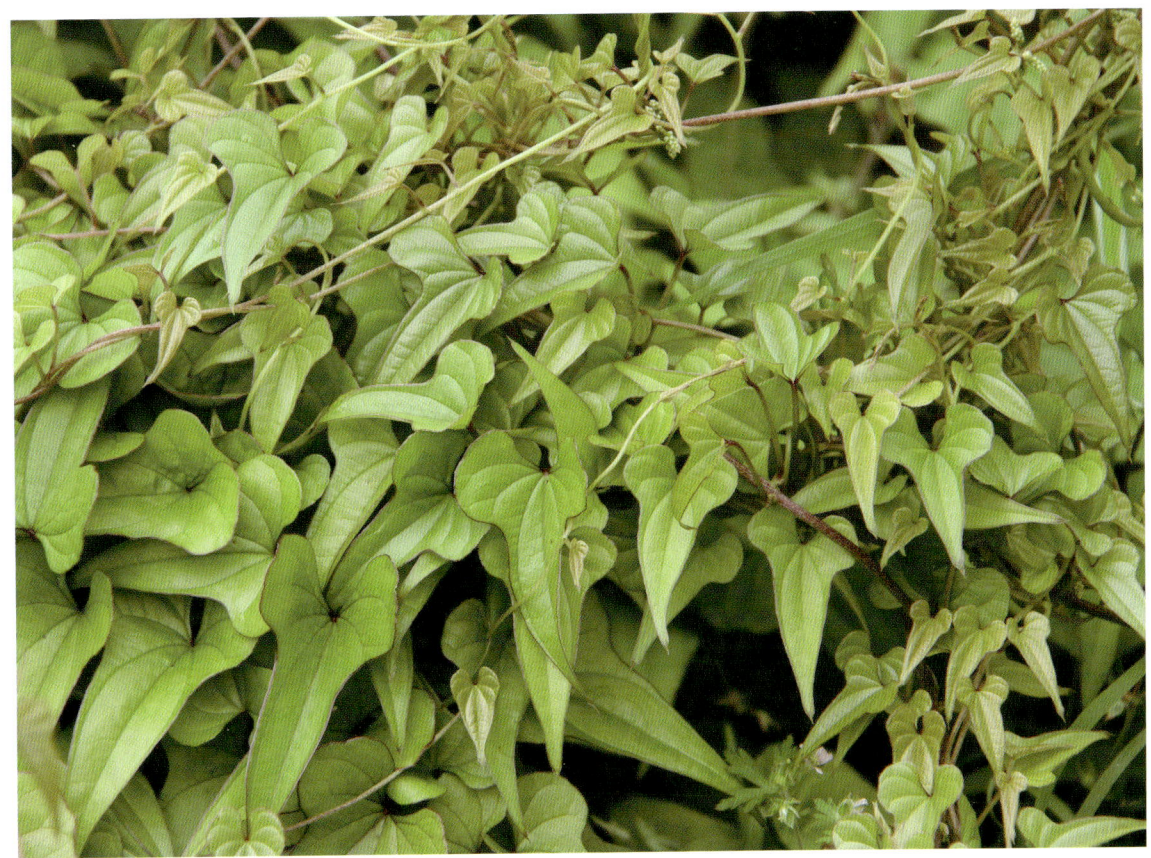

薯蓣

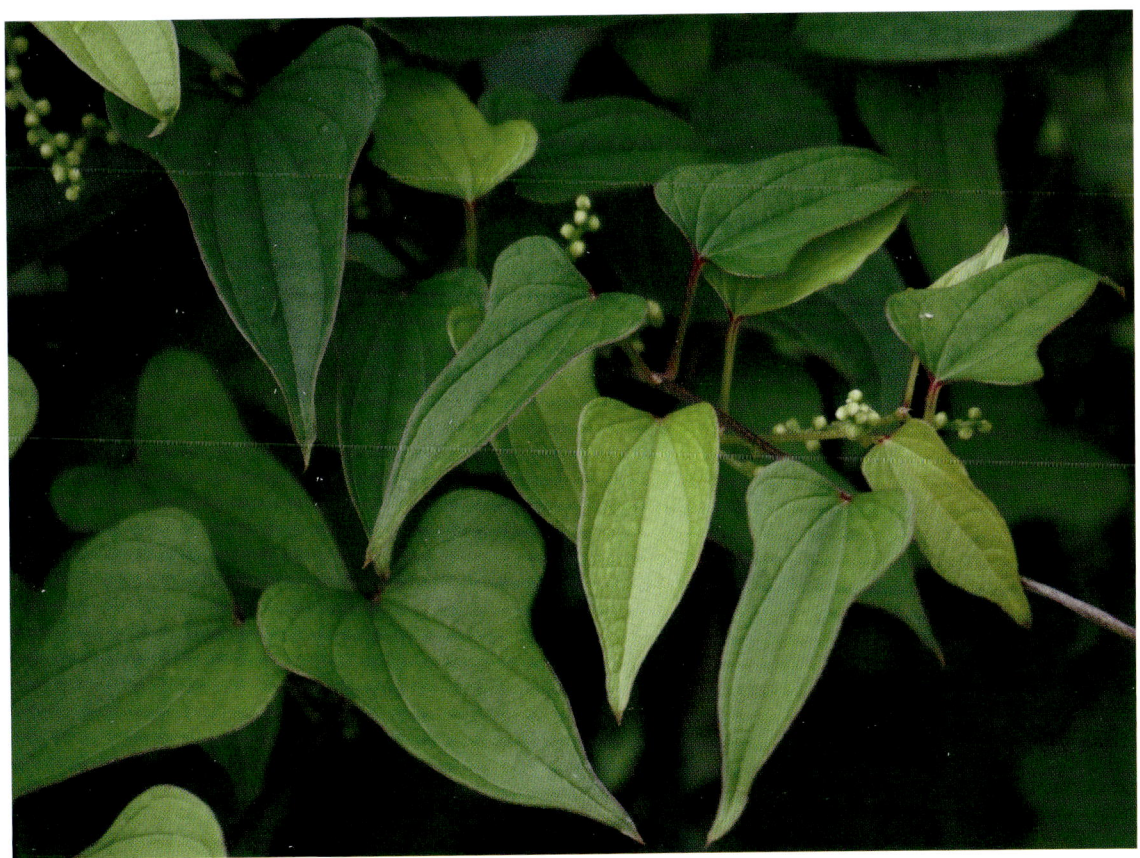

薯蓣

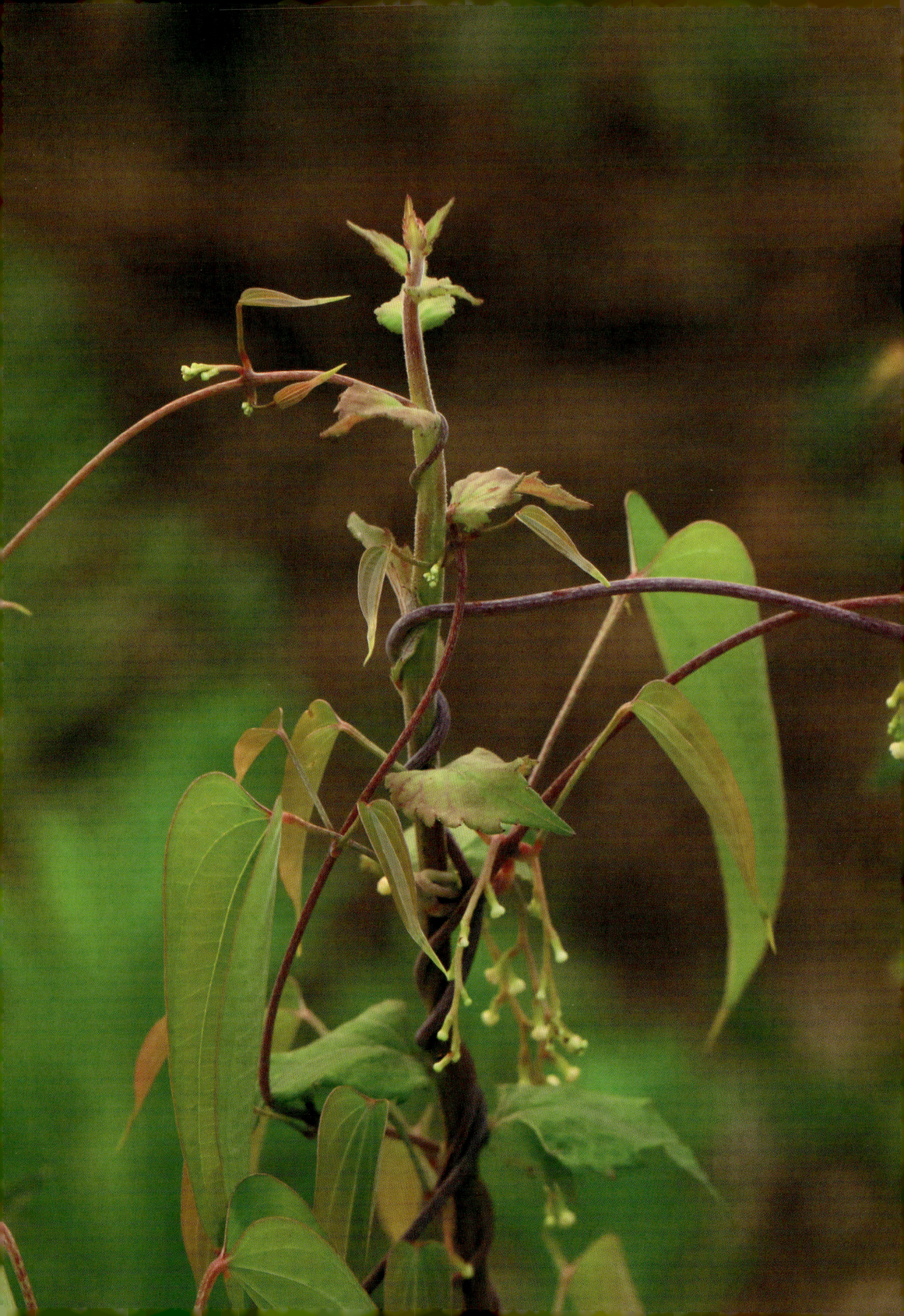

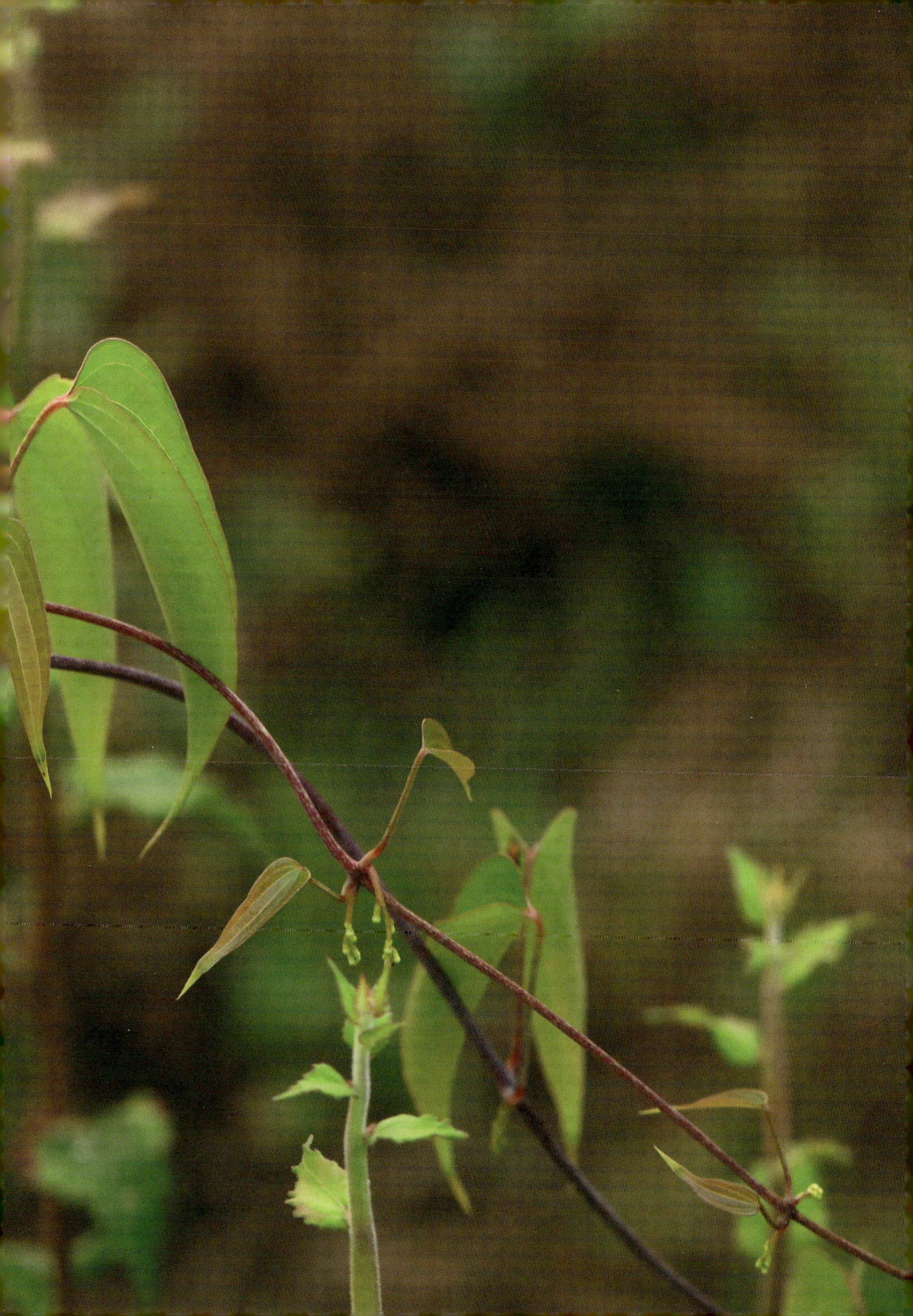

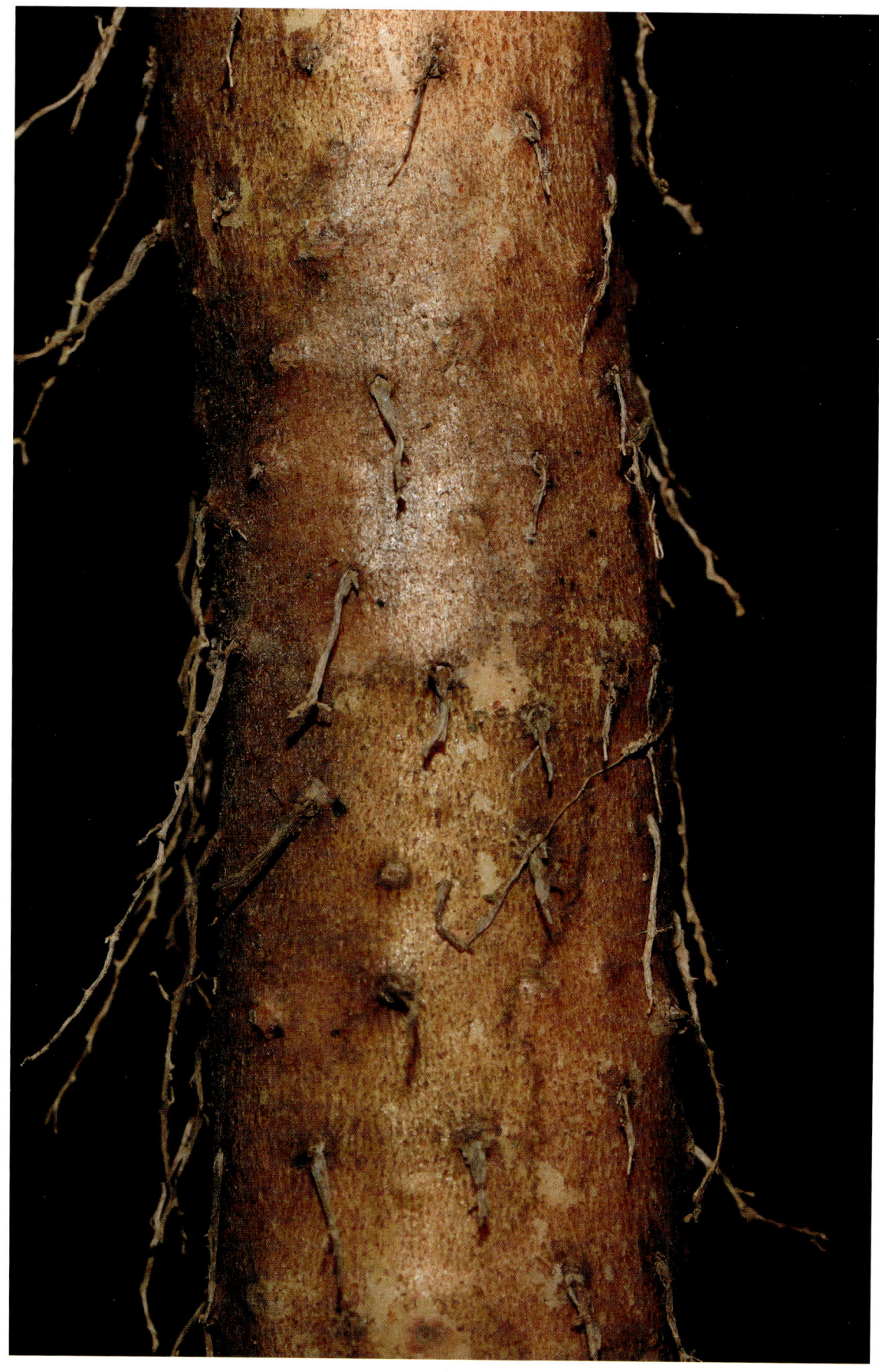

薯莨

药材鉴别

1. 毛山药 呈圆柱形，弯曲而稍扁，长 15～30 cm，直径 1.5～6 cm，表面黄白色或棕黄色，有明显纵皱及未除尽之栓皮和少数根痕。质较硬，断面白色，颗粒状，粉质。气微，味甘微酸，嚼之发黏。

2. 光山药 呈平滑的圆柱形，长 10～20 cm，直径 2～4 cm，表面淡黄白色，光滑。质坚硬，不易折断，断面白色，粉质。气微，微甘味酸，嚼之发黏。以质坚实，粉性足，色洁白者为佳。

功效主治

健脾，补肺，固肾，益精。主治脾虚泄泻，久痢，虚劳咳嗽，消渴，遗精，带下，小便频数。

药理作用

山药水提液的体外实验表明，具有促进干扰素生成和增加 T 细胞数的作用。在实验性关节炎大鼠的研究中，山药水提液能显著抑制 Cu^{2+} 对 γ 球蛋白的变性作用，表明具有抗关节炎的作用。山药水提液还可消除尿蛋白，对突变细胞具有抑制产生的作用。

用法用量

内服：10～20 g，煎汤；或入丸、散服。外用：捣敷。

民族药方

1. 脾胃虚弱 山药 30 g，白术 30 g，人参 10 g。共研为细末；煮白面糊为丸，如赤小豆大，每服 30 丸，食前温米汤下。

2. 小便多，滑数不禁 干山药、白茯苓各等份。共研为细末，稀米汤调服。

3. 脾虚久泻 山药 20 g，党参 20 g，白术 15 g，茯苓 15 g，六神曲 10 g。水煎服。

4. 小儿腹泻（水泻） 山药 15 g，白术 15 g，滑石粉 5 g，车前子 5 g，甘草 2.5 g。水煎服。

5. 糖尿病 山药 25 g，天花粉 25 g，沙参 25 g，知母 15 g，五味子 15 g。水煎服。

6. 脾胃虚弱所致的食少，久泻久痢和肺肾亏虚所致的干咳少痰，潮热盗汗等 干山药 50 g（或鲜山药 100 g），粳米 100 g。将山药和粳米淘洗干净，加清水，先以大火煮沸，再以小火煎熬 20～30 min，以米熟为度，作早晚餐，温热服食。

7. 脾气虚弱所致的食少、便溏、消渴、尿频、遗尿等 山药 100 g，茯苓 100 g，面粉 200 g，白糖 150 g，猪油、青丝、红丝各适量。将山药、茯苓研粉，加水浸泡成糊状；另取面粉发酵作包子面坯；再将山药、茯苓上笼蒸 30 min 后，调入面粉、白糖、猪油、青丝、红丝，拌匀成馅，做成包子，再把包子上笼蒸熟即可，每日早晨随意食用。

山药药材

8. **心肾之阴不足而引起的消渴、小便频数、心悸失眠、腰部酸痛等**　鲜山药 100 g，龙眼肉 15 g，荔枝肉 3～5 个，五味子 3 g，白糖适量。先将山药去皮切成片，与桂圆、荔枝、五味子同煮，加入适量白糖，每日晚临睡前 1 h 食用。

9. **脾胃虚弱所致心烦失眠、手足心热、心悸不宁、久泻、脱肛等**　山药 30 g，鸡蛋黄 2 个，大米 120 g。先将山药洗净蒸熟，切碎备用，把大米淘净入锅，加入山药同煮，待煮熟快起锅前，将鸡蛋黄打入碗中，去掉鸡蛋清，将蛋黄打散，倒入粥中搅匀即可，每日作早餐食用。

10. **脾胃虚弱**　山药 30 g，落花生 45 g，粳米 100 g，冰糖适量。将山药、花生、粳米入锅内，加适量水，煮粥，粥熟后加入冰糖，每日食 1 次，要适量。

11. **劳嗽低热**　生山药 200 g。先将生山药洗净切片，放入锅内，加水适量煮汁，每日当茶饮用。

12. **晚期肝癌病人脾虚，泄泻等**　山药 30 g，白扁豆 10 g，粳米 100 g。将山药洗净去皮切片，白扁豆煮半熟加粳米，山药煮成粥，每日 2 次，早、晚餐食用。

13. 慢性支气管炎 山药 500 g，糖 100 g，素油 50 g，水淀粉 75 g。山药洗净去皮，蒸熟，切片，开油锅，油开放糖，加少许水，将糖炒化，下水淀粉搅匀，倒入山药片拌匀即可，每日食用 1 次。

14. 脾肾不足，肌肉失灵，复受风邪而引起的风眩、口动、眼睏和肢膝顽痹无力、小便频数者 生山药 250 g，黄酒 1500 mL。先用酒 500 mL 煮沸，放入山药（去皮），并继续添酒，至酒添尽山药熟，将山药取出，加入适量的蜜，早晨空腹食山药；或用葱花、椒盐拌食之；酒另饮，每日 1 ~ 2 次，每次 30 mL。

15. 肾虚眩晕，头痛神衰，腰酸足软等 山药 50 g，枸杞子 15 g，猪脑 1 具，生姜、葱、食盐、味精各适量。将猪脑漂洗干净，山药、枸杞子洗净，一起放入砂锅中，加入葱、生姜，清水适量，将砂锅置武火上烧沸，移文火煮即成，食用时，加食盐、味精调味，佐餐食用。

▌使用注意

湿盛中满或有实邪、积滞者慎服。

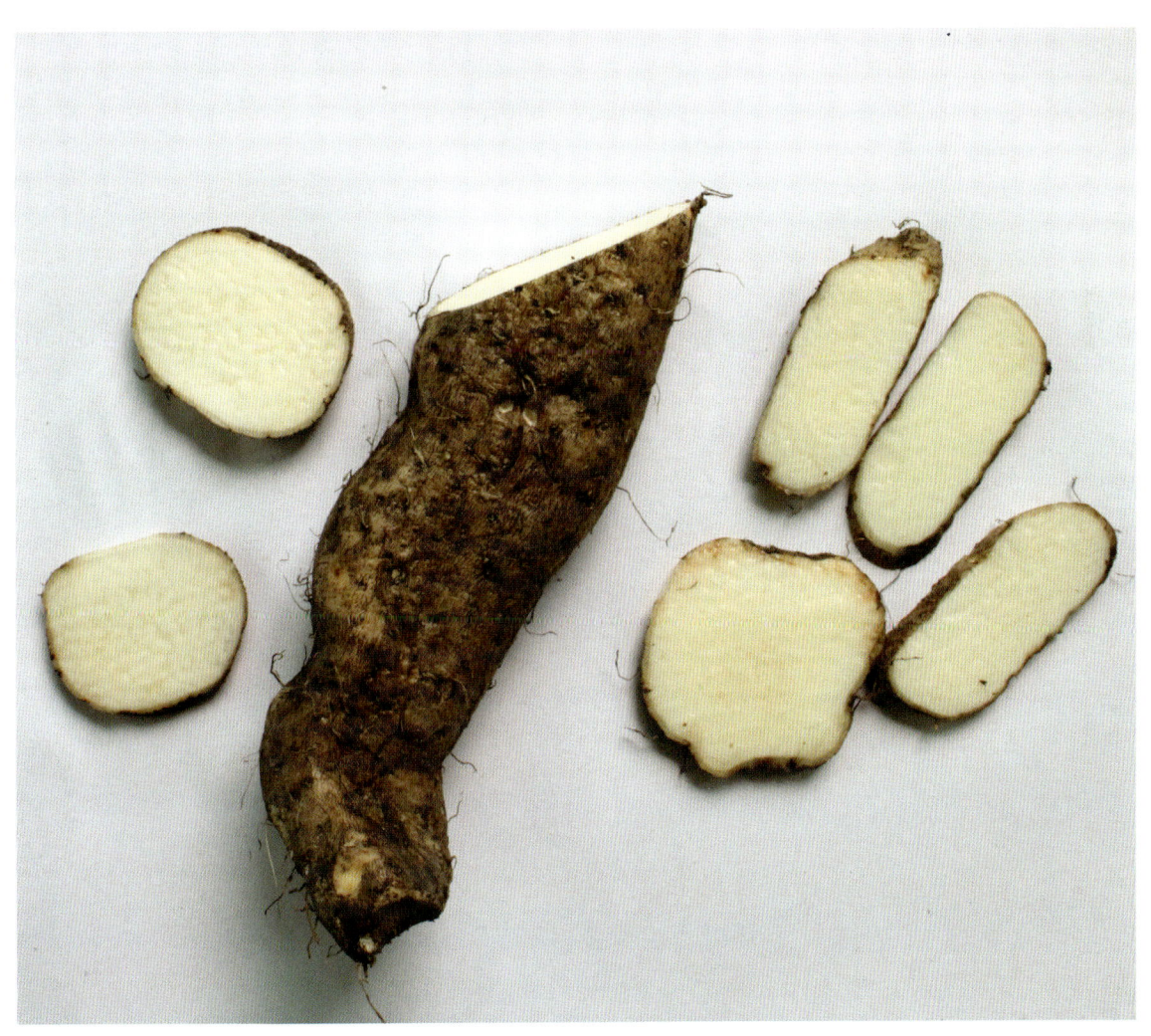

山药药材

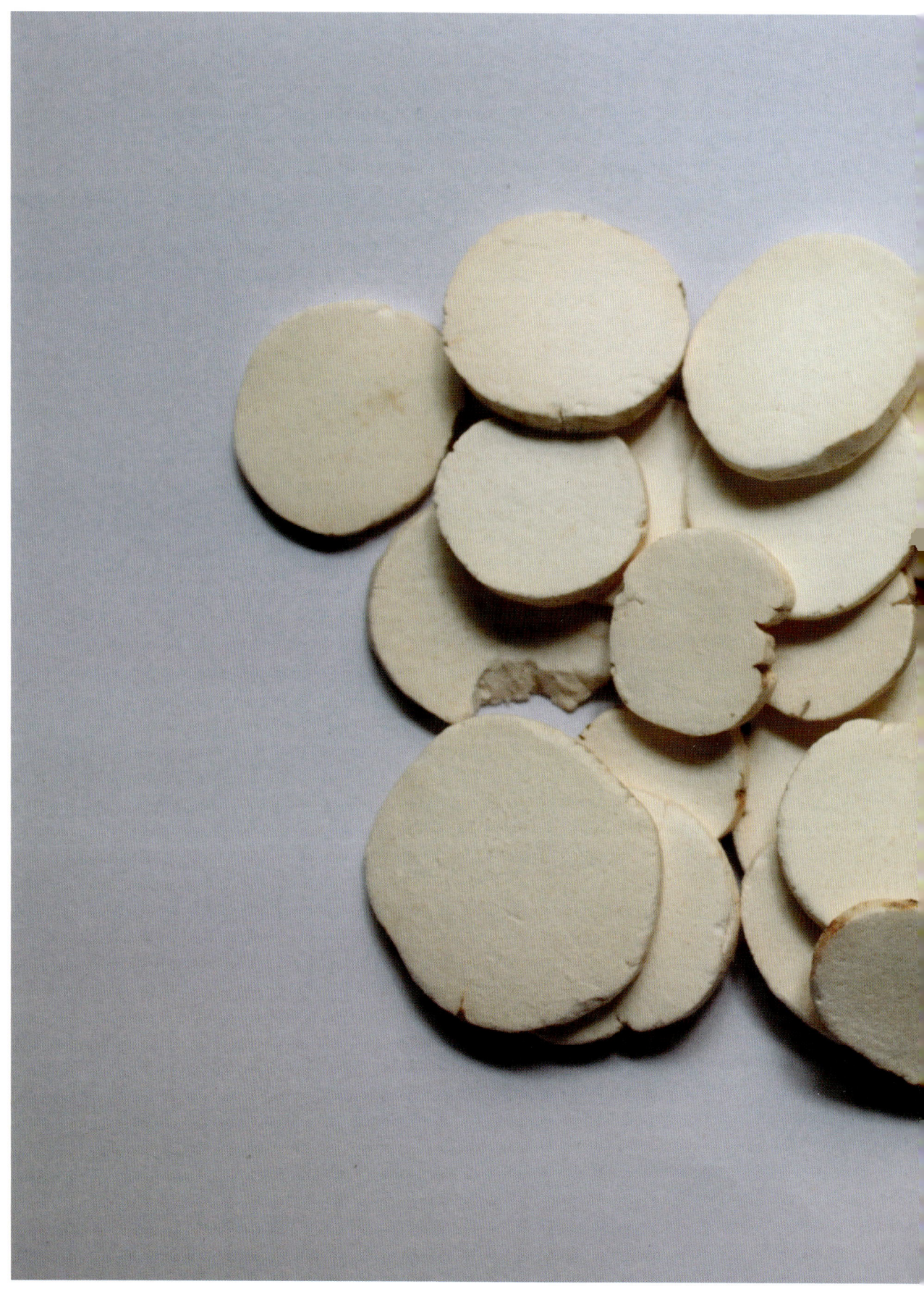

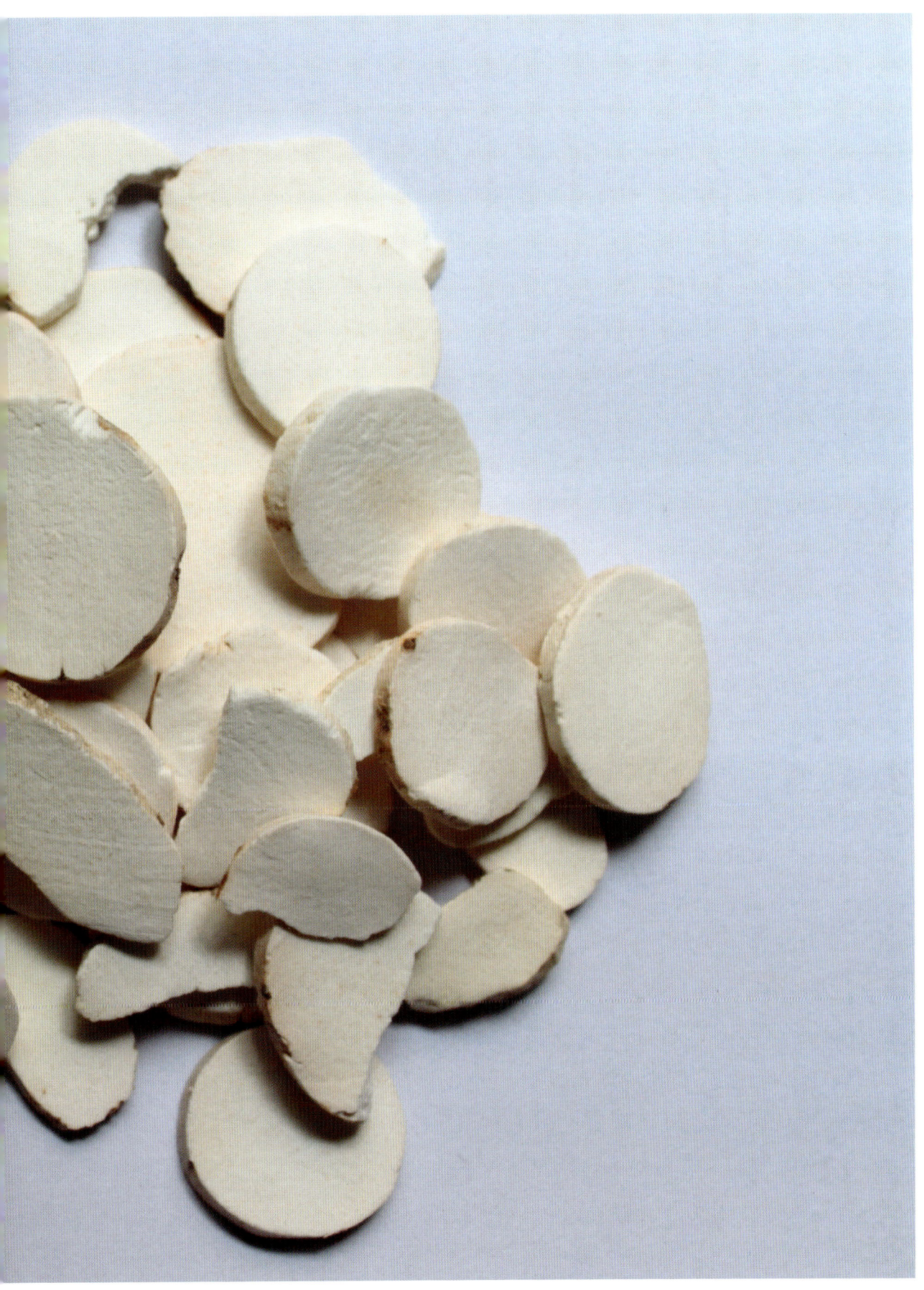

山药饮片

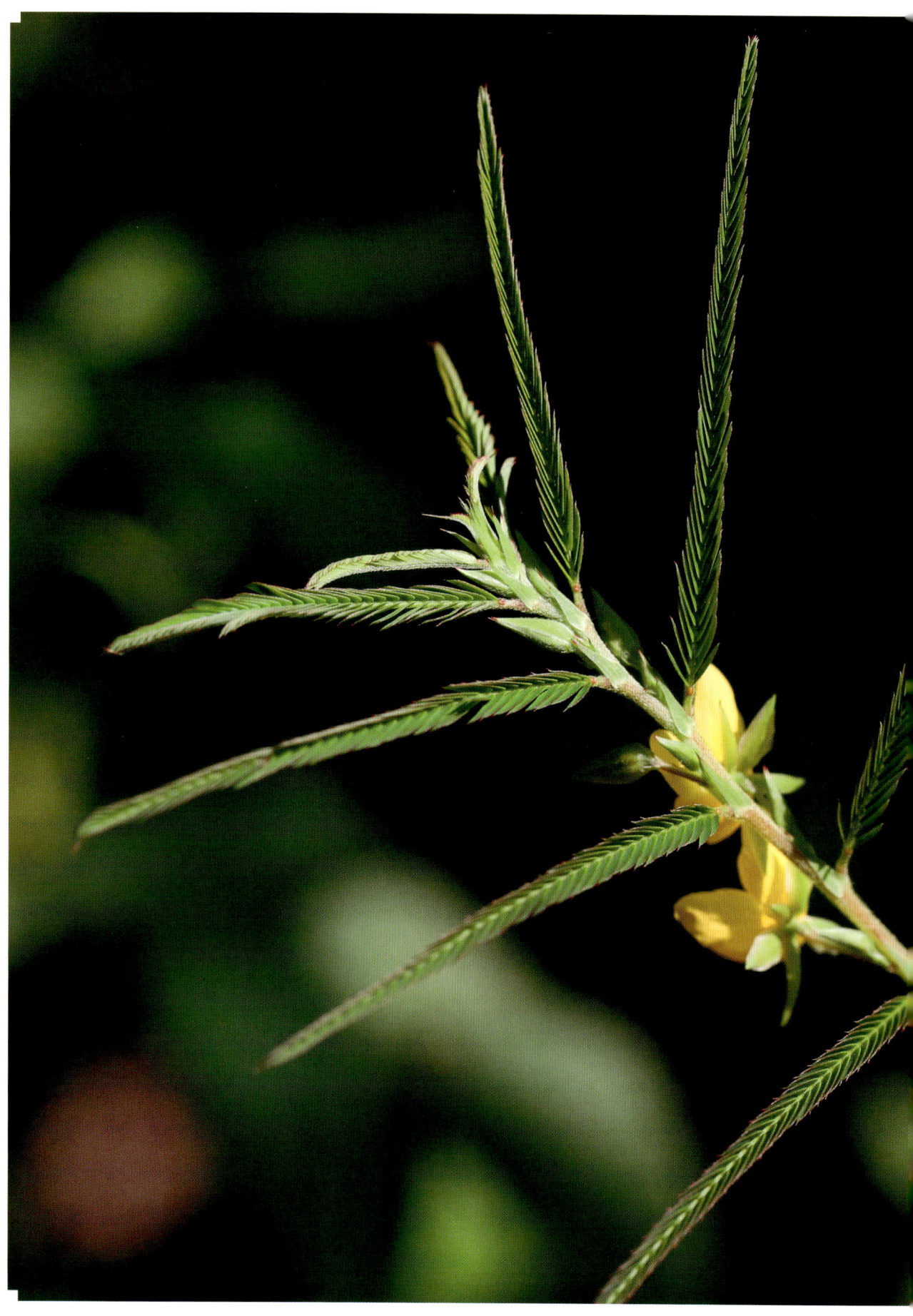

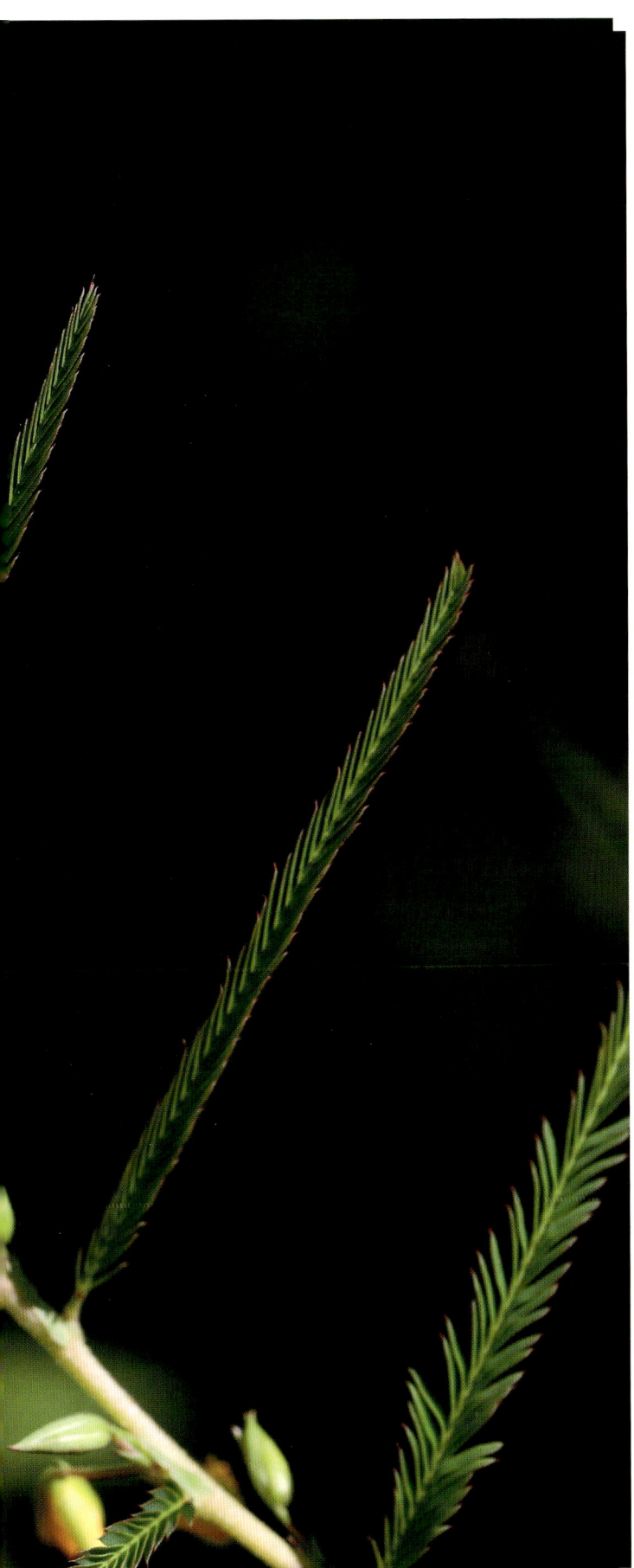

山扁豆

【水药名】杠万散。

【别　名】黄瓜香、梦草、水皂角。

【来　源】本品为豆科植物含羞草决明 *Cassia mimoscides* L. 的全草和种子。

【性味归经】味甘，性凉。归肝、肾、脾、胃经。

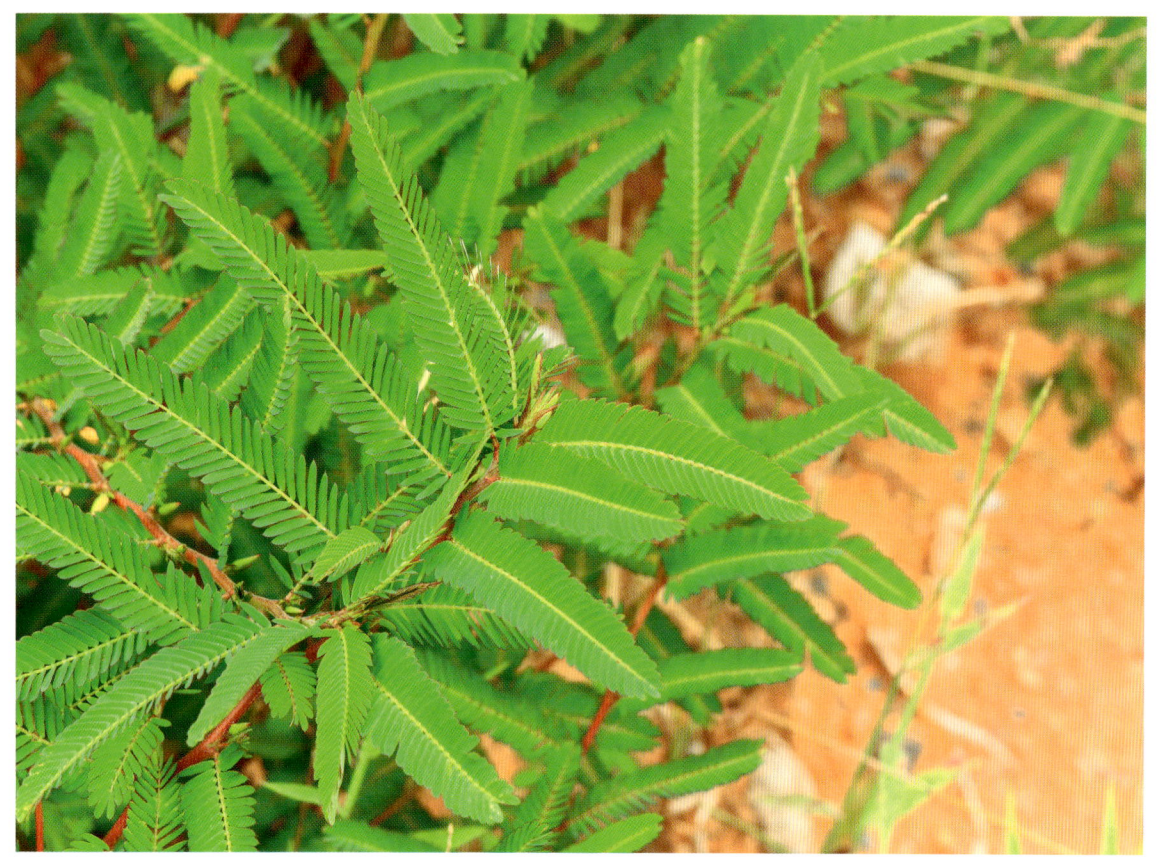

含羞草决明

识别特征

亚灌木状草本，高 30 ～ 45 cm。茎多分枝，分枝瘦长，斜升或四散，多少被有短柔毛。双数羽状复叶，互生；托叶线形，长尖；小叶镰刀状线形，先端短尖。花梗腋生，单一或数朵排成短总状花序；花黄色。荚果条形，扁平，疏被毛。种子深褐色，平滑，光泽。花期8—9月，果期9—10月。

生境分布

生长于林下山坡间及田野、路旁。分布于华北，南延至广东、广西、贵州、云南、台湾等地。

采收加工

夏、秋二季采收全草，扎成把，晒干。

药材鉴别

干燥的全株。根细长，须根发达，外表棕褐色，质硬，不易折断。茎多分枝，呈黄褐色或棕褐色，被短柔毛。叶卷曲，下部的叶多脱落，黄棕色至灰绿色，质脆易碎；托叶锥尖。气微，味淡。以叶多者为佳。

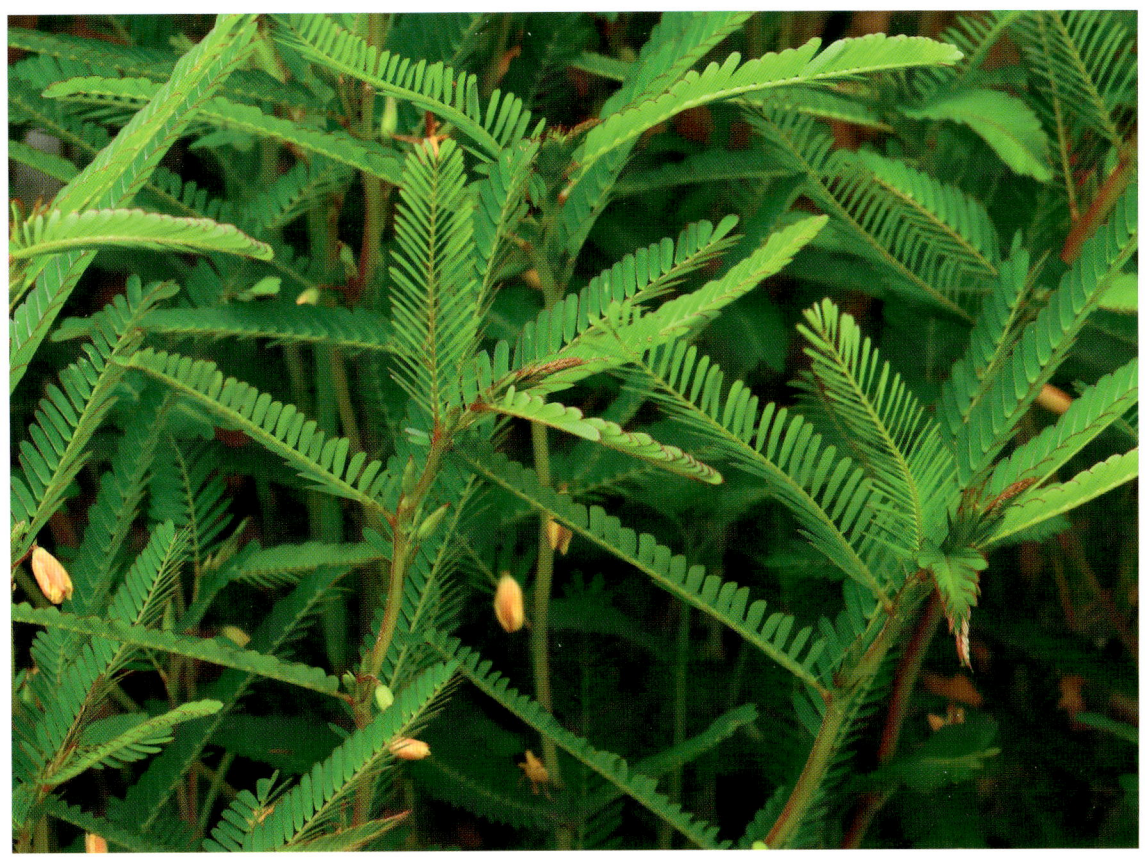

含羞草决明

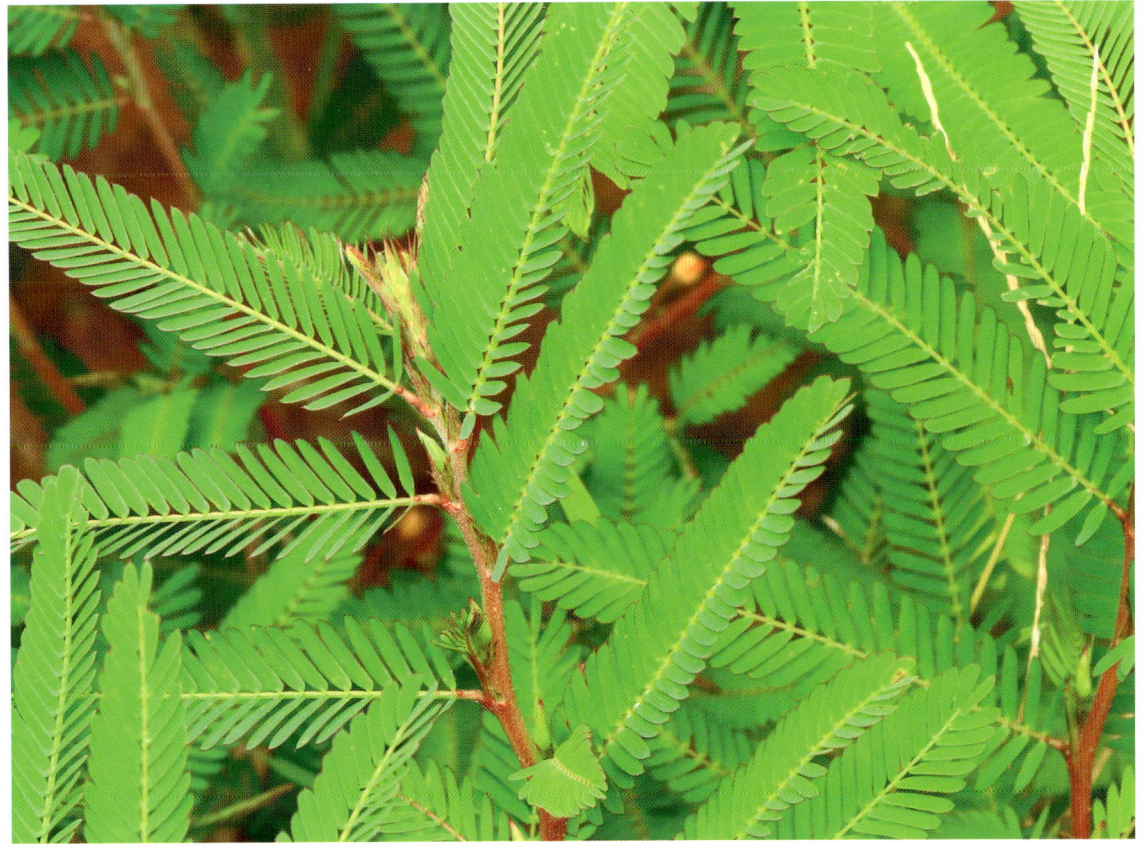

含羞草决明

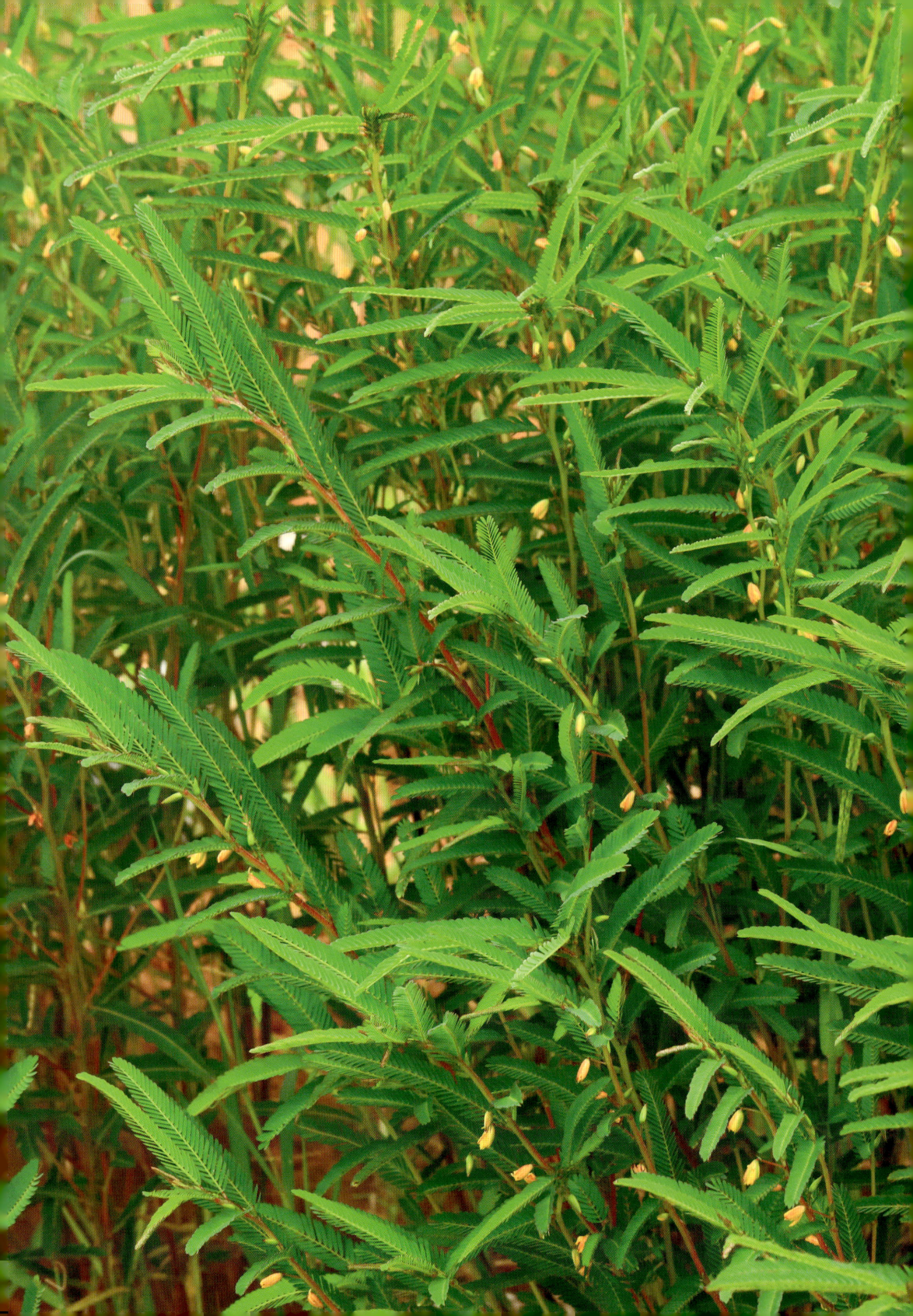

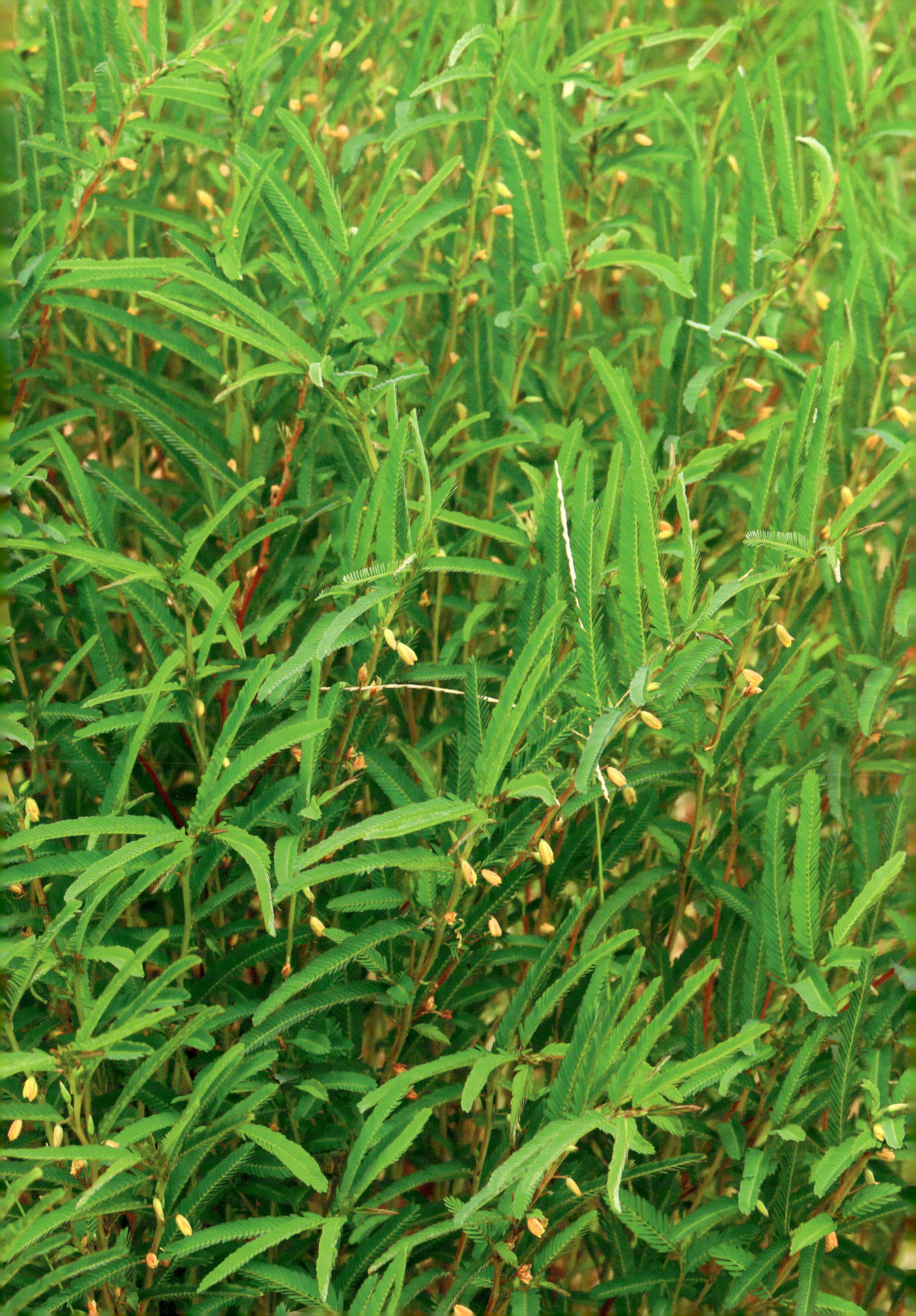

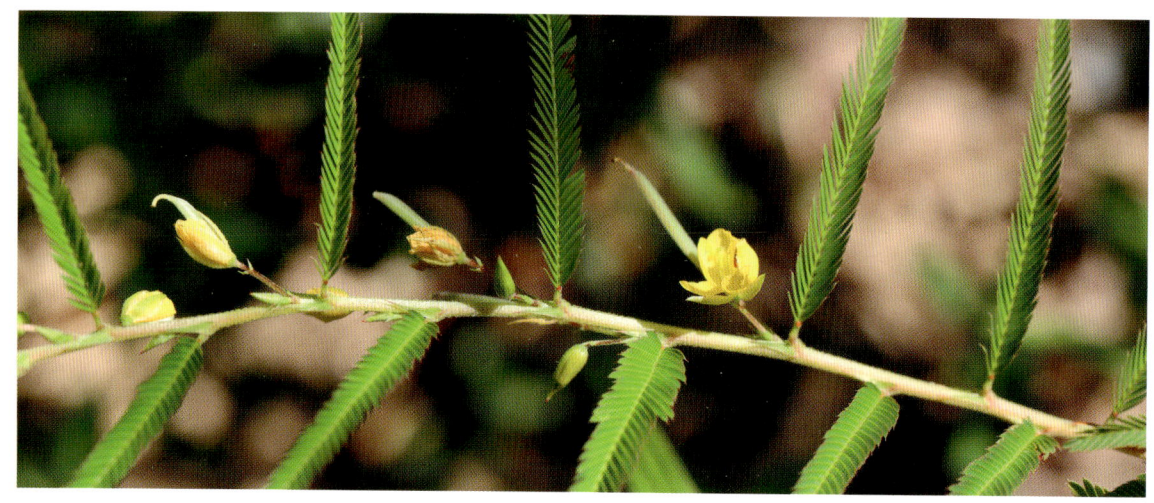

含羞草决明

功效主治

清肝利湿，散瘀化积。主治湿热黄疸，暑热吐泻，水肿，劳伤积瘀，小儿疳积，疔疮痈肿。

药理作用

全草有泻下作用。

用法用量

内服：6~15 g，煎汤。外用：捣敷或煎水洗。

民族药方

1. **眼角膜炎** 山扁豆 15 g，车前子 10 g，白菊花 15 g。水煎服。
2. **小儿疳积** 山扁豆 15 g。蒸鸡肝吃。
3. **黄疸** 山扁豆 100 g，地星宿 25 g。煨水服。
4. **暑热泄泻** 山扁豆 50 g。水煎服。
5. **水肿和淋症** 山扁豆 50 g，萹蓄 50 g。煨水服。
7. **夜盲** 山扁豆 100 g，菊花 15 g，猪蹄 1 对。同炖吃。
8. **肩疮** 山扁豆、水冬瓜叶各适量。捣绒，外敷患处。
9. **疔疮** 山扁豆适量。捣烂，加盐少许，调和拌匀外敷。
10. **痈肿** 山扁豆适量。研细末，用蜂蜜或鸡蛋白调敷。
11. **肺痈（吐臭痰）** 山扁豆 200 g，瘦猪肉 200 g。共煮汤，以汤煎药服。
12. **漆疮** 山扁豆适量。水煎洗。

使用注意

过量服用会引起腹泻，孕妇多食会引起流产。

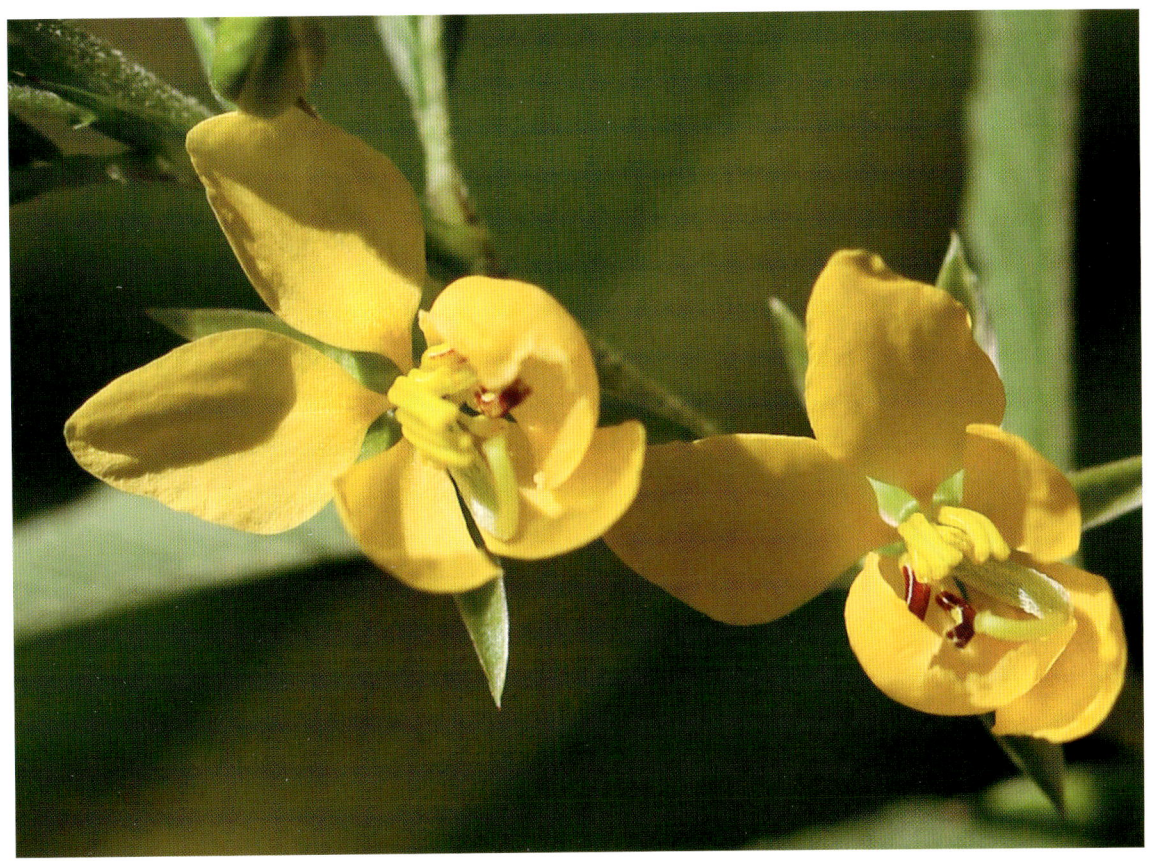

含羞草决明

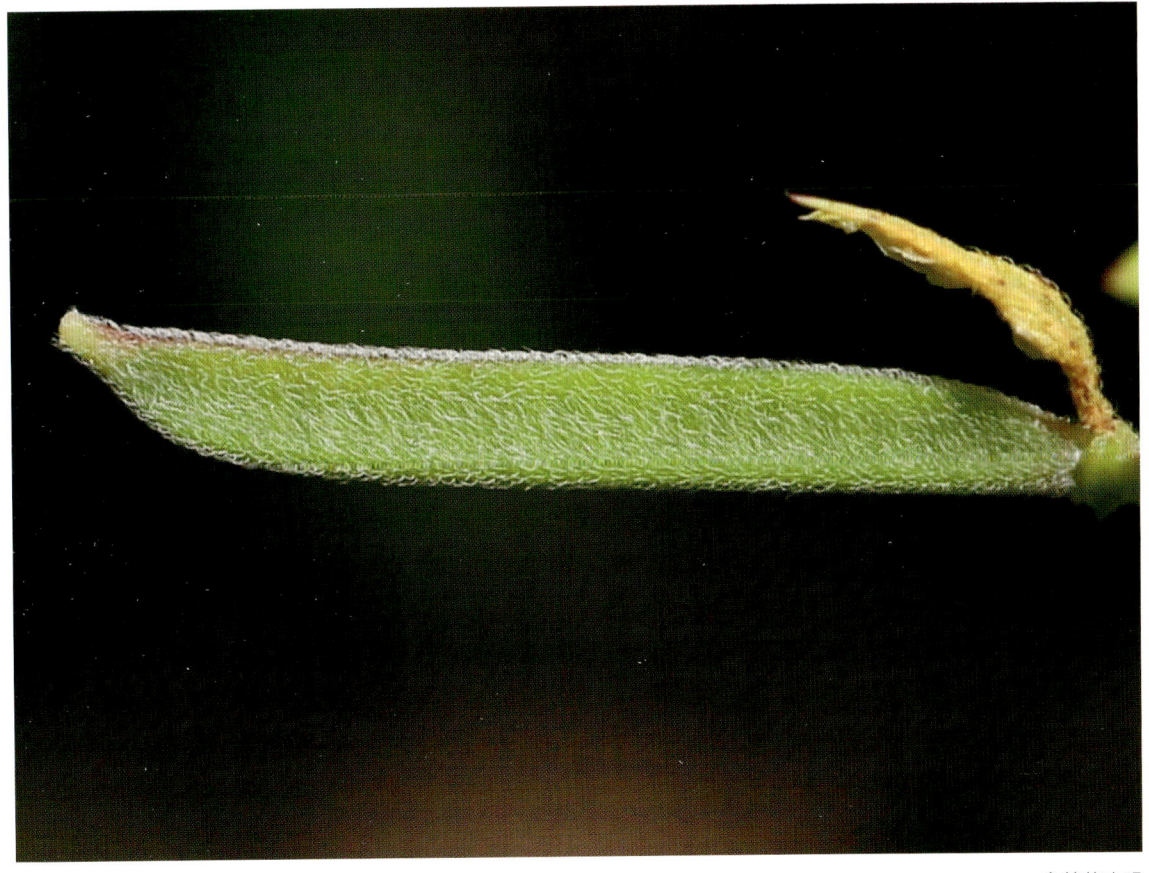

含羞草决明

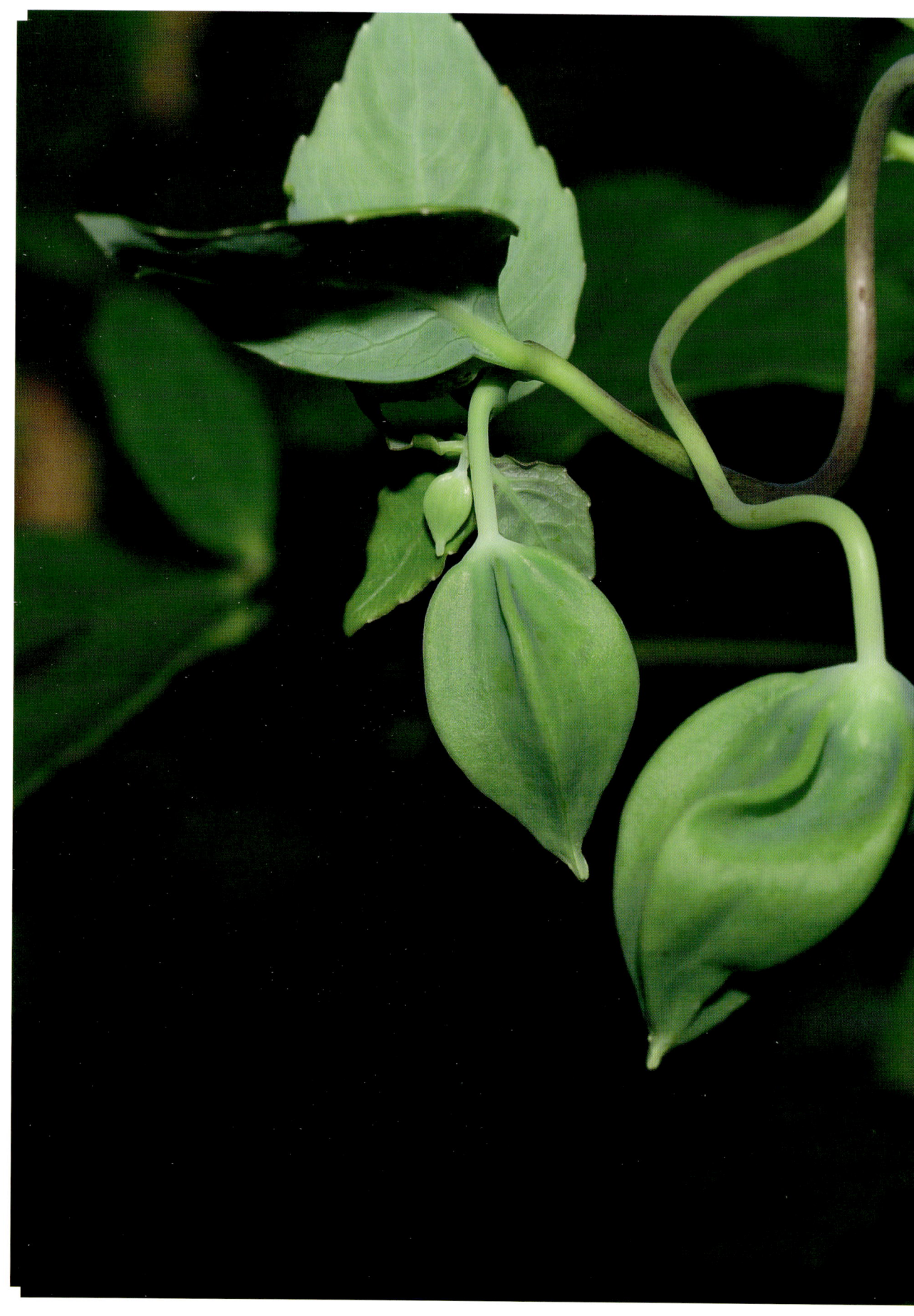

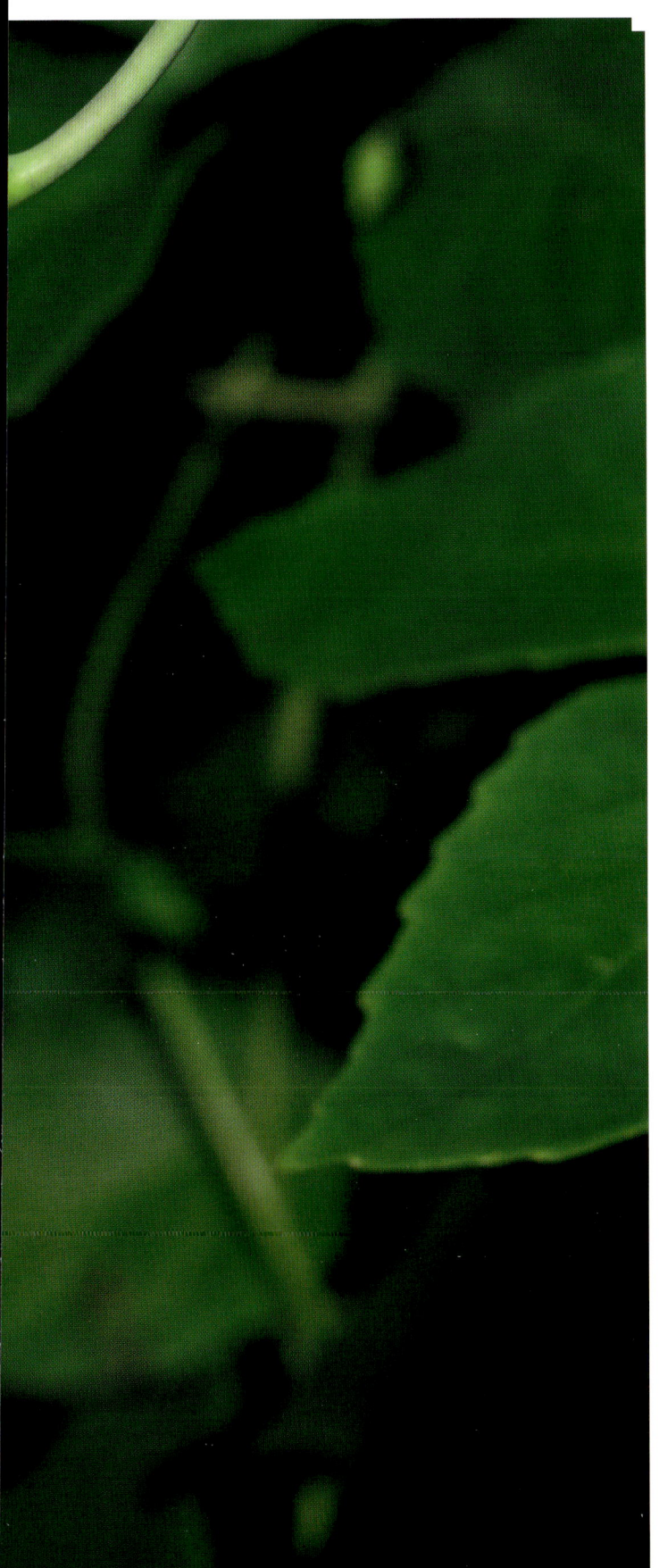

山海螺

【水药名】骂娃榄。

【别　名】四叶参、白河车、羊乳、牛奶子。

【来　源】本品为桔梗科植物羊乳 *Codonopsis lanceolata* Benth.et.Hook. 的根。

【性味归经】味甘，性凉。归肺、肝、脾、大肠经。

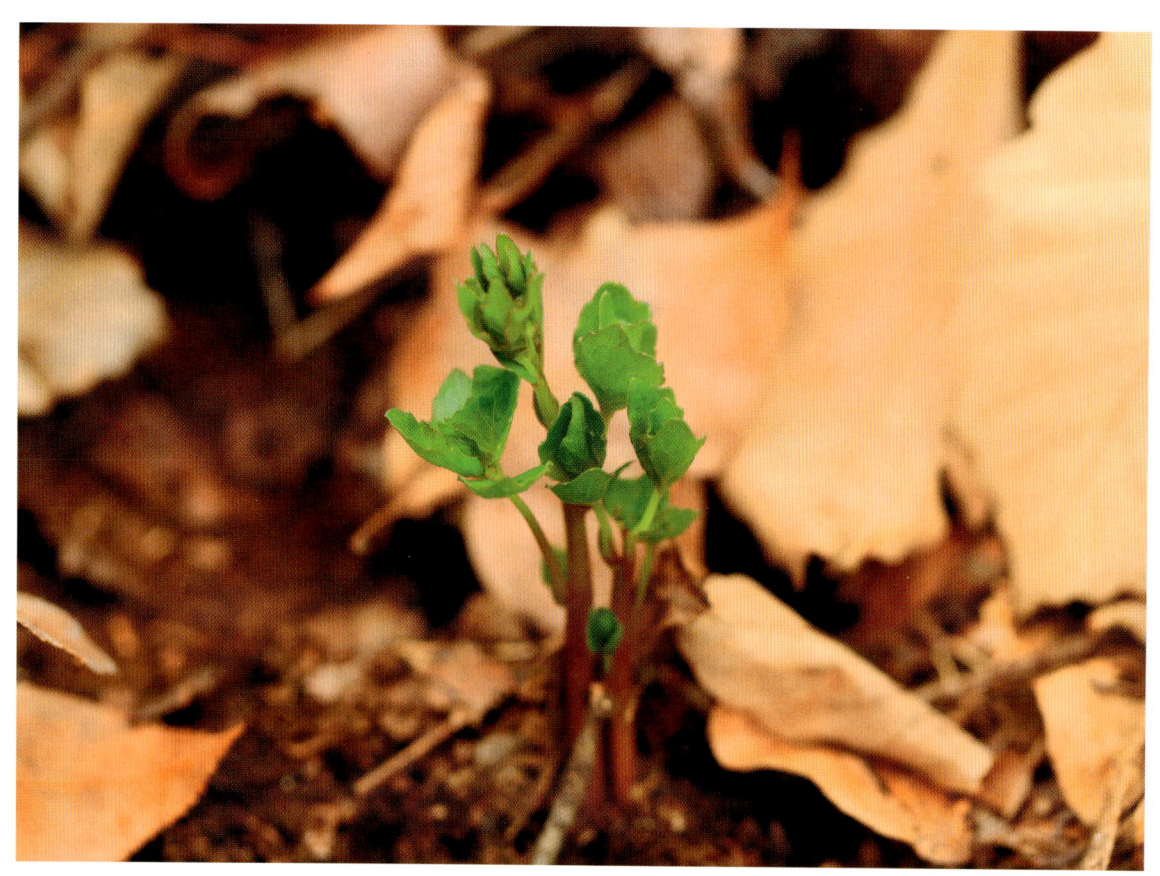

羊乳

识别特征

多年生蔓生草本。根粗壮，倒卵状纺锤形。茎攀缘细长，无毛，带紫色。叶通常 2 ~ 4 片簇生，或对生状或近于轮生状，长圆状披针形至椭圆形，长 5 ~ 12 cm，宽 1.5 ~ 3.5 cm，先端渐尖，基部楔形全缘。花单生或成对生长于叶腋和枝顶，钟萼形，花瓣 5，花冠浅黄色或近白色，美丽，芳香。蒴果圆锥形。花期夏季。果期 9—10 月。

生境分布

生长于山坡、林缘河谷两边等较阴湿的地方。分布于东北及河北、山西、山东、河南、安徽、江西、湖北、江苏、浙江、福建、贵州、广西等地。

采收加工

秋季采挖，洗净、晒干，亦用鲜品。

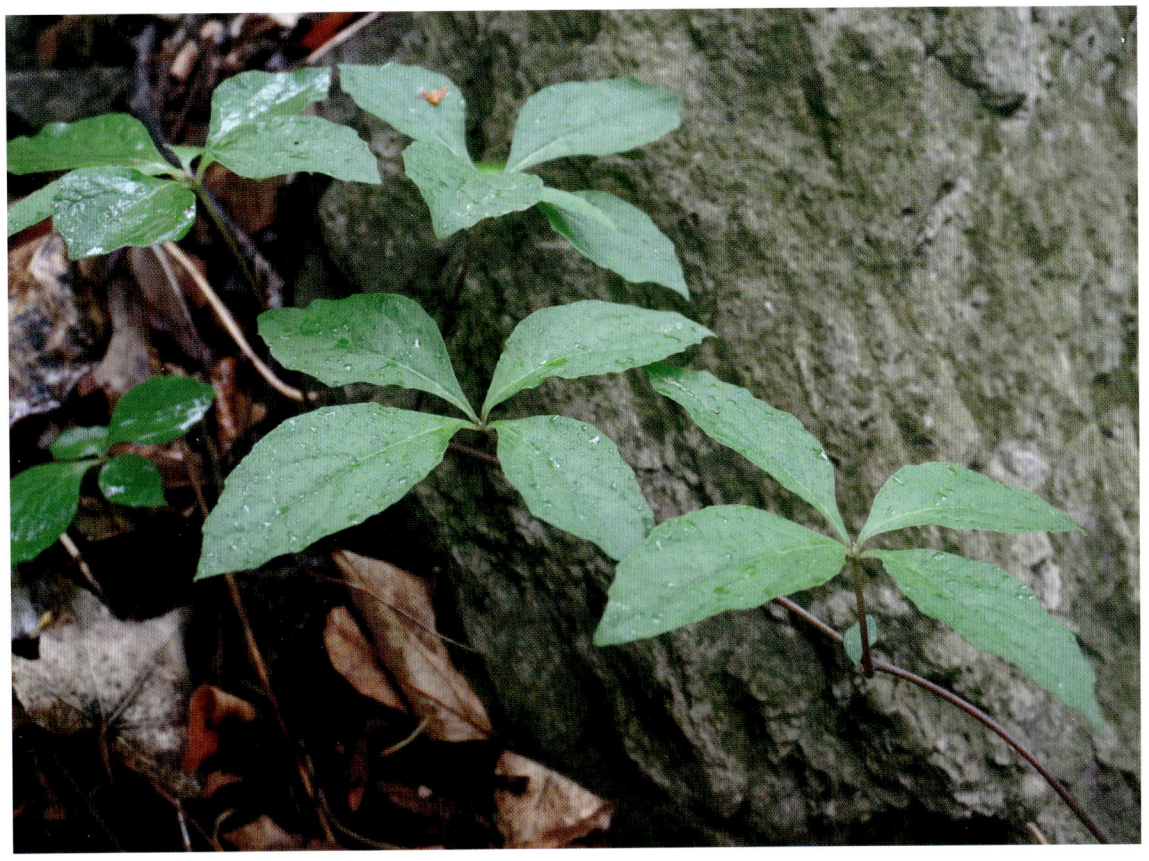

羊乳

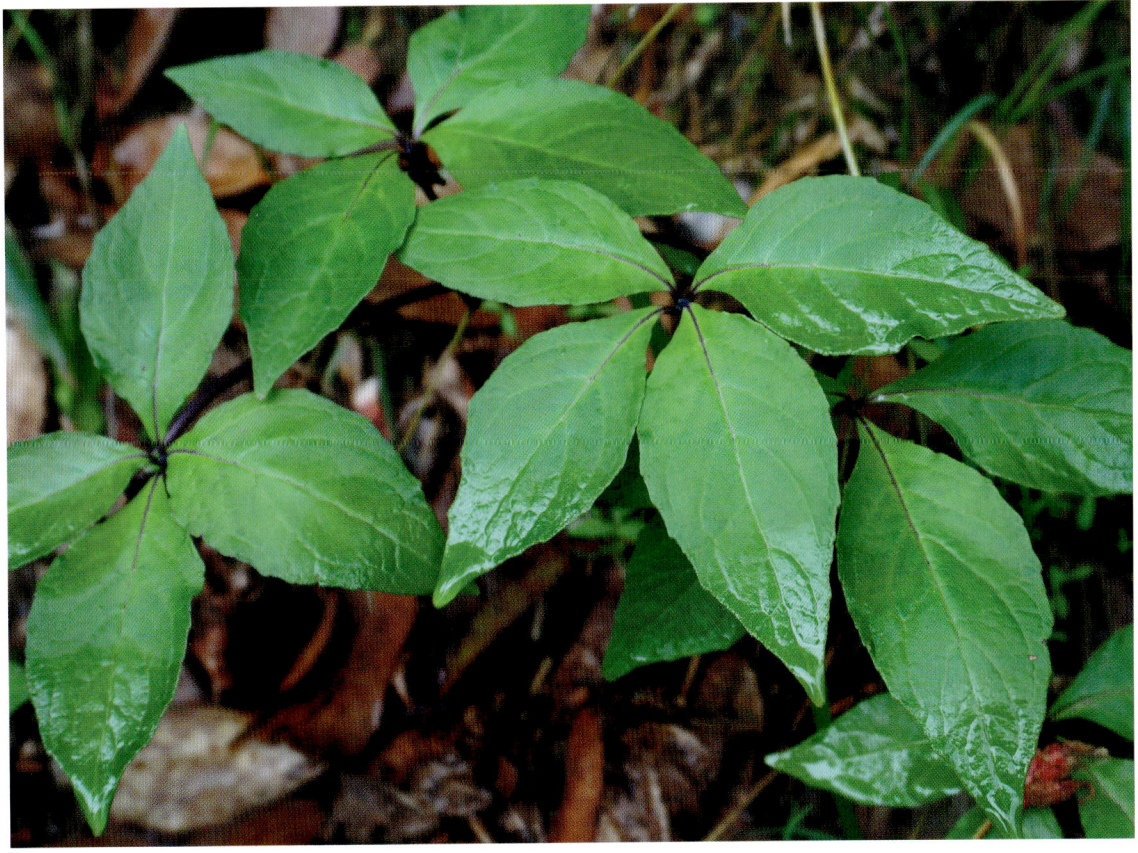

羊乳

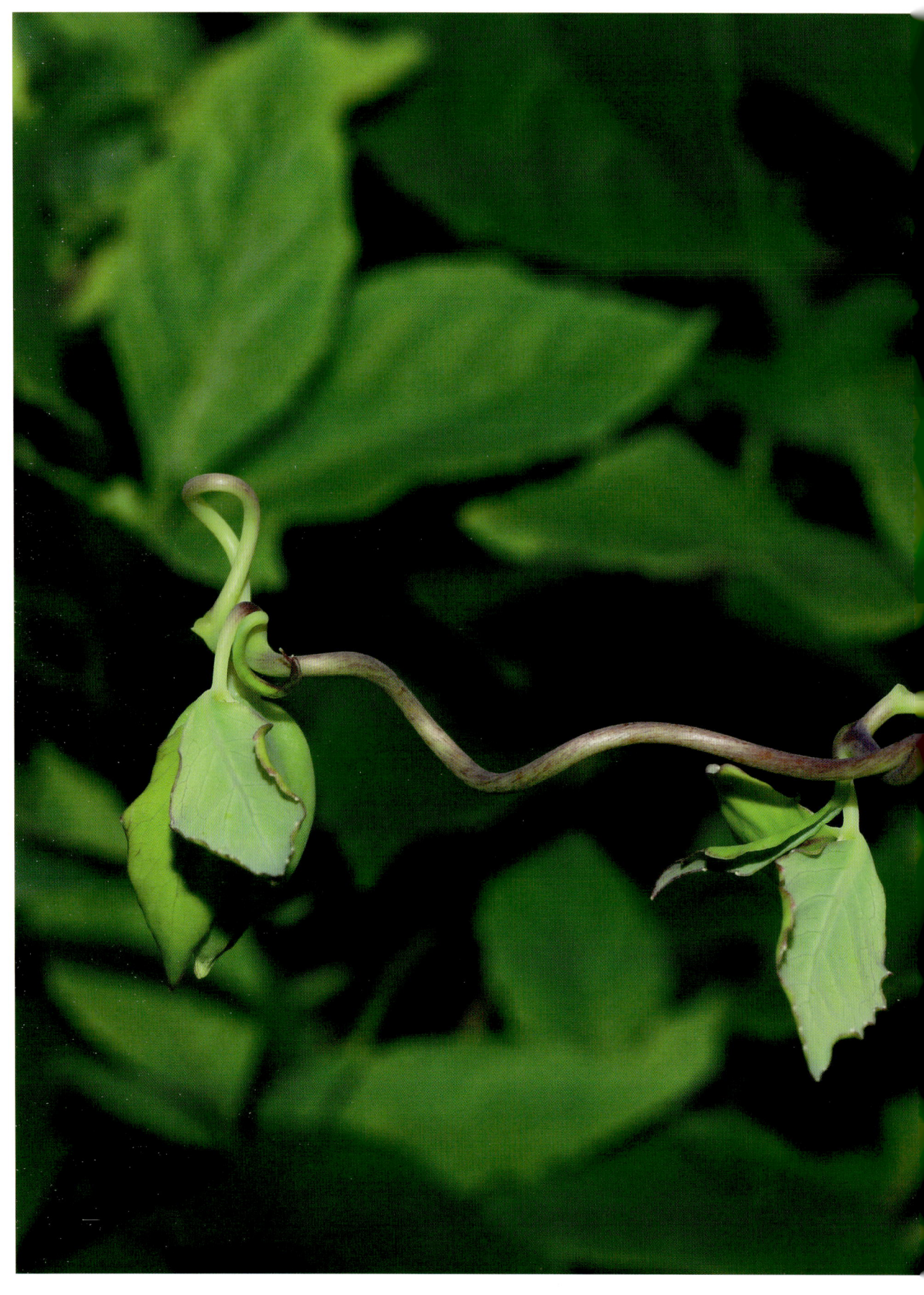

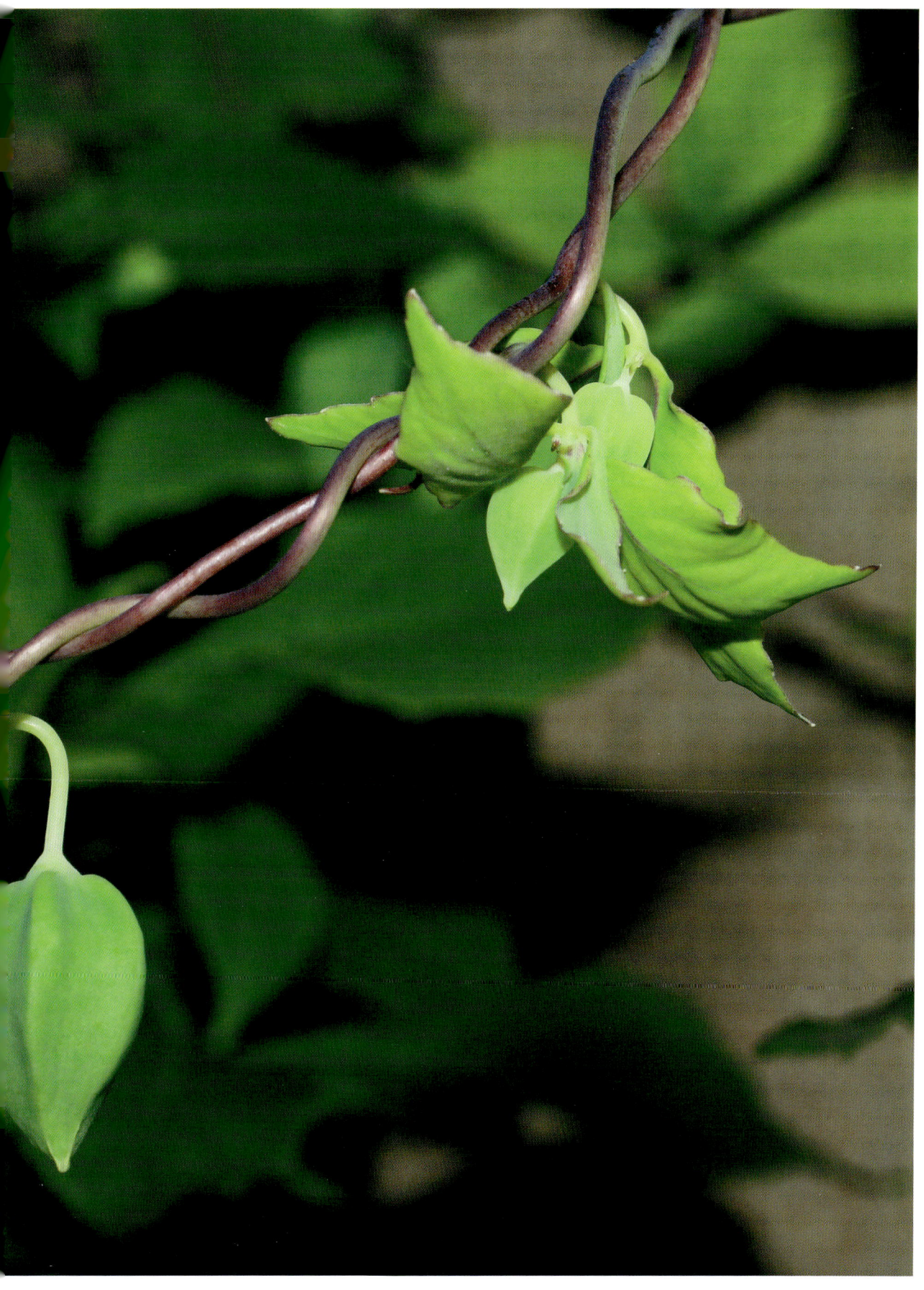

羊乳

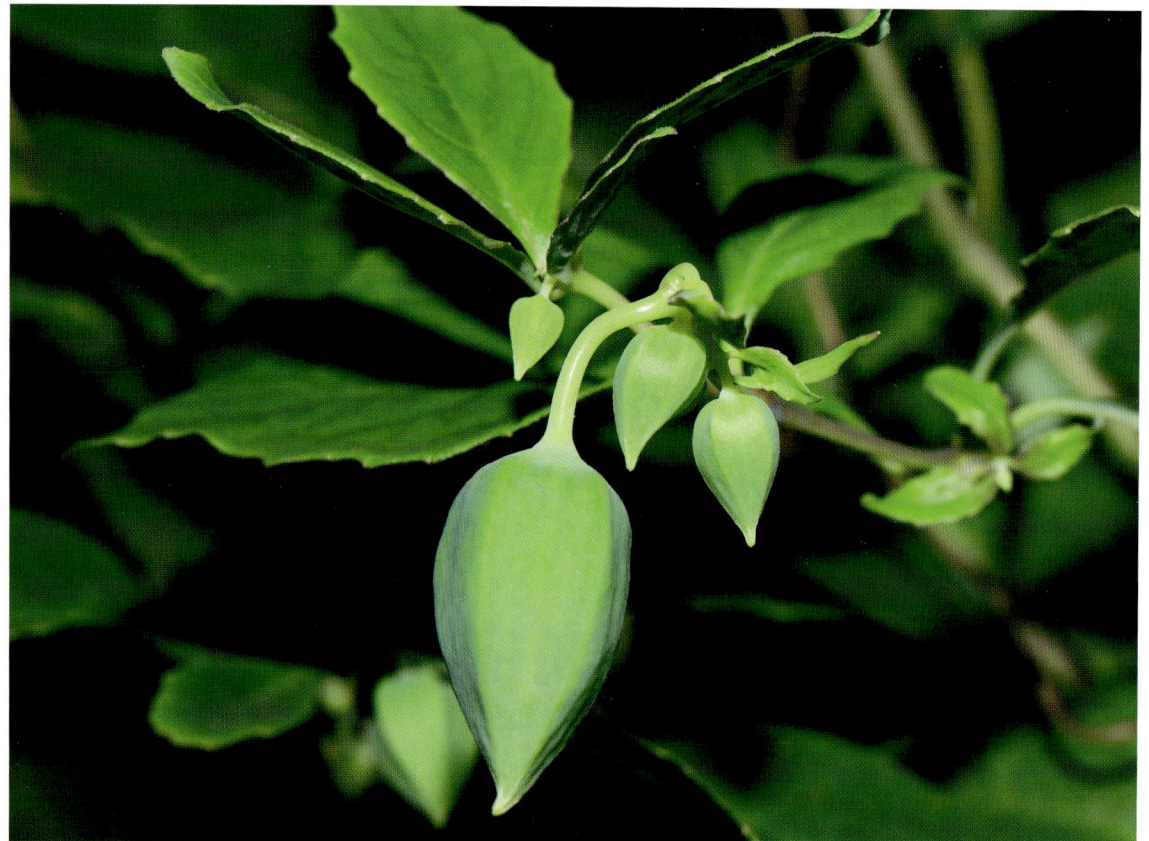

羊乳

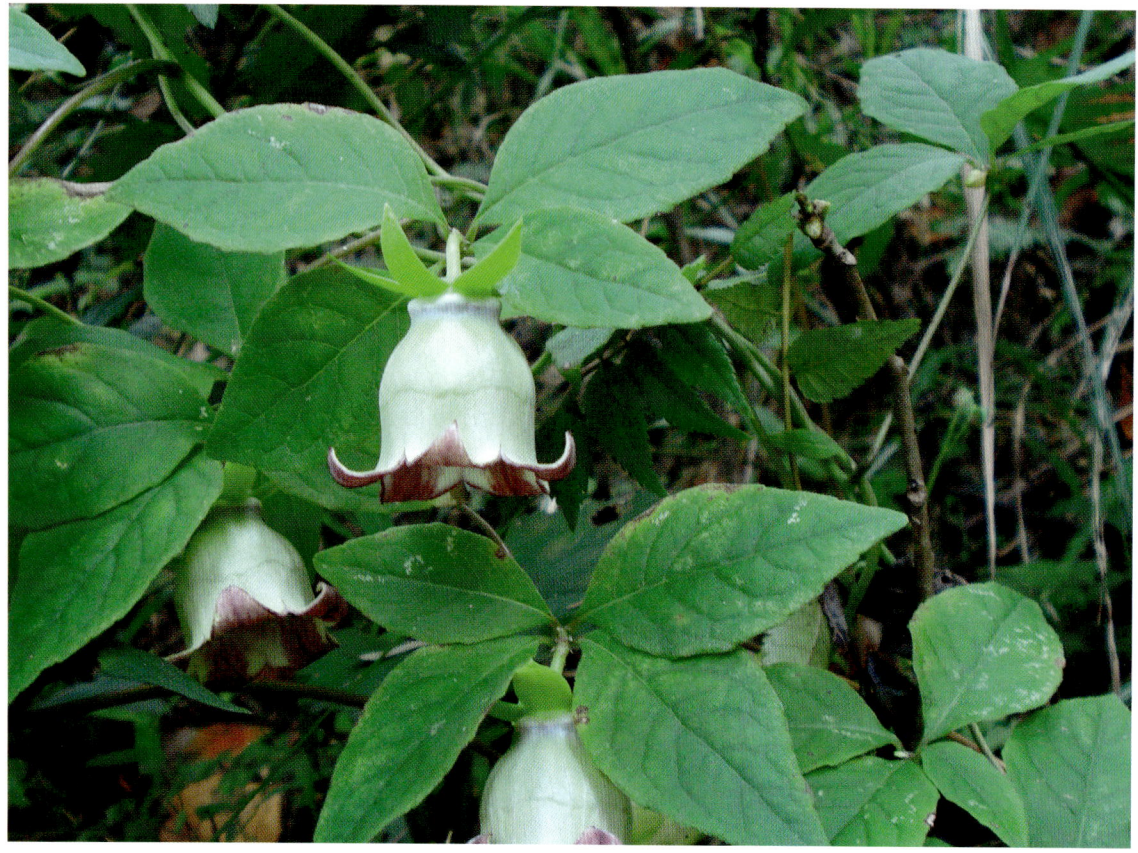

羊乳

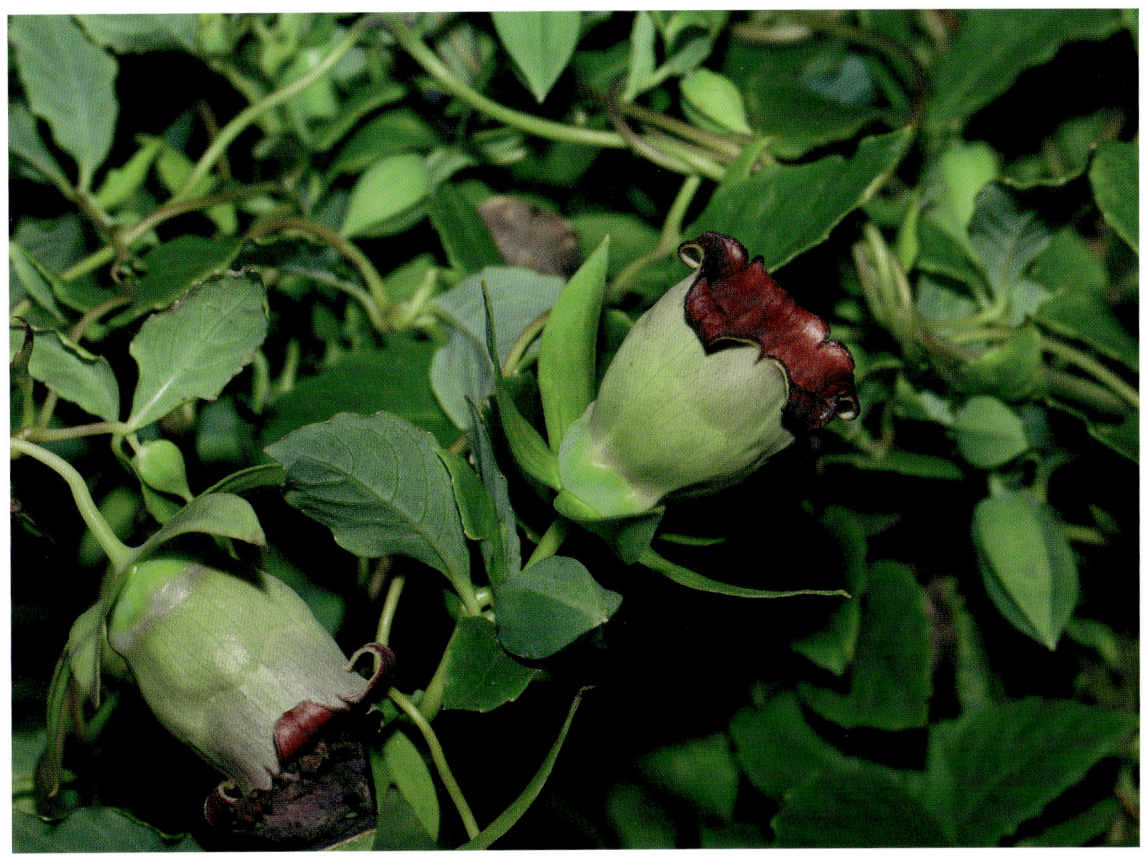

羊乳

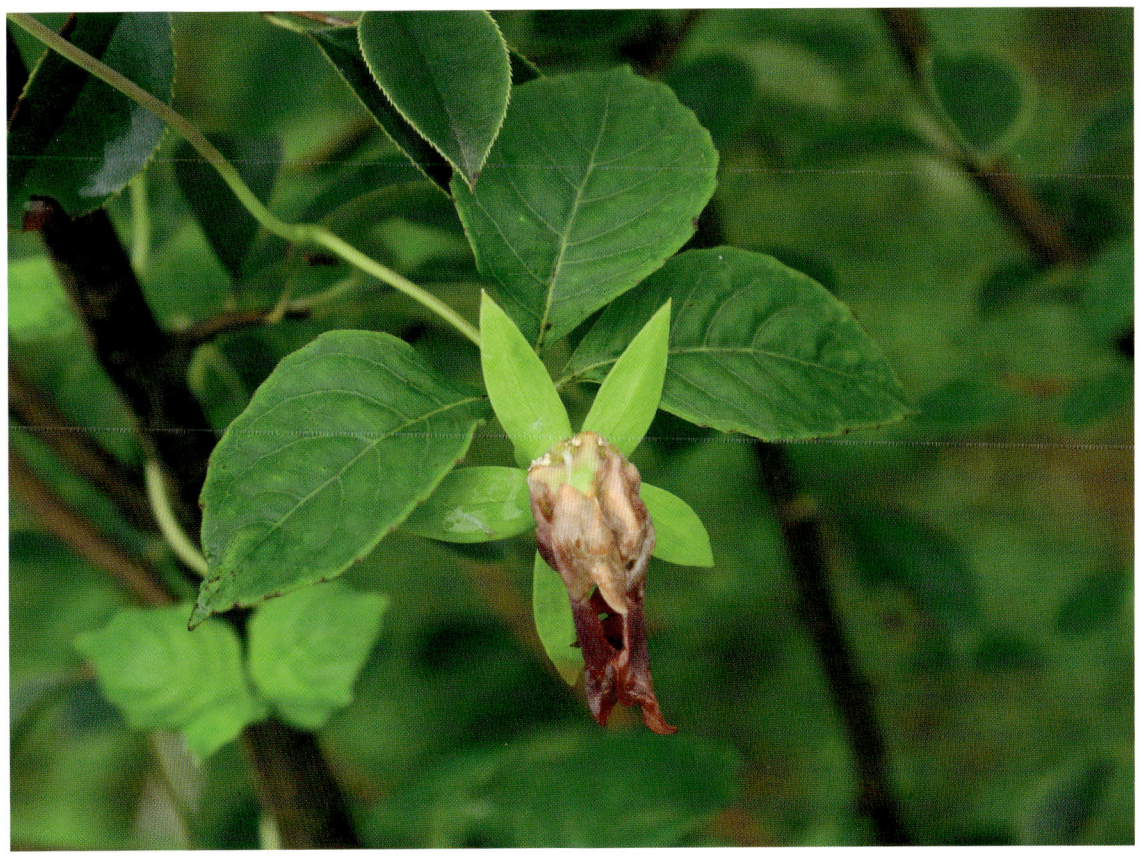

羊乳

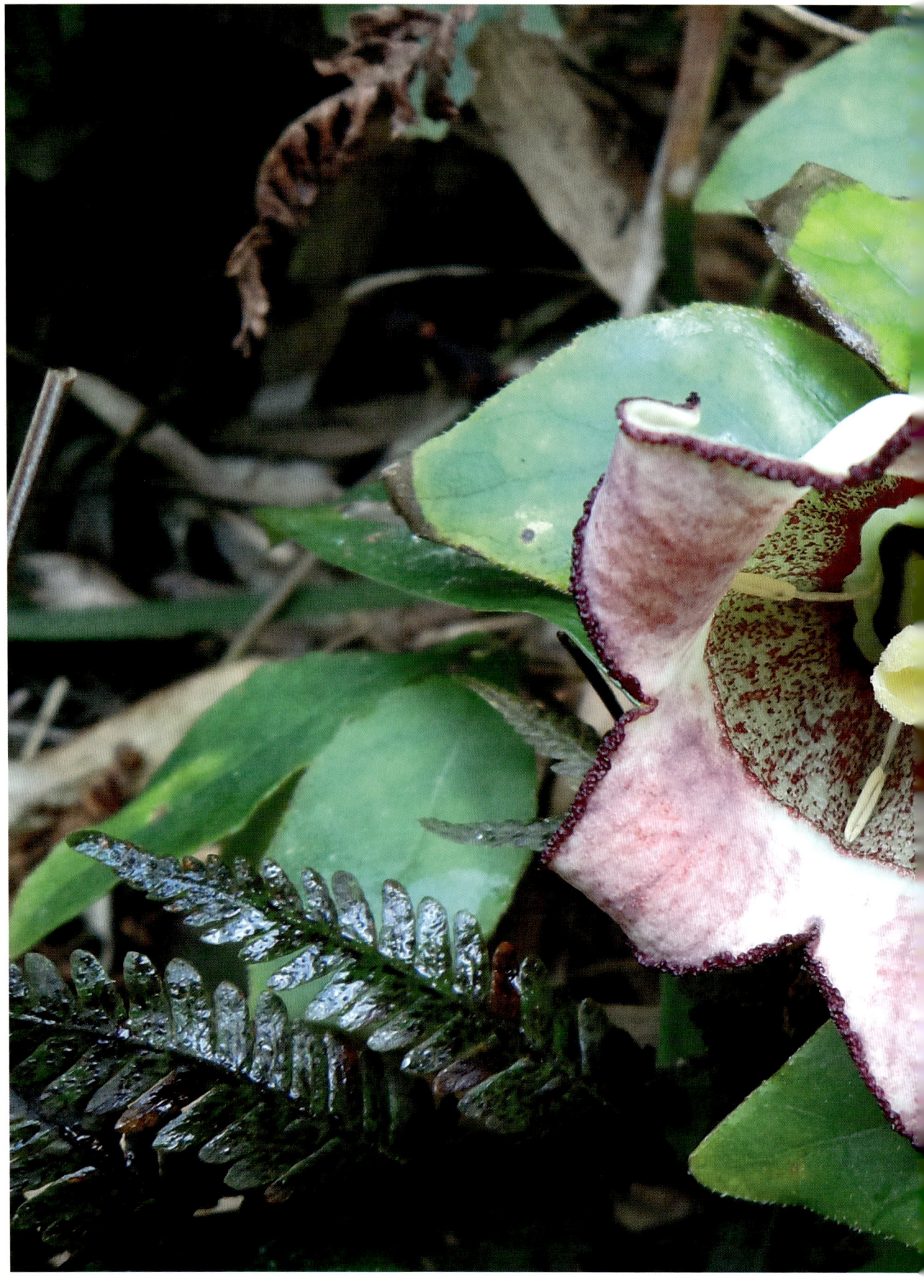

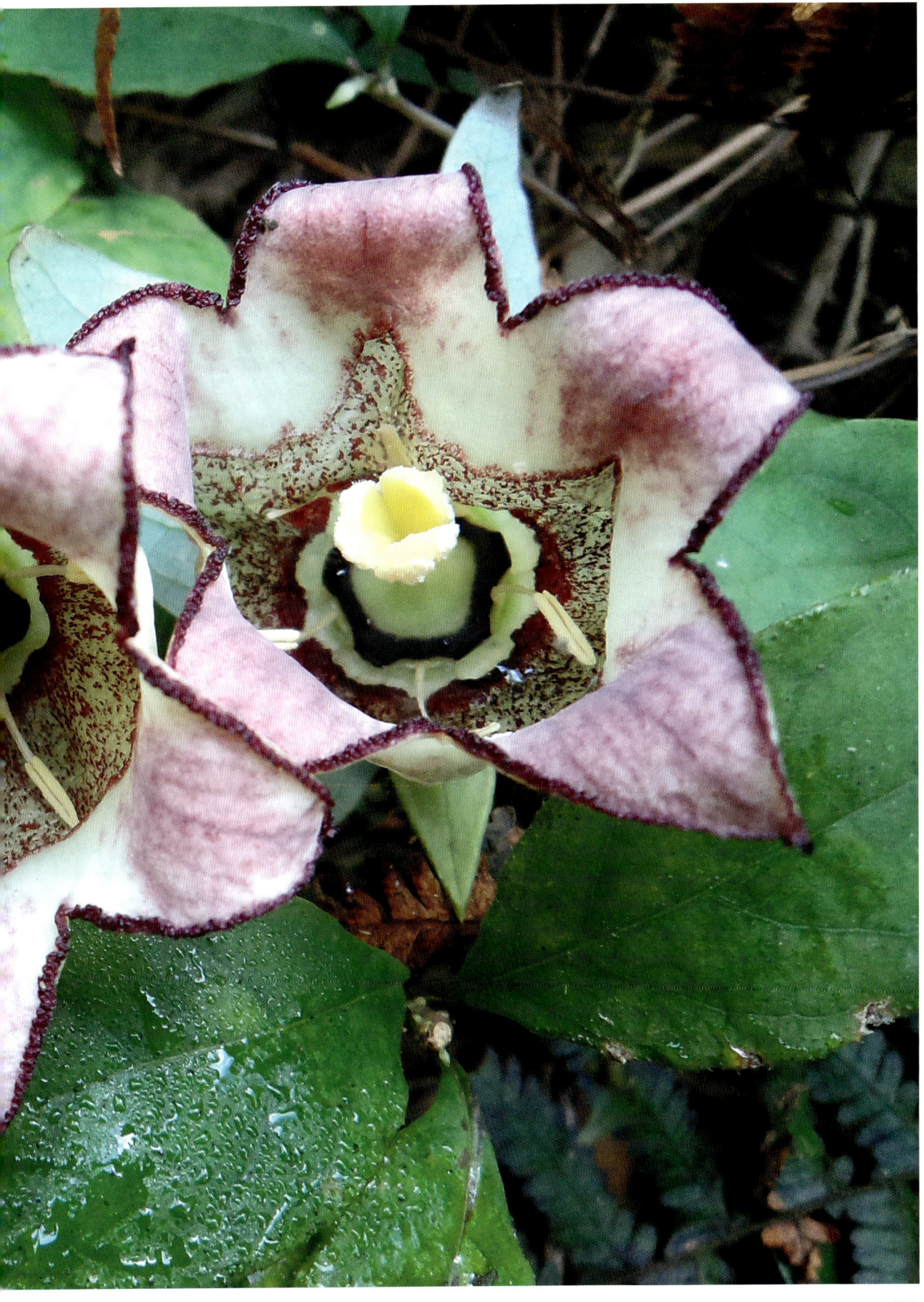

羊乳

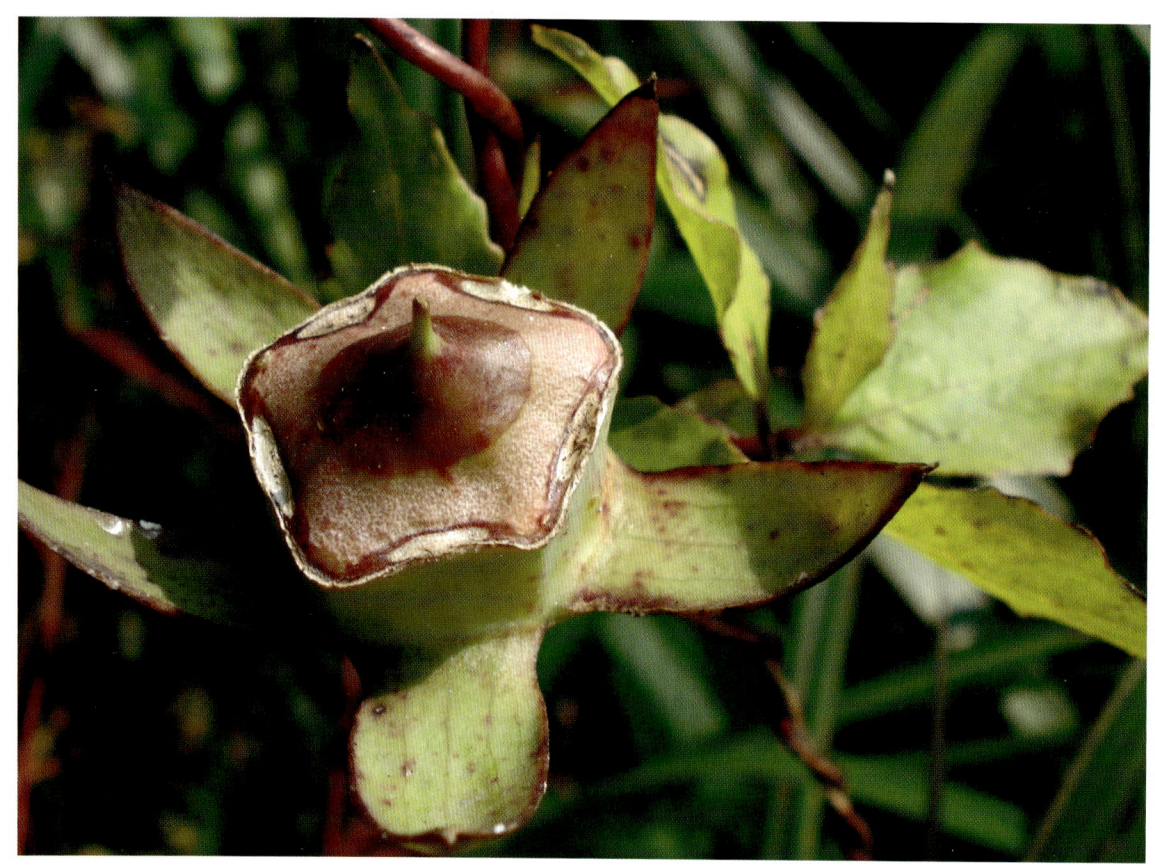

羊乳

药材鉴别

本品干燥根略呈纺锤形或圆锥形，大小不等，一般长 6 ~ 12 cm，直径 1 ~ 3 cm，有时有分枝。上部较粗，有众多的横皱纹，下部稍细；有纵皱及细根痕迹。外表灰棕色至土黄色，粗糙；除去栓皮的呈灰白色或淡黄白色。质疏松而轻，易折断，断面类白色，多裂隙。味苦微辣。

功效主治

补气，补血，凉血，消肿，解毒，排脓，祛痰，催乳。主治肺痈，乳痈，肠痈，肿毒，瘰疬，喉蛾，乳少，白带，蛇咬伤。

药理作用

对造血系统的影响：作用与党参相似。家兔皮下注射或灌服煎汤对红细胞及血红蛋白有明显的增加作用，对白细胞则有明显的降低作用。但剂量增大反而没有作用。抗疲劳作用：让小鼠游泳至疲劳，灌服煎汤 0.25 g/ 只，再继续游泳，其游泳时间较对照组延长47.72%，作用比党参强。对血压、呼吸的影响：亦与党参相似。麻醉兔静脉注射或灌服煎汤可使血压下降，呼吸兴奋，并能消除肾上腺素的升压作用。对血糖的影响：家兔灌服煎汤与党参相似有明显升高血糖的作用。

▍用法用量

内服：15～60 g，煎汤；或研末，作丸、散服。外用：捣敷。

▍民族药方

1. 产妇无乳　鲜山海螺大者 1 个（约 60 g），猪蹄 1 只。同炖熟，喝汤吃肉；或山海螺干品 30 g。煎水服。

2. 白血病，形瘦发热日久　鲜山海螺 30～50 g，鸭脚莲 15 g，地杉丫 15 g，岩黄连 5 g，紫草 10 g，生地黄 30 g。水煎服。

3. 五步蛇咬伤，流血过多引起的气血虚弱，心悸、心慌症　山海螺 30 g，万年青 10 g，菊花 10 g，徐长卿 10 g。水煎服。

4. 肺痈　山海螺 75 g，忍冬叶 75 g。水煎服；或山海螺 200 g，白毛藤梢叶（包）200 g。水煎服。

5. 乳蛾，肠痈，肺痈　山海螺 25 g，蒲公英 25 g。水煎服。

6. 阴虚头痛，妇人白带　山海螺 75 g，猪瘦肉 200 g。同炖服。

▍使用注意

外感初起，无汗者慎用；反藜芦。

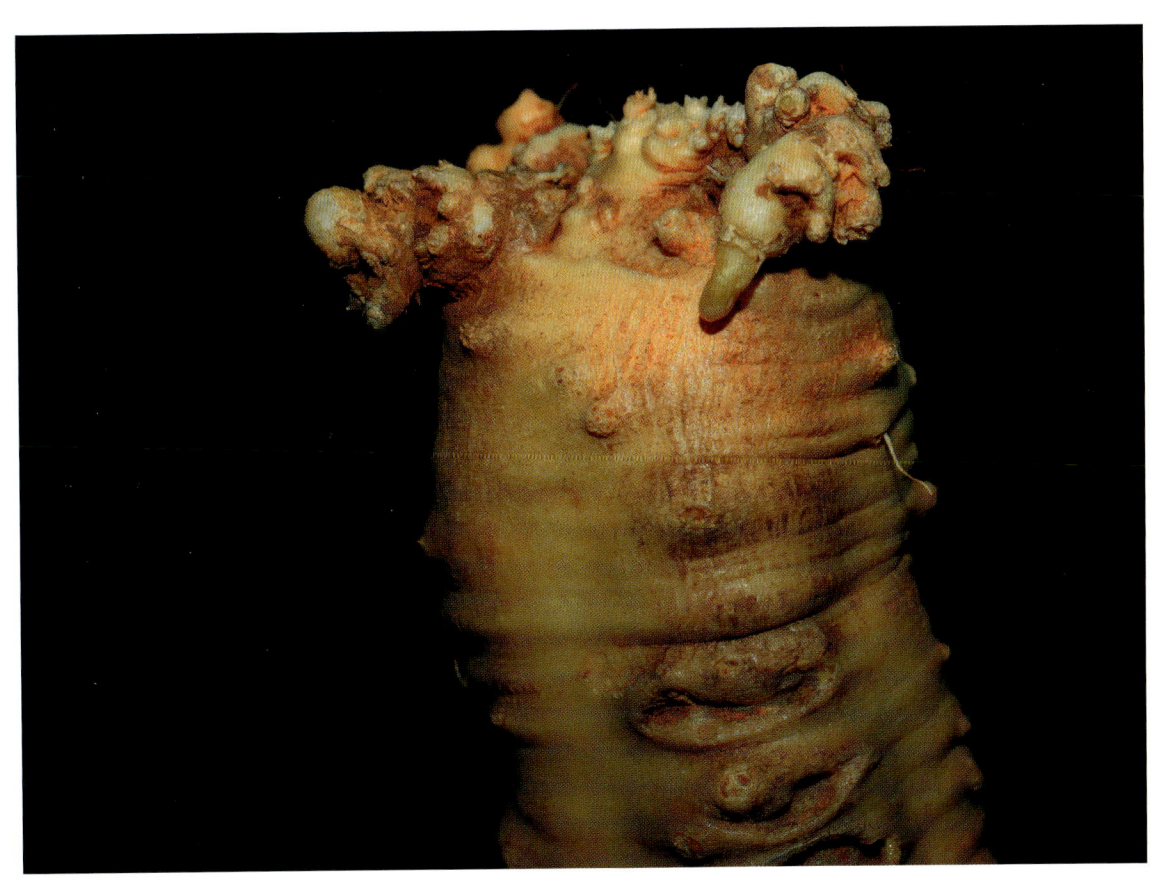

羊乳

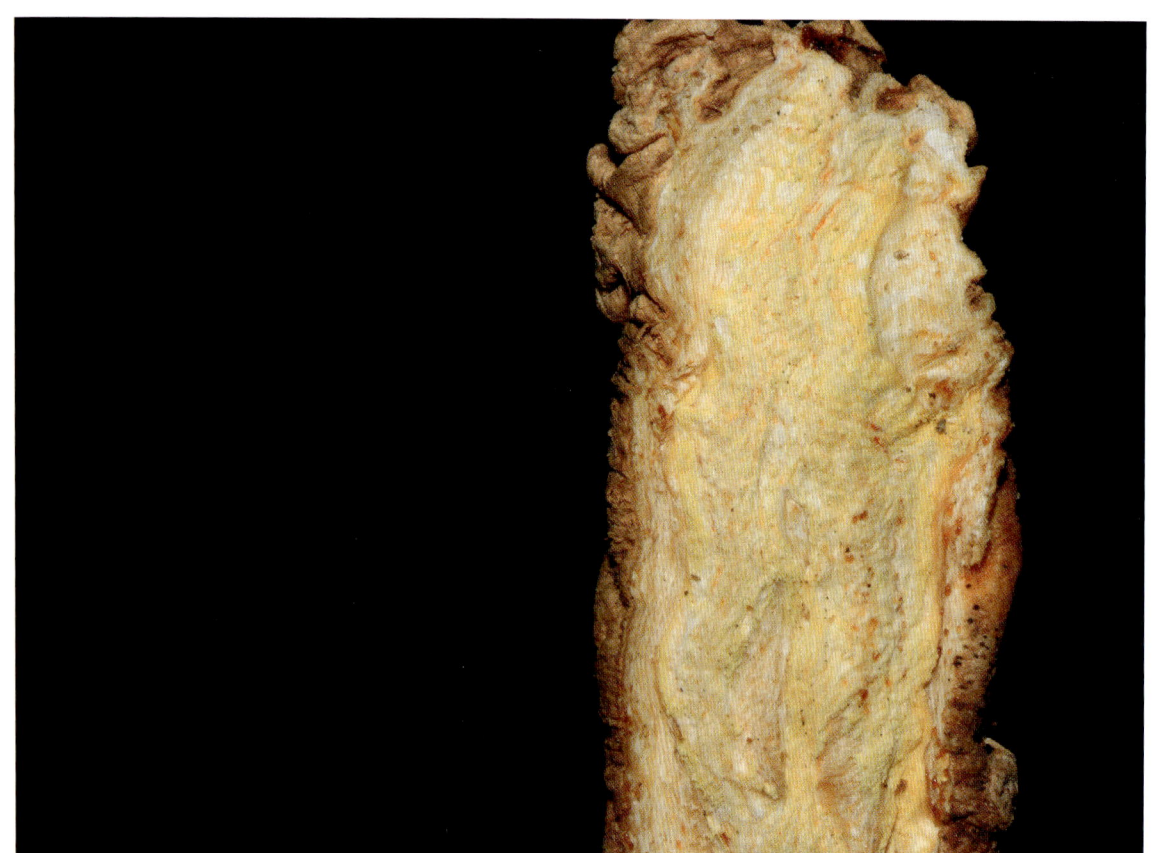

羊乳

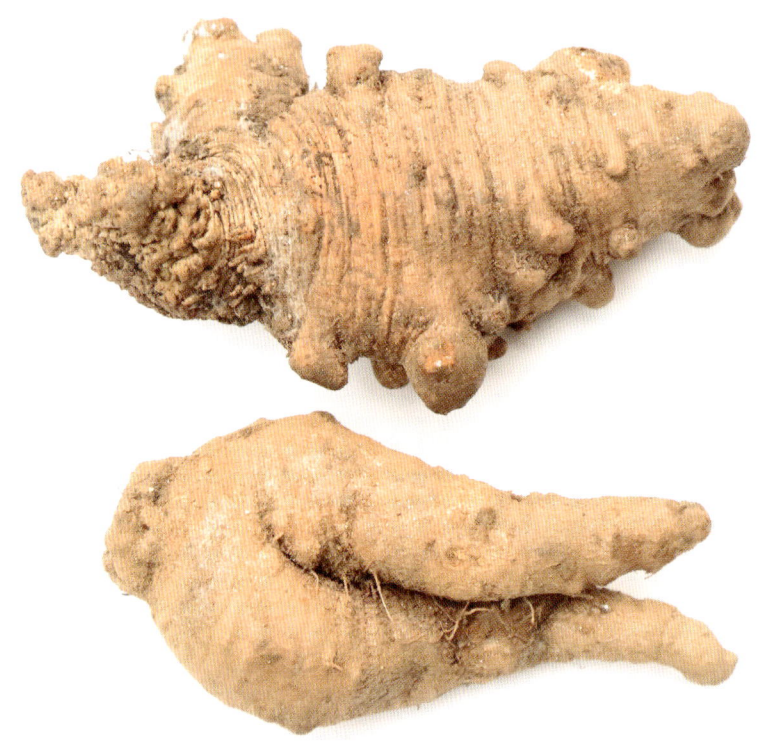

山海螺药材

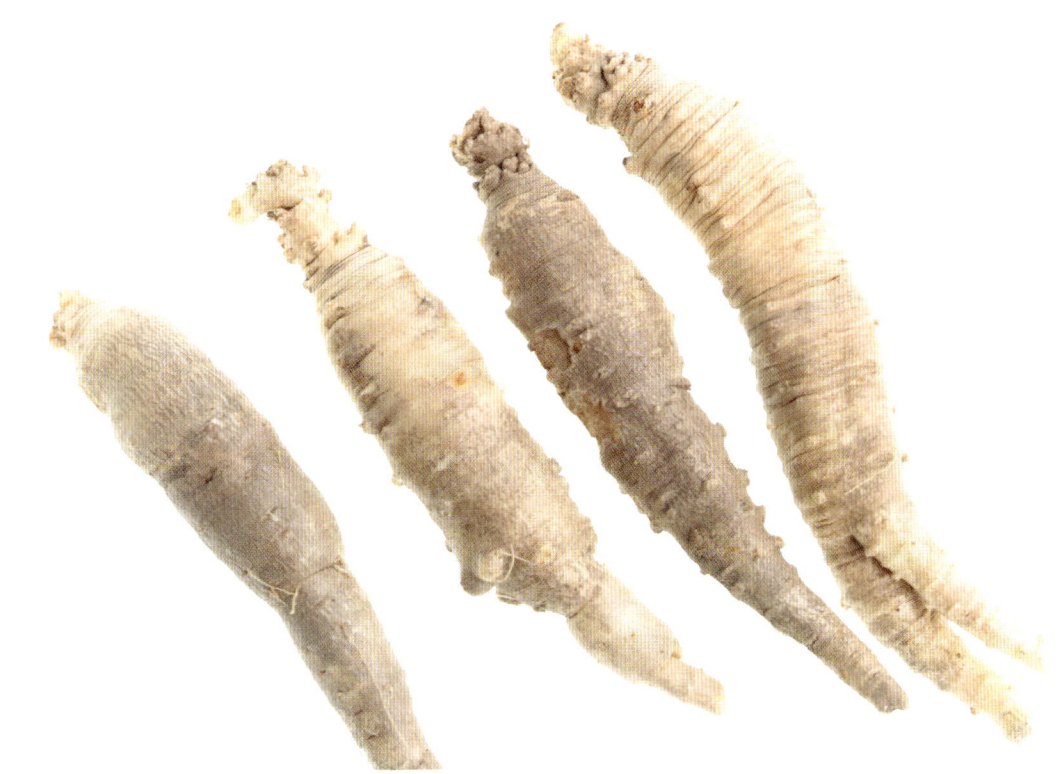

山海螺药材

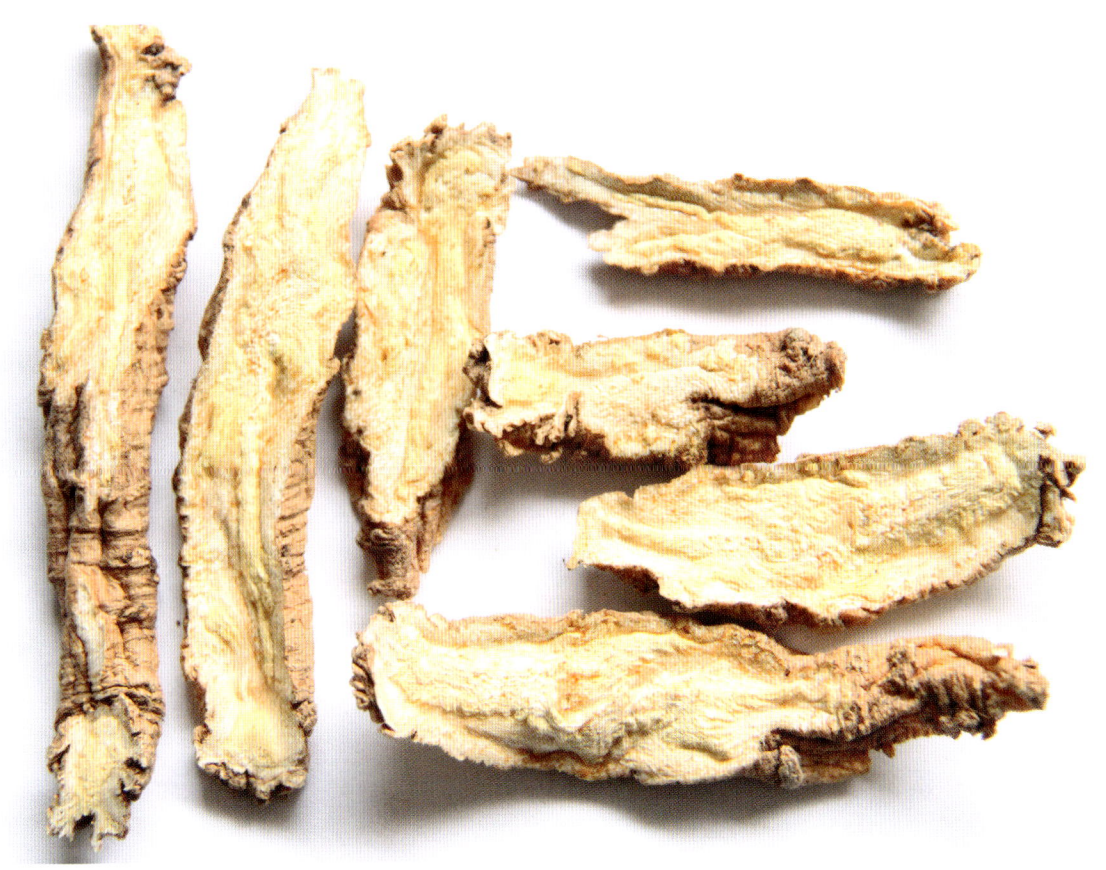

山海螺药材

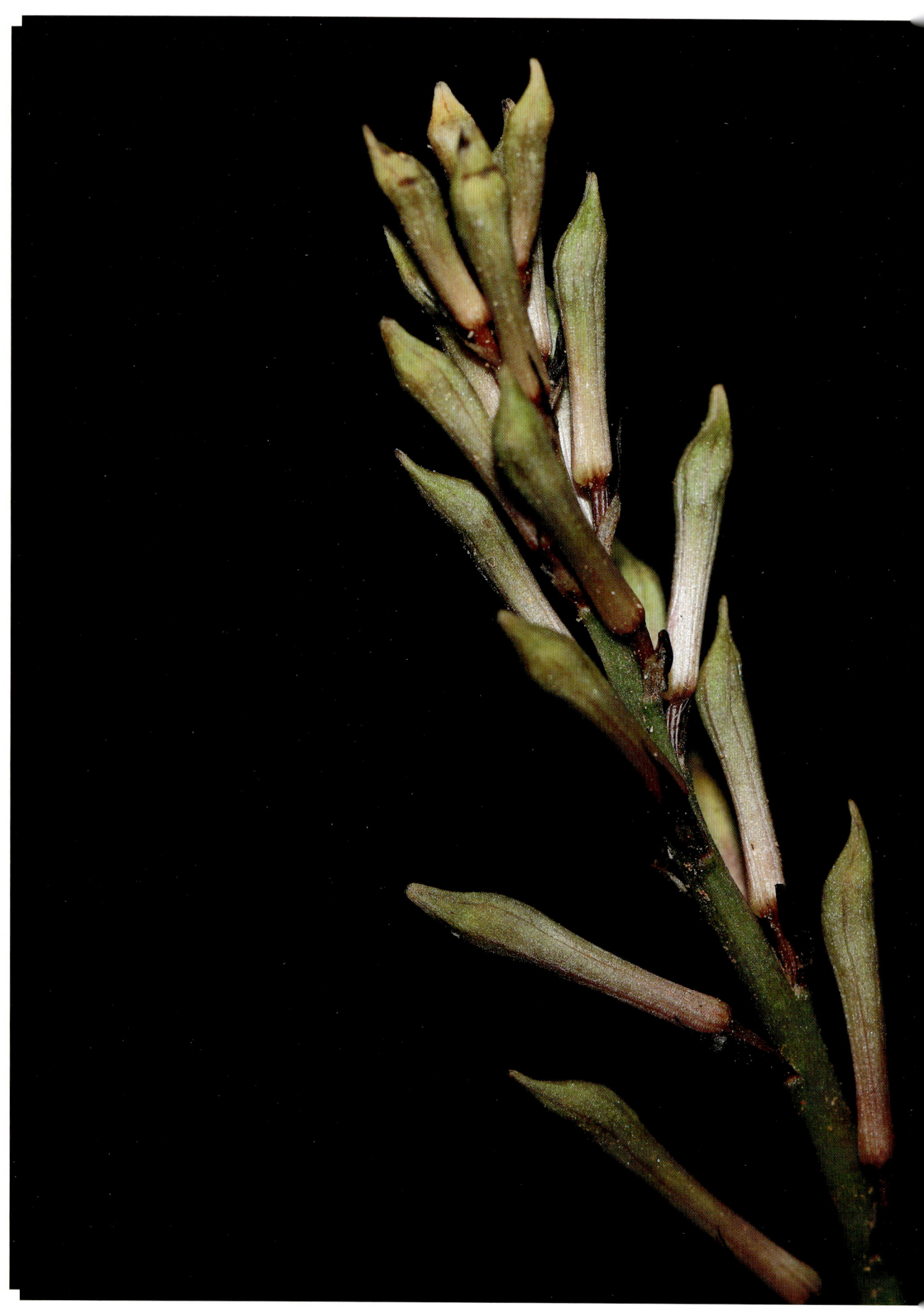

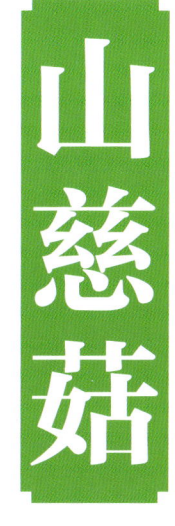

山慈菇

【水药名】丘拎。

【别　名】金灯、朱姑、毛慈姑、泥冰子、白地栗。

【来　源】本品为兰科植物杜鹃兰 *Cremastra appendiculata* (D. Don) Makino 的根球茎。

【性味归经】味甘、微辛，性寒。归肝、胃、肺经。

杜鹃兰

识别特征

多年生草本。假球茎卵球形，肉质。顶端生叶 1 ~ 2 片，叶片披针状长椭圆形，长 20 ~ 30 cm，宽 4 ~ 5 cm，先端略尖，基部楔形，具纵向主脉 3 条，全缘，具叶柄。花茎直立，疏生 3 叶鞘，抱茎；总状花序，有花 10 ~ 20 朵，偏侧而生；花下垂，绿色至红紫色。蒴果长 2 ~ 2.5 cm，无梗，下垂，花期夏季。

生境分布

生长于山沟阴湿处。分布于广东、广西、海南、福建、云南 、贵州、四川等省区。

采收加工

夏、秋二季采挖，除去茎叶、须根、洗净，蒸后，晾至半干，再晒干。

药材鉴别

本品呈不规则扁球形或圆锥形，顶端渐凸起，基部有须根痕。长 1.8 ~ 3 cm，膨大部直径 1 ~ 2 cm。表面黄棕色或棕褐色，有纵皱纹或纵沟，中部有 2 ~ 3 条微凸起的环节，节上有鳞片叶干枯腐烂后留下的丝状纤维。质坚硬，难折断，断面灰白色或黄白色，略呈角质。气微，味淡，带黏性。

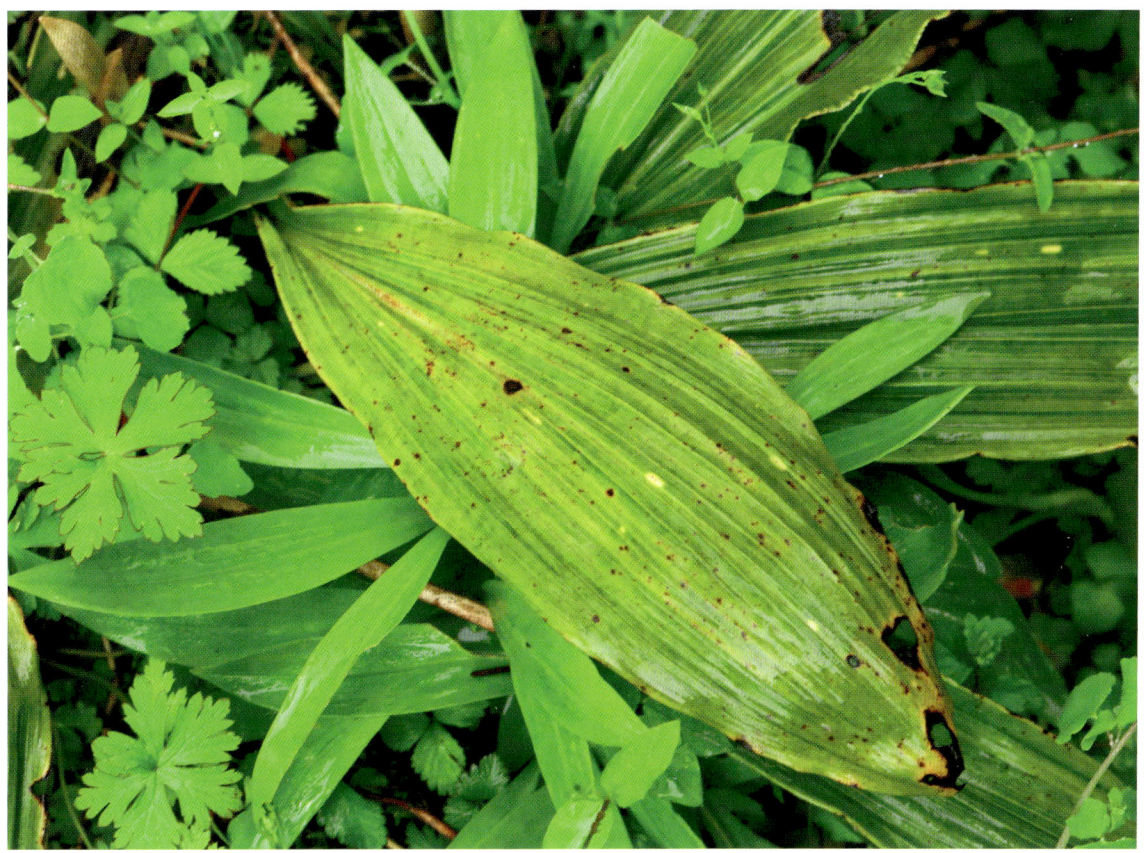

杜鹃兰

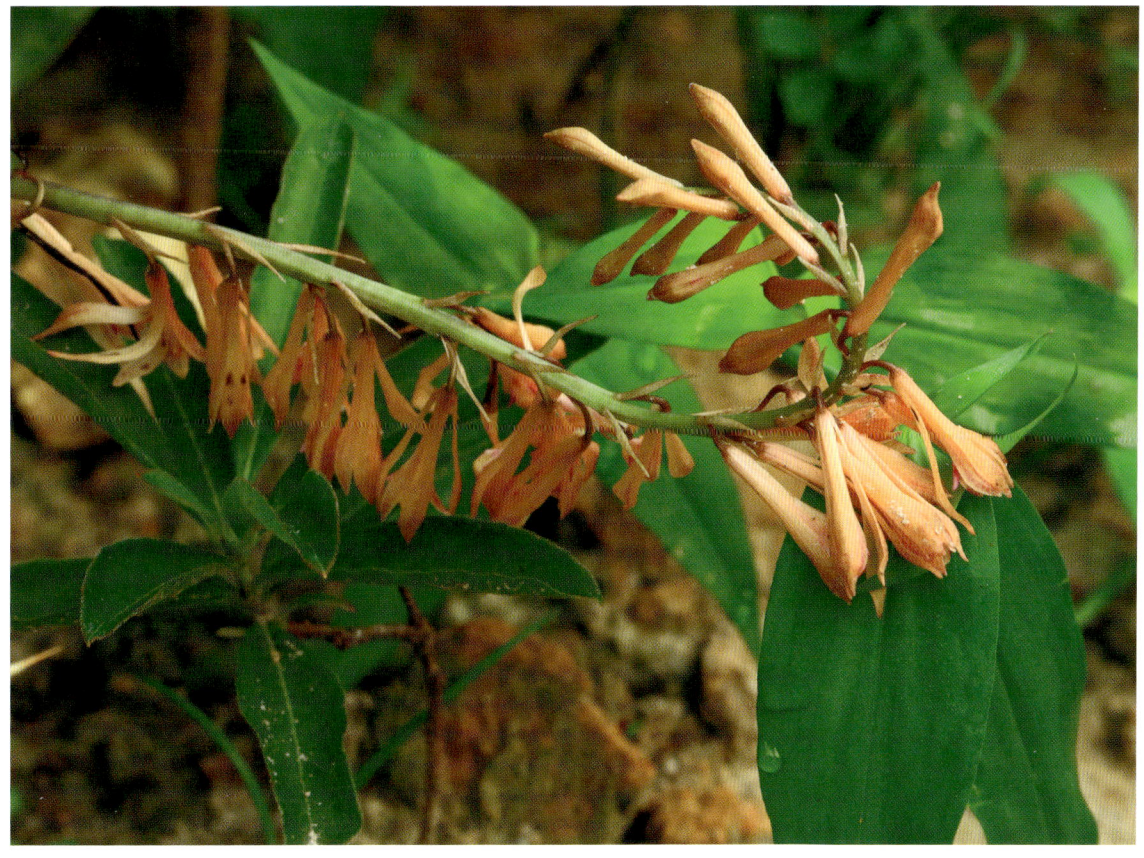

杜鹃兰

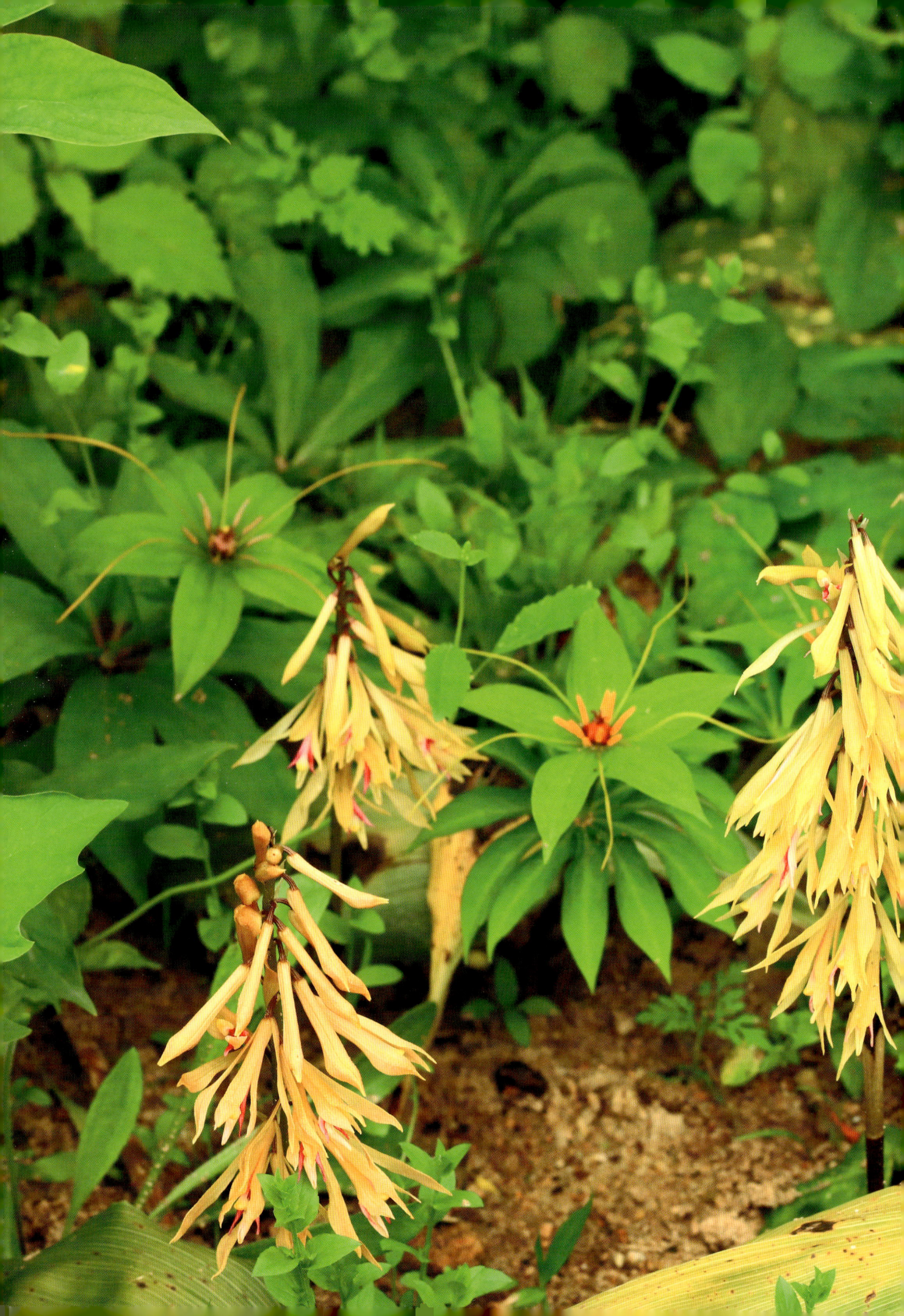

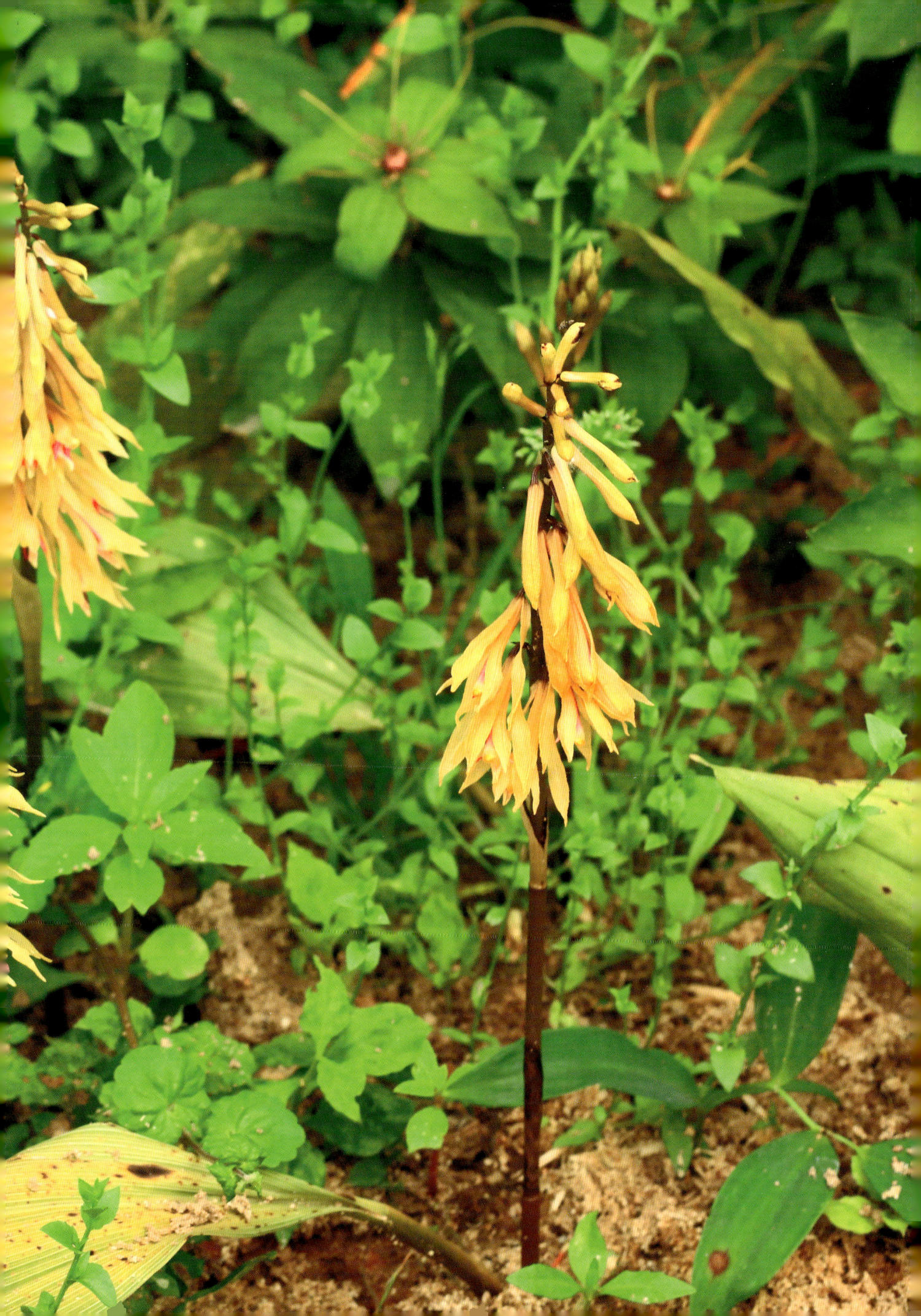

▌功效主治

消肿，散结，化痰，解毒。主治痈疽，疔肿，瘰疬，喉痹肿痛，蛇虫、狂犬伤。

▌用法用量

内服：10 ~ 15 g，磨汁或入丸、散。外用：磨汁涂或研末调敷。

▌民族药方

1. **肺结核咳血**　山慈菇、岩白及、岩茶各等份。共研为细末，水冲服，每次 6 g。
2. **面部黑斑、粉刺**　山慈菇适量。研为细末，每晚用水调药末，薄涂面部（或患处）。
3. **肝癌**　山慈菇、雄黄、五倍子、朱砂各等份。共研极细粉，吸入疗法，每次少量。
4. **鼻咽癌**　山慈菇、老鼠刺、铁包金、茜草根、入地金牛、穿破石、刺蒺藜、细叶七星剑各 15 g，蛇泡勒、钩藤、丹参、走马胎各 30 g，大枣 60 g。水煎服，每日 1 剂。
5. **化脓性指头炎**　鲜山慈姑 25 g。洗净捣烂，米醋调敷。
6. **疔疮肿毒**　山慈菇适量。研细末，使用时取少许，加米醋调和外涂。
7. **咽喉红肿**　山慈菇、山豆根、射干各 6 g，牛蒡子、大青叶各 9 g。水煎服。
8. **瘰疬结核**　山慈菇、紫胡各 15 g，连翘、煅牡蛎各 30 g，川贝母 20 g。研末制成蜜丸，每次 6 g，每日 2 次。
9. **乳腺增生**　山慈菇、浙贝母、瓜蒌各 10 g，夏枯草、益母草各 15 g。水煎服。
10. **急性粒细胞淋巴性白血病**　山慈菇、水牛角、紫草根、细叶蛇泡、白花蛇舌草、半枝莲各 30 g，羚羊骨 18 g，玄参、青黛末各 15 g，土鳖虫 12 g。水煎服，每日 1 剂。
11. **痈疽肿痛**　山慈菇 15 g，蒲公英、金银花各 30 g。水煎外洗。

▌使用注意

气虚体弱者慎用。

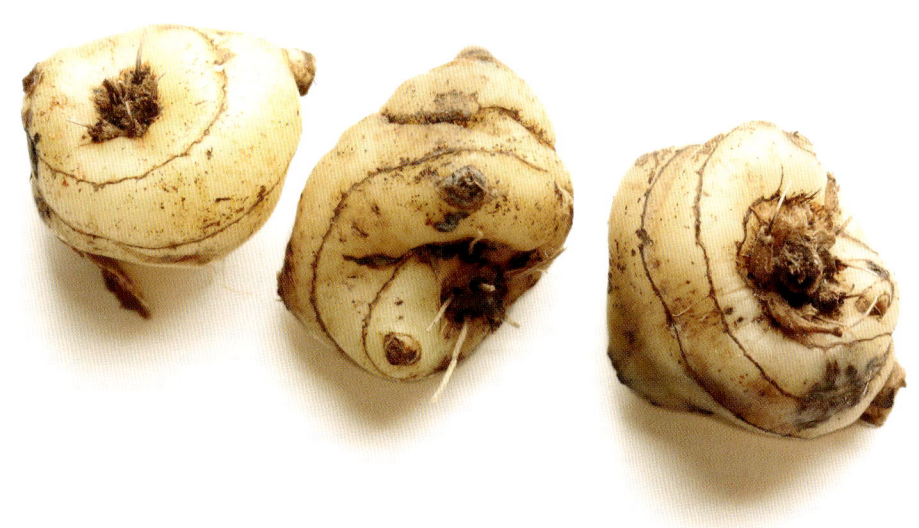

山慈菇药材

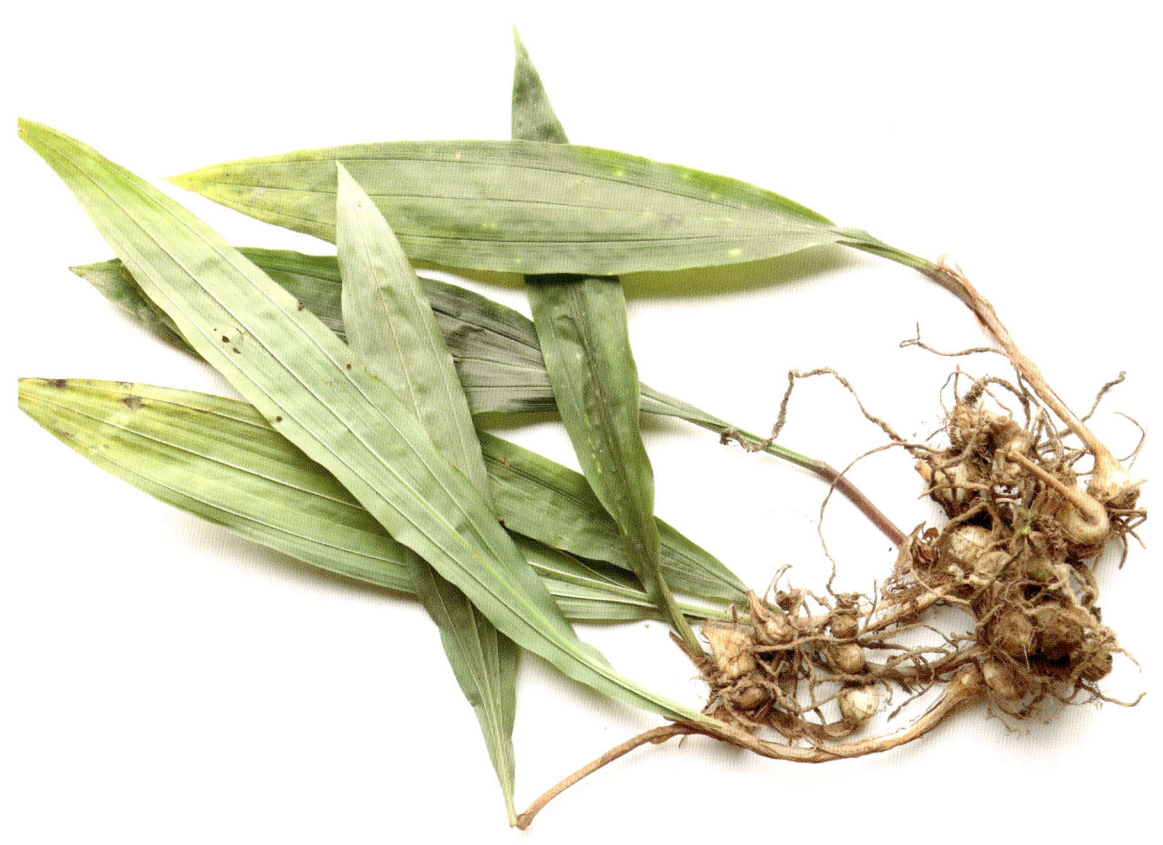

山慈菇药材

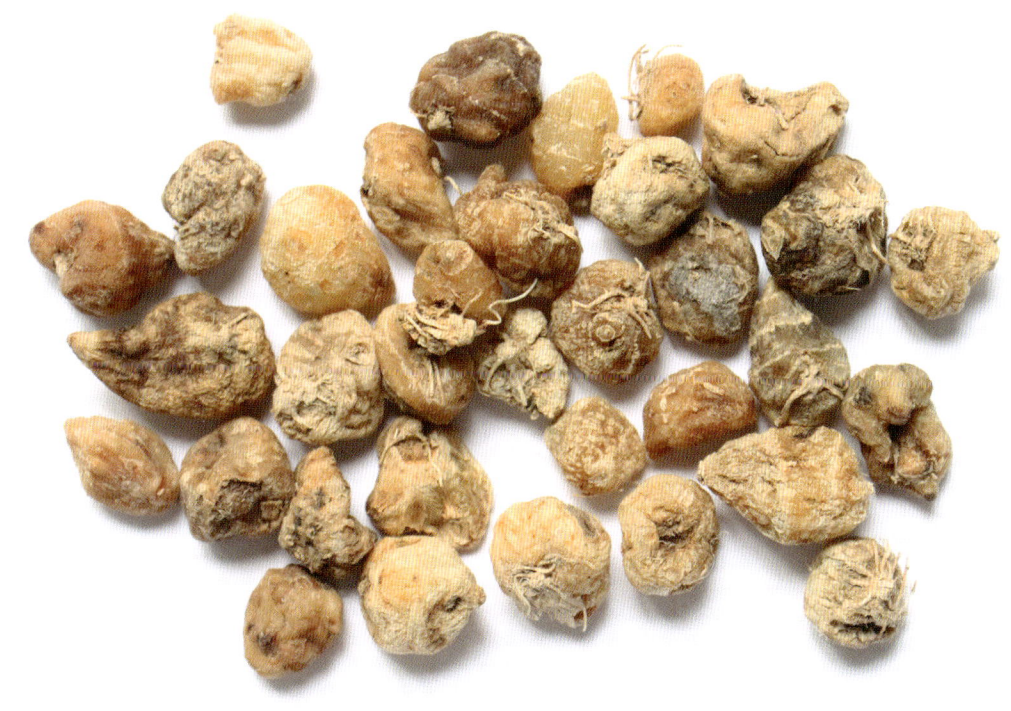

山慈菇药材

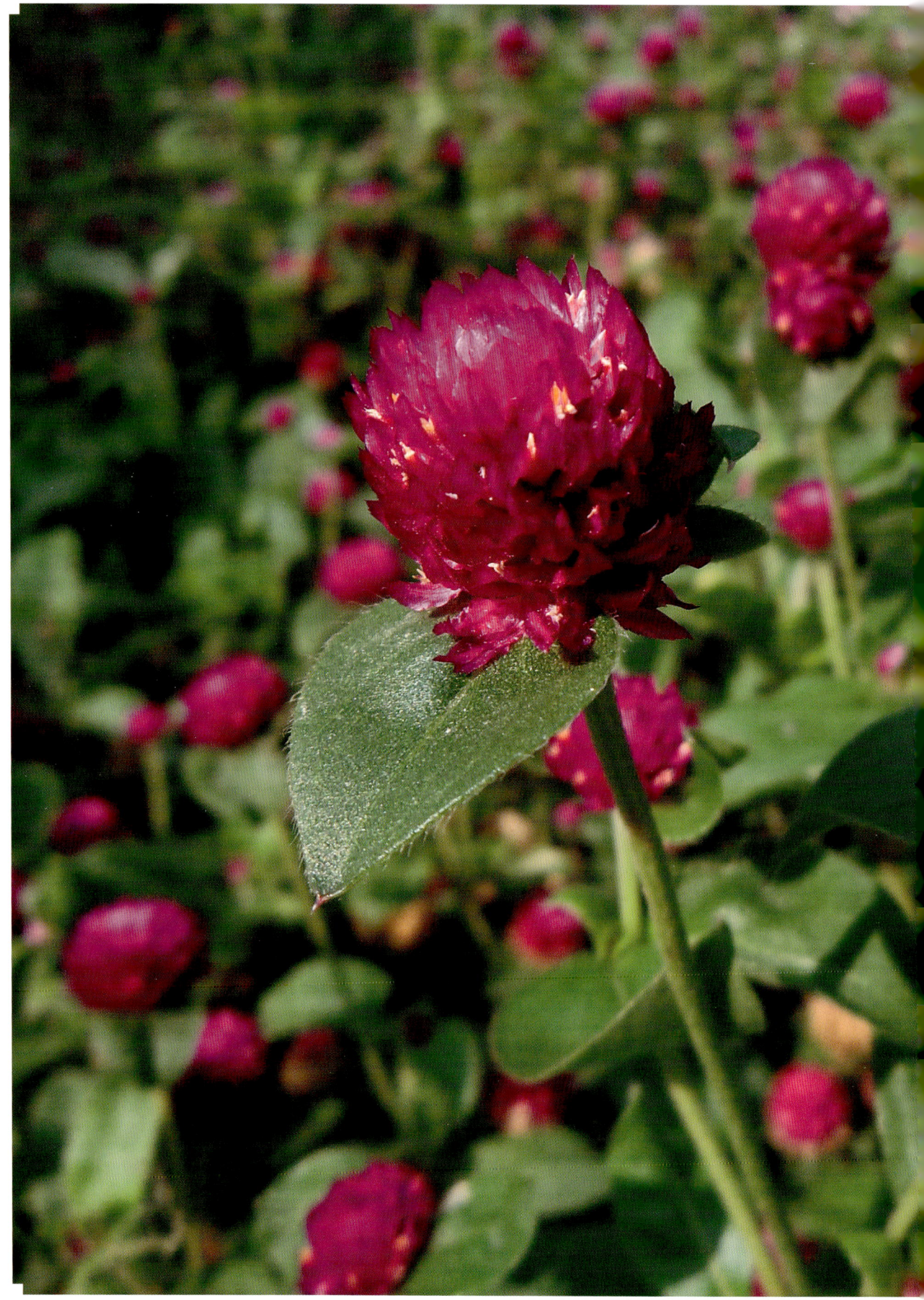

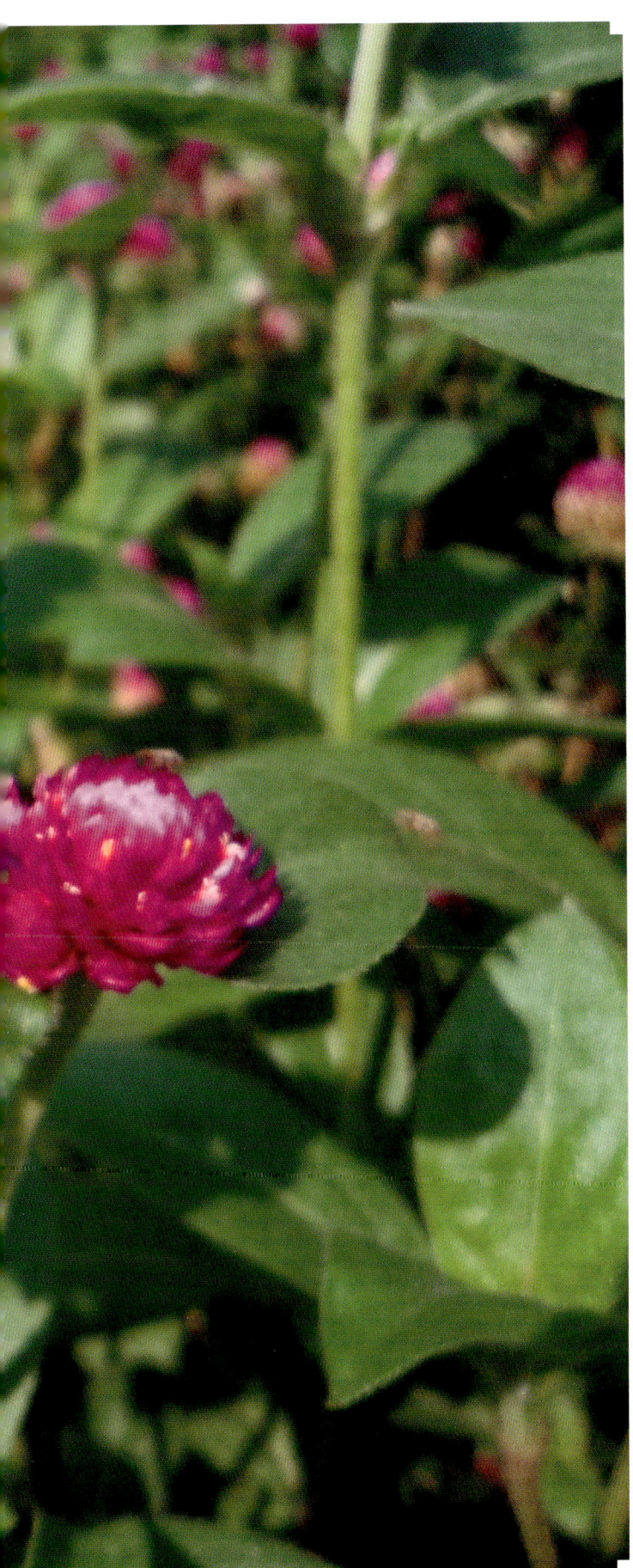

千日红

【水药名】骂凡努汉。

【别　名】百日红、千金红、吕宋菊、沸水菊、长生花、球形鸡冠花。

【来　源】本品为苋科植物千日红 *Gomphrena globosa.L.* 的花序或全草。

【性味归经】味甘，性凉。归肺、肝经。

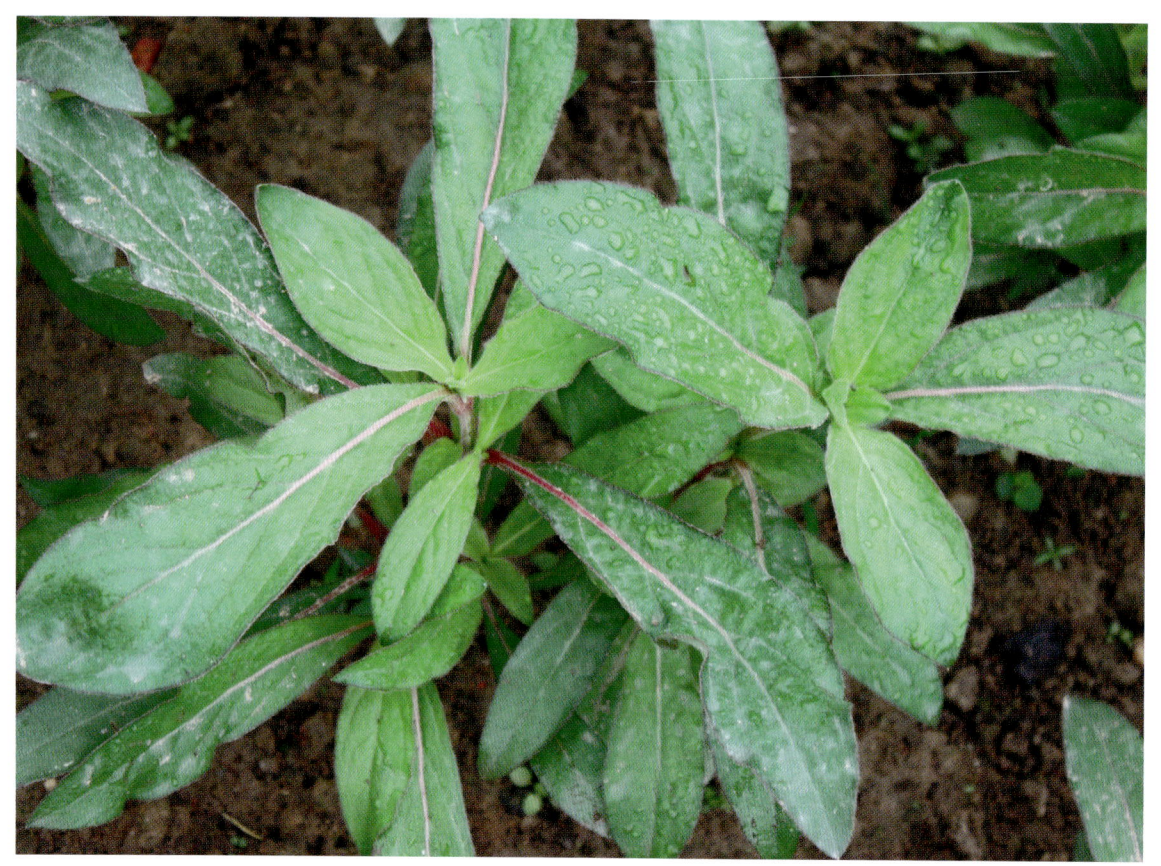

千日红

识别特征

一年生草本，高约 50 cm。茎粗壮，有毛，枝微有四棱，节部较膨大，略呈紫红色。叶对生，具短柄，椭圆形至倒卵形，长 5 ~ 11 cm，宽 3 ~ 5 cm，先端尖或钝，基部楔形，全缘，上面粗糙具毛，下面有白软毛，边缘有纤毛。头状花序顶生，淡紫色、深红色或白色，球形，基部有 2 枚叶状苞片；每花有膜状苞片 2 枚，三角状披针形，边缘有浅锯齿，苞片紫色、粉红色，稀为白色，包覆花被。胞果圆形。种子扁豆形。花期 7—10 月。

生境分布

均为栽培。全国各地有分布。

采收加工

夏、秋二季采摘花序或拔取全株，鲜用或晒干。

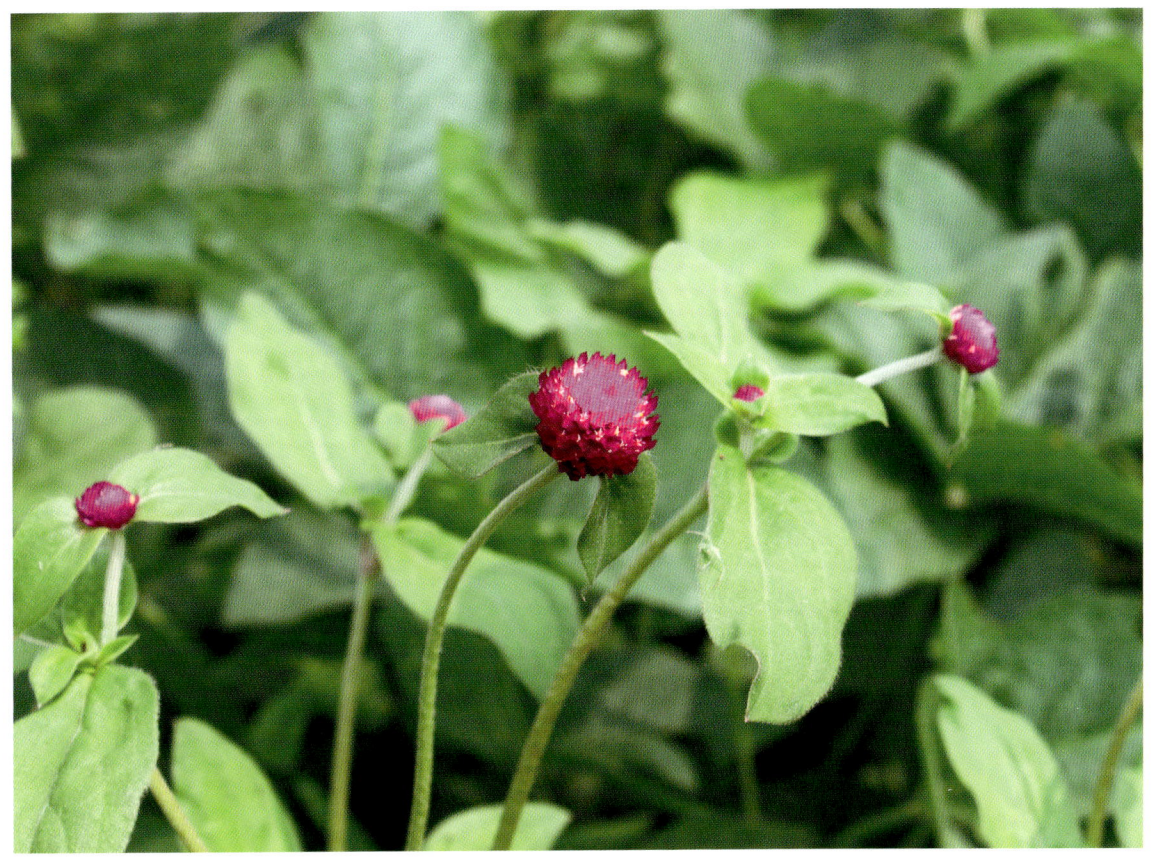

千日红

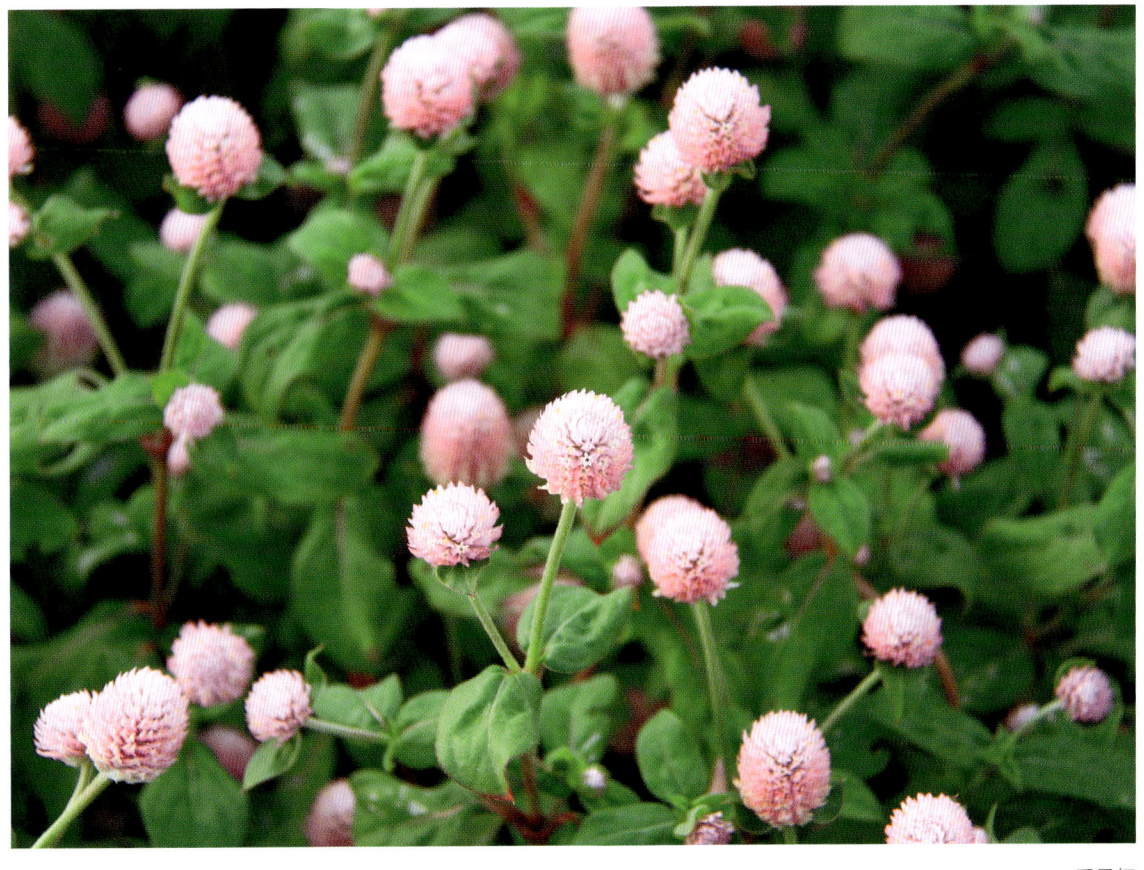

千日红

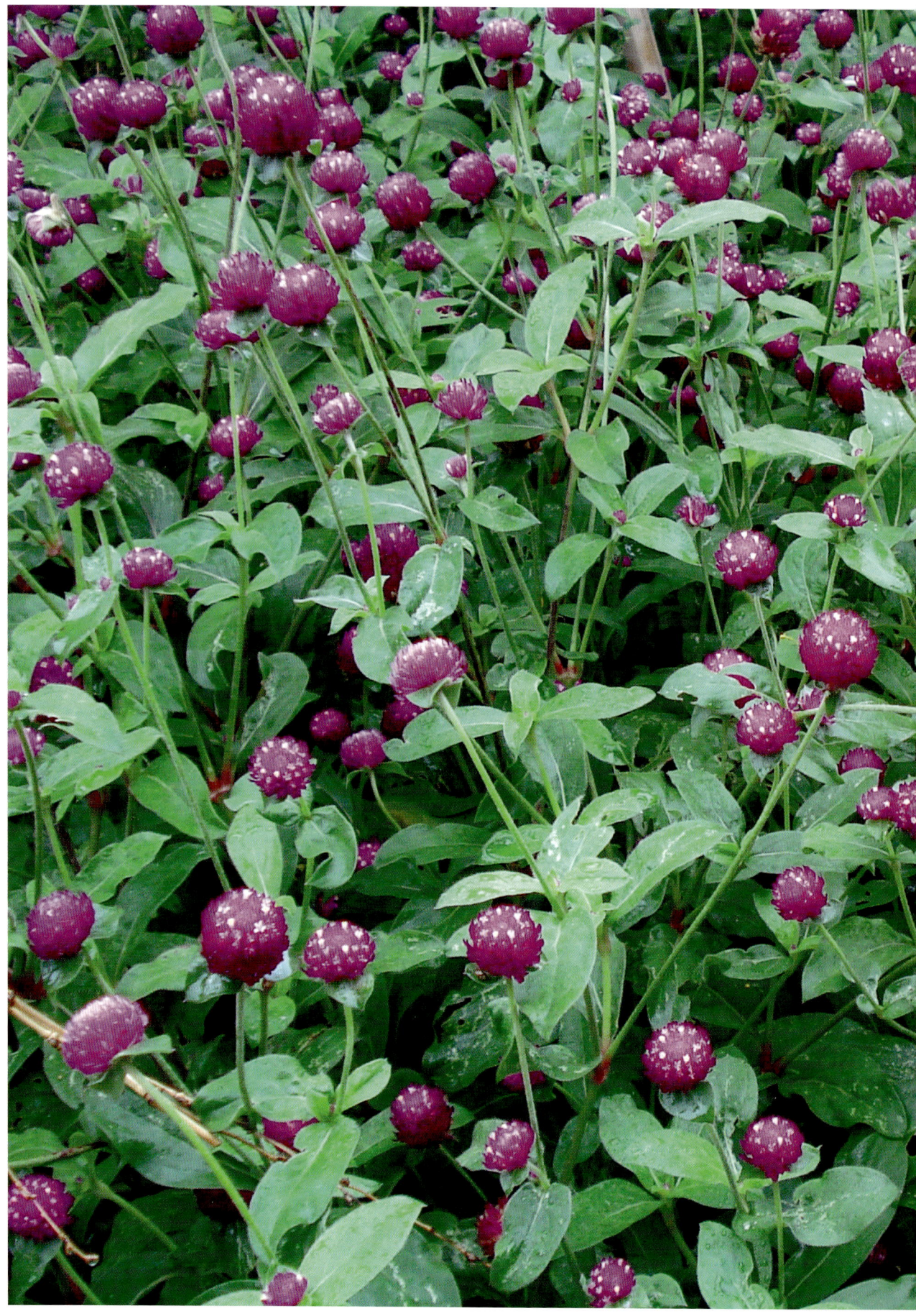

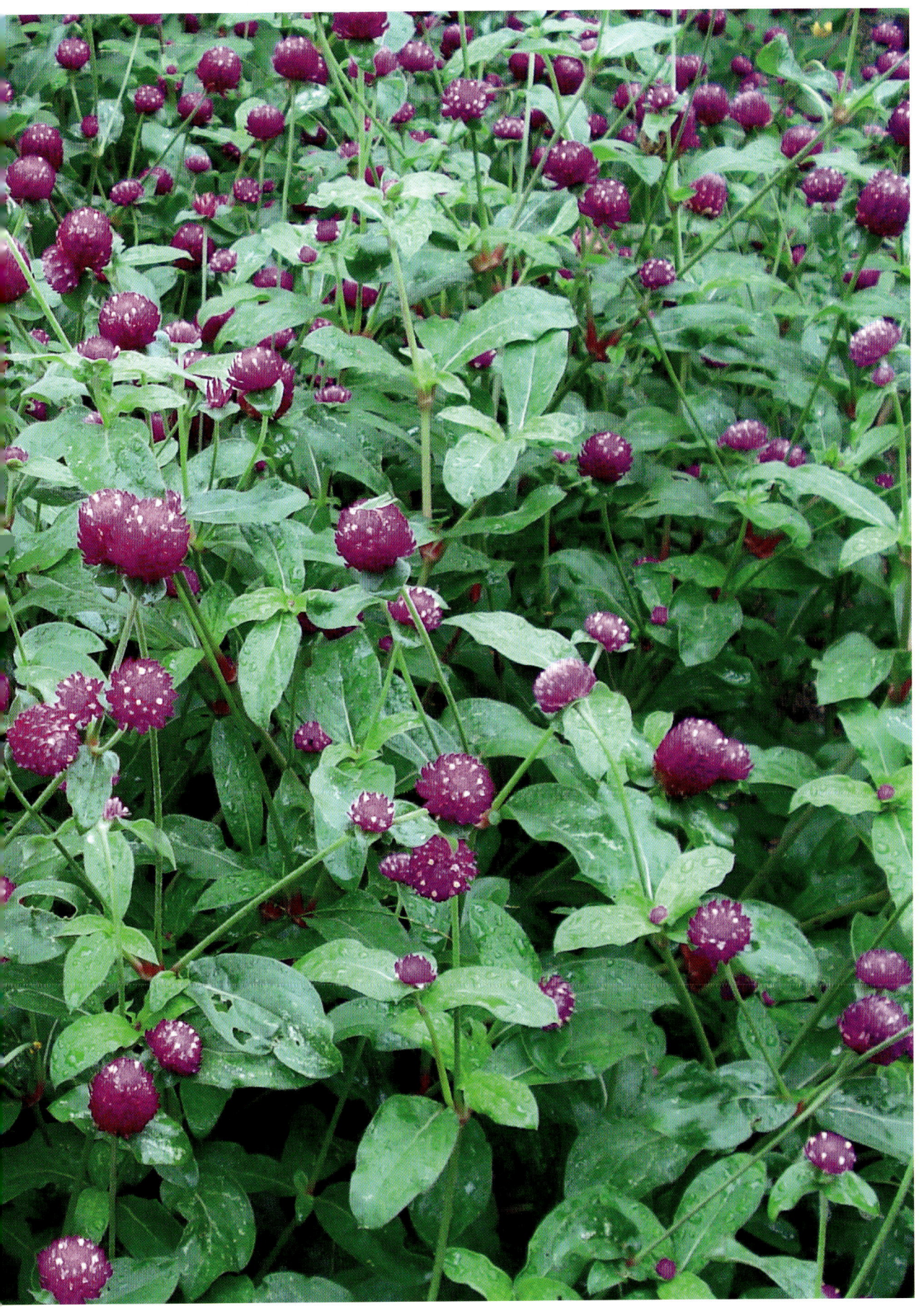

千日红

药材鉴别

　　本品干燥花序呈球形或长圆球形，通常单生，长 2 ~ 2.5 cm，直径 1.5 ~ 2 cm，由多数花集合而成；花序基部具 2 枚叶状三角形的总苞片，绿色，总苞片的背面密被细长的白柔毛，腹面的毛短而稀；每花有膜质苞 2 片，带红色。气微弱，无味。以洁白鲜红或紫红色，花头大而均匀者为佳。

功效主治

　　清肝，散结，止咳定喘。主治头风，目痛，气喘咳嗽，痢疾，百日咳，小儿惊风，瘰疬，疮疡。

用法用量

　　内服：15 ~ 30 g，煎汤。外用：捣敷或煎水洗。

民族药方

1. **头风痛**　千日红 10 g，马鞭草 20 g。水煎服。

2. **气喘**　千日红花头 10 个。水煎服，冲入黄酒少量服，每日 1 剂，连服 3 日。

3. **小儿风痫**　千日红花头 10 个，蝉蜕干 7 个。酌加开水炖服。

4. **小便不利**　千日红花头 5 ~ 15 个。水煎服。

5. **小儿肝热**　千日红花头 7 ~ 14 个。水煎服；或加冬瓜糖同炖服。

6. **小儿夜啼**　千日红花头 5 个，蝉蜕 3 个，菊花 5 g。水煎服。

使用注意

勿过量久服。

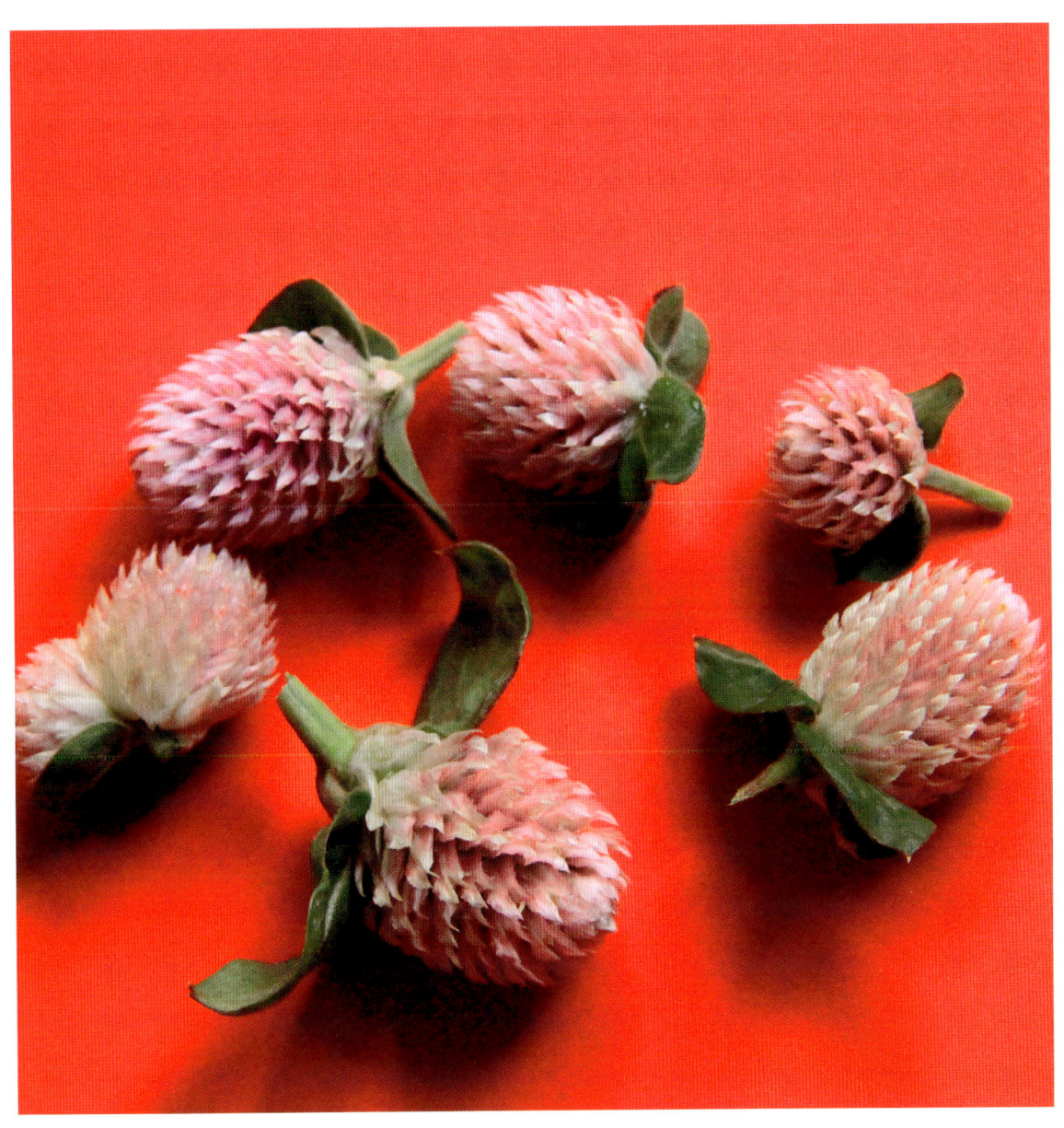

千日红药材

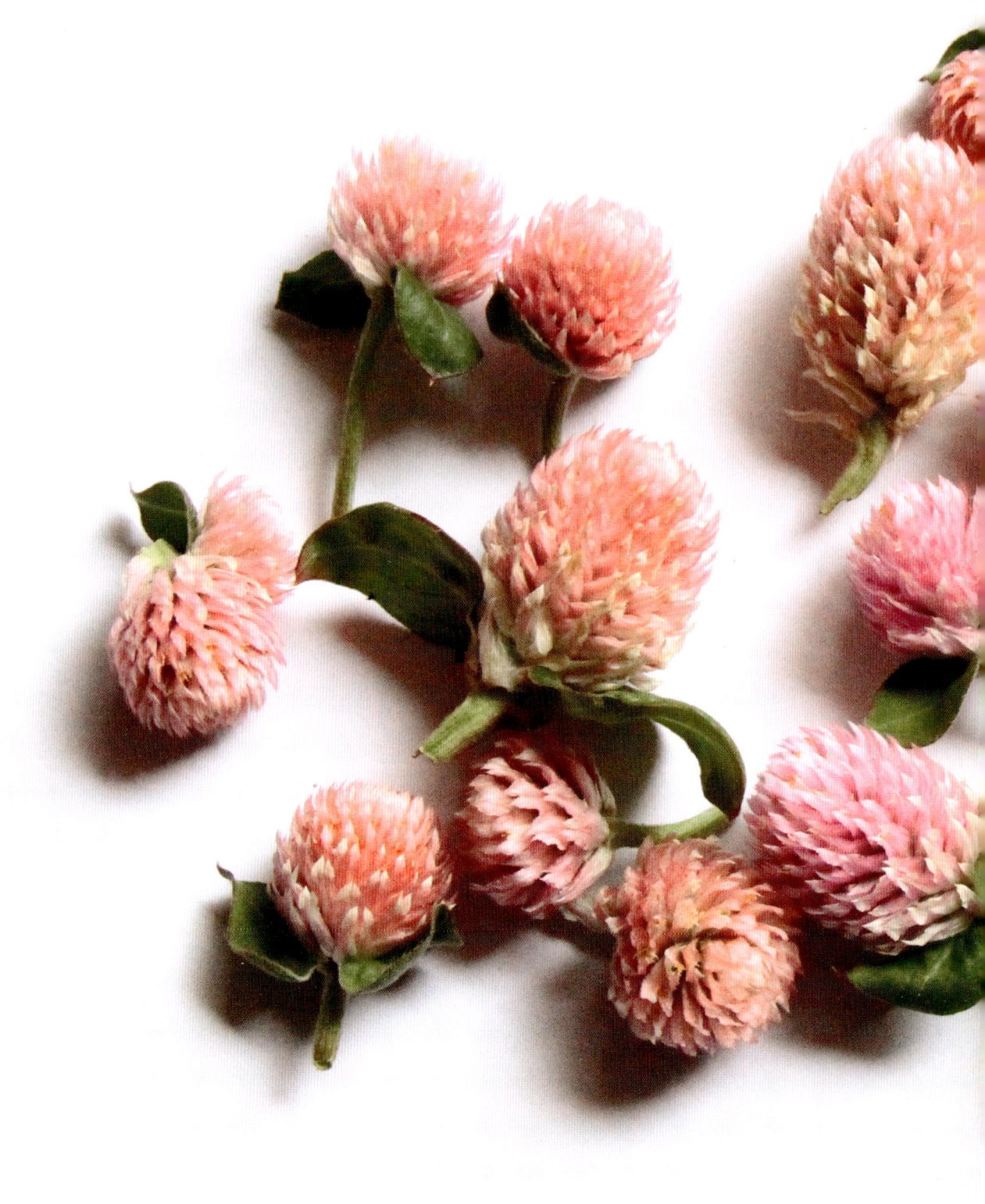

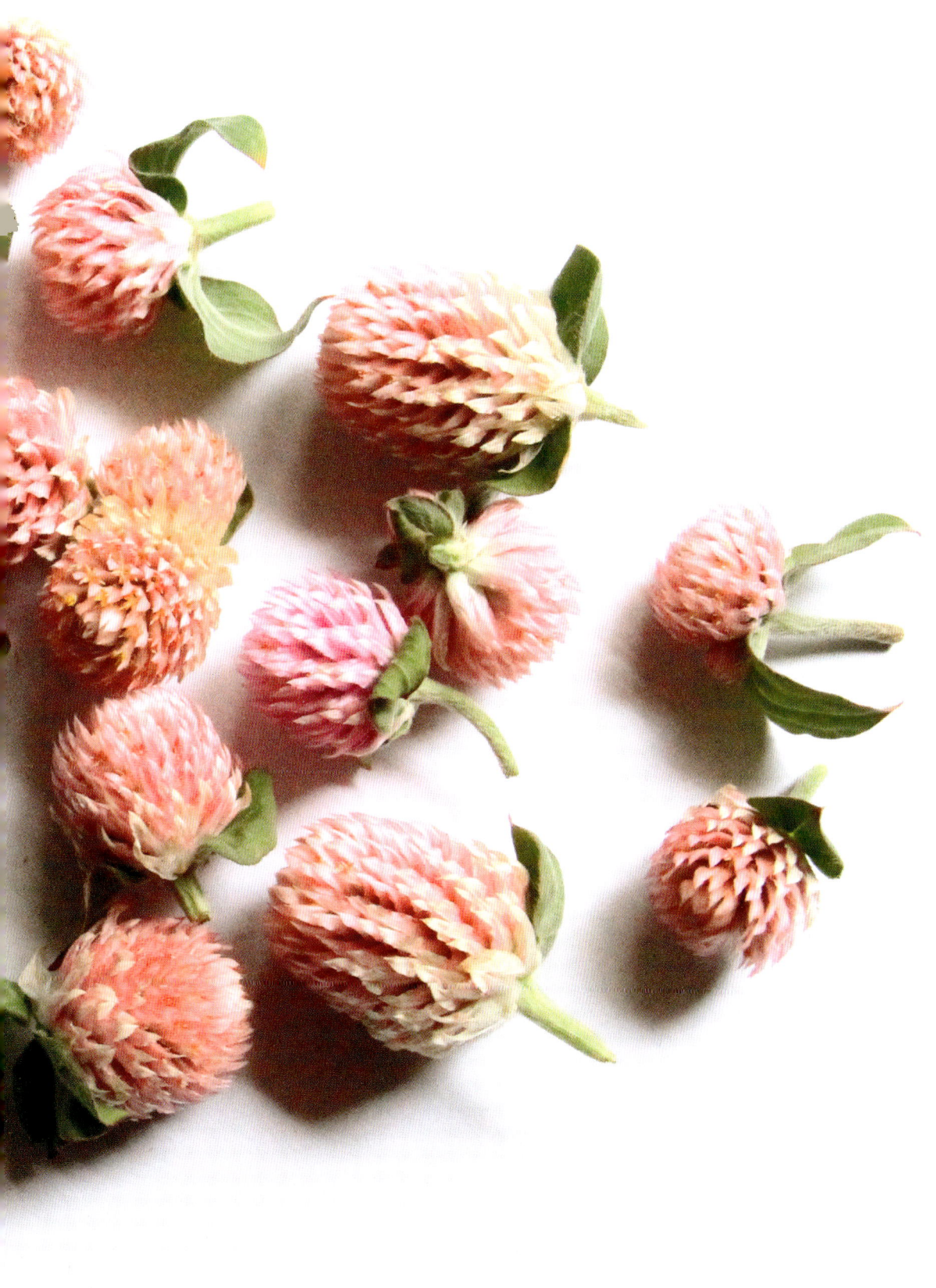

千日红药材

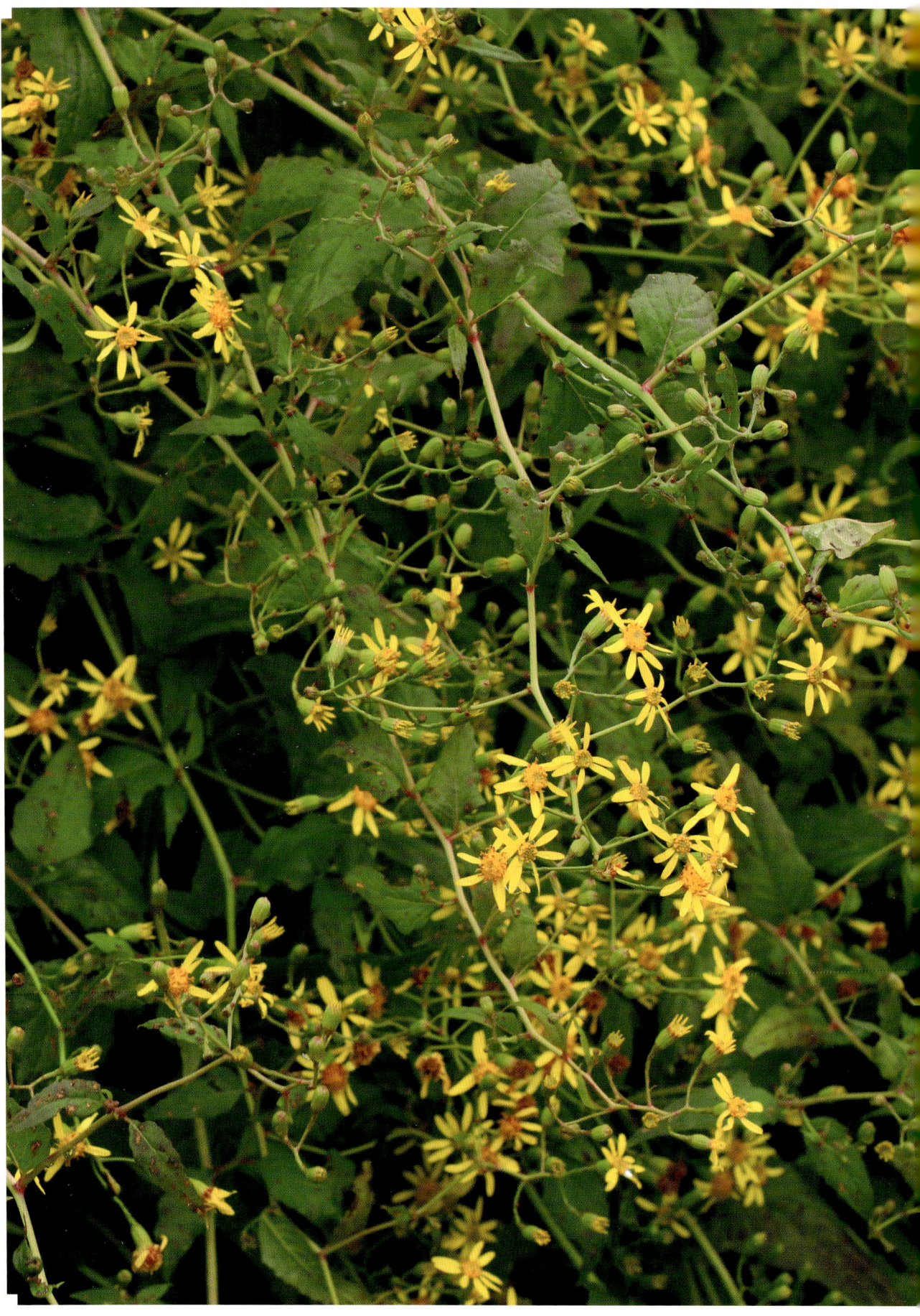

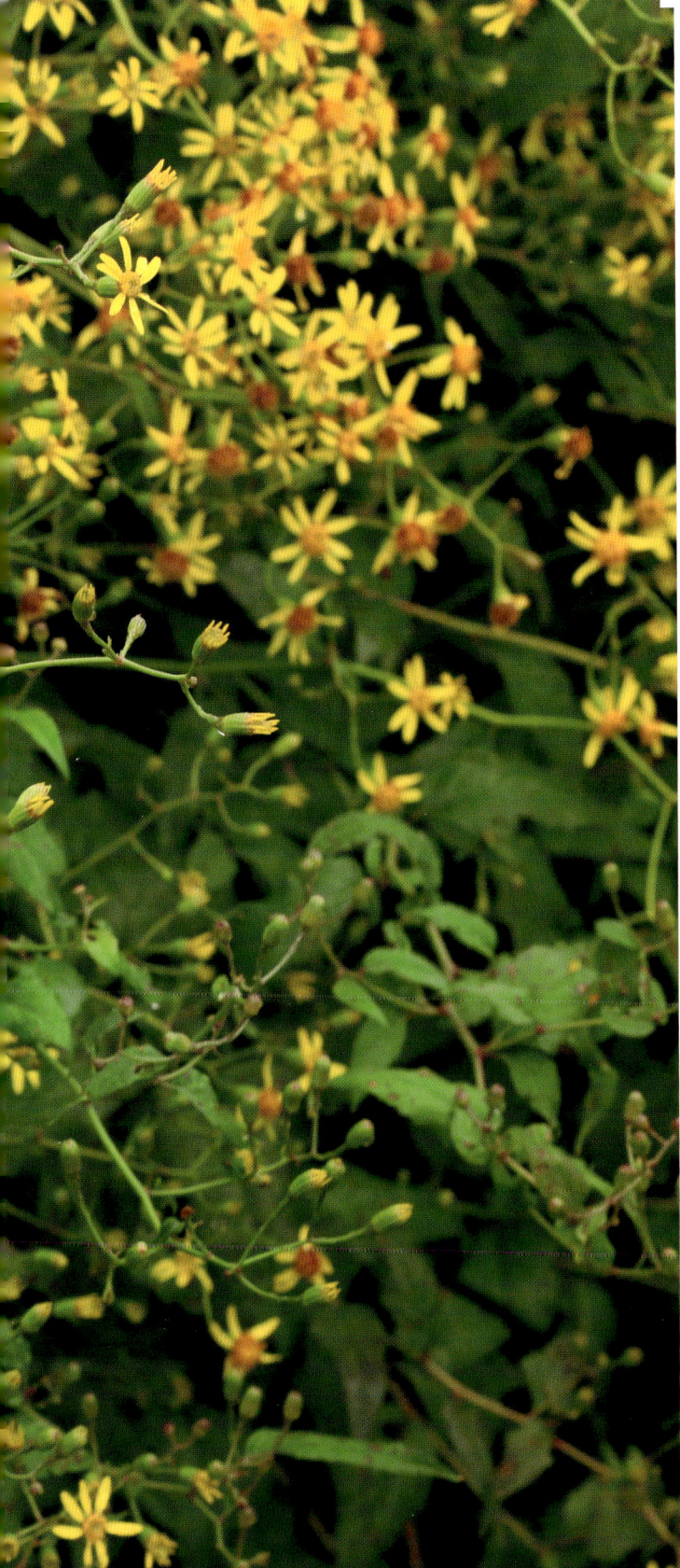

千里光

【水药名】农纠藜。

【别　名】千里及、九里明、九里光、一担光。

【来　源】本品为菊科植物千里光 Senecio scandens Buch.-Ham. 的全草。

【性味归经】味辛、微苦，性凉。归肺、肝经。

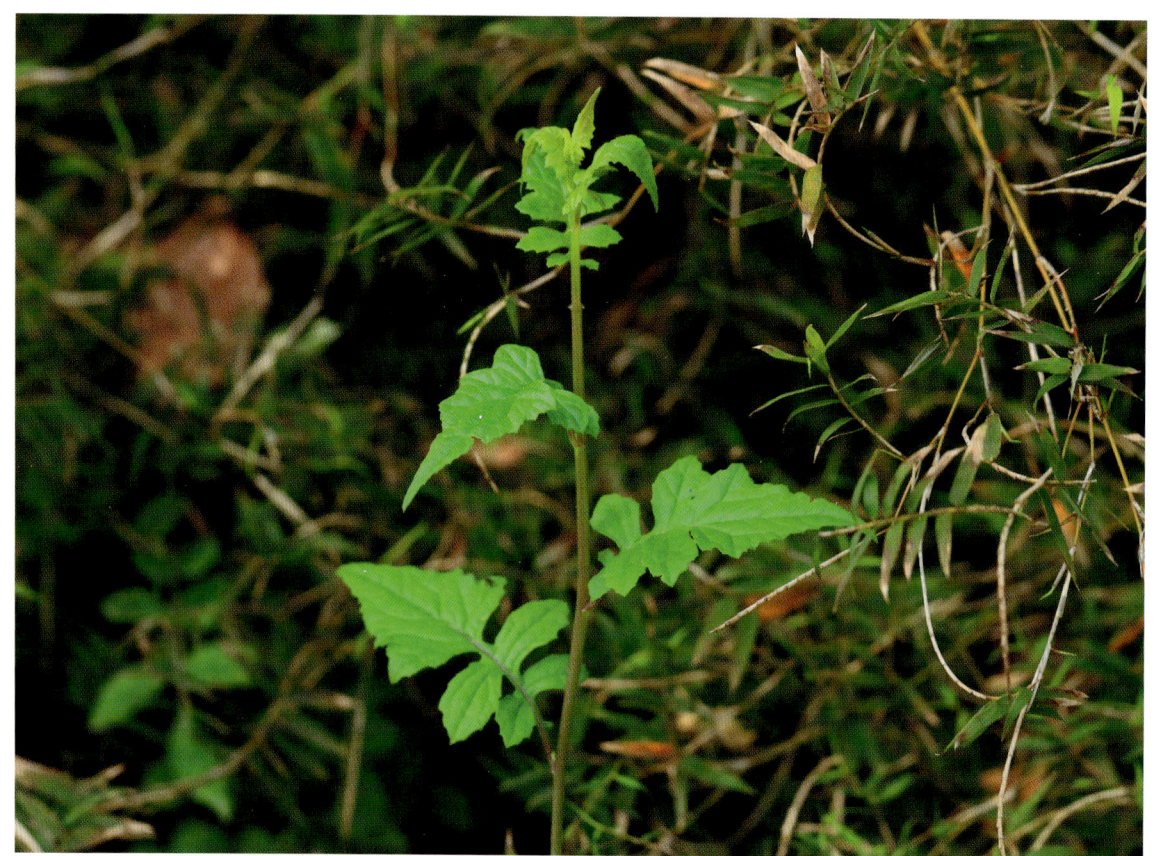

千里光

识别特征

多年生蔓生草本，长 2 ~ 5 m。根状茎粗壮圆柱形，土黄色，下生多条粗壮根及少量须根。茎圆柱形细长，曲折稍呈"之"字形上升，上部多分枝，有毛，后渐脱落。叶椭圆状三角形或卵状披针形，长 7 ~ 10 cm，宽 3.5 ~ 4.5 cm，先端渐尖，基部楔形或截形，边缘有不规则缺刻状齿。秋季开花，头状花序生长于枝端，花黄色，边花舌状。瘦果圆筒形，长约 3 mm，有冠毛，白色。花期 8—9 月。

生境分布

生长于村边、路旁、林边，为常见之小草。南方各地有分布。

采收加工

夏秋采收，洗净，鲜用或晒干。

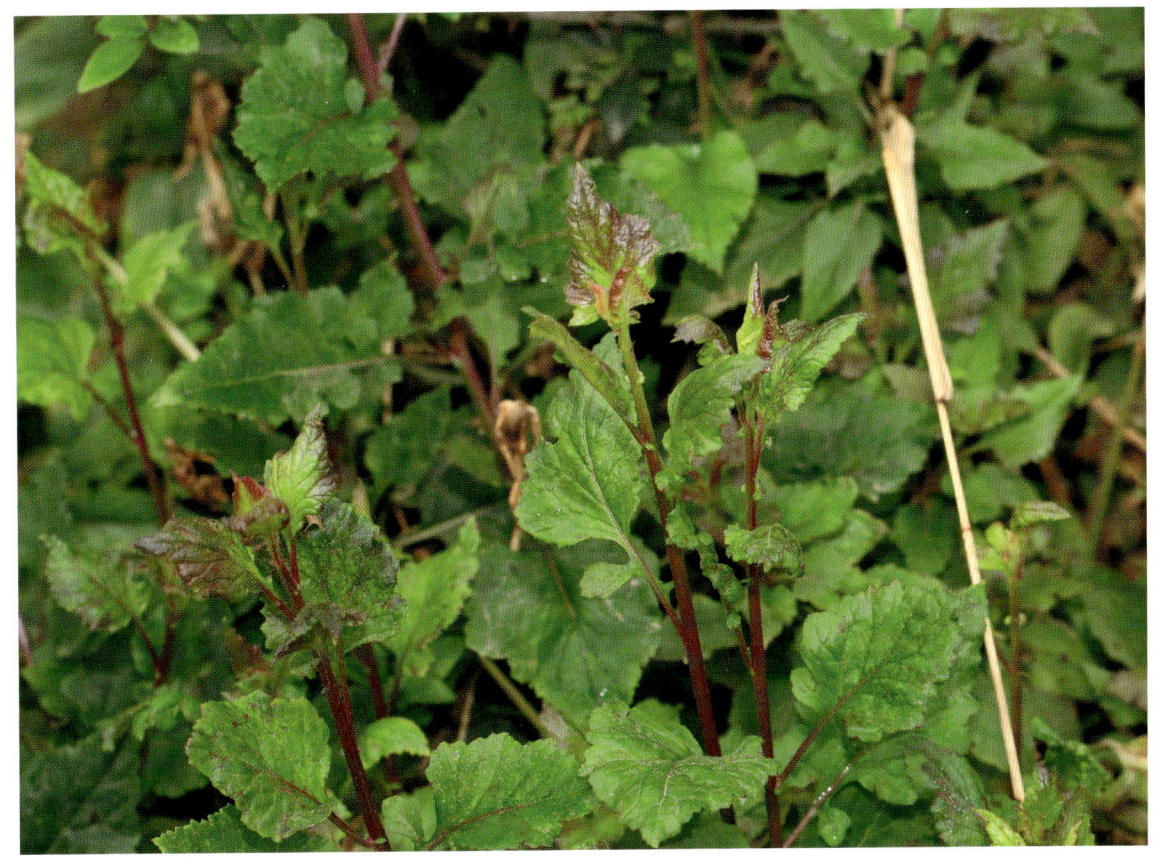

千里光

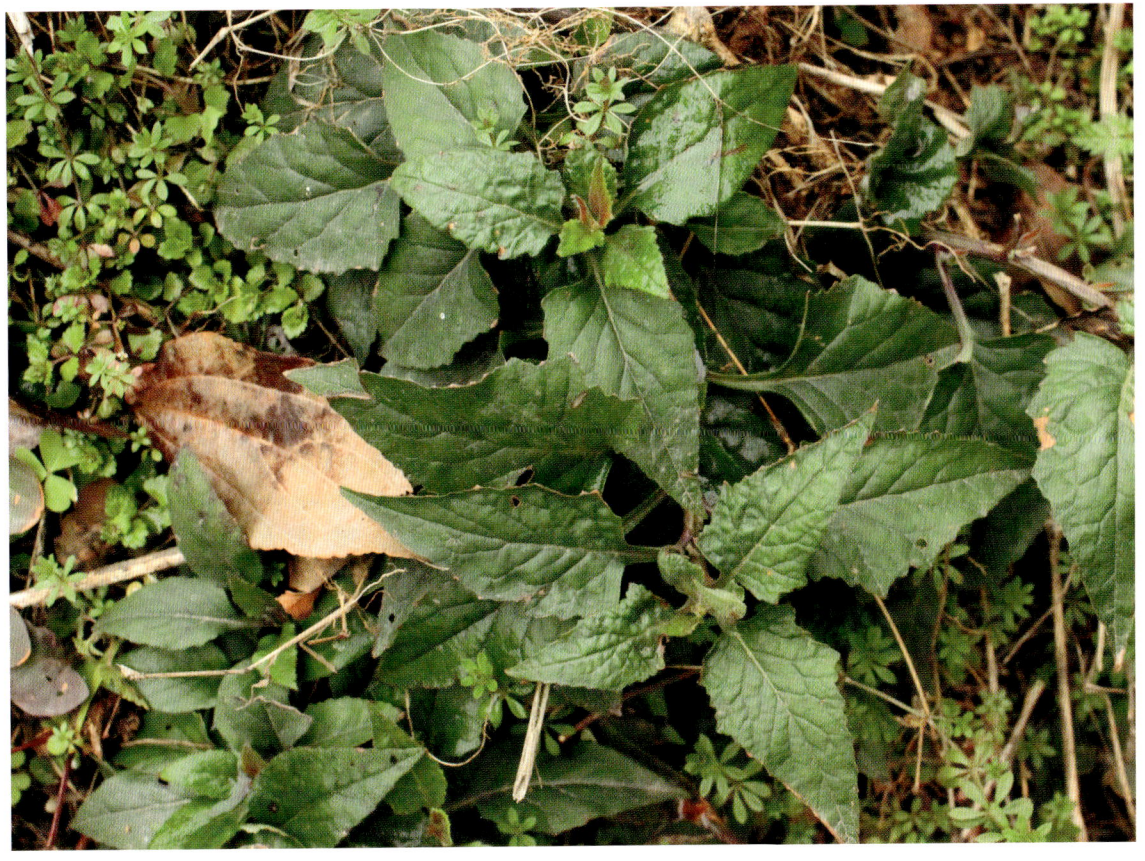

千里光

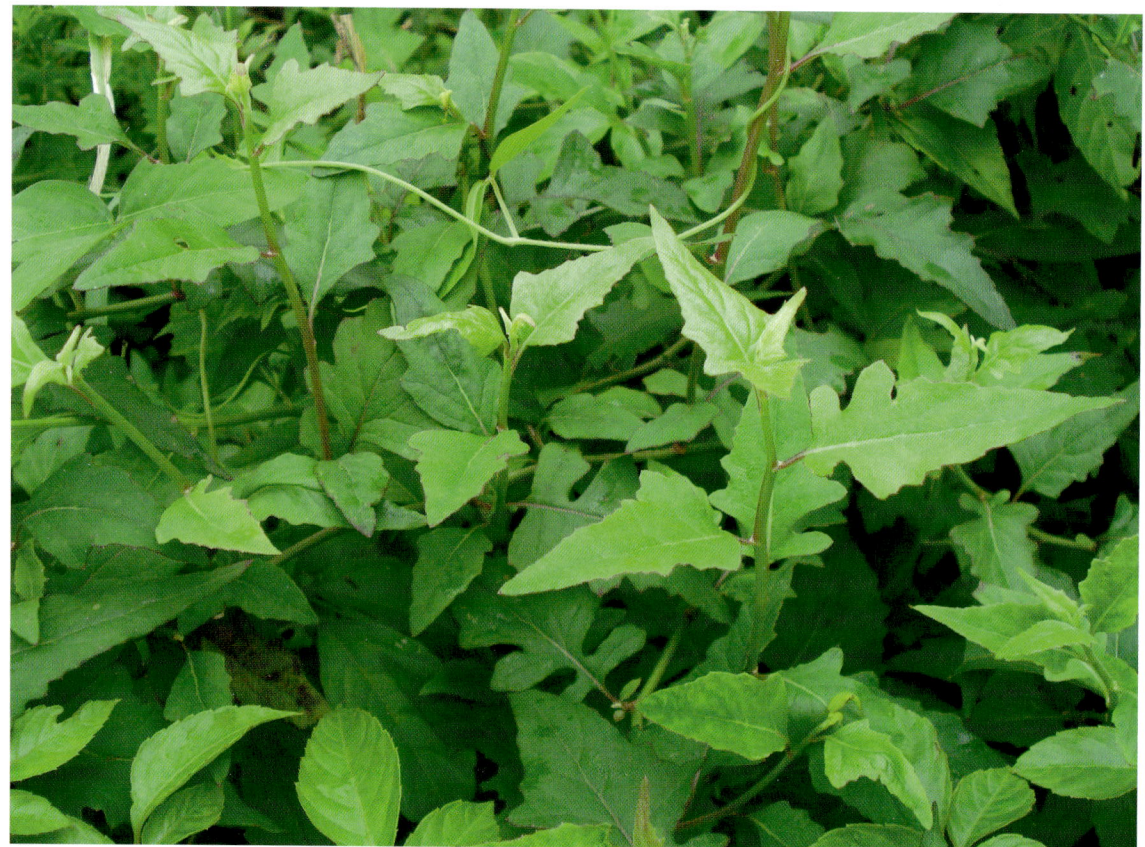

千里光

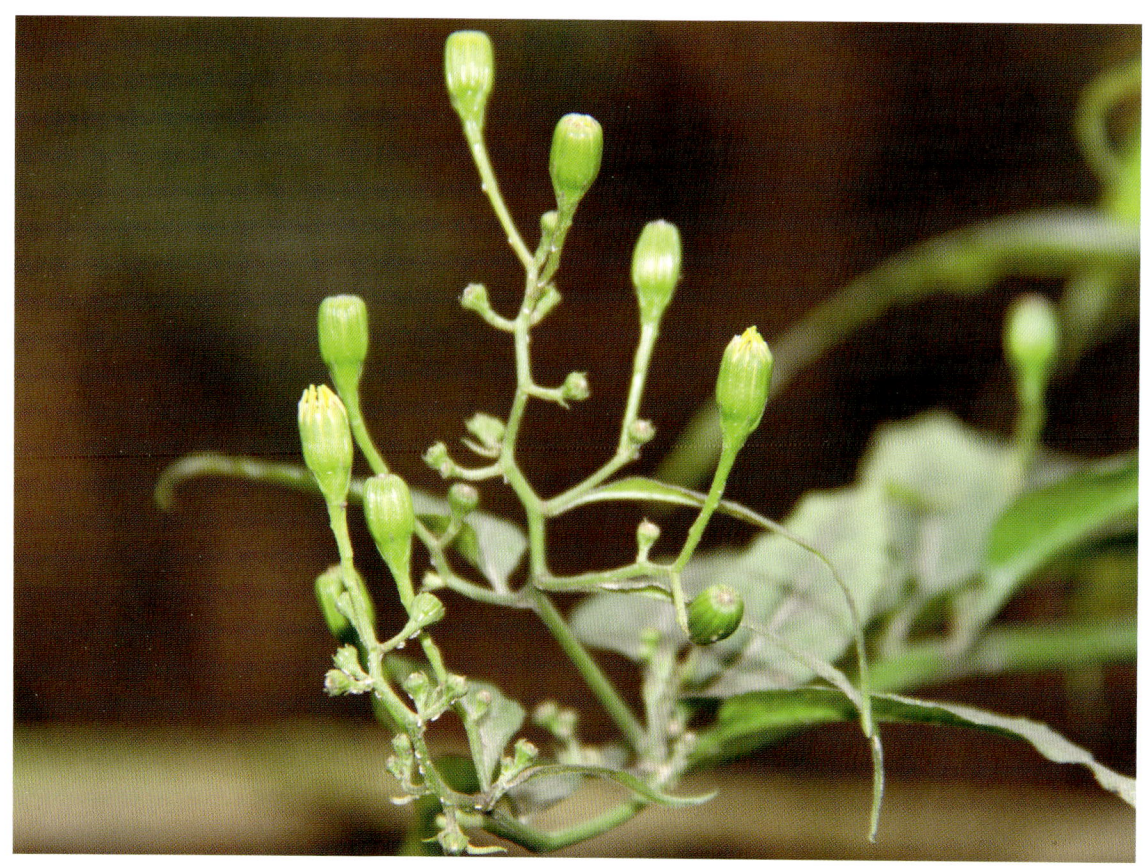

千里光

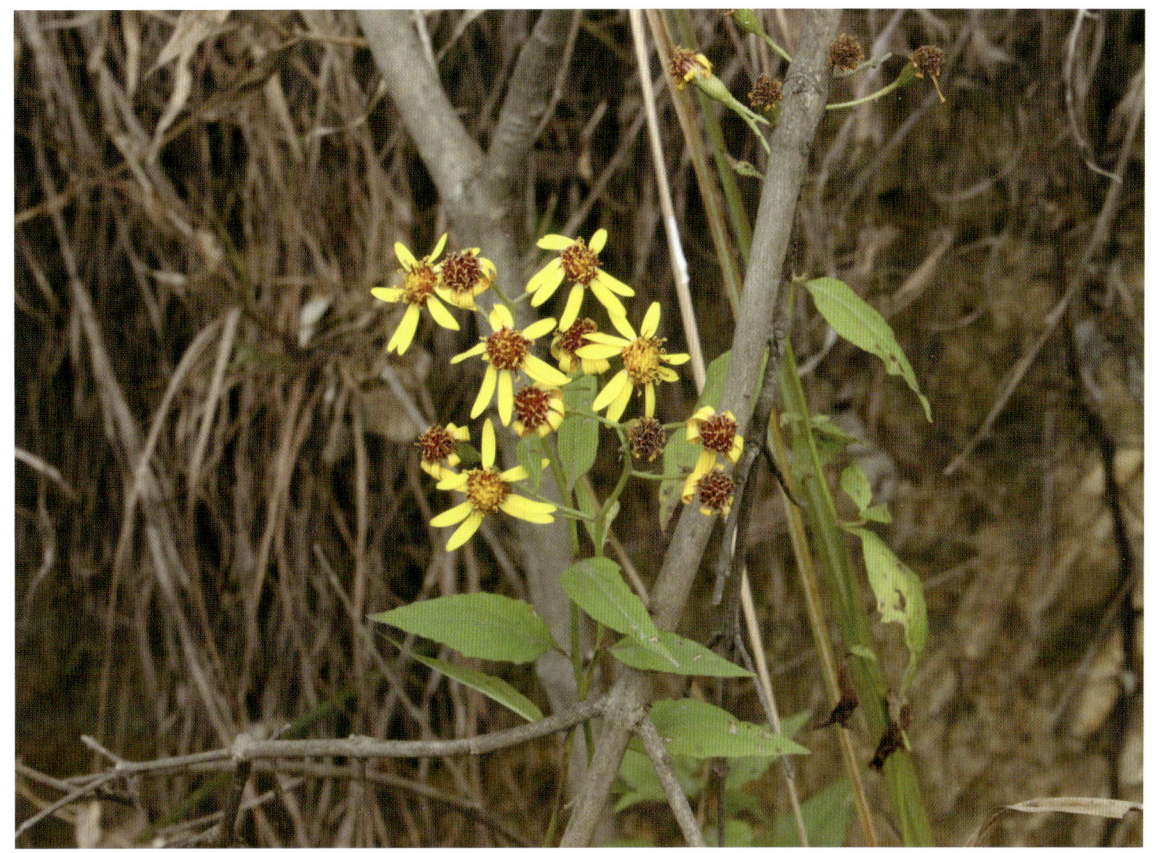

千里光

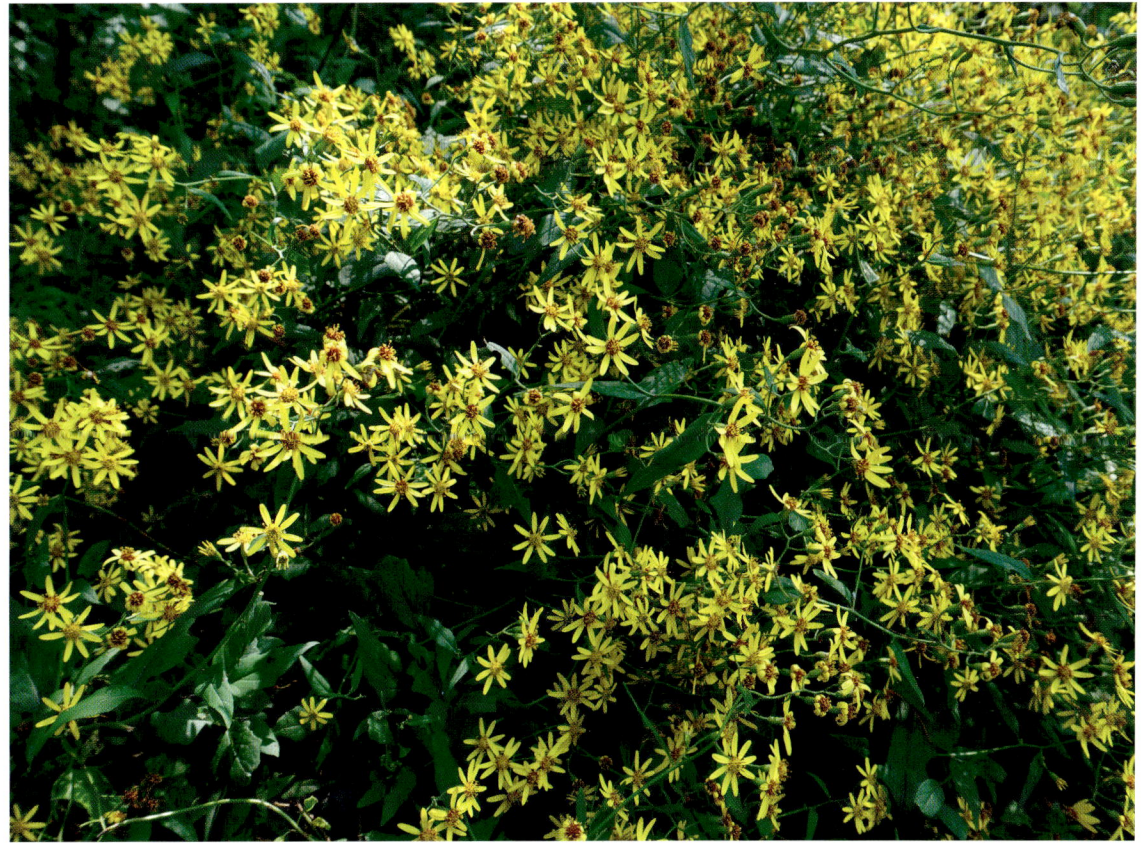

千里光

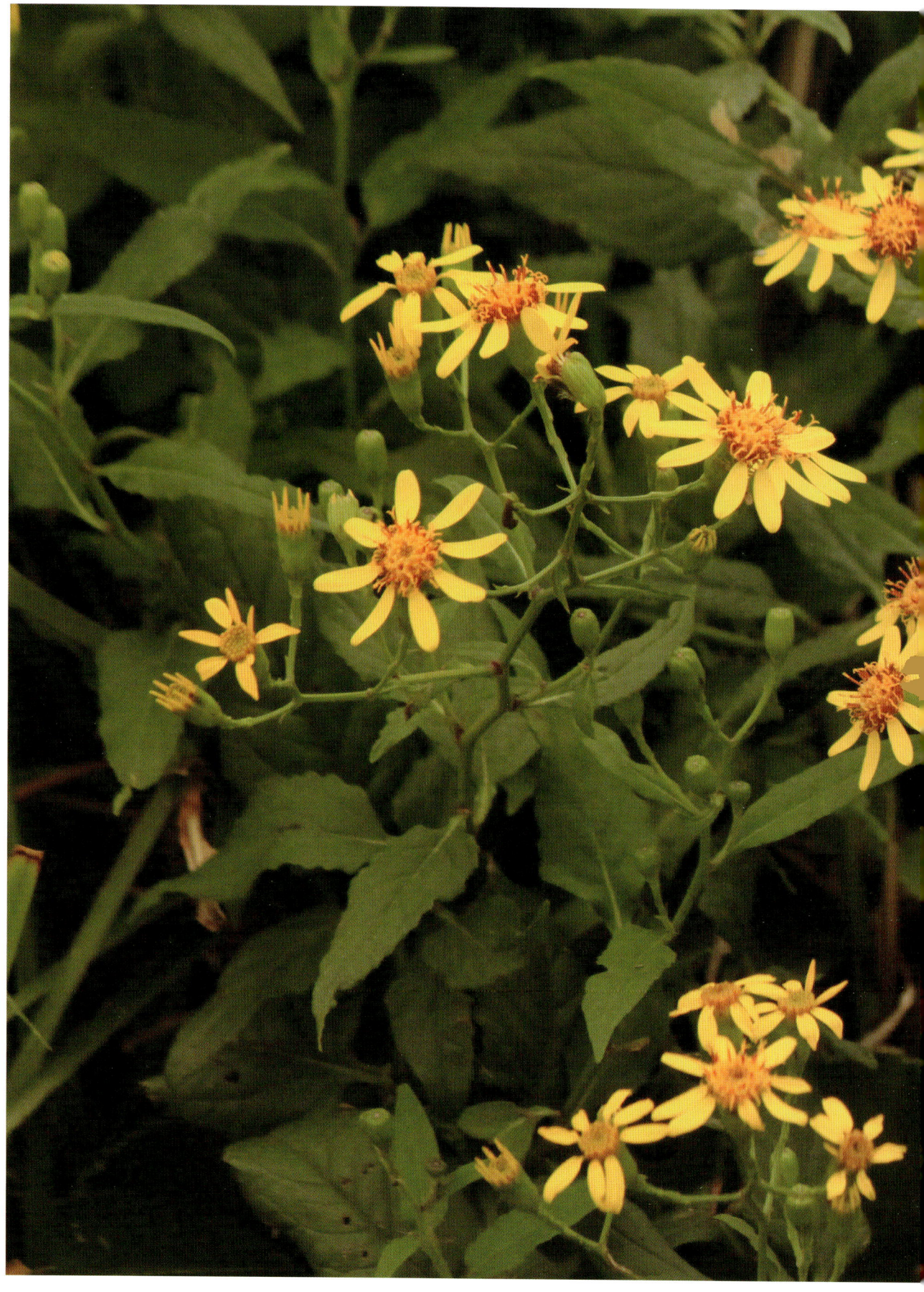

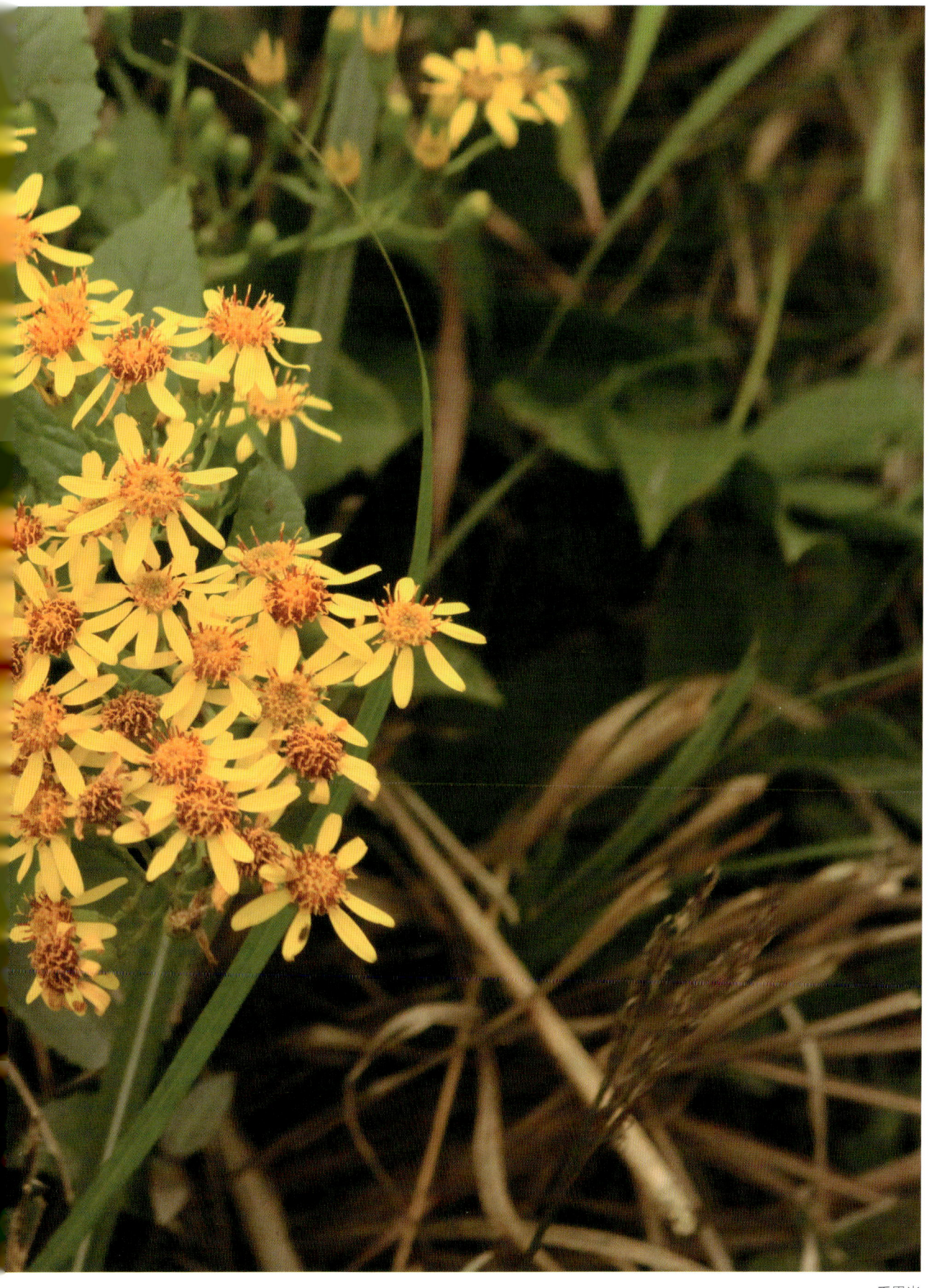

千里光

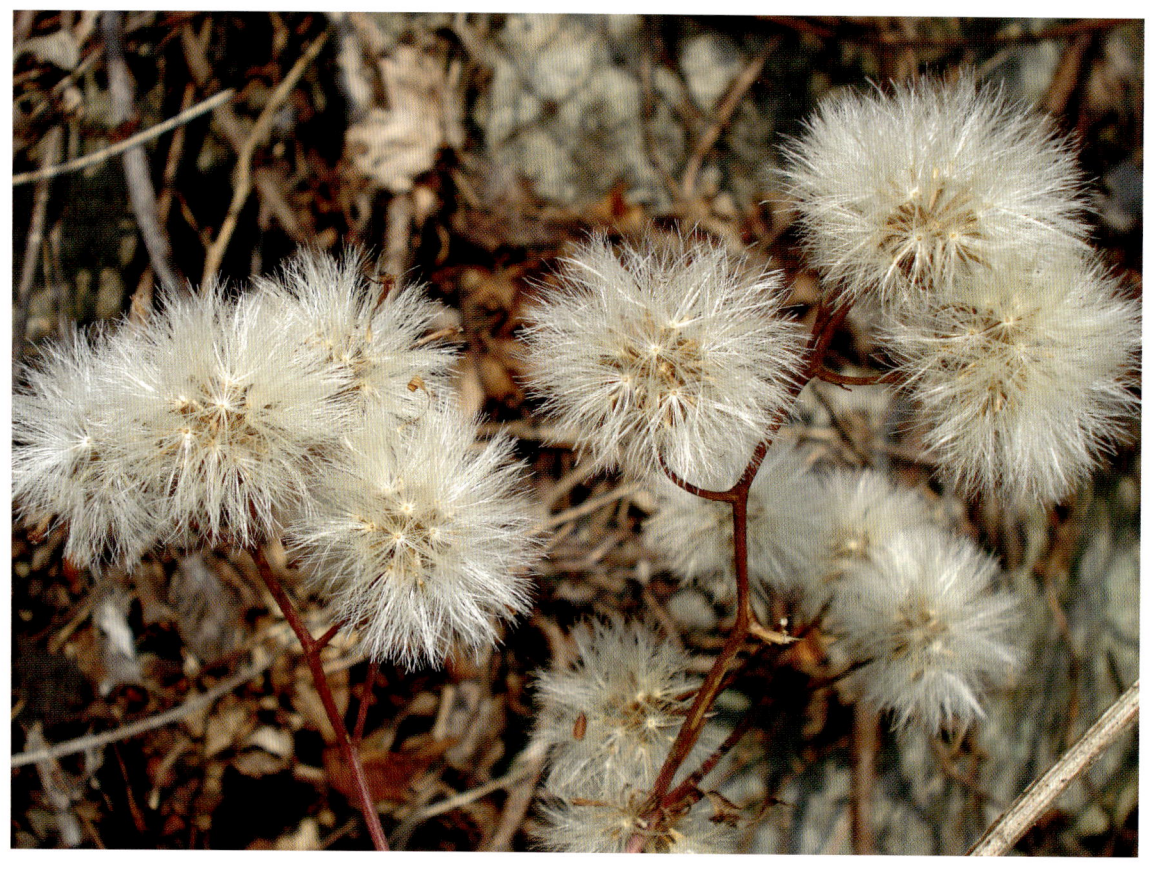

千里光

药材鉴别

本品茎呈细圆柱形，稍弯曲，上部有分枝；表面灰绿色、黄棕色或紫褐色，具纵棱，密被灰白色柔毛。叶互生，多皱缩破碎，完整叶片展平后呈卵状披针形或长三角形，有时具1～6侧裂片，边缘有不规则锯齿，基部戟形或截形，两面有细柔毛。头状花序，总苞钟形，花黄色至棕色，冠毛白色。气微，味苦。以叶多、色绿者为佳。

功效主治

清热解毒，凉血消肿，清肝明目。主治上呼吸道感染，扁桃体炎，咽喉炎，肺炎，结膜炎，痢疾，肠炎，阑尾炎，急性淋巴管炎，痈疽丹毒，湿疹等。

药理作用

千里光有抗菌、抗钩端螺旋体、抗滴虫及镇咳作用。本品含多种肝毒性生物碱，对肝脏有明显毒性。

用法用量

内服：15～30 g，煎汤；或研末，入丸、散服。外用：鲜品适量，捣敷；或煎水洗。

▍民族药方

1. **风热感冒**　千里光、菊花、薄荷各 15 g，黄荆子、荆芥各 10 g。水煎服。

2. **阑尾炎**　千里光、蒲公英根、红藤各 30 g。水煎服。

3. **疮疖肿痛**　千里光、野菊花、蒲公英各等份。水煎服。

4. **皮肤湿疹瘙痒**　鲜千里光适量。洗净，捣烂取汁外涂。

5. **细菌性痢疾**　千里光、金银花或小青草各适量。水煎服。

6. **风火眼痛**　千里光 100 g。煎水熏洗。

7. **脚趾间湿痒，肛门痒，阴道痒**　千里光适量。煎水洗患处。

8. **鹅掌风，头癣，干湿癣疮**　千里光、苍耳草全草各等份。煎汁浓缩成膏，搽或擦患处。

9. **阴囊皮肤流水奇痒**　千里光适量。捣烂，水煎去渣，再用文火煎成稠膏状，调乌柏油，搽患处。

10. **疗疮，肿毒**　千里光适量。水煎浓外敷；另取千里光 50 g，水煎服。

11. **流感**　鲜千里光全草 50 ～ 100 g。水煎服。

12. **预防中暑**　千里光 25 ～ 40 g。泡开水代水饮。

13. **疟疾**　千里光、红糖、甜酒糟各适量。共煎服。

▍使用注意

脾胃虚寒者、孕妇、儿童慎用。

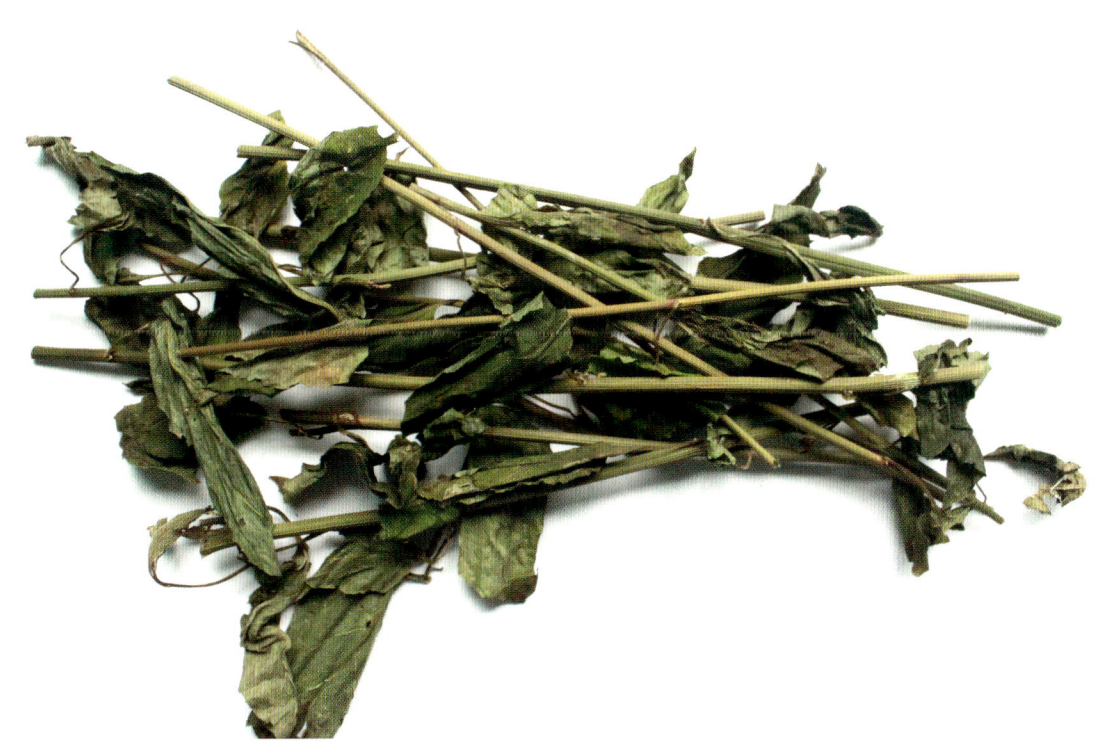

千里光药材

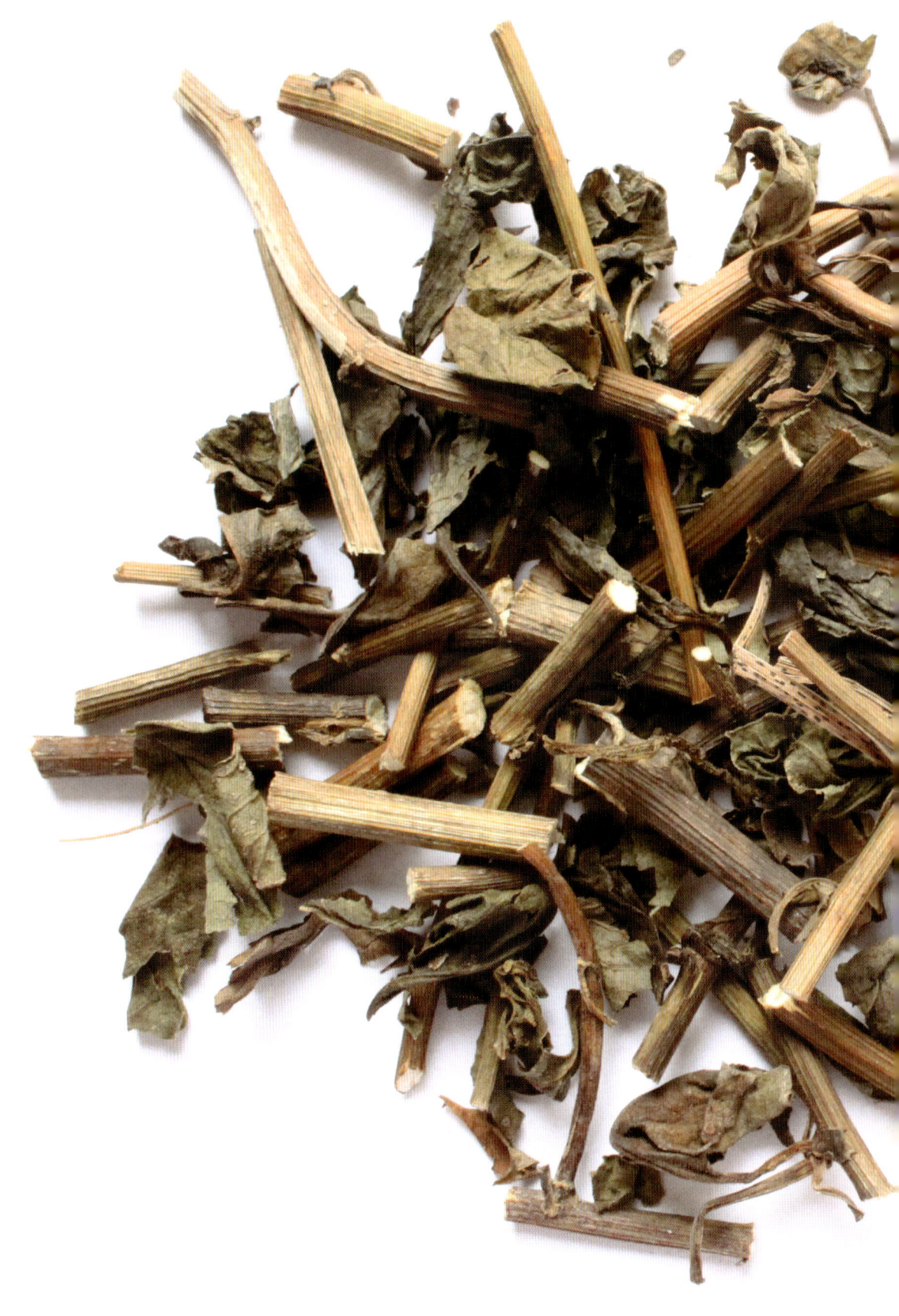

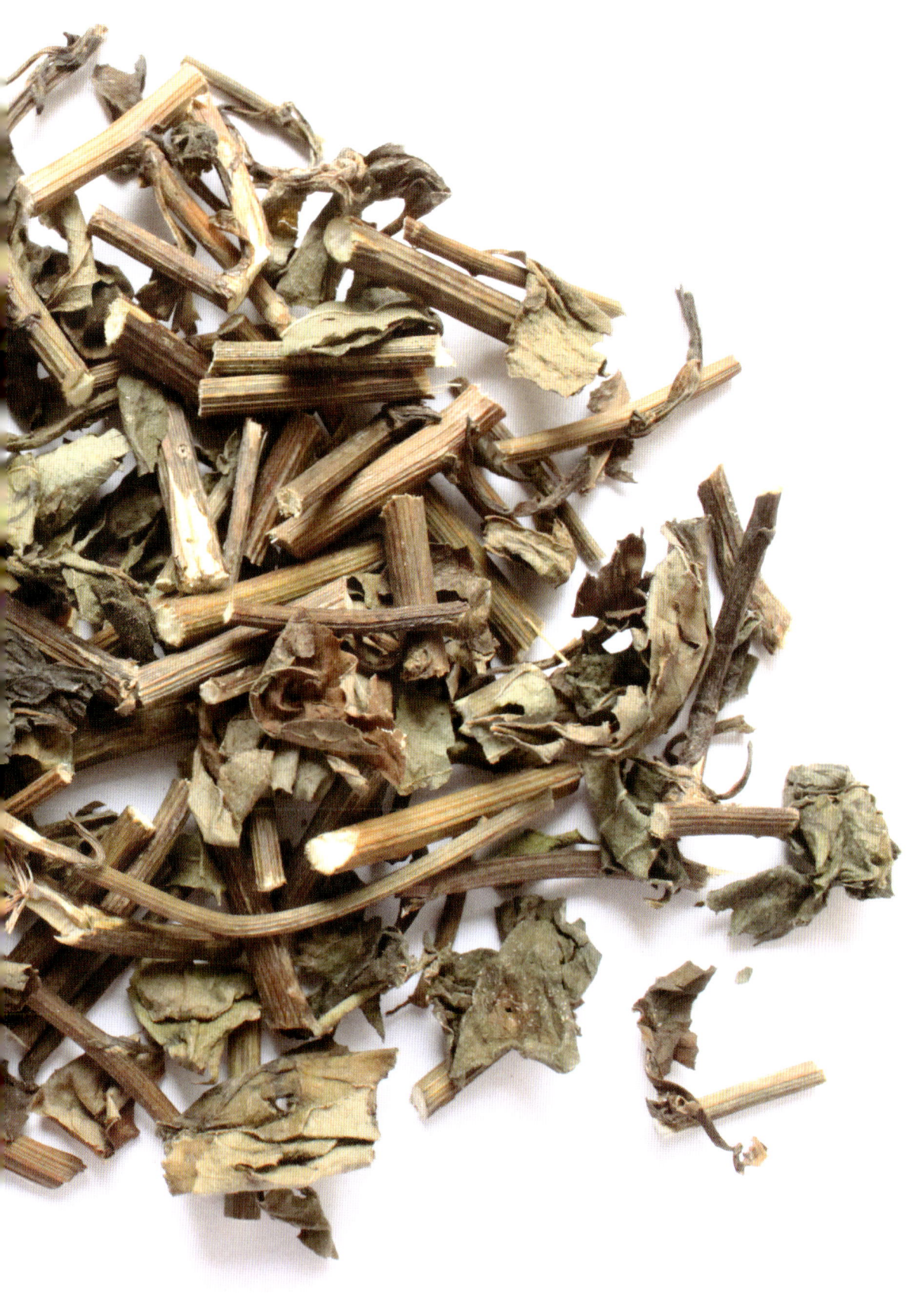

千里光饮片

千里光

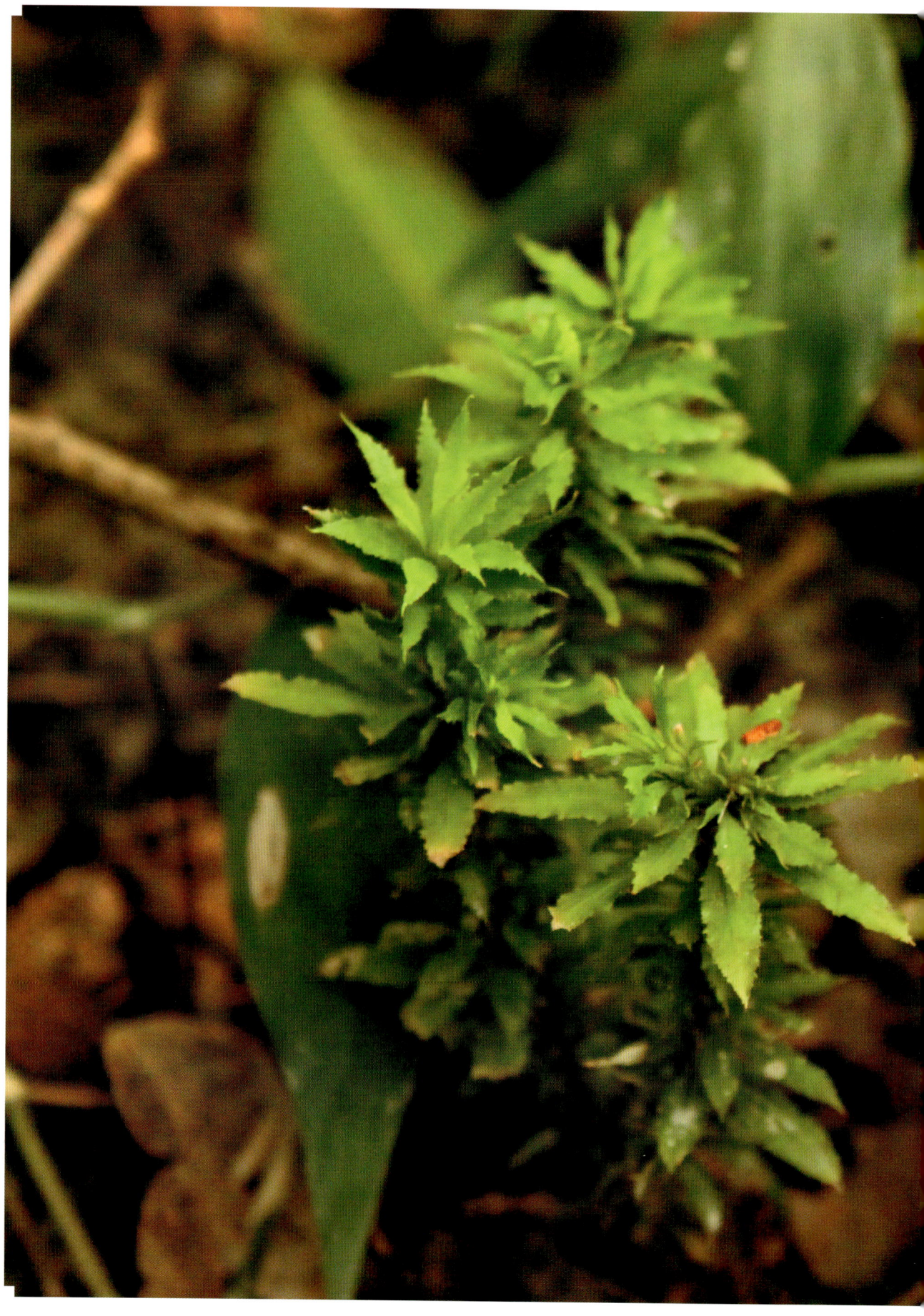

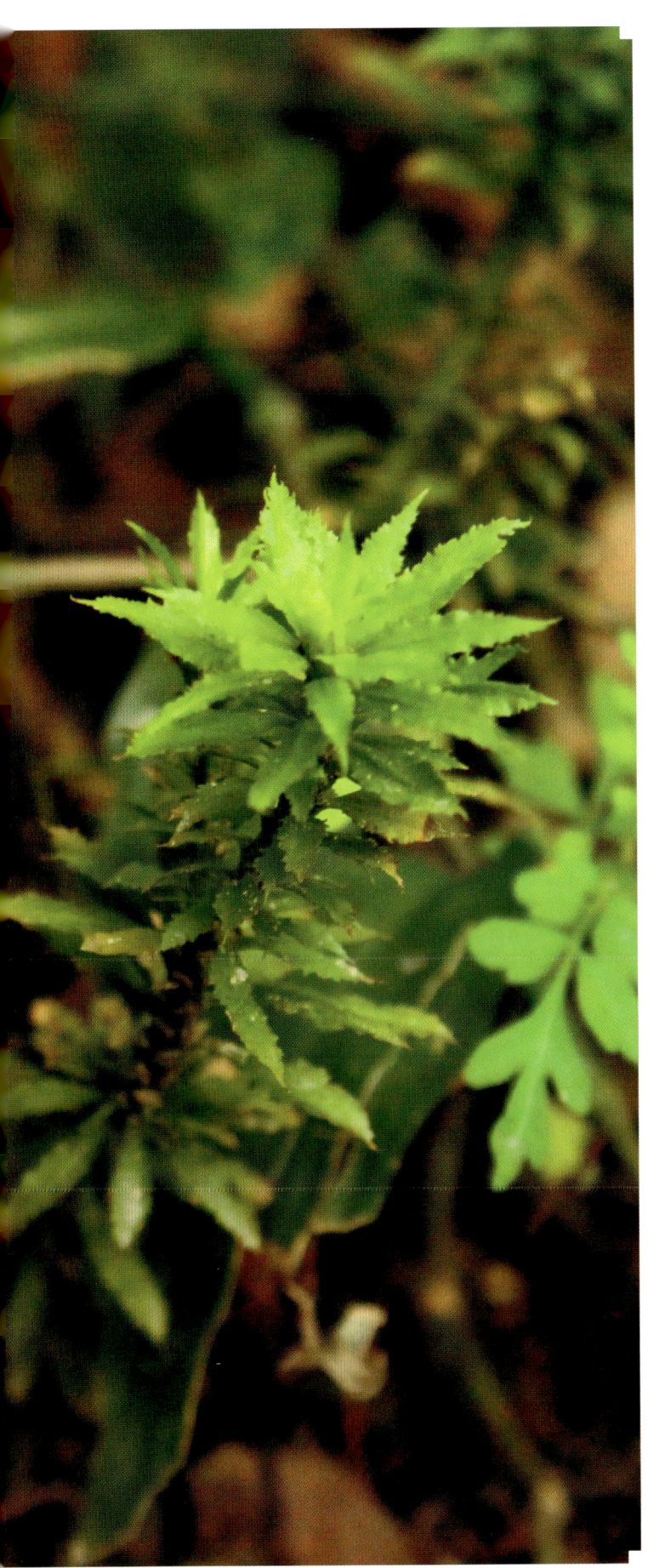

千层塔

【水药名】骂定灰。

【别　名】虱蛋草、蛇交子、蛇足草、地杉丫、矮杉树、万年杉。

【来　源】本品为石松科植物蛇足石杉 Lycopodium serratum Thunb. 的全草。

【性味归经】味辛，性温，有毒。归肺、大肠、肝、肾经。

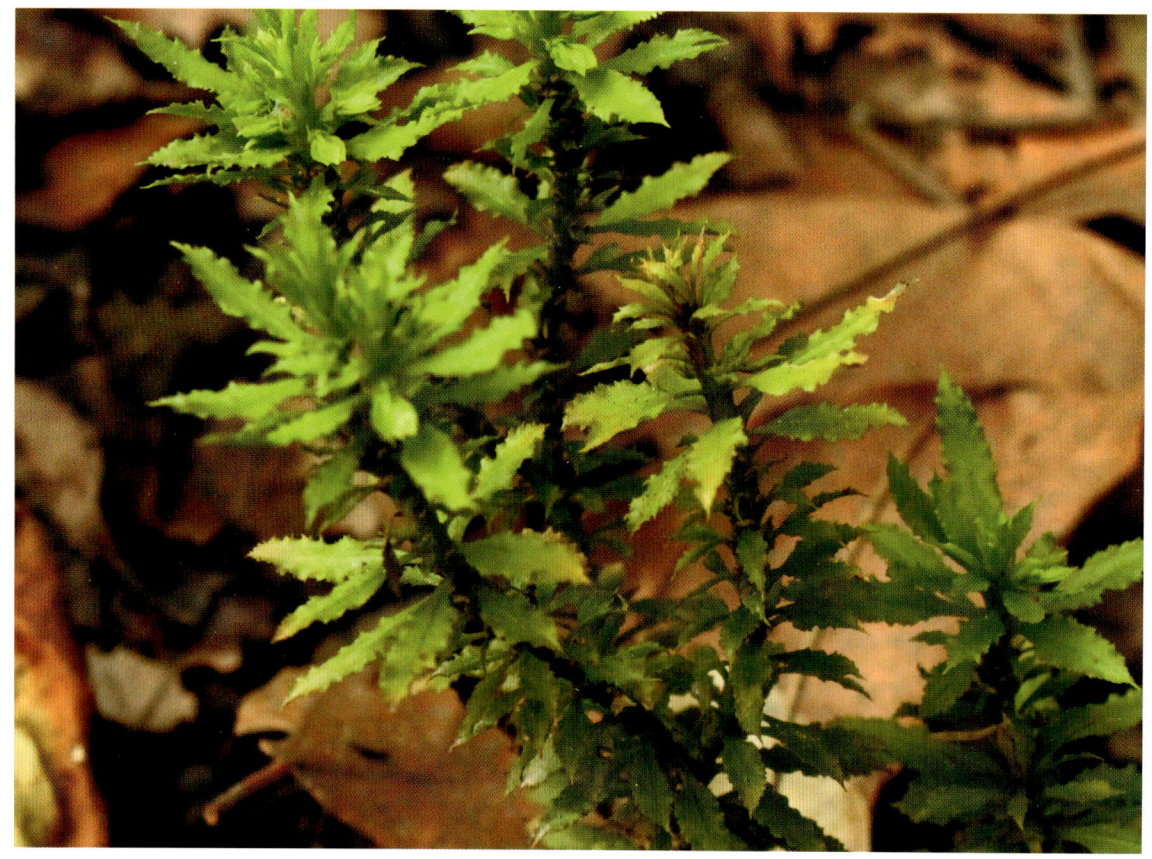

蛇足石杉

识别特征

多年生草本。根须状。茎直立或下部平卧，高 15 ~ 40 cm，一至数回两叉分枝。顶端常具生殖芽，落地成新苗。叶纸质，略成四行疏生，具短柄；叶片披针形，先端锐尖，基部渐狭，楔形，边缘有不规则尖锯齿，中脉明显。孢子叶和营养叶同型，孢子囊横生长于叶腋，肾形，淡黄色，光滑，横裂。孢子同形。

生境分布

生长于林荫下湿地或沟谷石上。分布于东北、长江流域、浙江、福建、广东、广西、四川、贵州、云南等地。

采收加工

全年可采，洗净，晒干。

功效主治

退热，除湿，消瘀，止血。主治肺炎，肺痈，劳伤吐血，痔疮便血，白带，肿毒。

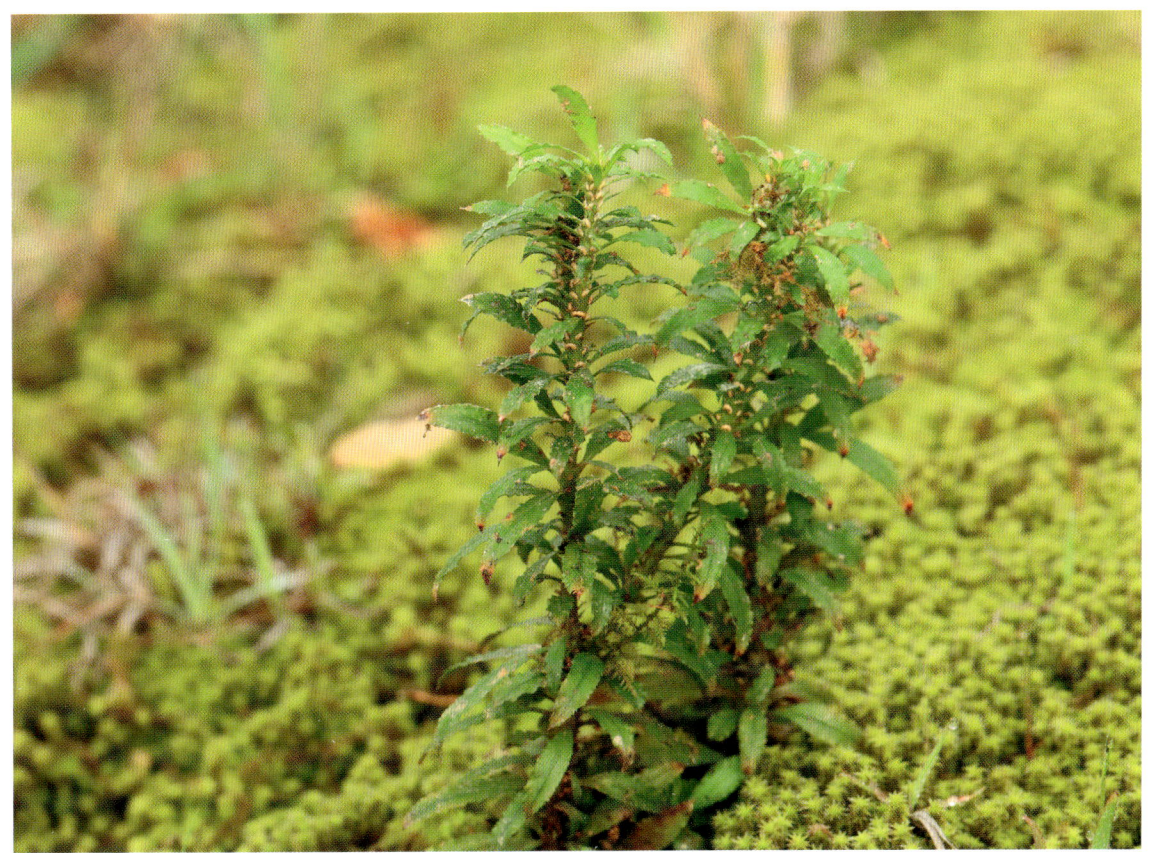

蛇足石杉

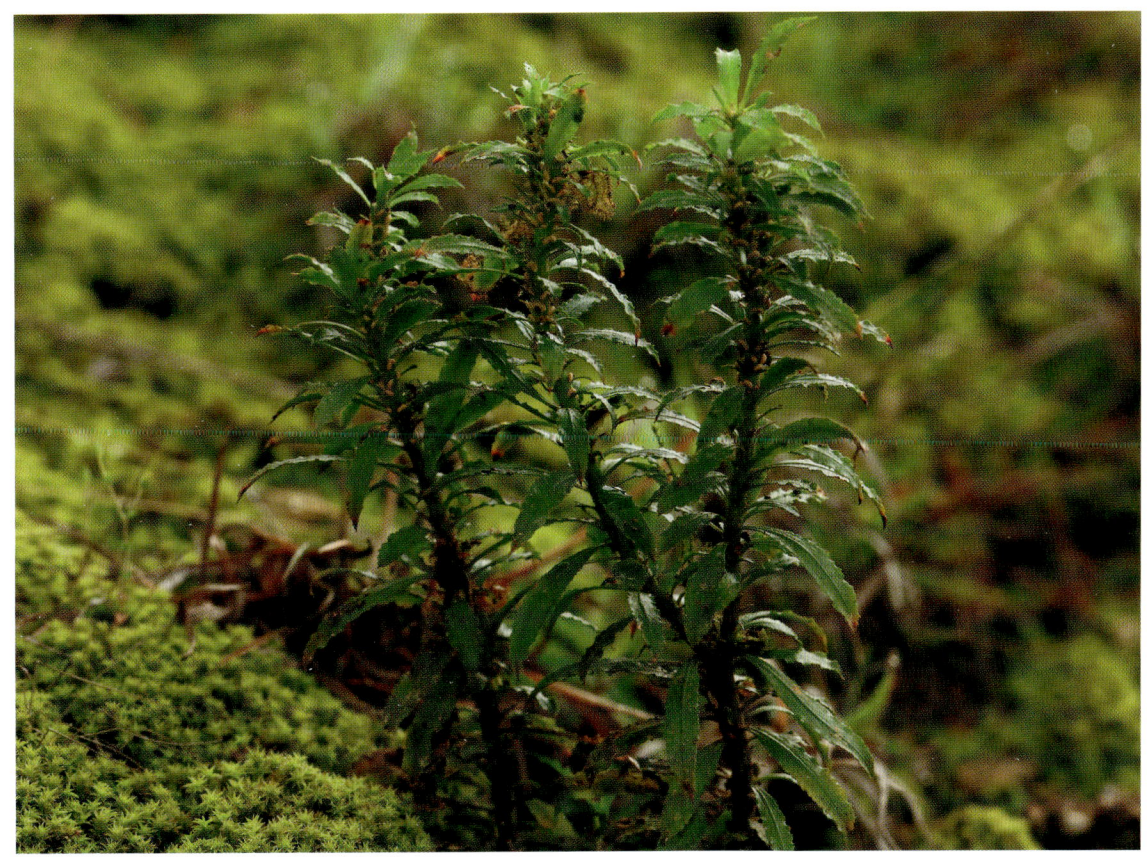

蛇足石杉

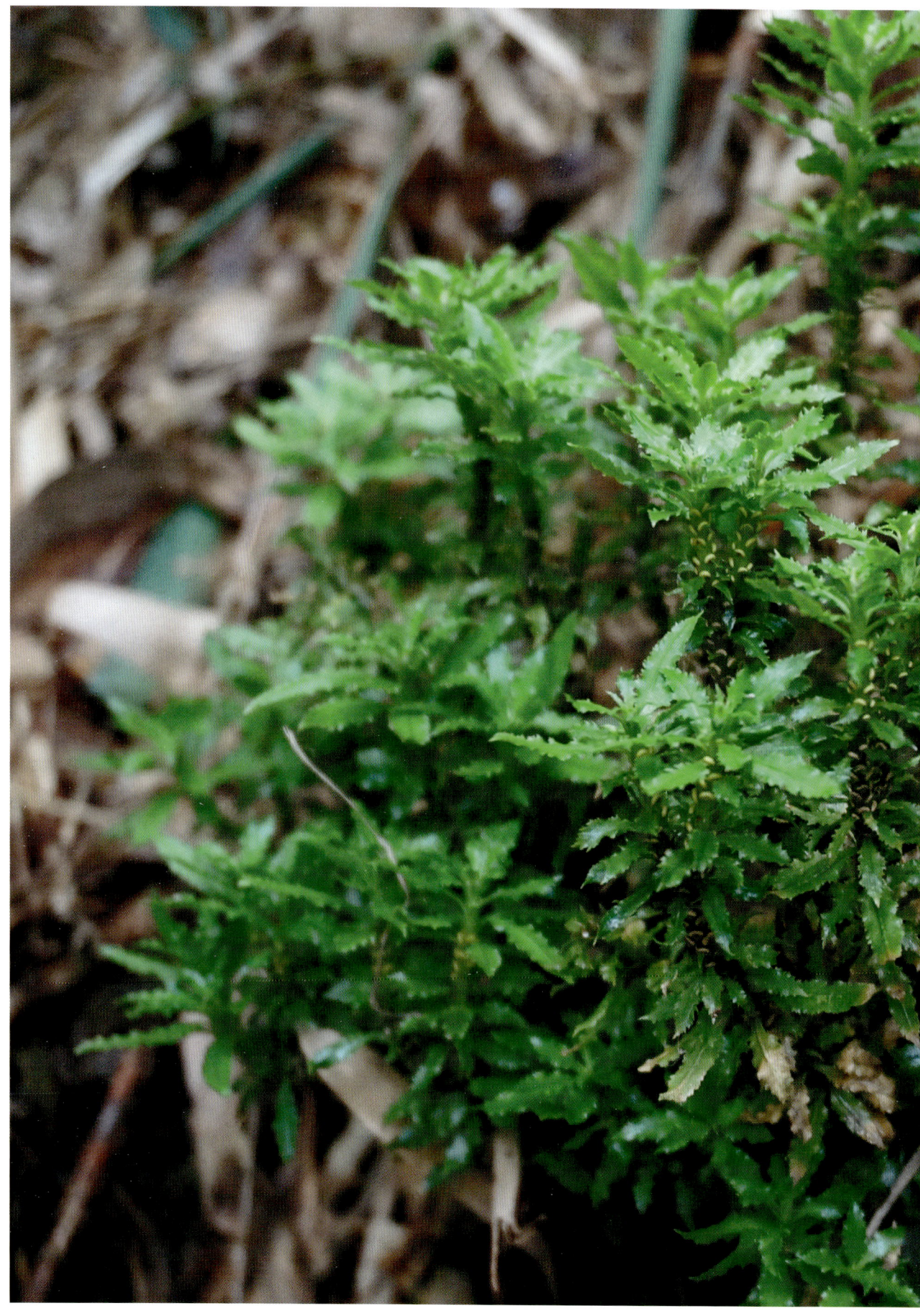

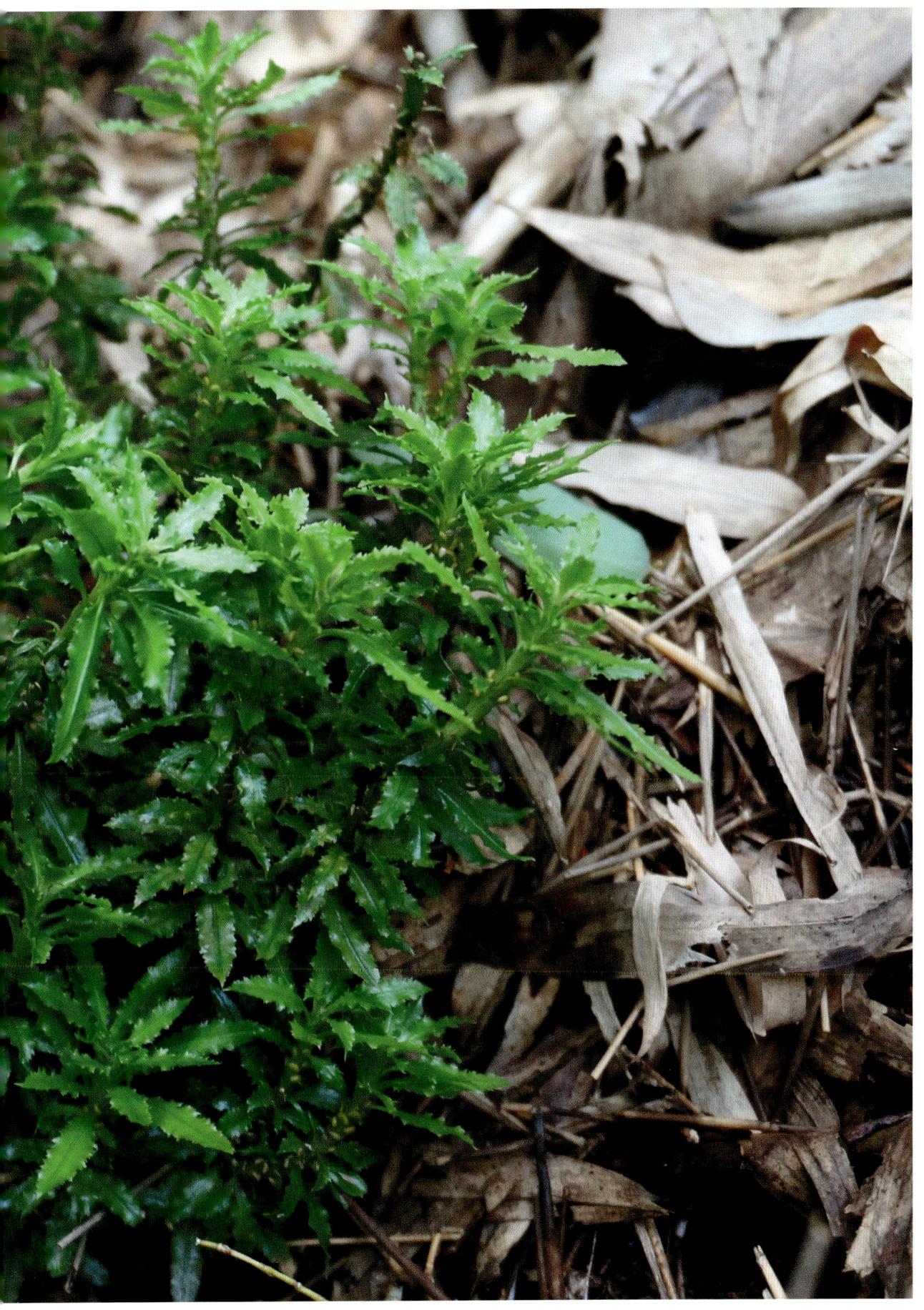

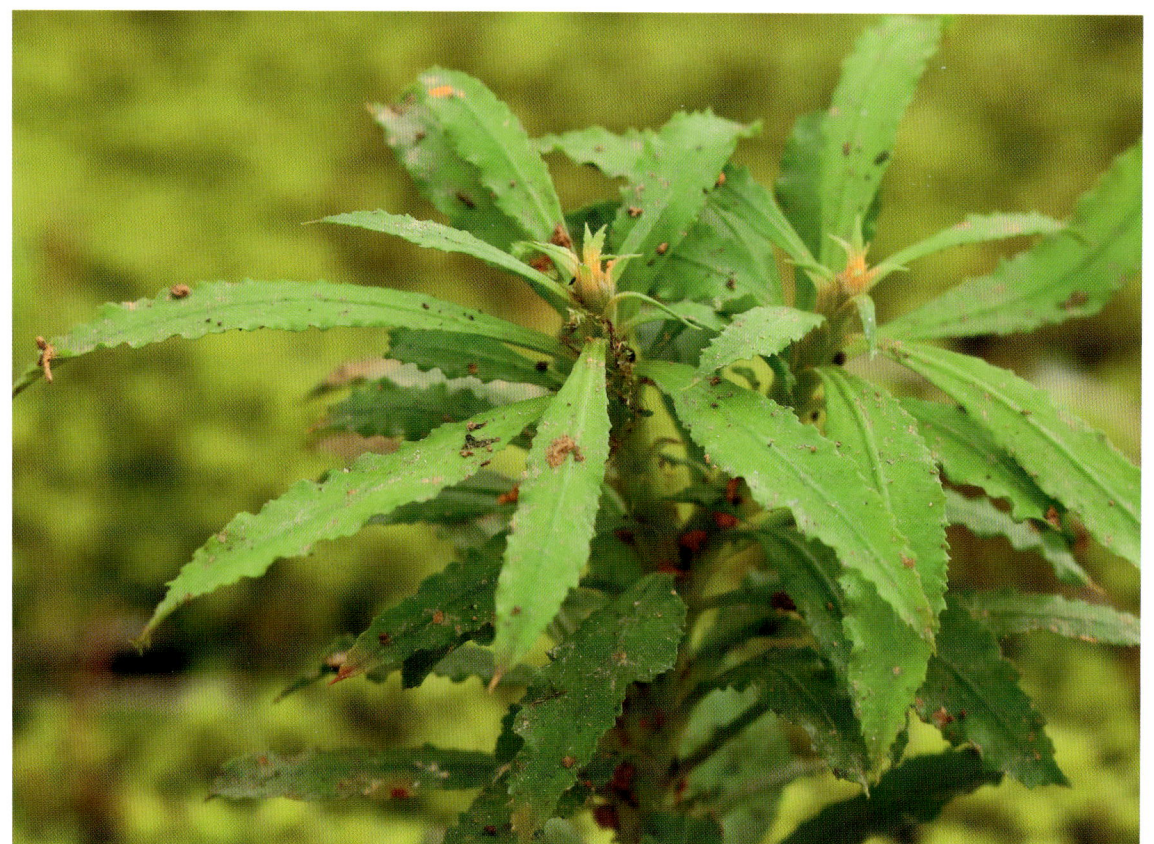

蛇足石杉

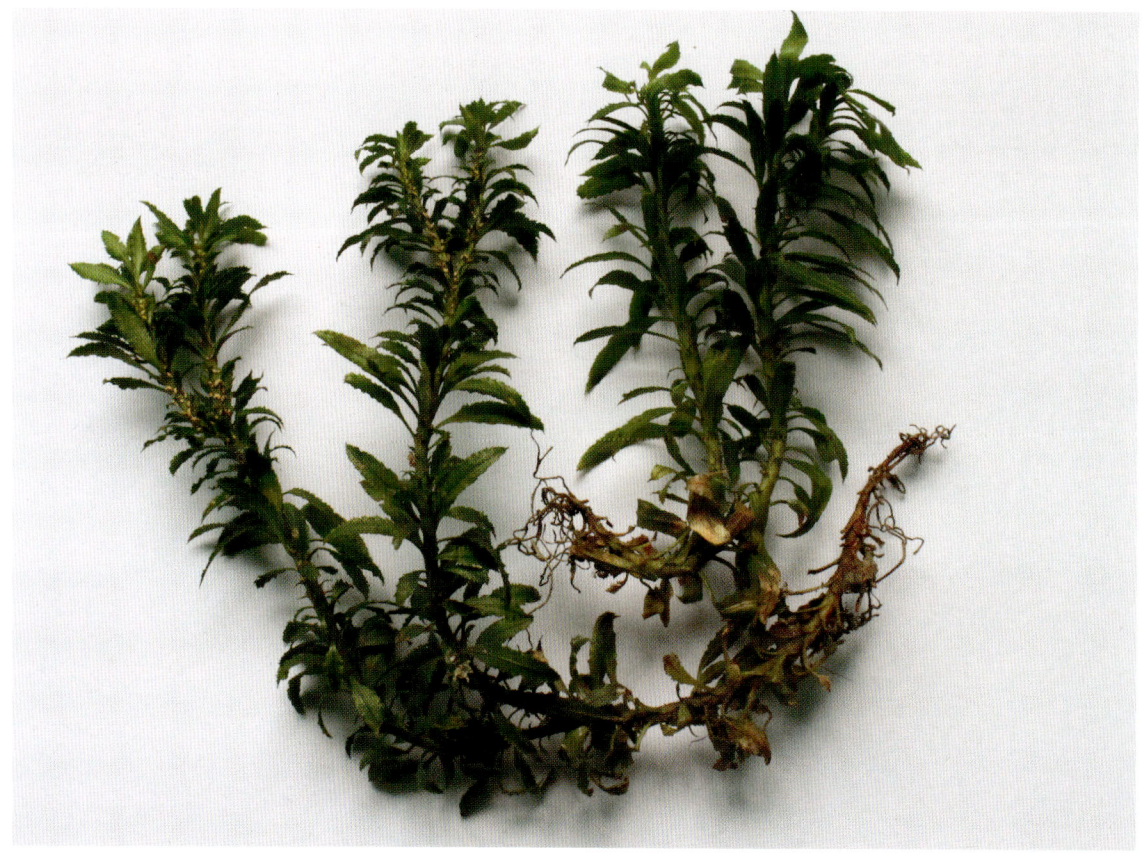

蛇足石杉

█ 用法用量

内服：10～15 g，煎汤；或炖肉。外用：煎水洗或研末调敷。

█ 民族药方

1. 肺炎、肺脓肿等吐血 千层塔30 g，山莓果实15 g，水杨柳10 g。水煎服，每日2次。

2. 肺痈吐脓血 千层塔30 g。捣烂绞汁，蜂蜜调服，每日1～2次。

3. 阴虱 千层塔适量。煎水洗。

4. 劳伤咳血、胸闷 鲜千层塔全草30 g。水煎服。

5. 水湿臌胀 千层塔、醉鱼草根各20 g，前胡、紫苏、老姜（煨，去皮）各9～15 g。水煎服，早、晚空腹各服1次。

6. 白带 千层塔15～30 g，蛇莓、茅莓根各15 g。水煎服。

7. 无名肿毒 千层塔50 g。水煎成膏，适量外敷。

8. 烧、烫伤破皮 千层塔适量。炕干研为细末，调青油涂上；或先涂青油后撒上药粉亦可，每日换药2次。

9. 跌打扭伤肿痛 鲜千层塔、酒糟、红糖各等份。捣烂加热外敷。

█ 使用注意

孕妇忌服。

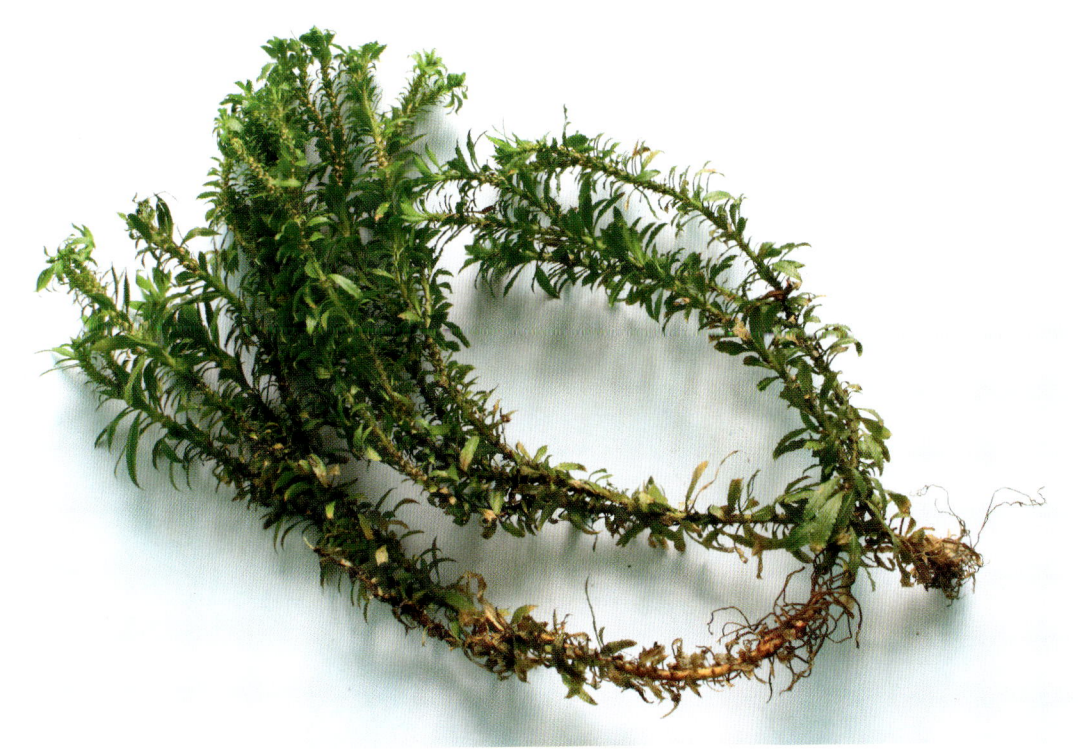

蛇足石杉

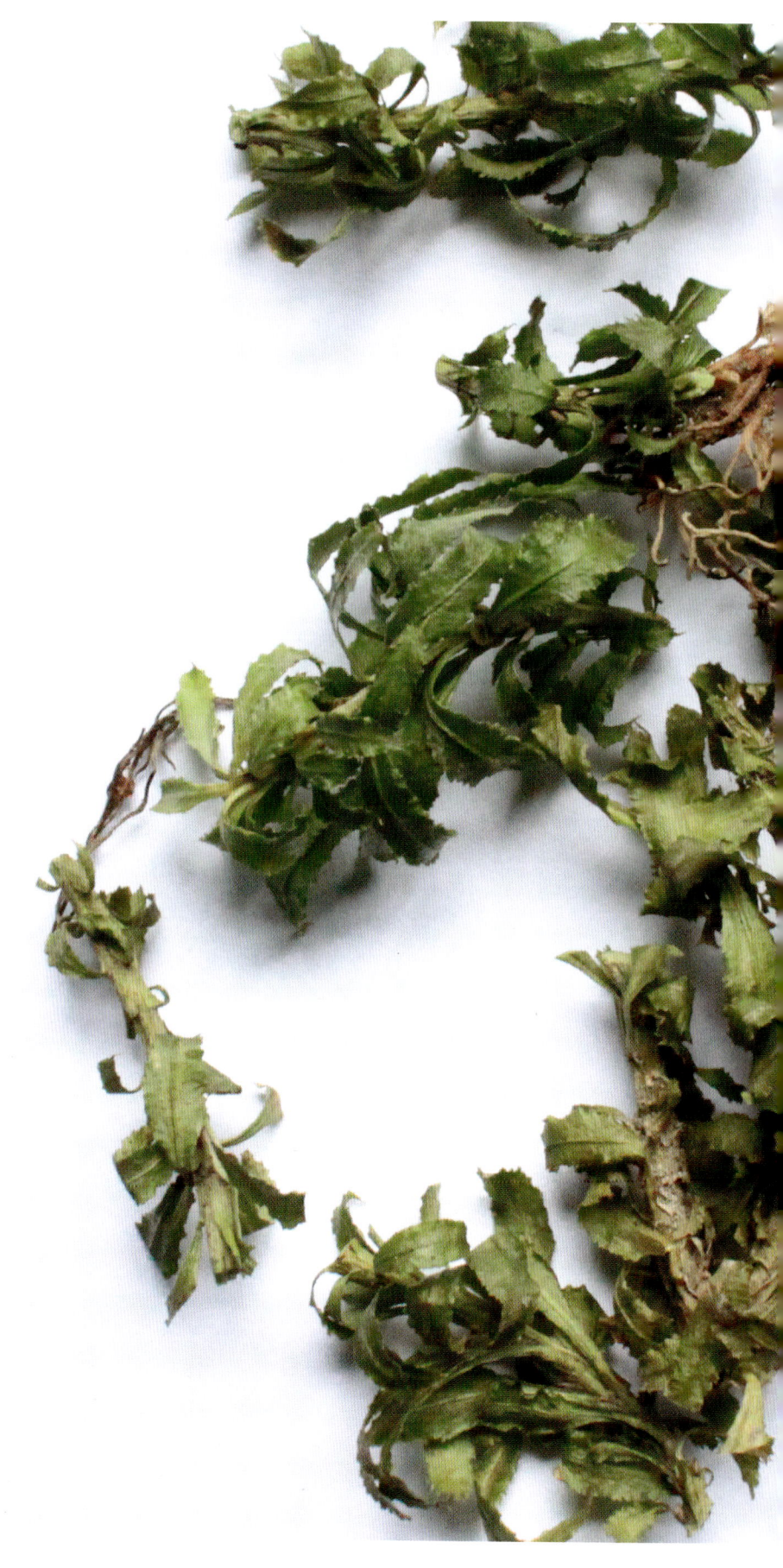

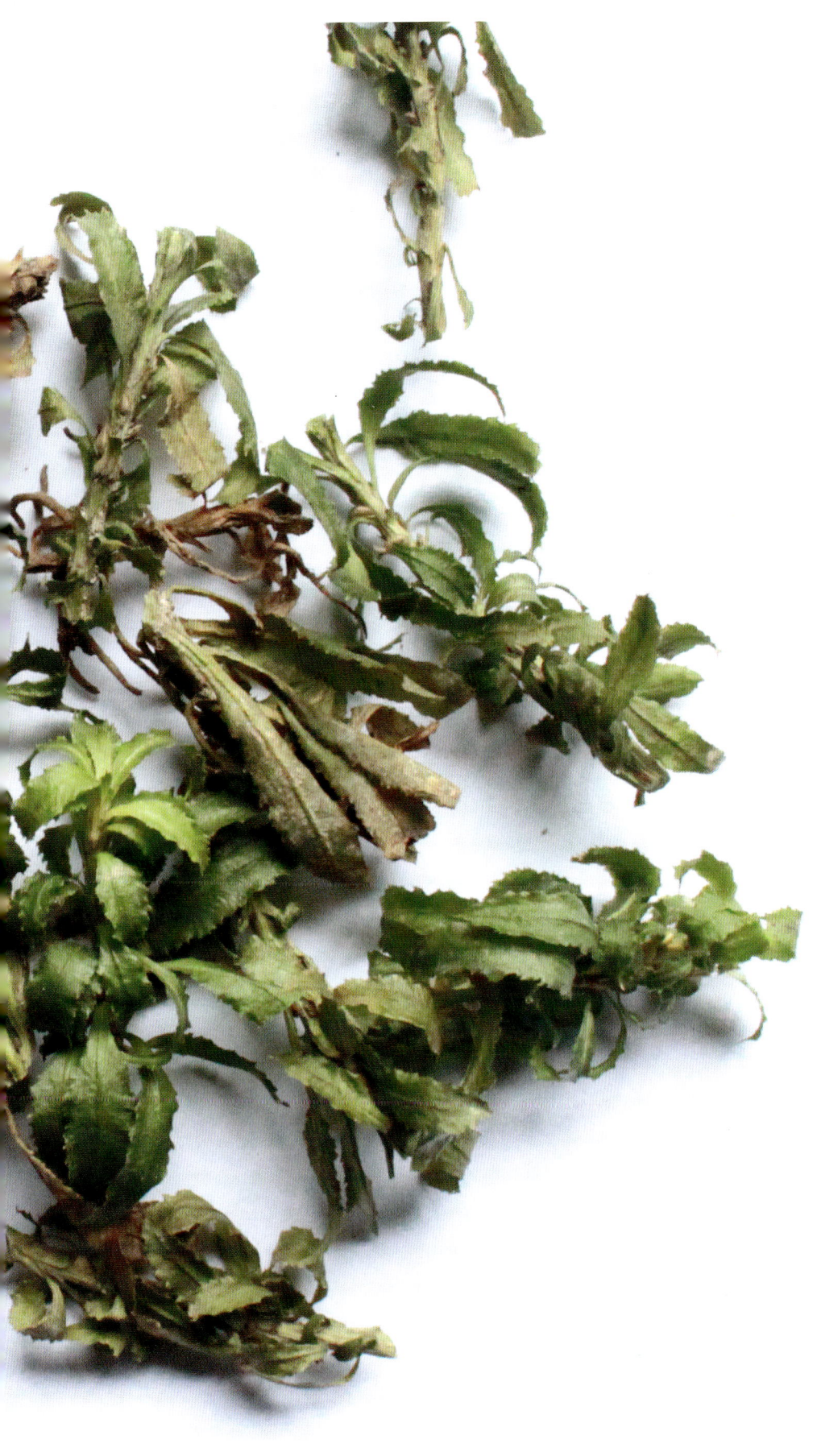

千层塔药材

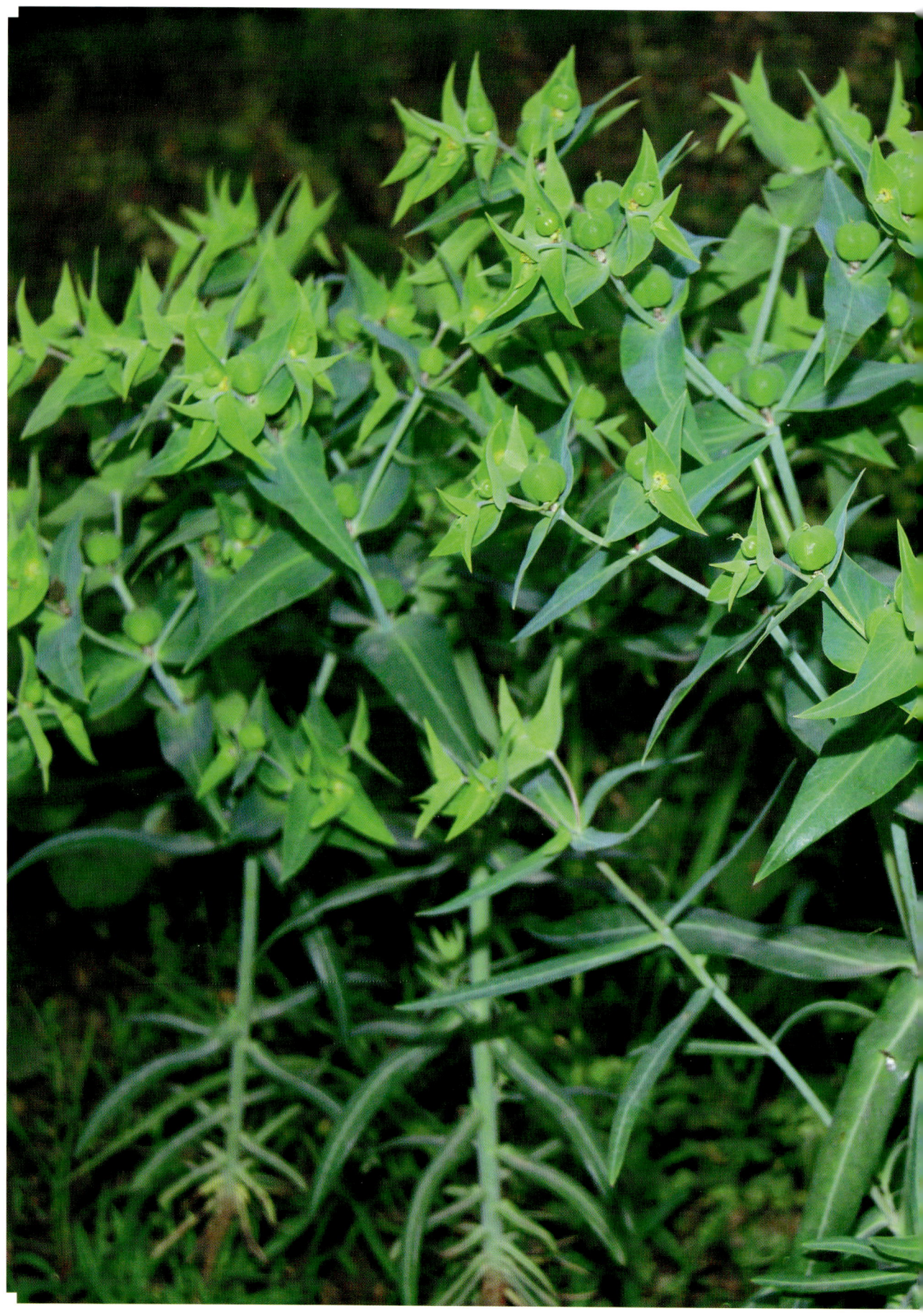

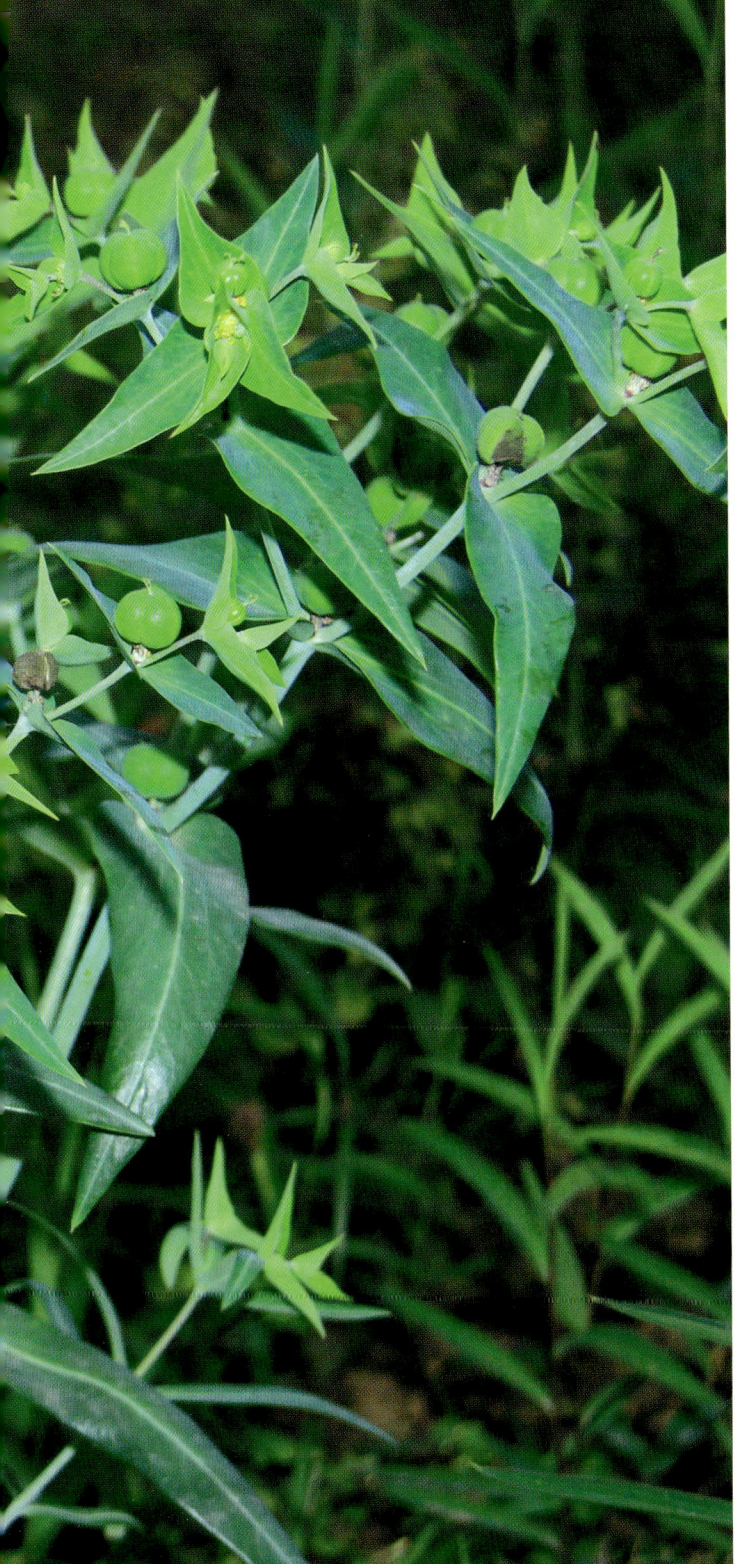

千金子

【水药名】摆拟骂。

【别　名】千两金、菩萨豆、续随子、拒冬子、看园老、百药解、小巴豆。

【来　源】本品为大戟科植物续随子 *Euphorbia lathyris* L. 的种子及全草。

【性味归经】味辛，性寒，有毒。归肺、胃、膀胱经。

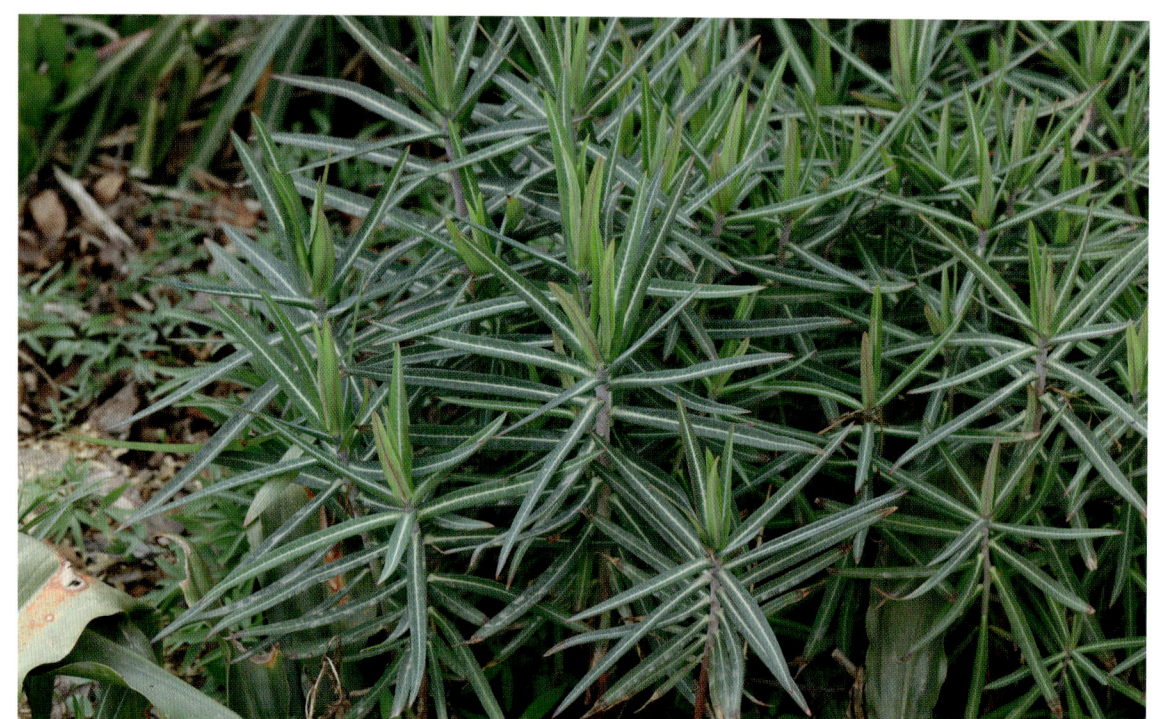

续随子

识别特征

二年生草本，高达 1 m，全株微被白霜，内含乳汁。茎直立，分枝多。单叶交互对生，茎下部的叶较密；线状披针形至阔披针形，茎部近截形，先端渐尖，全缘。杯状聚伞花序，通常 4 枝排成伞状，每枝再叉状分枝。蒴果近球形，表面有褐黑两色相杂斑纹。花期4—7月，果期7—8月。

生境分布

生长于排水良好的荒地、庭院。分布于辽宁、吉林、黑龙江、河北、山西、河南、江苏、浙江、福建、台湾、湖南、四川、云南、贵州、广西等省区。

采收加工

南方7月中、下旬，北方8—9月上旬，待果实变黑褐色时采收，晒干，脱粒，扬净，再晒至全干。

药材鉴别

本品干燥种子呈椭圆形或卵圆形，长 5～6 mm，直径约 4 mm。表面灰棕色，有网状皱纹，皱纹的凸起部深棕色，凹下部灰黑色，形成细斑点状，一侧具凹沟样种脊，顶端有小圆形微凸起的合点，基部偏向种脊处有类白色的种阜，通常都已脱落，而呈斜切面状。种皮薄而硬脆，内表面灰白色，有光泽。胚乳黄白色，富油质，包围着细小而直的胚，子叶2片。气无，味辛，以粒饱满、油性足者为佳。

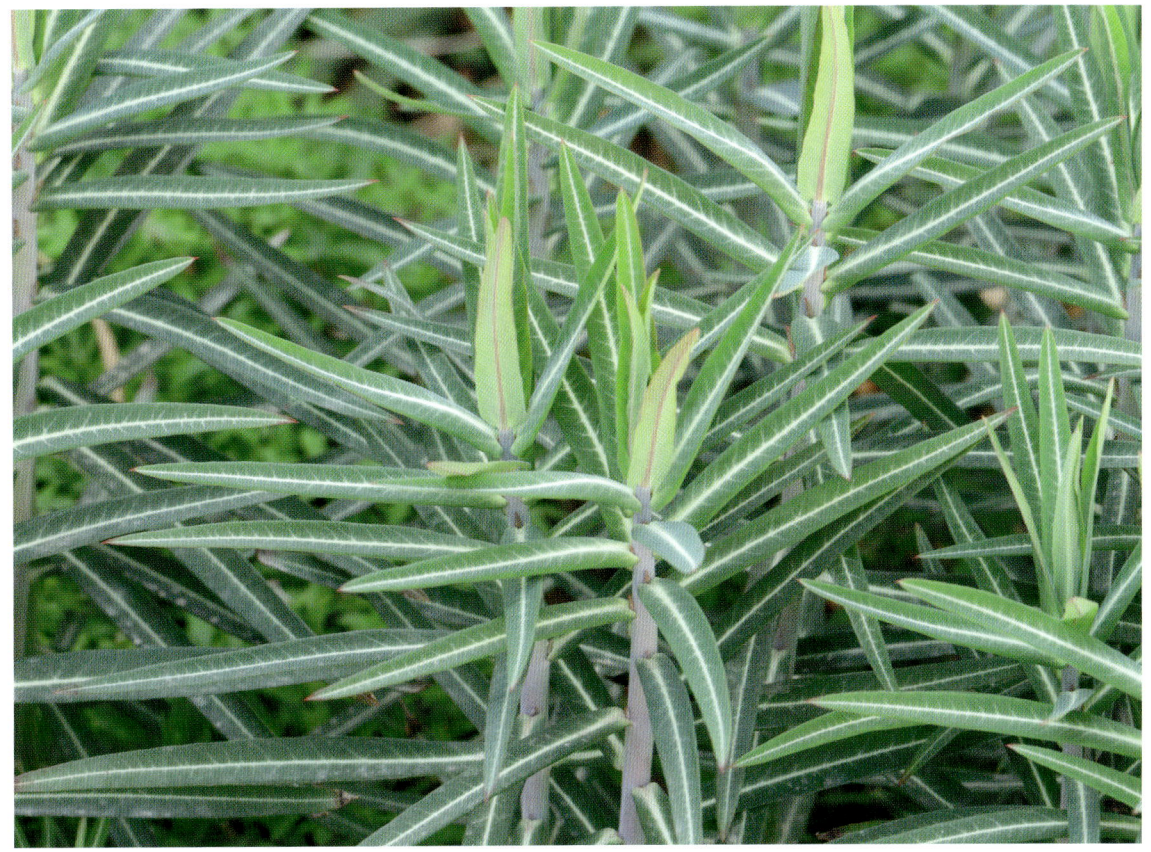

续随子

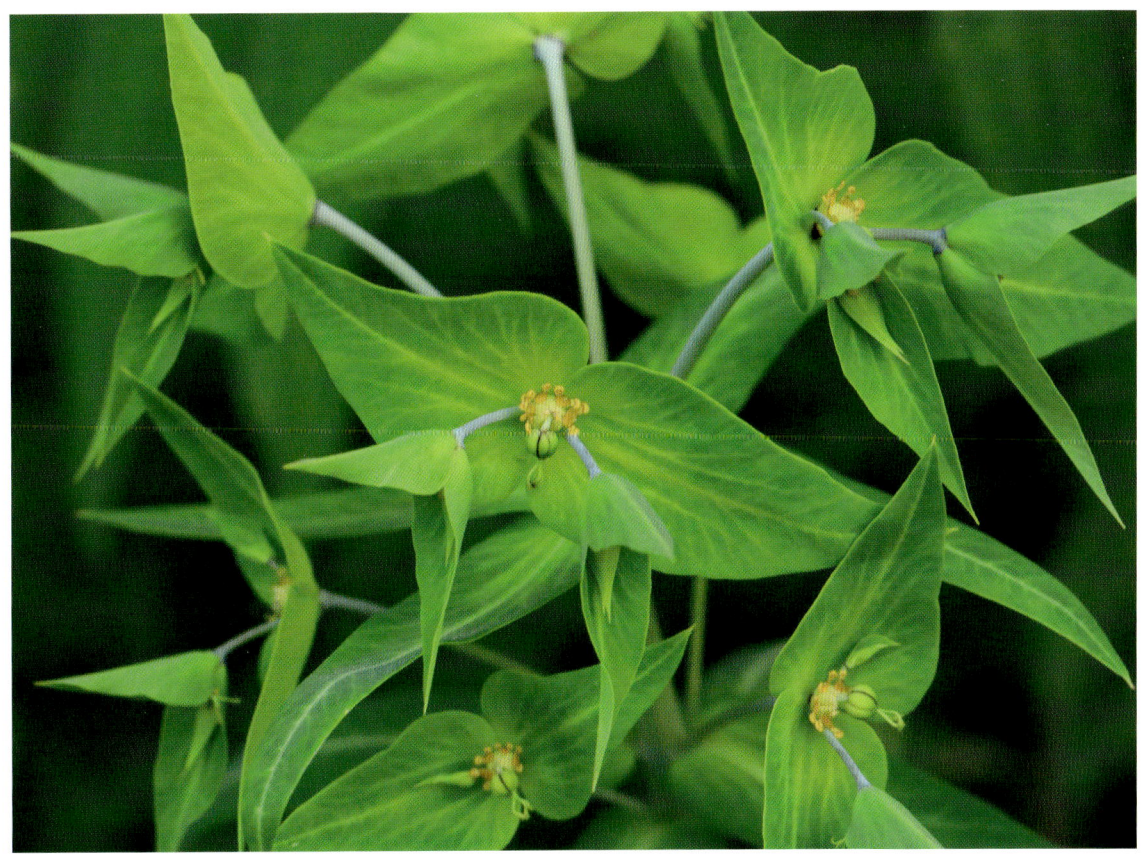

续随子

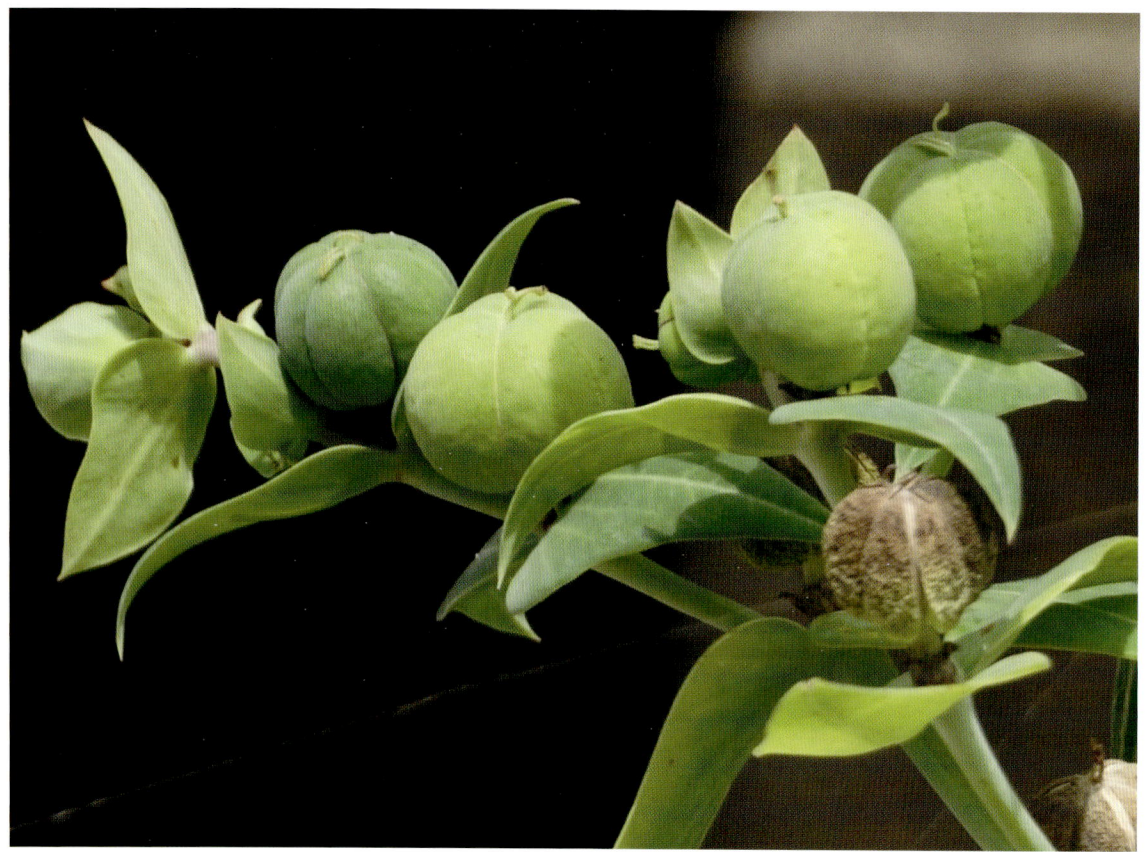

续随子

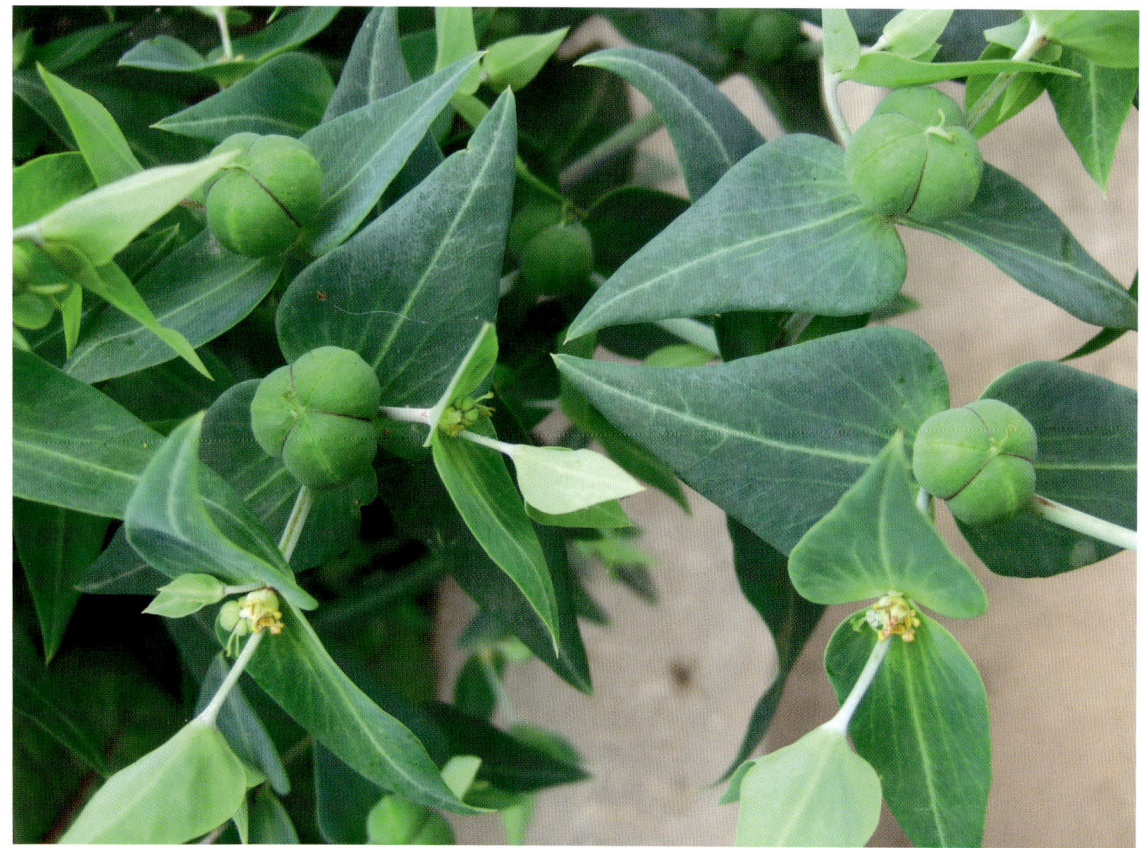

续随子

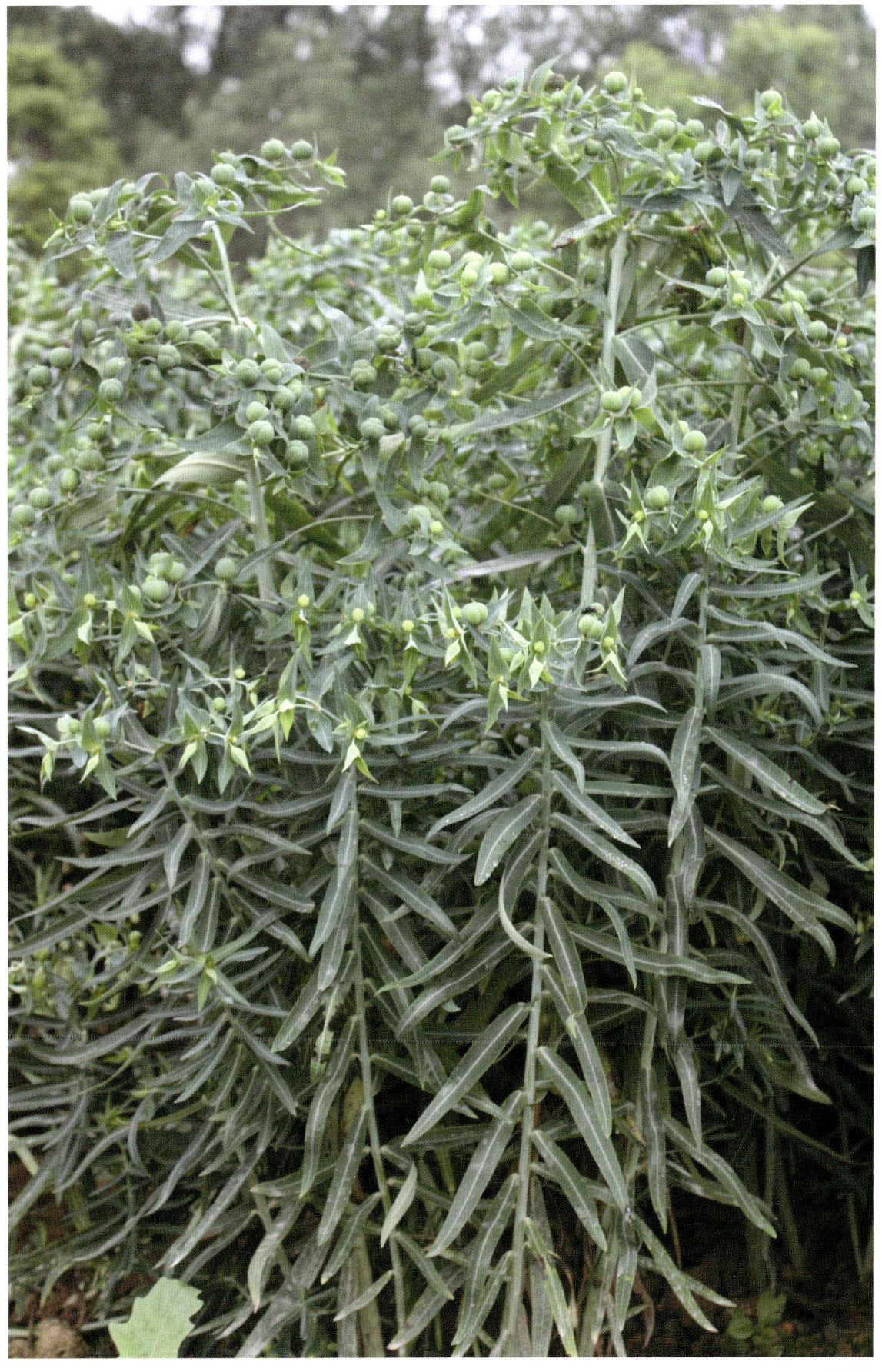

续随子

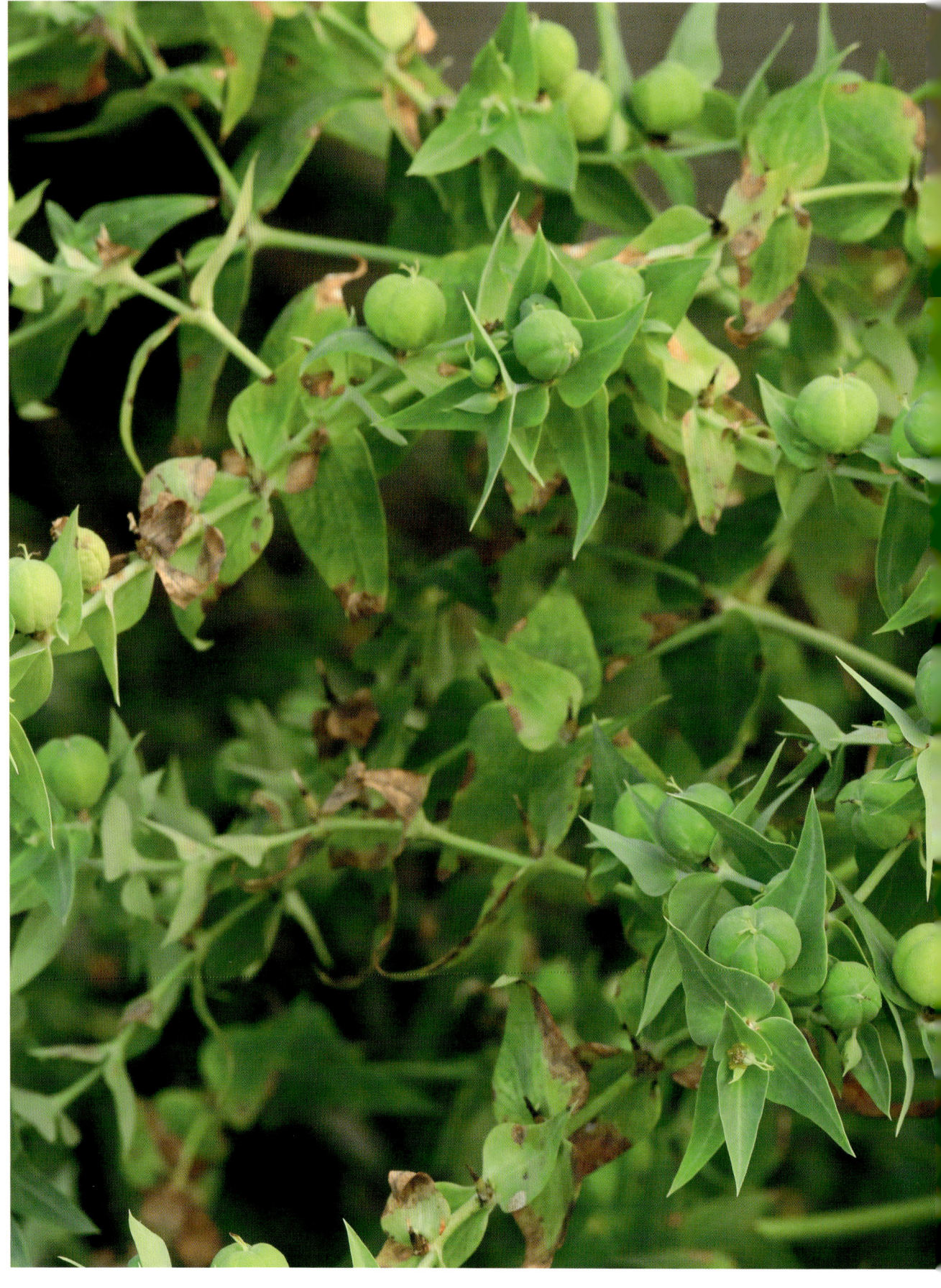

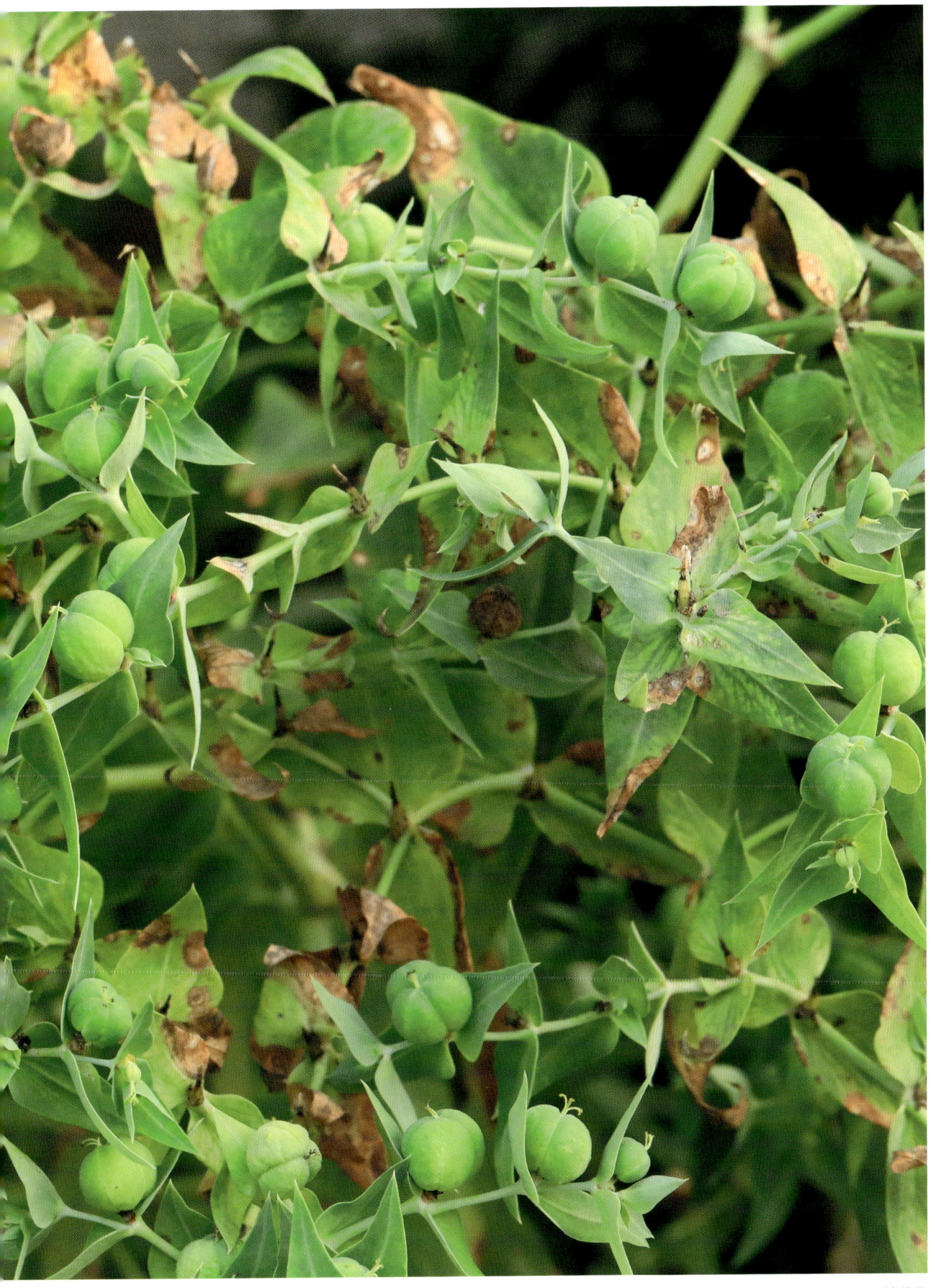

续随子

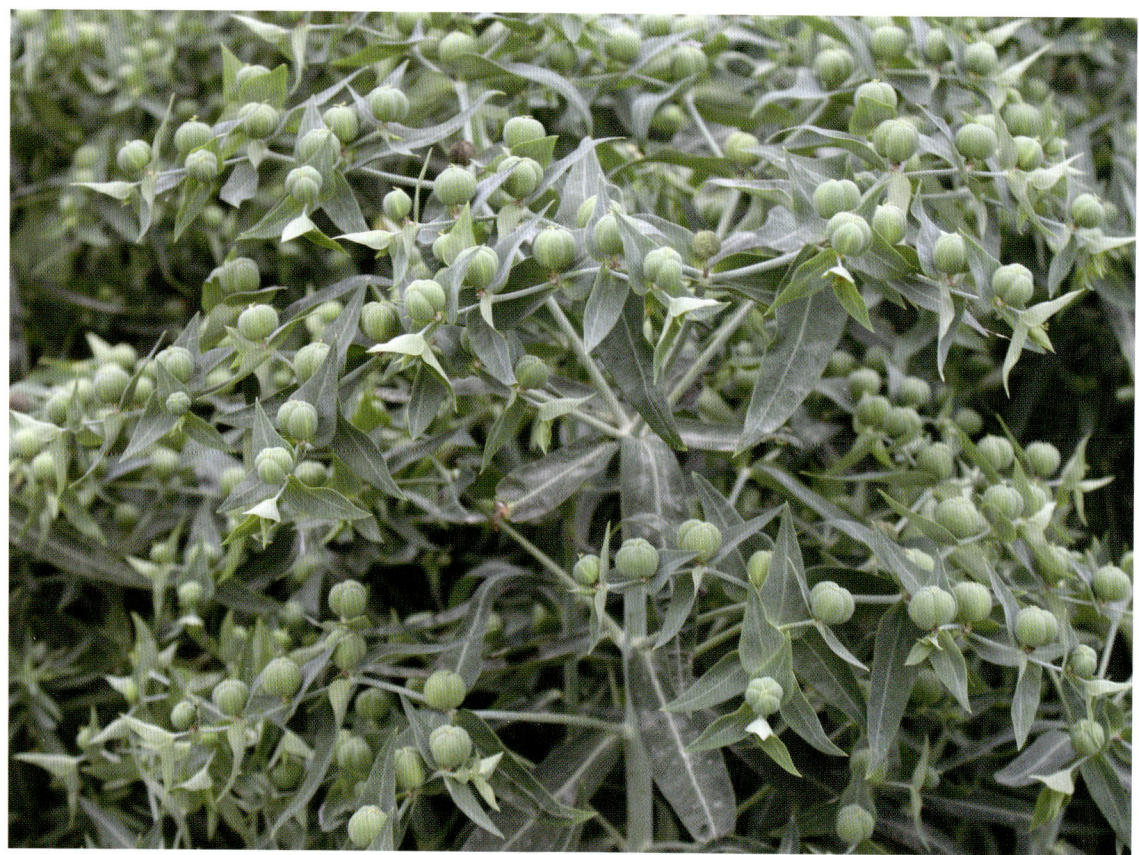

续随子

续随子

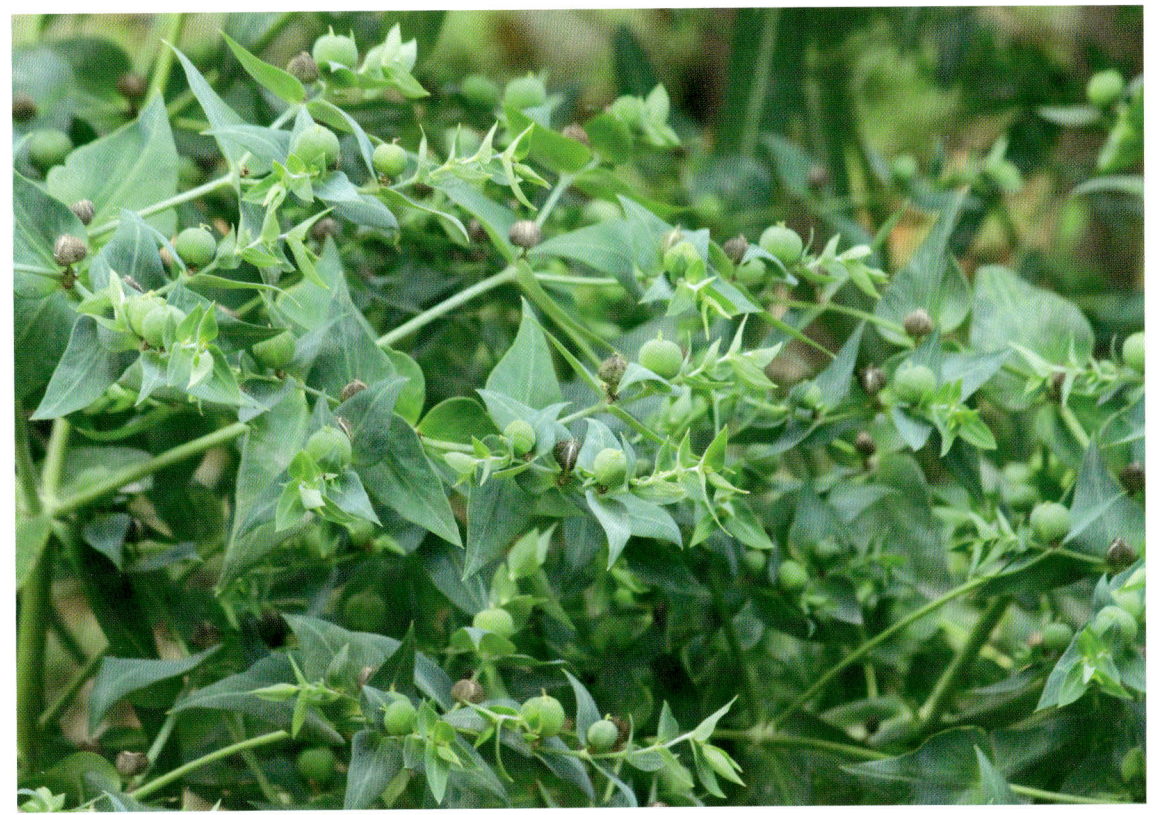

续随子

功效主治

逐水消肿，杀虫。主治水肿胀满，痰饮，妇女经闭，外用治疗癣疮毒。

用法用量

内服：散剂 3 ~ 5 g；或研末，入丸、散服。外用：研末调敷。

民族药方

1. **腹胀水肿** 续随子 30 g。炒脆微焦，研细成粉，每服 3 g，米泔水送服，每日 1 次，水消即止。

2. **血瘀经闭** 千金子 3 g，丹参、制香附各 9 g。水煎服。

3. **鼻咽癌** 千金子、五倍子各 9 g，干漆（炒）3 g，郁金、山慈菇、辛夷、露蜂房、全蝎、苍耳子、料姜石各 30 g。共研为细末，水泛为丸，如绿豆大，每次 3 ~ 6 g，黄芪煎水送下，每日 3 次。

4. **癌性胸腔、腹腔积液** 千金子（去油）60 g，大黄 30 g。共研为末，酒水为丸，每次 3 g，每日 2 次。

使用注意

中气不足，大便溏泄及孕妇忌服。

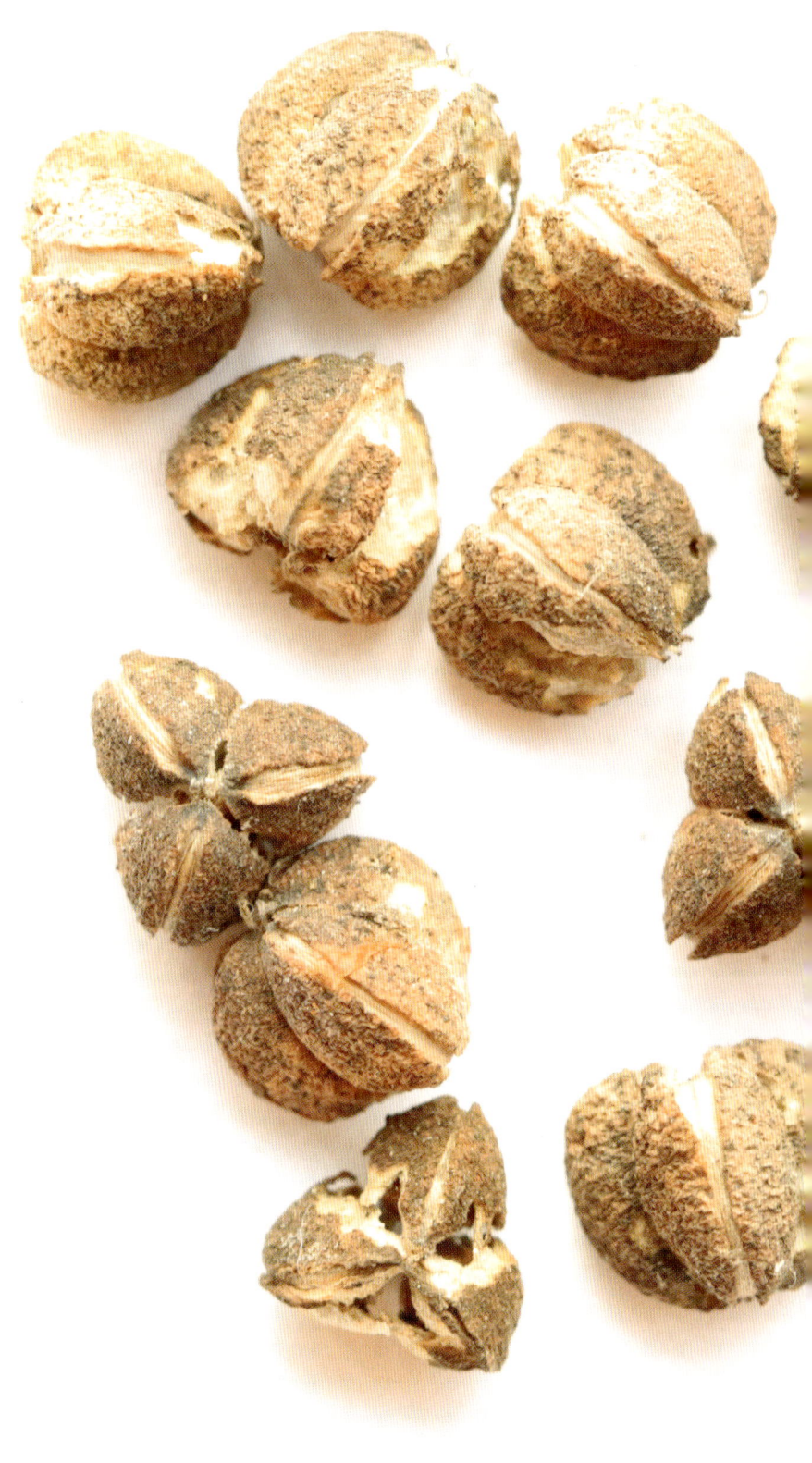

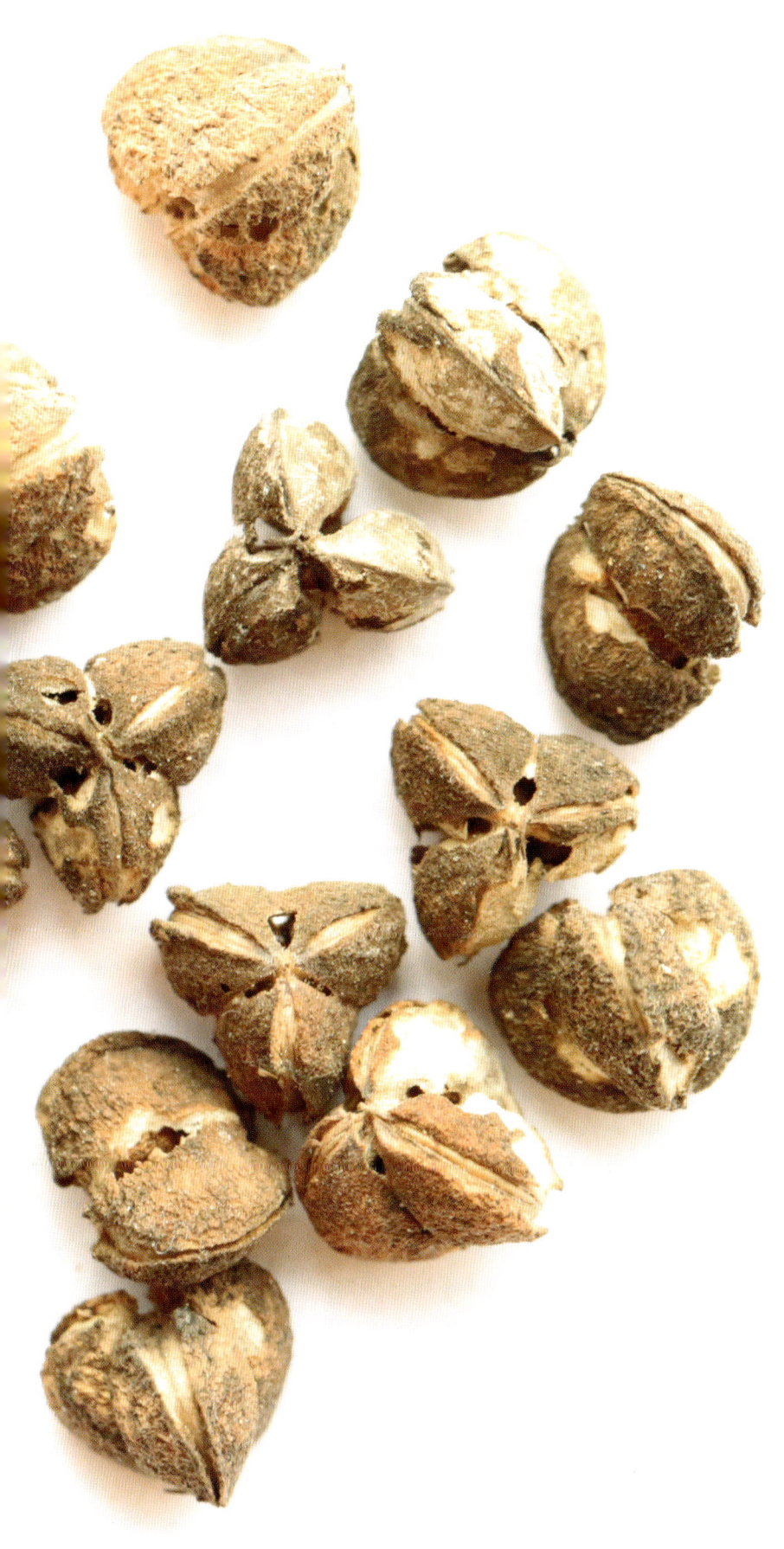

千金子药材

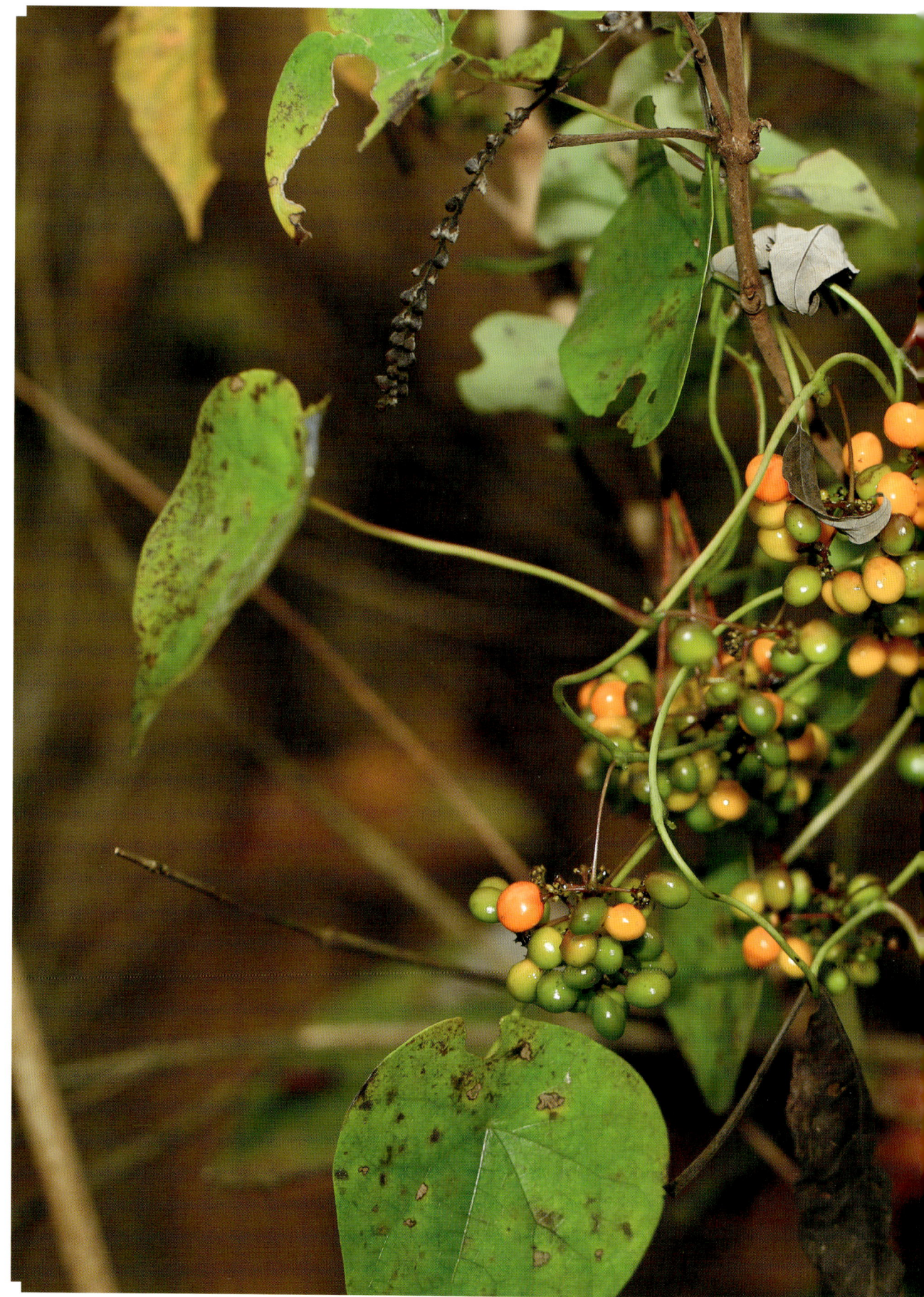

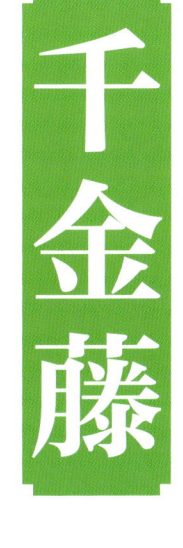

千金藤

【水 药 名】要多。

【别 名】粉防己、假山乌龟、公老鼠藤。

【来 源】本品为防己科植物千金藤 Stephania japonica (Thunb.) Miers. 的根或茎叶。

【性味归经】味苦、性寒。归肺、脾、大肠经。

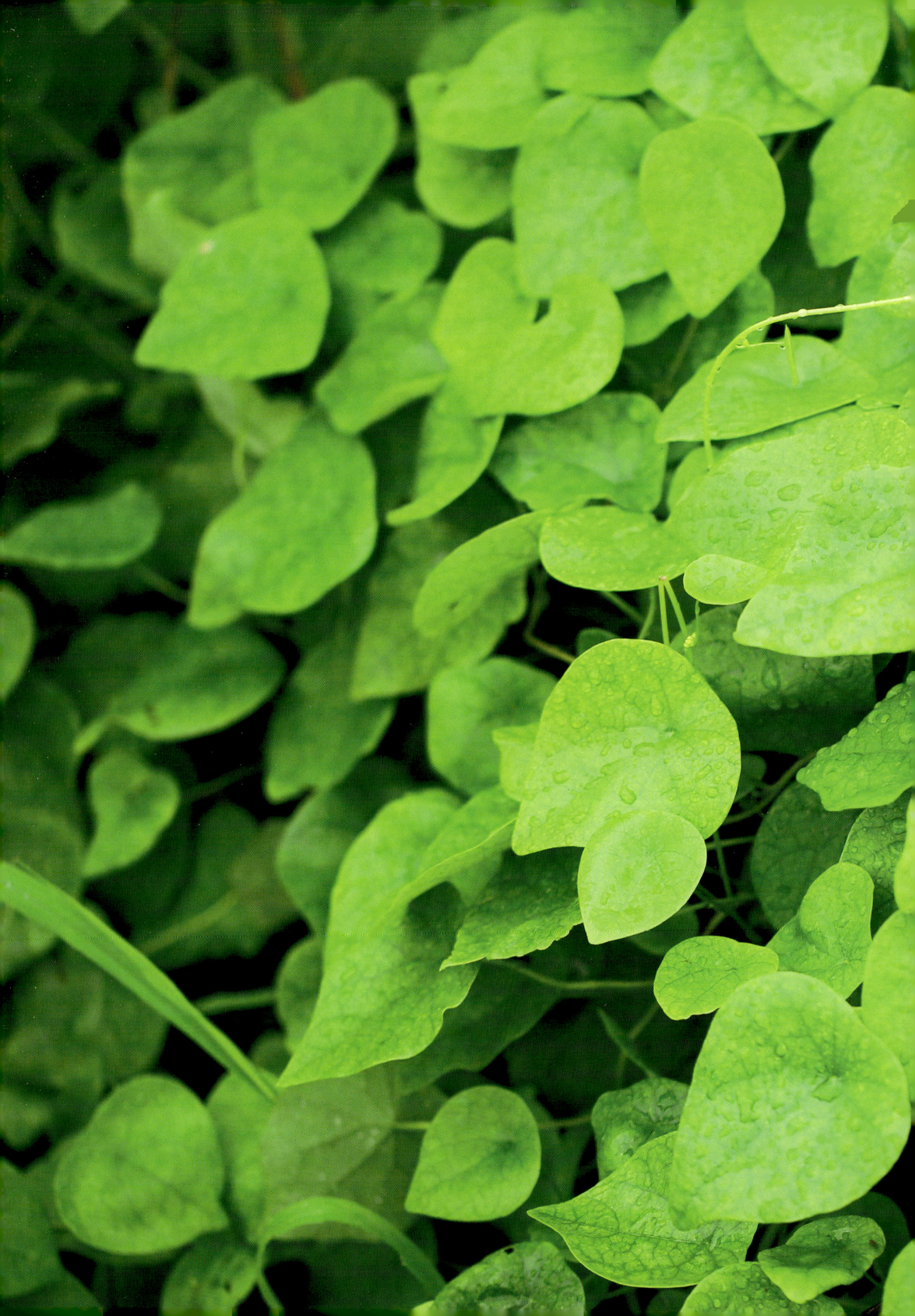

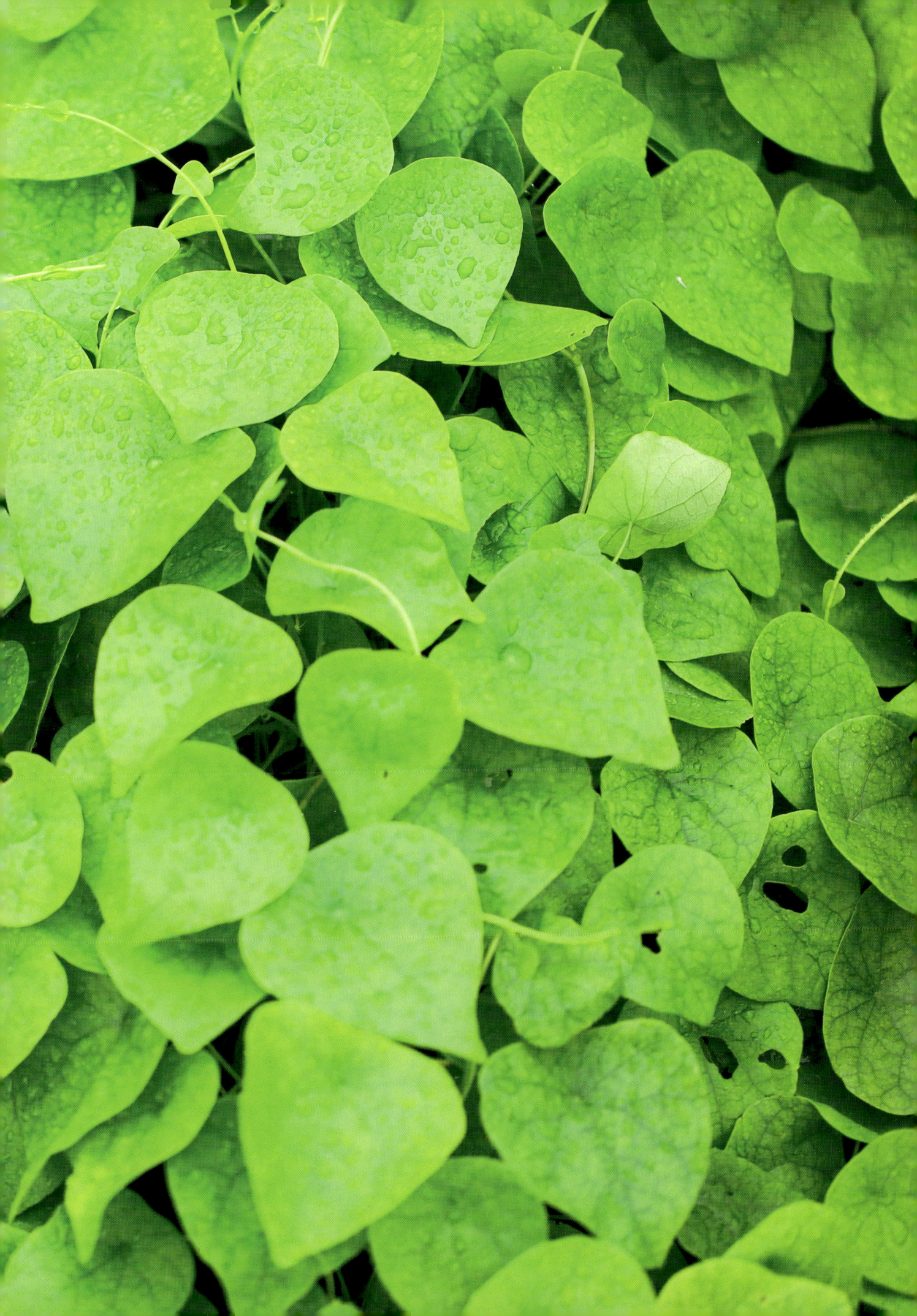

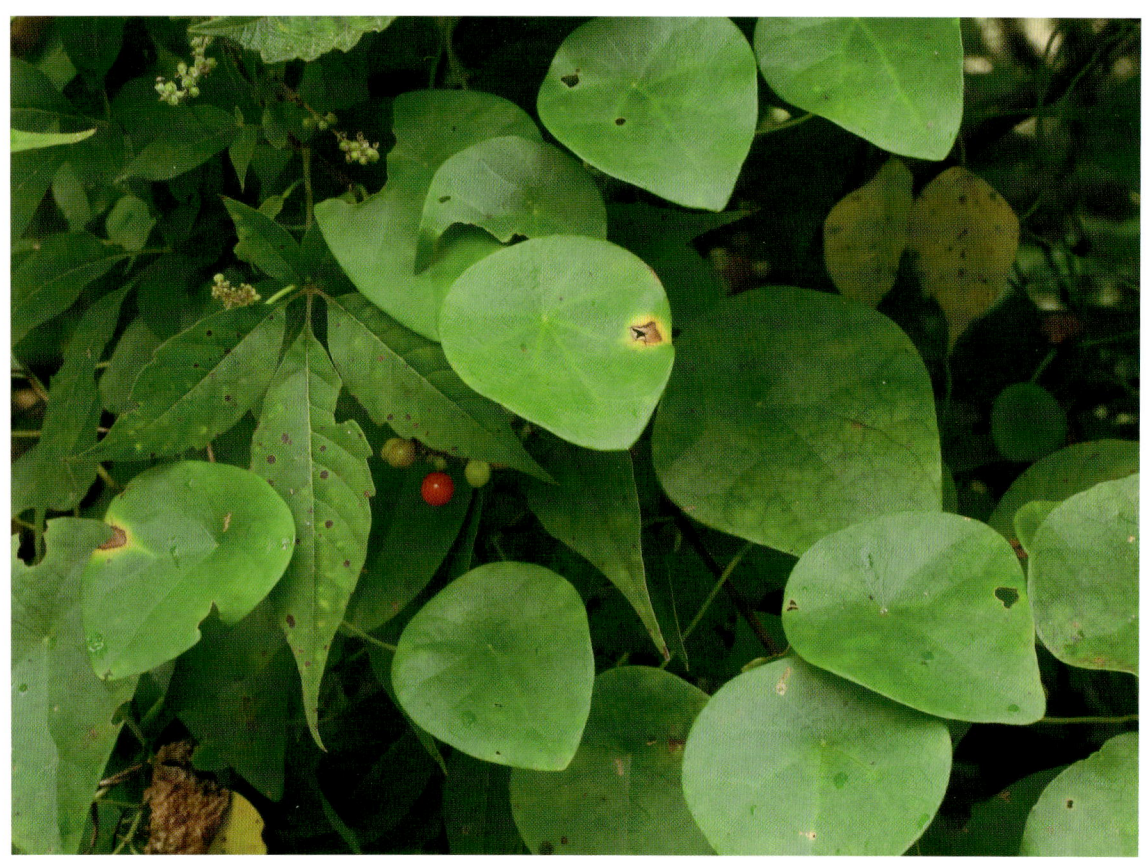

千金藤

识别特征

多年生落叶藤本，长可达 5 m，全株无毛。根圆柱状，外皮暗褐色，内面黄白色。老茎木质化，小枝纤细，有直条纹。叶互生，叶柄长 5 ~ 10 cm，盾状着生；叶片阔卵形或卵圆形，长 4 ~ 8 cm，宽 3 ~ 7 cm，先端钝或微缺，基部近圆形或近平截，全缘，上面绿色，有光泽，下面粉白色，两面无毛，掌状脉 7 ~ 9 条。花小，单性，雌雄异株；雄株为复伞形聚伞花序，总花序梗通常短于叶柄，小聚伞花序近无梗，密集于假伞梗的末端，假伞梗挺直。核果近球形，红色，直径约 6 mm，内果皮背部有 2 行高耸的小横肋状雕纹，每行通常 10 颗，胎座迹通常不穿孔。花期 6—7 月，果期 8—9 月。

生境分布

生长于溪畔、山谷。分布于江苏、安微、浙江、江西、福建、台湾、河南、湖北、湖南、贵州、四川等省。

采收加工

7—8 月采收茎叶，晒干；9—10 月挖根，洗净晒干。

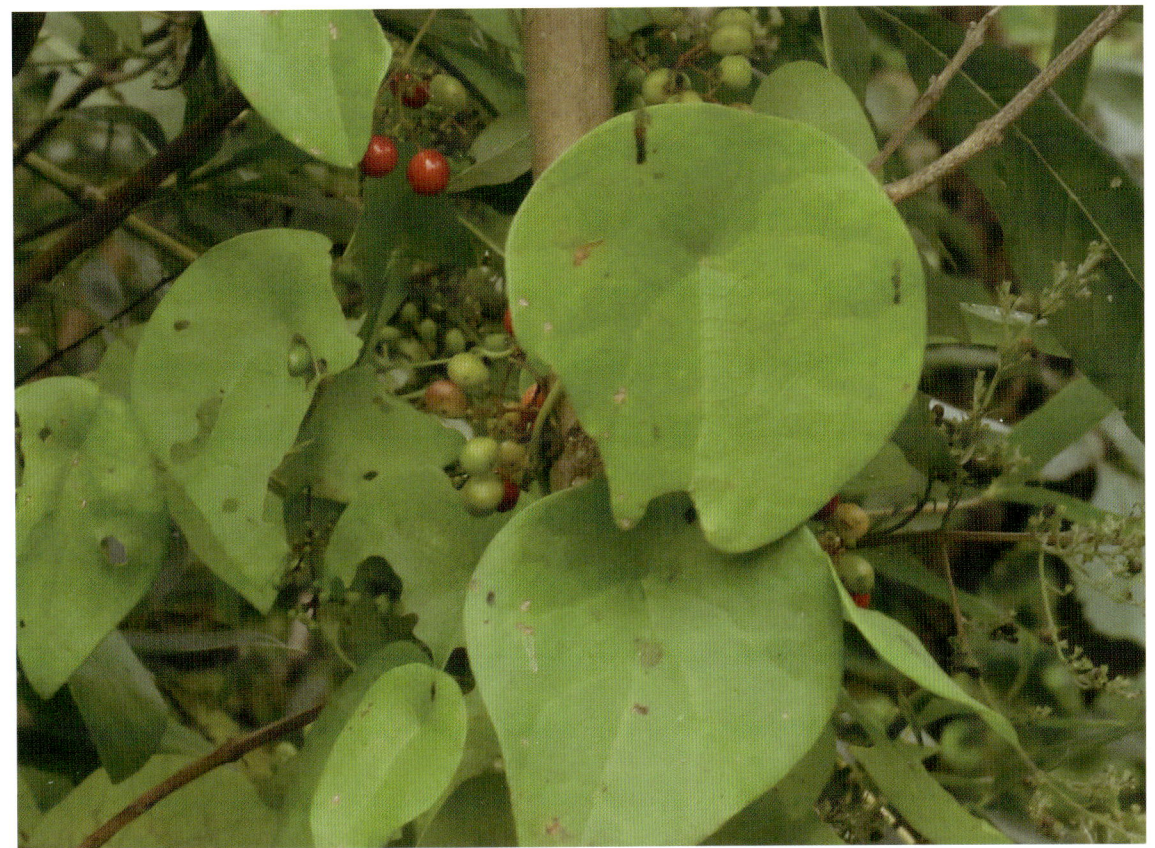

千金藤

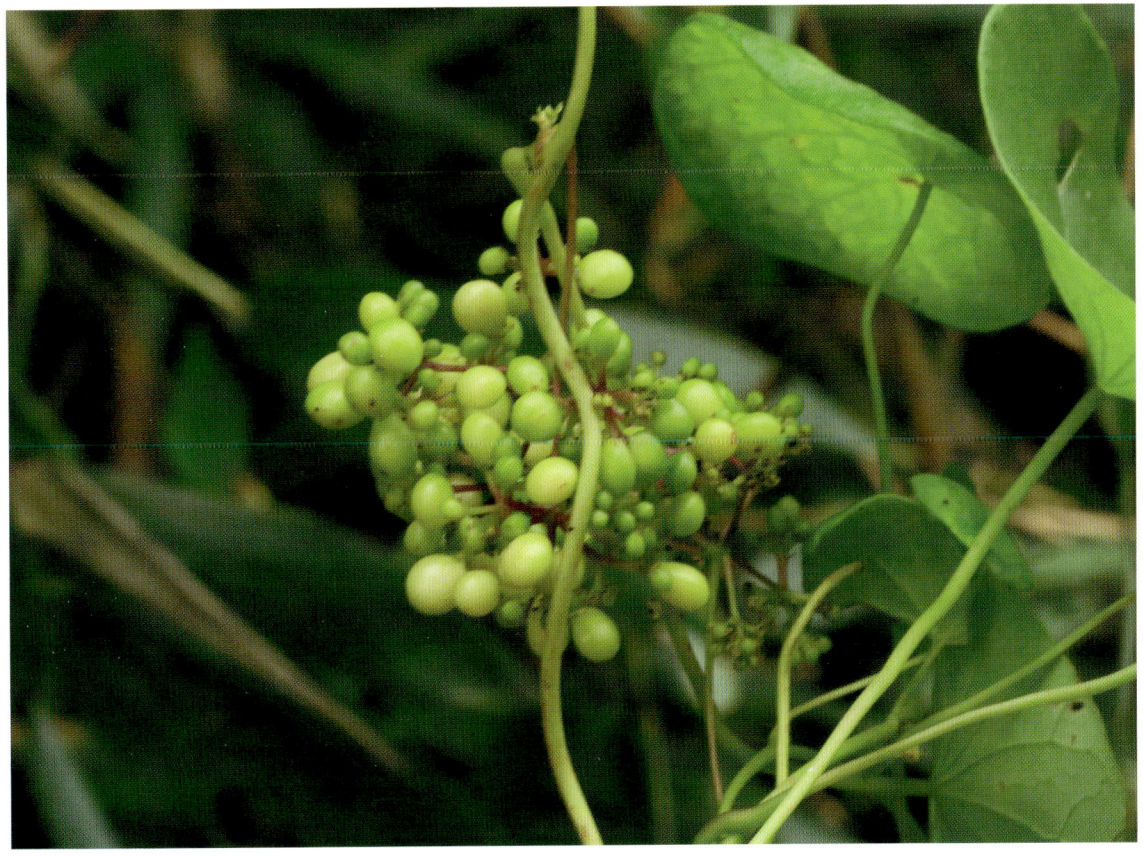

千金藤

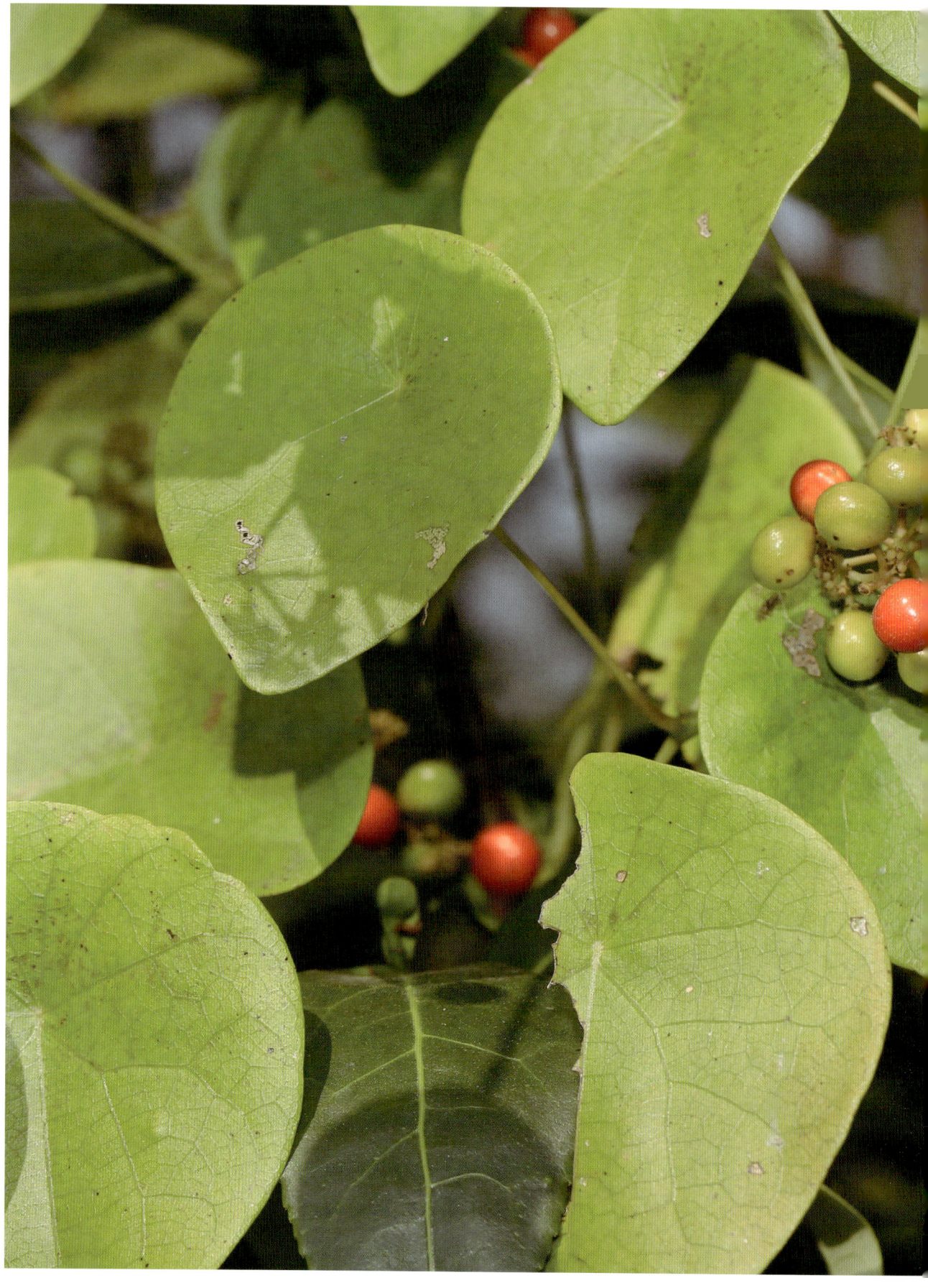

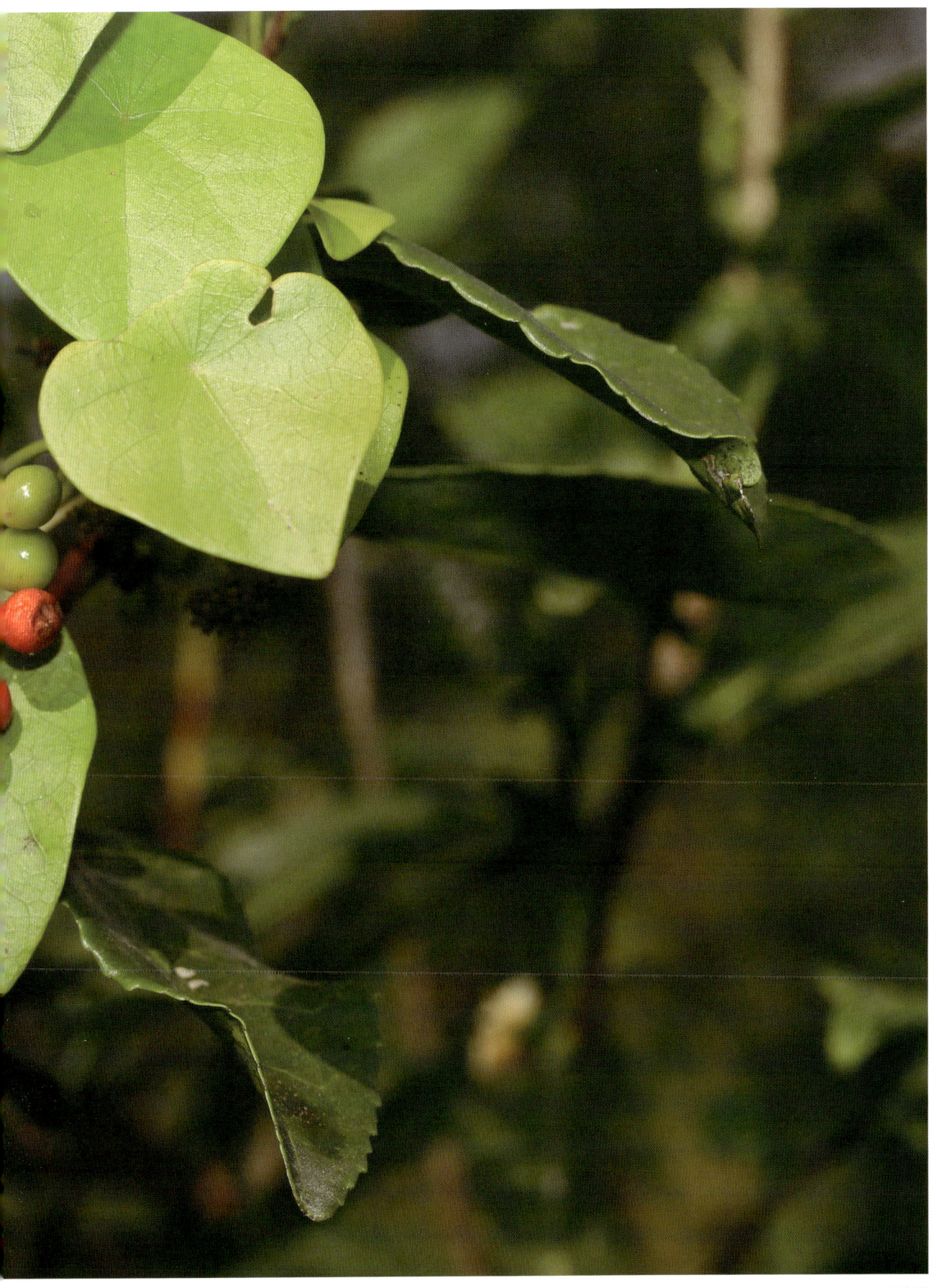

千金藤

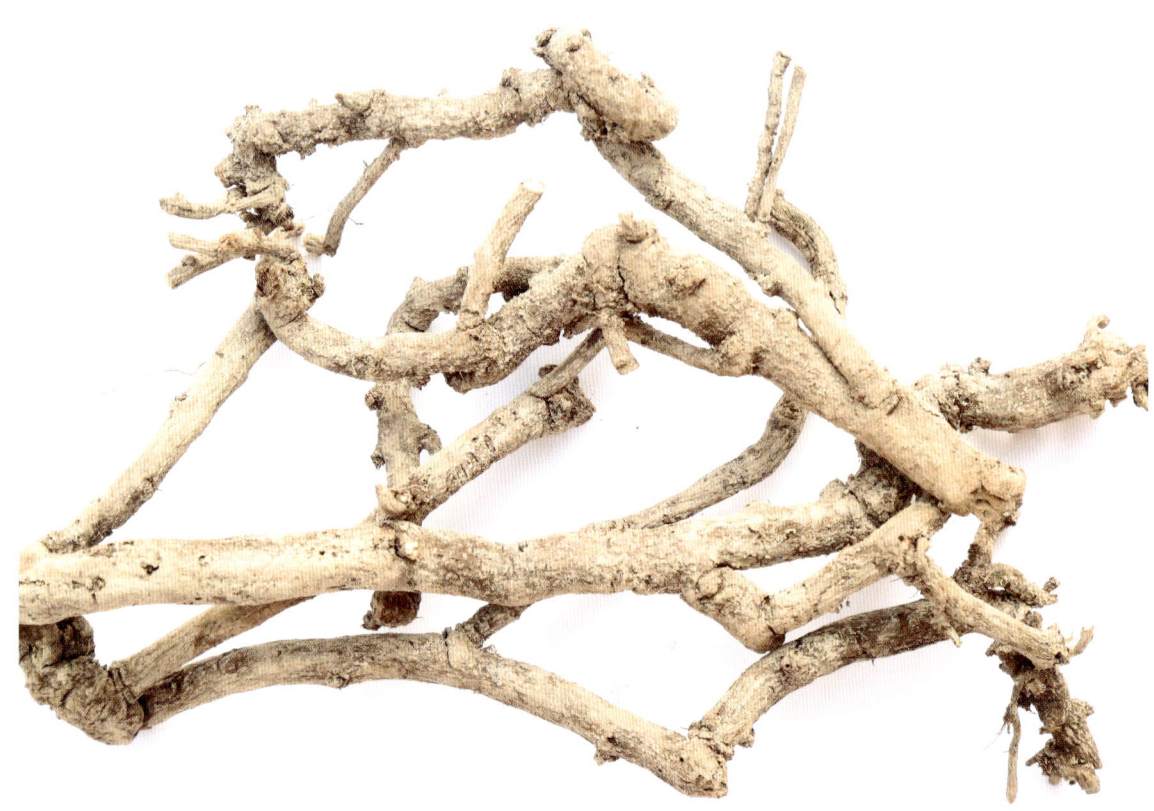

千金藤药材

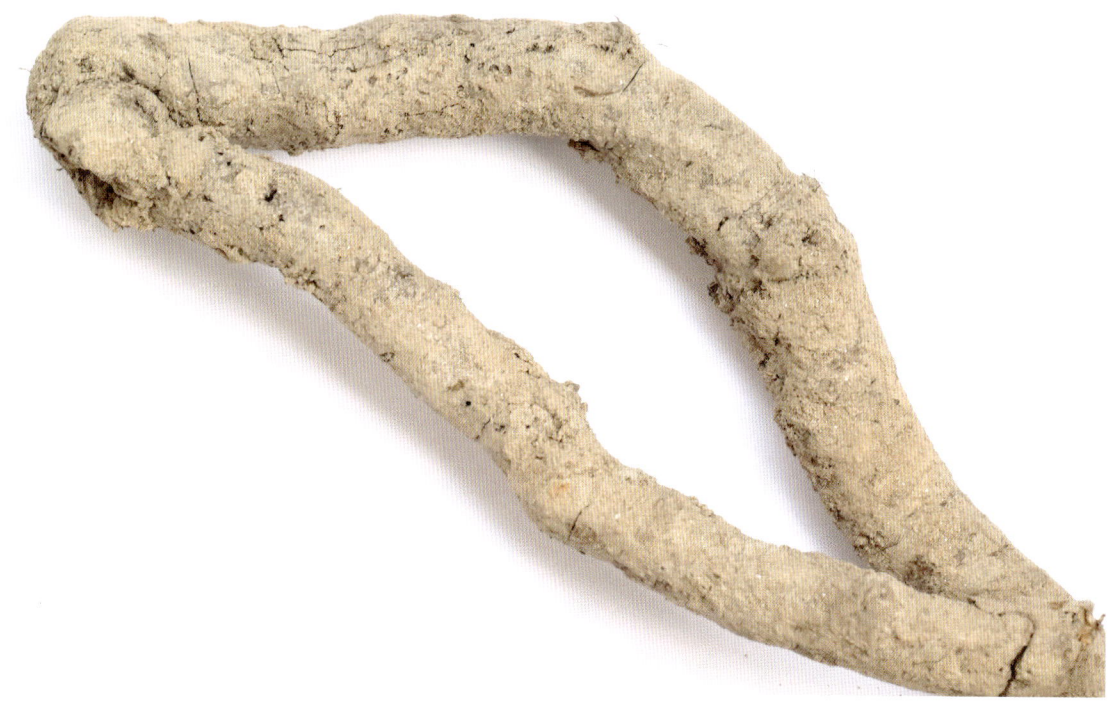

千金藤药材

药材鉴别

本品根细圆柱形，略弯曲，长 30 ~ 50 cm，直径 0.2 ~ 0.8 cm。表面黄棕色至褐棕色，有纵沟、细长须根或突起的须根痕。质硬，易折断，折断面平坦，边缘纤维性，木部淡黄色，中心有髓。气微，味苦。

功效主治

清热解毒，祛风利湿。主治结核病、矽肺病、痢疾、风湿痹痛、水肿、淋浊、咽喉肿痛。

用法用量

内服：10 ~ 15 g，煎汤；或研末，作丸、散服。外用：捣敷或磨汁含咽。

民族药方

1. **发痧腹痛** 千金藤适量。用酒或水磨服。

2. **肺结核，淋巴结核** 千金藤 60 g，黄独、重楼、冬绿根皮、草玉梅、百部各 30 g，天冬 90 g，黄连 15 g。同烘干，共研为粉末，蜜泛为丸，如黄豆大，每服 6 ~ 9 丸，水吞服。

3. **湿热淋浊** 千金藤鲜根适量。水煎服。

4. **脚气肿胀** 千金藤根、三白草根、五加皮各 15 g。水煎服。

5. **咽喉肿痛** 千金藤鲜根 15 ~ 30 g。水煎服。

6. **肿毒** 千金藤叶适量。捣烂敷患处。

7. **毒蛇咬伤** 千金藤干根适量。研细粉，开水冲服；另取鲜根适量。捣烂外敷。

8. **子宫脱垂** 千金藤根适量。煎汤熏蒸，每日 1 次；另取金樱子根 60 g。水煎服。

9. **风湿性关节炎** 千金藤根 15 g。水煎服，每日 1 剂，连服 7 d；然后，取根 30 g，加白酒 500 mL，浸 7 d，每晚睡前服 1 小杯。

10. **痢疾，咽喉肿痛** 千金藤根 15 g。水煎服。

11. **瘴疟** 千金藤根 15 ~ 30 g。水煎服。

12. **胃痛** 千金藤适量。研为细末，每次 1.5 ~ 3 g，开水吞服。

使用注意

体质虚寒、脾胃虚寒的人不宜服用。

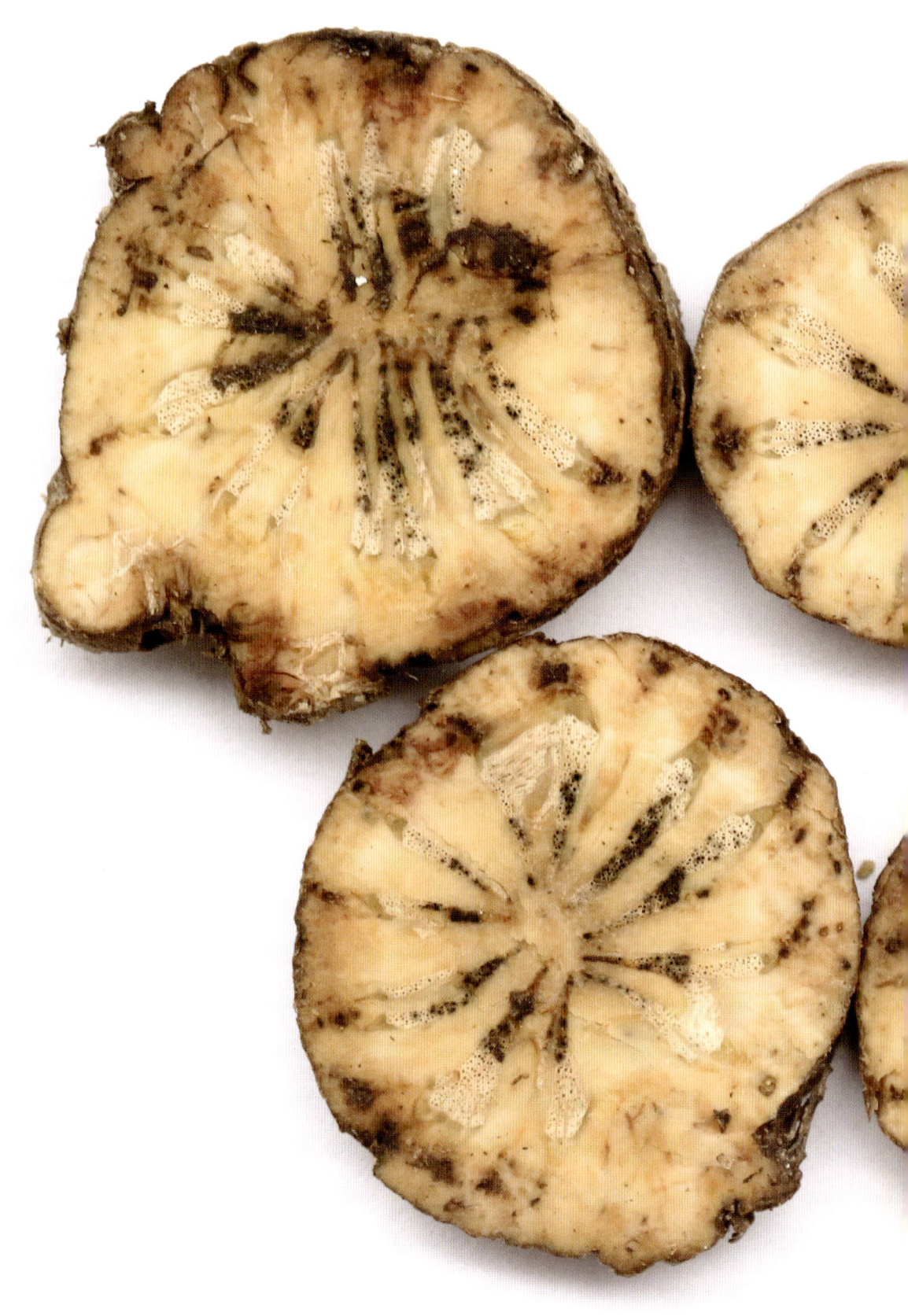

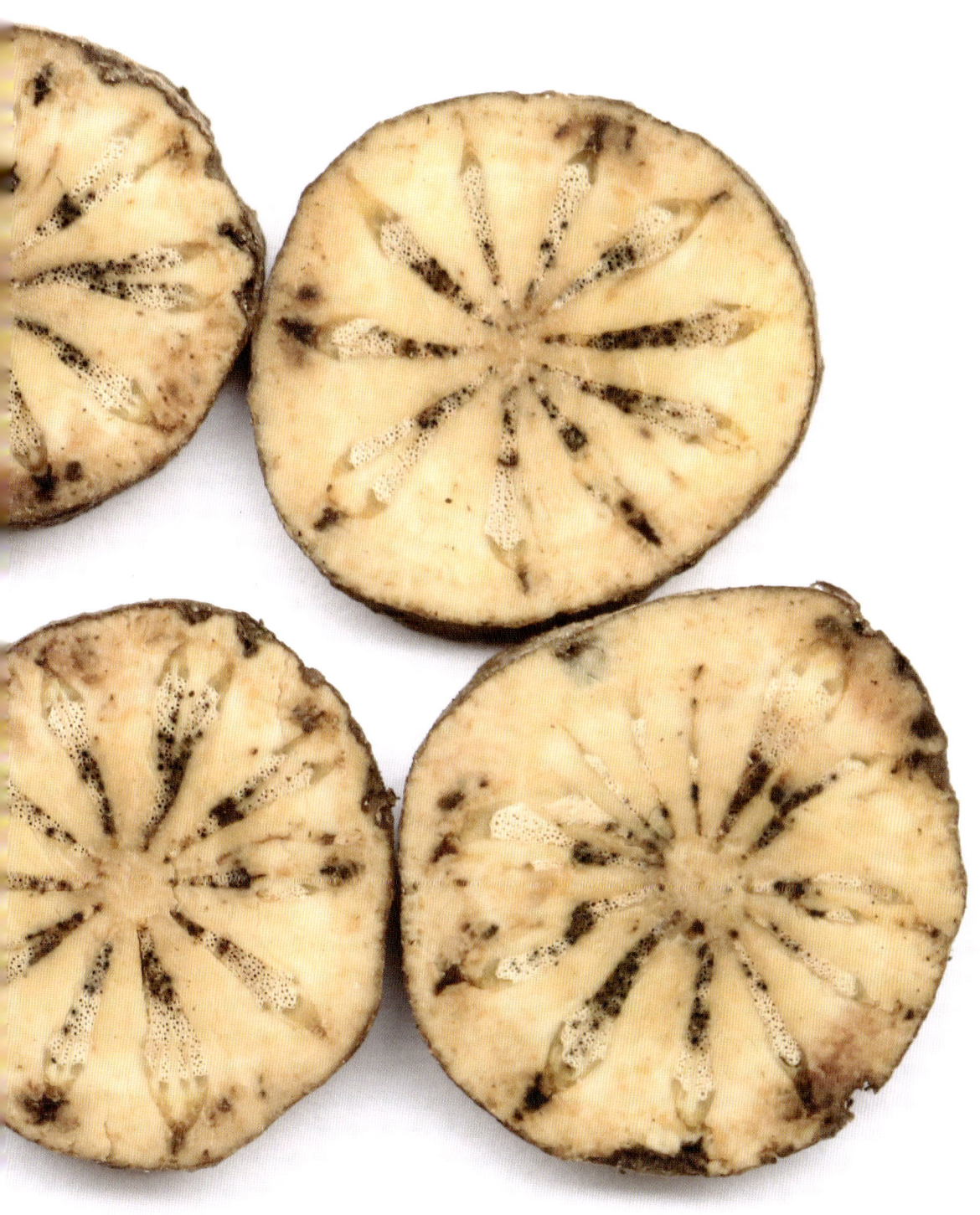

千金藤饮片

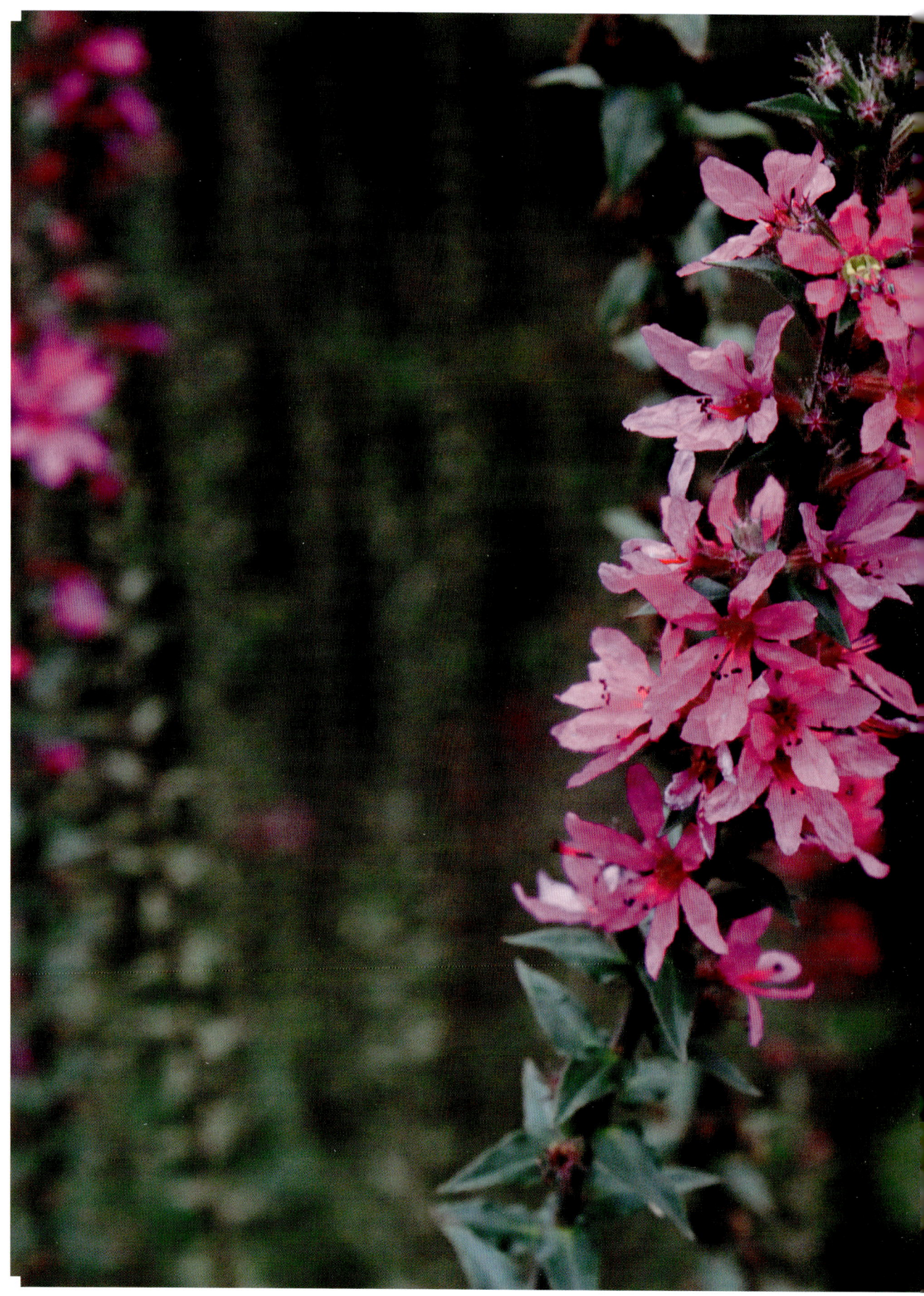

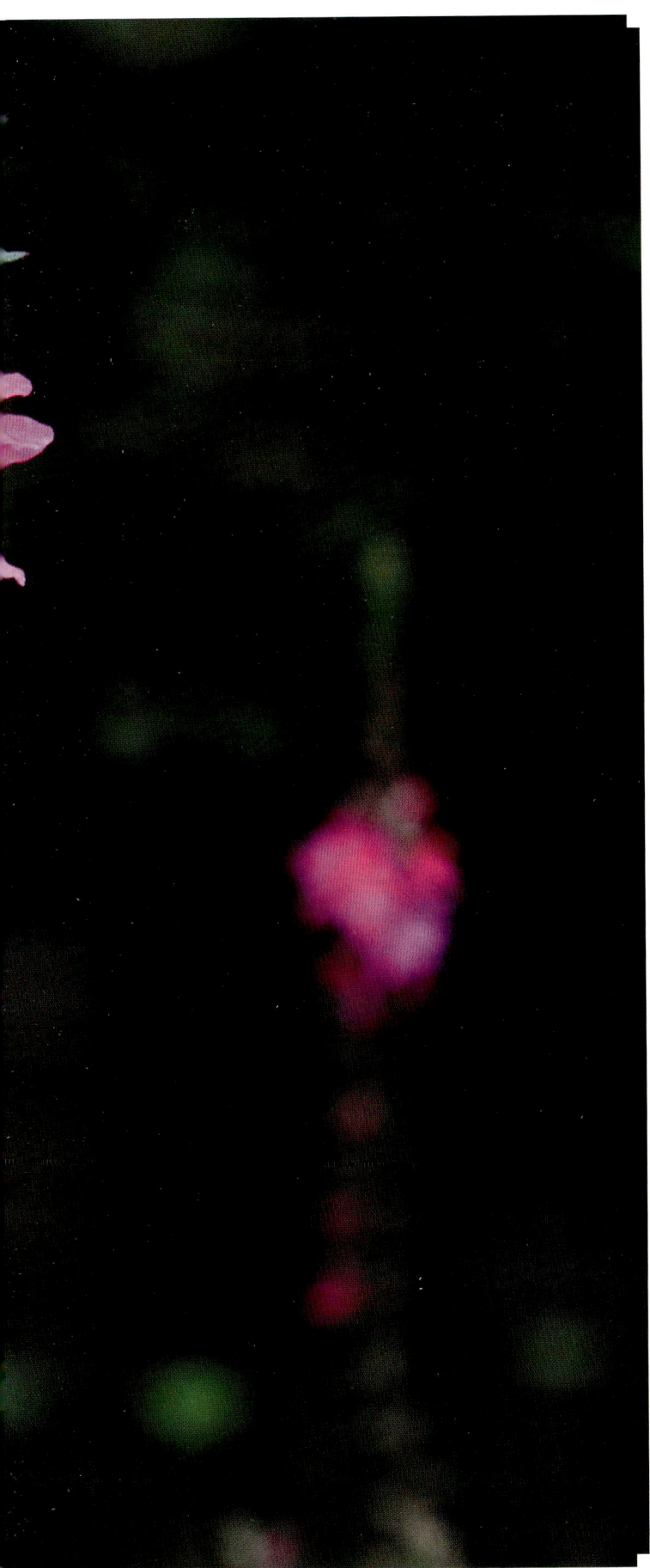

千屈菜

【水药名】骂紧拢。

【别　名】对叶莲、对牙草、铁菱角、九十九朵云。

【来　源】本品为千屈菜科植物千屈菜 *Lythrum salicaria* L. 的全草。

【性味归经】味微苦，性寒。归大肠、肝经。

千屈菜

识别特征

多年生宿根草本，高30～100 cm，全体具柔毛，有时无毛。茎直立，多分枝，有四棱。叶对生或3片轮生，狭披针形，长2～4 cm，宽0.5～1.5 cm，先端稍钝或短尖，基部圆或心形，有时稍抱茎。总状花序顶生，花两性，数朵簇生长于叶状苞片腋内；花萼筒状，裂片三角形，附属体线形，花瓣紫红色。蒴果椭圆形，熟时瓣裂；种子细小。花期7—8月，果期9—10月。

生境分布

生长于凉爽潮湿地或沼泽地。分布于全国各地。

采收加工

秋季采收全草，洗净，切碎，鲜用或晒干。

药材鉴别

本品茎呈方柱状，灰绿色至黄绿色，直径1～2 mm，有分枝，质硬易折断，断面边缘纤维状，中空。叶片灰绿色，质脆，多皱缩破碎，完整叶对生或3片轮生，叶片狭披针形，全缘，无柄。顶端具穗状花序，花两性，每2～3朵小花生于叶状苞片内，花萼灰绿色，筒状，花瓣紫色。蒴果椭圆形，全包于宿存花萼内。微臭，味微苦。

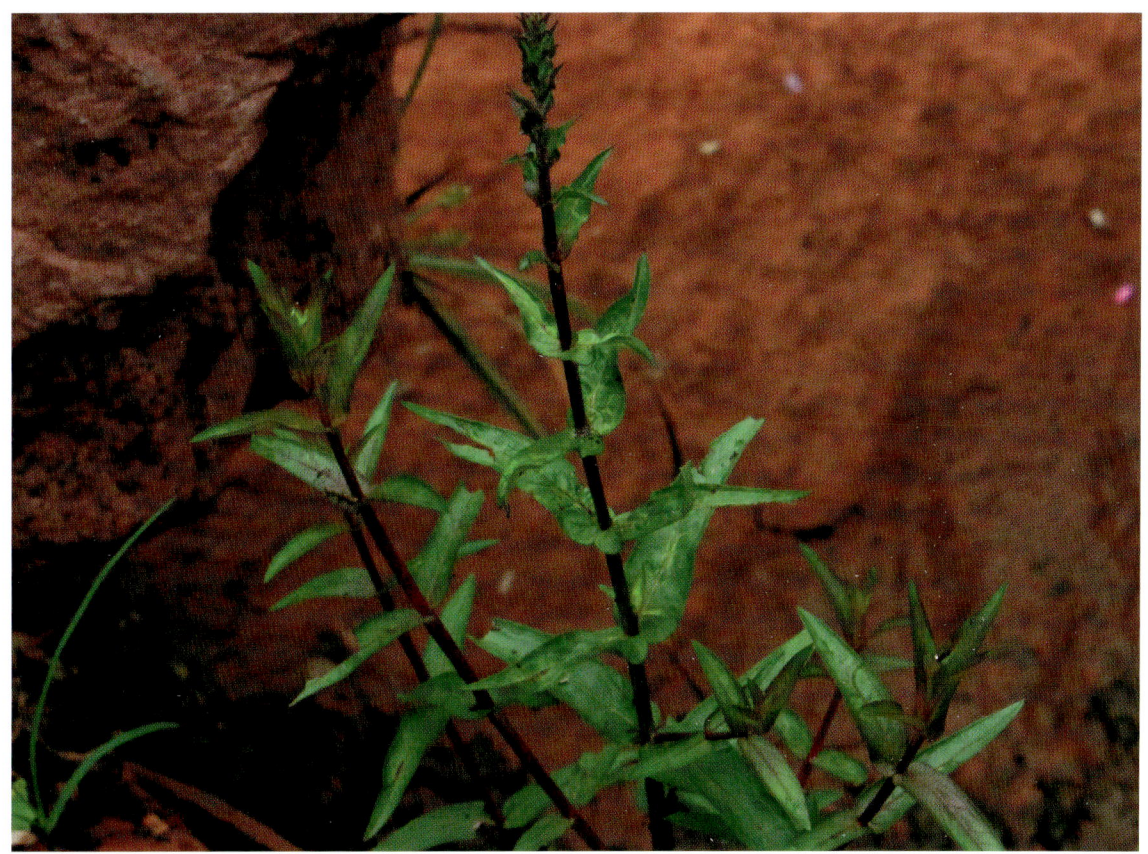

千屈菜

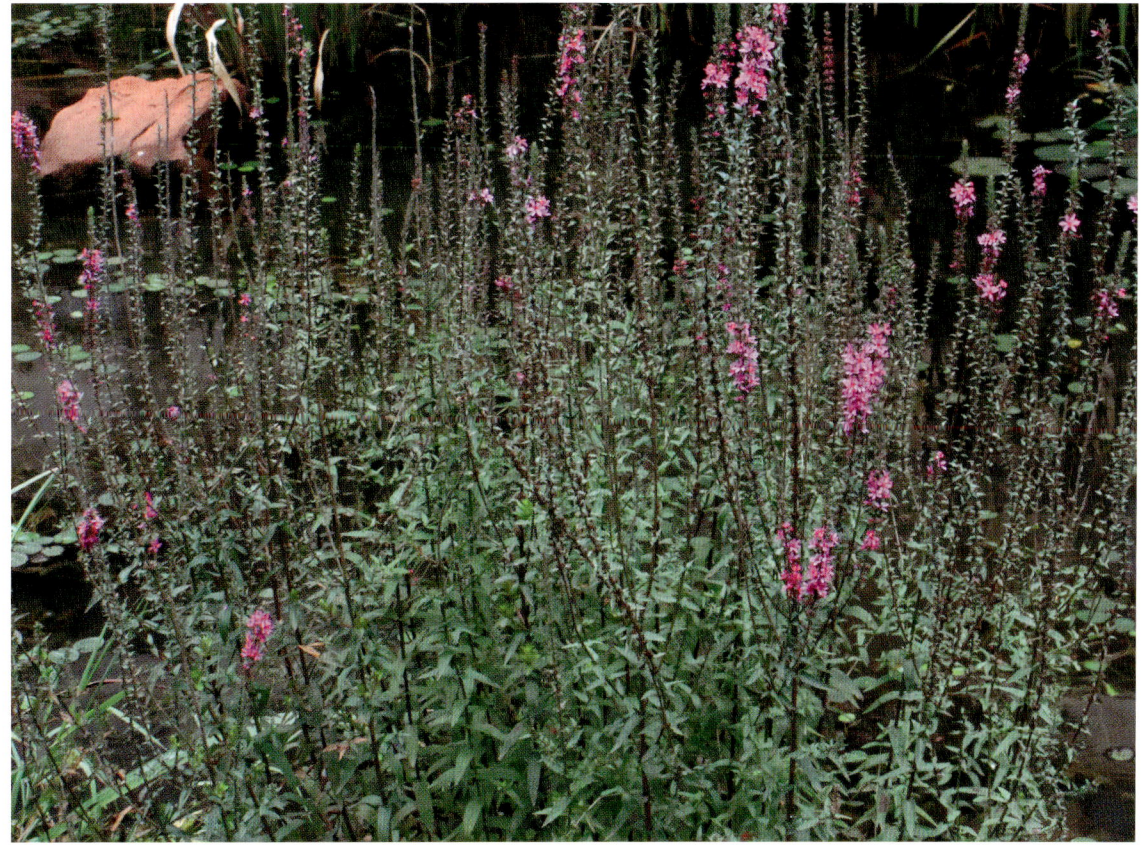

千屈菜

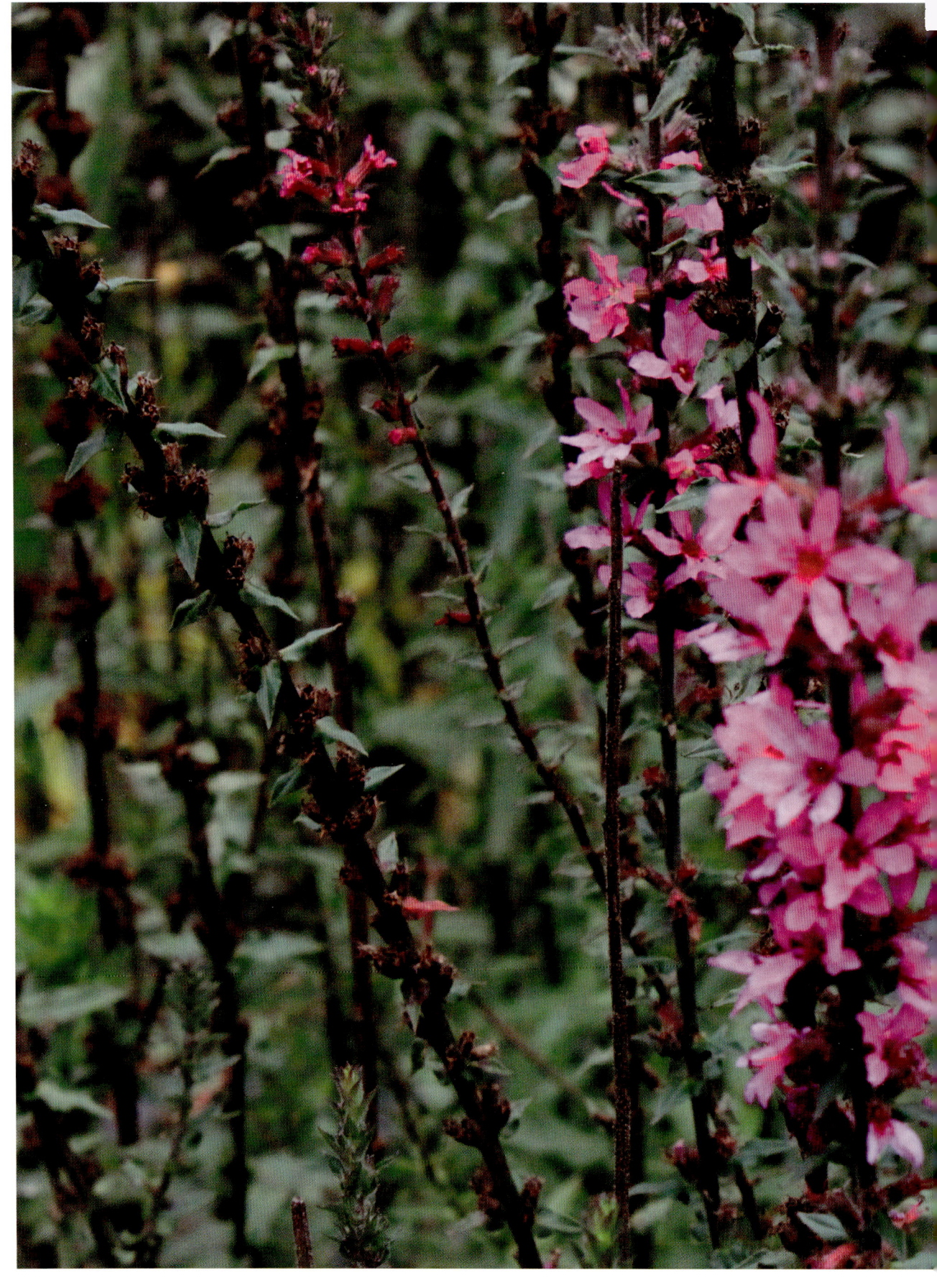

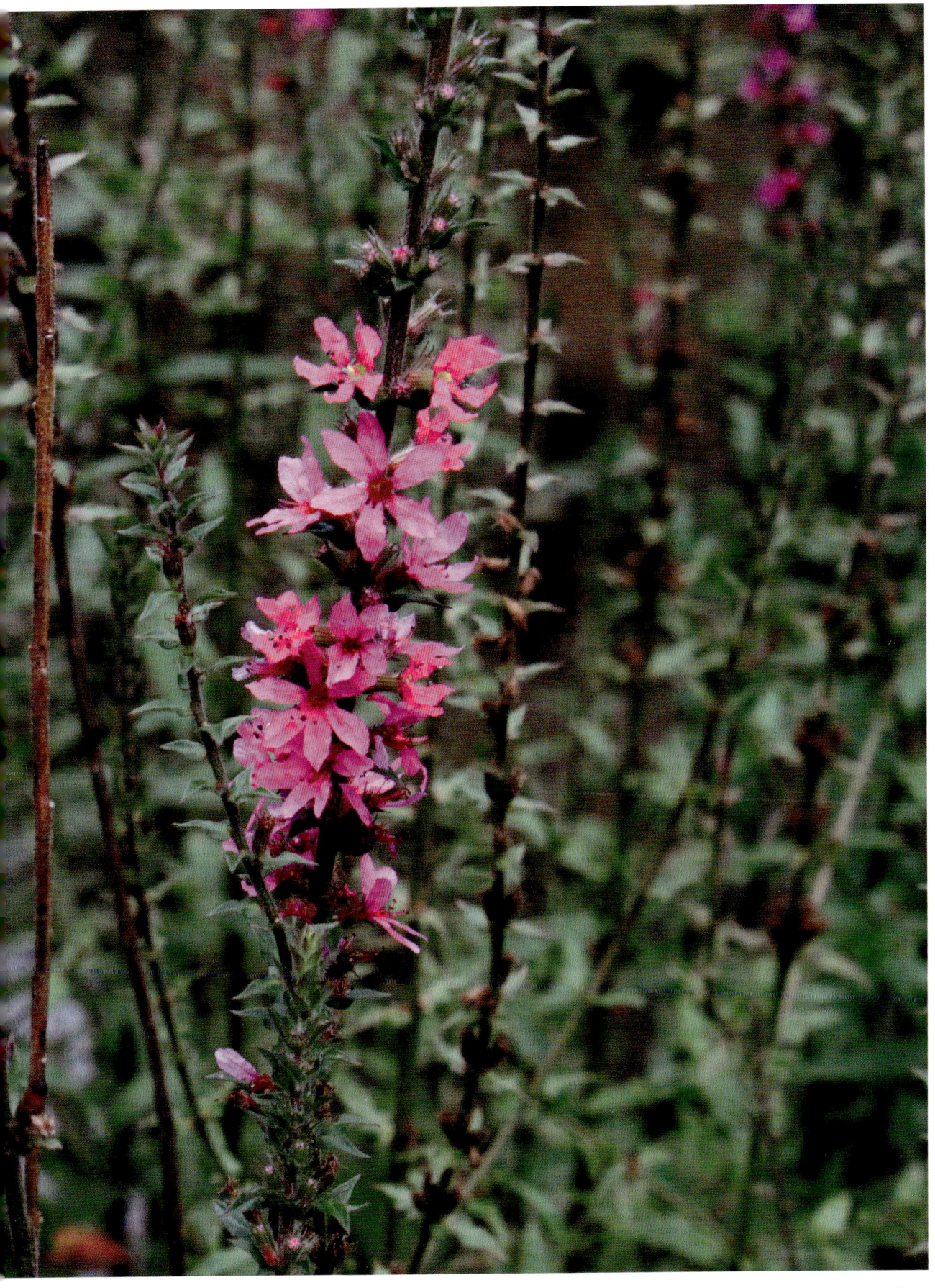

千屈菜

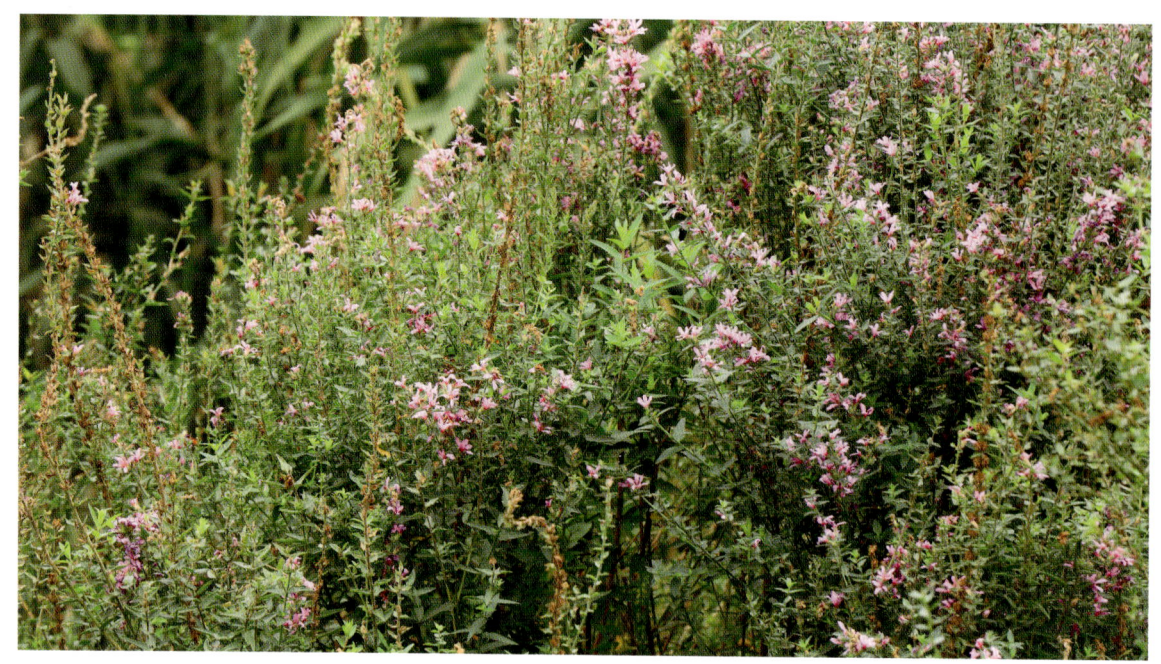

千屈菜

功效主治

清热，凉血。主治益气补虚，痢疾，血崩，溃疡。

用法用量

内服：15～30 g，煎汤。外用：研末敷。

民族药方

1. 肠炎，细菌性痢疾 千屈菜 15 g，母草 15 g（小儿量）。水煎服。或千屈菜、马齿苋各 15 g。水煎服。

2. 产妇恶露 千屈菜根 30 g，猪蹄 1 只。同炖服。

3. 痢疾 千屈菜 15 g，陈茶叶 12 g。水煎服。

4. 高热 对叶莲 30 g，马鞭梢 15 g。水煎服。

5. 吐血，衄血，便血 千屈菜、墨菜各 15 g，红枣 5 个。水煎服，孕妇忌服。

6. 溃疡 千屈菜叶、向日葵盘各适量。晒干，研细末，先用蜂蜜搽患处，再用药末敷患处。

7. 外伤出血 千屈菜鲜草适量。捣烂绞汁，外用；或千屈菜干草适量。研细末撒布上包扎之。

8. 血瘀经闭 千屈菜 12 g，红花 9 g。水煎，酌加黄酒服。

9. 伤寒，副伤寒 千屈菜 30 g。水煎服。

使用注意

孕妇禁服。

图书在版编目（ＣＩＰ）数据

中国民族药用植物图典. 水族卷 / 肖培根，诸国本
总主编. -- 长沙 ： 湖南科学技术出版社，2023.12
　　ISBN 978-7-5710-2533-5

　　Ⅰ. ①中… Ⅱ. ①肖… ②诸… Ⅲ. ①民族地区－药用
植物－中国－图集②水族－中草药－图集 Ⅳ. ①R282.71-64

　　中国国家版本馆CIP数据核字(2023)第196869号

“十四五”时期国家重点出版物出版专项规划项目

ZHONGGUO MINZU YAOYONG ZHIWU TUDIAN SHUIZUJUAN DI-ER CE

中国民族药用植物图典 水族卷 第二册

总 主 编：肖培根　诸国本
主　　编：司有奇
出 版 人：潘晓山
责任编辑：李　忠　杨　颖
出版发行：湖南科学技术出版社
社　　址：长沙市芙蓉中路一段416号泊富国际金融中心
网　　址：http://www.hnstp.com
湖南科学技术出版社天猫旗舰店网址：
　　　　　http://hnkjcbs.tmall.com
邮购联系：0731-84375808
印　　刷：湖南天闻新华印务有限公司
　　　　　（印装质量问题请直接与本厂联系）
厂　　址：长沙市望城区雷锋大道银星路8号湖南出版科技园
邮　　编：410219
版　　次：2023年12月第1版
印　　次：2023年12月第1次印刷
开　　本：889mm×1194mm　1/16
印　　张：20.25
字　　数：360千字
书　　号：ISBN 978-7-5710-2533-5
定　　价：2580.00元(共十册)